**献给
乔治娅、露丝和唐纳德**

除了感谢、感谢、永远的感谢，我无以回报。

——《第十二夜》

湘雅医学人文丛书

生命医学 伦理原则

（原书第8版）

[美]汤姆·比彻姆（Tom L. Beauchamp）

[美]詹姆士·邱卓思（James F. Childress） ／著

刘 星 等／译

Principles of Biomedical Ethics

（Eighth Edition）

科学出版社

北 京

图字：01-2021-6047 号

内 容 简 介

作为生命伦理学世界名著，本书推动了生命伦理学学科和诸多生命伦理学派的诞生，开启了人类对生命医学研究深刻的系统反思，促进了相关研究在世界范围的伦理审查制度建设。本书首次提出并论证了四大生命伦理原则：尊重自主原则、不伤害原则、有利原则和公正原则。这四大原则已成为普遍公认的生命医学伦理原则，成为指导医学实践和科研伦理决策的基本原则。

本书可供生命医学伦理学及相关专业的研究人员参考，也可供关注医学伦理学、科技伦理学和受试者权益保护等领域的各方人士阅读。

Principles of Biomedical Ethics (Eight Edition) was originally published in English in 2019. This translation is published by arrangement with Oxford University Press. China Science Publishing & Media Ltd. (Science Press) is solely responsible for this translation from the original work and Oxford University Press shall have no liability for any errors, omissions or inaccuracies or ambiguities in such translation or for any losses caused by reliance thereon.

*Principles of Biomedical Ethics（Eight Edition）*于 2019 年出版。中文翻译版由牛津大学出版社授权出版。中国科技出版传媒股份有限公司（科学出版社）对原作品的翻译版本负全部责任，且牛津大学出版社对此类翻译产生的任何错误、遗漏、不准确之处或歧义以及任何损失概不负责。

图书在版编目（CIP）数据

生命医学伦理原则：原书第 8 版 /（美）汤姆·比彻姆（Tom L. Beauchamp），（美）詹姆士·邱卓思（James F. Childress）著；刘星等译. —北京：科学出版社，2022.9

（湘雅医学人文丛书）

书名原文：Principles of Biomedical Ethics（Eighth Edition）

ISBN 978-7-03-073052-7

Ⅰ. ①生… Ⅱ. ①汤… ②詹… ③刘… Ⅲ. ①医学伦理学 Ⅳ. ①R-052

中国版本图书馆 CIP 数据核字（2022）第 161337 号

责任编辑：邹 聪 刘巧巧 / 责任校对：韩 杨
责任印制：徐晓晨 / 封面设计：有道文化

科学出版社 出版
北京东黄城根北街 16 号
邮政编码：100717
http://www.sciencep.com

北京建宏印刷有限公司 印刷
科学出版社发行 各地新华书店经销
*
2022 年 9 月第 一 版 开本：720×1000 1/16
2023 年 1 月第二次印刷 印张：32 3/4
字数：550 000

定价：198.00 元
（如有印装质量问题，我社负责调换）

丛书编委会

丛书主编：张　欣　田勇泉

执行主编：刘　星　王晓敏

编　　委（以姓氏拼音为序）：

李　伦　李亚萍　刘　星　刘激扬

罗　丹　毛新志　田勇泉　王红红

王晓敏　肖水源　张　欣　周谨平

丛 书 序

进入 21 世纪，医学科技发展日新月异，在促进社会经济增长、医学产业发展和人民生活水平提升等方面发挥着重大作用。然而，医学科技同样可能成为生命健康和生命安全的风险源头，人类在充分享受医学科技福利的同时，也面临着巨大的不确定性和风险，新的科技伦理风险和治理挑战不断涌现，科学技术的双刃剑效应从未像今天这样明显。特别是近年来，基因编辑、脑-机接口、神经工程和人工智能等新兴科技领域已迈入人们的现实生活，加速改变传统的医学科技发展方式，深刻地影响医学生态、健康医疗模式和人类生存环境。医学科技领域创新改革的内驱力也已从科技自我驱动转变为人类需求驱动和引领。系列医学科技发展的创新与实践突破，特别是它所引发的现实的和潜在的伦理难题，已深刻地影响着人类对自身生存价值和生命尊严的思考，促动着社会规制和伦理道德底线的革新。维护和提升医学科技发展质量的同时，关注科技伦理治理价值导向，如增进人类福祉、尊重生命权利、坚持公平公正、合理控制风险和保持公开透明等，已成为当代社会有效防控科技风险并提升科技伦理治理能力，从而推动科技向善和造福人类的关键环节。

1977 年末，汤姆·比彻姆（Tom L. Beauchamp）教授和詹姆士·邱卓思（James F. Childress）教授合著的《生命医学伦理原则》一书首次出版，如今已历经 45 年，是当今世界读者最多、引用最多并最受关注的生命医学伦理学经典著作。作为生命医学伦理学世界名著，该书首次提出并论证了四大生命医学伦理原则：尊重自主原则、不伤害原则、有利原则和公正原则。现在，这四大原则已成为普遍公认的生命医学伦理原则，成为指导医学实践和科研伦理决策的基本原则。该书推动了生命伦理学学科和诸多生命伦理学派的诞生，开启了人类对生命医学研究的深刻的系统反思，促进了相关研究在世界范围的伦理审查制度建设。时至今日，该书仍是国内高校医学伦理学、生命伦理学和科技伦理学等领域学生培养以及社会相关领域人士的重要基础性读本，仍在临床实践伦理、医学科研伦理和科技伦理治理中发挥着重要的参考和指引作用。

中南大学生命伦理学学科 2002 年获得博士学位授予权，2003 年成立博士学位授权点开始招生，如今已走过 19 个春秋。作为中南大学生命伦理学学科发展的见证者，我深感该学科发展在医学科技领域中的重要性和紧迫性。事实上，早在 1987 年我在耶鲁大学医学院做访问学者期间，在导师的言传身教和启发下，医学科研和临床实践的伦理规制意识就已萌芽。后来在 21 世纪初期，在与国内生命伦理学学科开创者邱仁宗老先生的深入交谈以及对汤姆·比彻姆教授和詹姆士·邱卓思教授合著的《生命医学伦理原则》一书其中几个版本的原著阅读基础上，我对生命伦理学学科建设和伦理治理思想的认识逐渐加深，并在校内付诸实践。随后，在与美国雅礼协会和耶鲁大学的共同合作下，我们先后成功申请到了美国中华医学基金会（CMB）"中国南方医学教育中心"项目、美国国立卫生研究院（NIH）重大国际合作项目、中国医学科研伦理培训和课程体系建设项目、中南大学生命医学伦理学硕士项目，以及国家社会科学基金重大项目"现代医疗技术中的生命伦理及其法律问题研究"等，这些项目为中南大学培养了一大批生命伦理学人才，初步建成了中南大学生命伦理学学科体系并促进了生命伦理学学科的建设和发展。

中南大学湘雅医院自 1906 年成立以来，已历经百余年的岁月沧桑。作为湘雅人，我们始终遵循"公勇勤慎、诚爱谦廉"的院训，秉承"求真求确、必邃必专"的院风。这种"为健康立功、为生命立德"的使命和"至善至新、至严至合"的价值观，体现了医德高尚和医风严谨的医道诉求，与《生命医学伦理原则》的基本价值理念高度契合。进入新时代，我们将继续遵循生命医学伦理原则精神，"以最开放的姿态去接近、探讨并解决和拓展本领域的前沿问题"，从而进一步推动生命伦理学的发展和进步。为此，经过认真遴选和思考，我们选择了生命医学伦理学领域最具代表性的国外著作作为译本，包括《生命医学伦理原则（原书第八版）》《研究伦理教科书：理论与实践》《生命医学伦理学中的案例研究——决策、原则与案例（原书第二版）》等，以"湘雅医学人文丛书"的形式出版，希望这些重要著作的中译本，能够更真实地展现原著学术分析和论证的理性与逻辑，为国内生命医学伦理学的学科建设和发展增加基础性读本。

  济世之道，莫大于医；医者仁心，法道自然。百年湘雅，与其为公为民、大爱无疆的文化内涵息息相关，公益立院、行医为民的首要价值追求自然成为湘雅文化的核心。在百余年的历史征程中，公众利益是湘雅人不懈的追求，民众权益是湘雅人坚守的核心职责。在新时代的历史境遇下，在科技伦理治理的国家战略指引下，生命医学伦理理念的践行和医学人文思想的传承，必将成为代代湘雅人的历史使命。

田勇泉

2022 年 7 月 9 日于长沙

前　言

　　"生命医学伦理学"或者"生命伦理学"是一个年轻的学科领域。本书
自 1977 年末首次出版以来，已历经 40 余年。在 20 世纪 70 年代中期，我们
以团队的形式开始这一领域的写作，在向健康专业人士讲授道德理论和原则
时，"生命伦理学"一词被创造出来。当时，这个领域几乎没有道德理论和
方法的相关文献。从那时起，这个领域和本书都发生了巨大的变化。我们曾
试图尽可能地接近这个领域的前沿，即使现有的文献已经足够广泛并迅速拓
展，但也很难跟上正在讨论的新的话题。

　　对于那些在本书前几版中一直与我们在一起的人，我们对你们批判性的
和建设性的建议表示感谢，这些建议为我们提供了源源不断的信息、洞察力
和灵感来源。在第一版之后，后来所有版本都出现了实质性的变化，可能是
最后版本的第八版也不例外。本书基本结构没有新的变化，但每一章节都有
修改。我们试图强化调查，提高论证，解决批评家们的问题，并参考和评估
新的出版材料。和以前版本一样，我们几乎对书中十个章节的每一部分都做
了修改。

　　我们对批评的澄清、补充、拓展和回应可以清晰地概况如下：

　　第一部分"道德基础"。在第一章"道德规范"中，我们阐明、增强并
巩固了我们有关公共道德、普遍道德的解释，以及它们与特定道德的区别。
我们还在本章和第十章阐明如何将四原则框架理解为实践性规范原则的实
质性框架和生命伦理学的方法。自第一版开始，我们一直致力于美德和道德
品质。在第二章和第九章，我们阐明并适度拓展了对道德美德、道德理想和
道德卓越的本质和重要性的讨论。我们也修改了义务、超常义务和美德之间
的界限。在第三章"道德地位"中，我们以多种方式修改了道德地位理论，
并修改了"管理道德地位的准则：将规范付诸实践"的部分介绍。我们也讨
论了一些有关生命医学研究中人-非人嵌合体使用的道德问题。我们专注于

人类神经细胞的功能融合于非人类灵长类大脑（和其他物种的大脑）是否会导致动物意识在道德上有显著变化，如果确实如此，对于出生后的动物的道德地位，结果应是什么。

第二部分"道德原则"。第二部分各章分别讨论了生命医学伦理学的基本重要性原则。在第四章"尊重自主原则"中，我们在几个部分拓展了相关陈述，包括增加了知情同意要求的辩护与由知情同意的原则、制度和实践所承担的几个功能之间的区别的分析。还补充了一个重要的澄清，即有关临床实践和临床研究中的故意隐瞒的理论，以及在何种条件下故意隐瞒是合理的。在第五章"不伤害原则"中，我们更新并深化了我们的建设性建议，即关于"决定不予治疗的区分及其规则"，最佳利益标准的适当和不适当使用，以及预期生活质量在重症新生儿和儿童决策中的地位。关于医生协助死亡的决定的章节，会根据全球特别是北美（加拿大和美国各州）的发展进行更新和调整。在第六章"有利原则"中，我们深化了对研究中扩大和持续获得研究产品的政策的分析，以及对风险-收益、成本-收益和成本效益的伦理价值、关注和约束的分析。在第七章"公正原则"中，我们更新并拓展了正义理论的讨论，重构了社群主义理论、能力理论和福利理论。此外，还更新了部分关于健康保险覆盖面的问题、卫生保健权利的实现、适当的最低卫生保健的权利，以及对个人是否因冒险行动而丧失这一权利的修正分析，对公平机会规制要求纠正卫生保健差距的修正分析。第八章"医患关系"扩展了"诚实"和"保密"部分，每个部分都包含了新的病例。关于故意限制坏消息传播的论证部分已经更新。特别是，我们深化了有关医生何时决定使用阶段性披露是伦理上可辩护的观点。

ix　　　第三部分"理论和方法"。第九章"道德理论"扩展了"美德理论"部分，充实了我们在第二章中介绍的美德，并进一步将我们的理论应用于生命医学伦理学。我们还扩展并澄清了有关权利理论的内容。重要新增部分在"人群中无行为能力者、弱势者和身份不明者的权利"。在第十章"方法和道德论证"中，我们加强了对可辩护性理论的批判，我们称之为"自上而下模式"和"决疑论"。我们还扩展了对共同道德理论、道德变化、反思平衡、审慎判断的讨论，以及我们的理论致力于全球生命伦理学的方式。所有这些部分都已重构以澄清和深化我们的立场。

最后，我们想纠正一些长期存在的对我们的理论的误解，这些误解 40 多年来在本书各个版本中一直存在。几位批评家坚持认为，本书致力于美国的个人主义，在这种个人主义中，尊重自主原则凌驾于所有其他道德原则和考虑之上。他们对本书的这种理解是非常错误的。在生命医学伦理学中，尊重自主并没有突出美国背景，也不是过分的个人主义或凌驾一切。我们不强调个人权利而忽视或排斥社会责任和公共目标。我们现在没有，也从来没有像一些批评者所宣称的那样对待尊重自主原则。相反，我们一直认为，在某些条件下，许多项目竞争的道德考虑合法地凌驾于尊重自主原则之上。这些例子包括：如果我们的选择危及公共卫生，可能伤害无辜的其他人，或者需要稀缺的并且没有资金支持的资源，那么自主权的行使可以受到道德和法律的合理限制。总而言之，尊重自主原则本身并不能决定一个人应该自由地做什么，或者什么可以作为限制自主权的正当理由。

　　我们的观点是，在生命医学伦理学中，将任何基本原则优先于其他原则都是错误的，就好像道德具有等级结构，或者在不考虑特殊环境条件下我们必须将一种道德原则置于另一种道德原则之上。最好的策略是鉴赏各种原则、美德和权利的贡献和限制，这个策略我们从第一版一直奉行并持续贯穿所有版本。许多批评我们的人错误地认为，在没有文本依据的情况下，我们所谓的原则主义忽视了美德，甚至贬低了美德。从第一版开始，我们就把美德及其在生命医学伦理学中的重要性放置在突出位置上。在本版中，我们保持并拓展这一承诺。

　　幸运的是，我们的理论一直有一些有价值的并且通常是建设性的批评，它们主要来自约翰·阿拉斯、埃德蒙·佩莱格里诺、拉安南·吉隆、阿尔·琼森、斯蒂芬·图尔敏、迈克尔·耶斯利、富兰克林·米勒、大卫·德格拉齐亚、罗纳德·林赛、卡森·斯特朗、约翰-斯图尔特·戈登、奥利弗·劳普里奇、约亨·沃尔曼、丽贝卡·库克拉、亨利·理查森、彼得·海瑞松-凯利、罗伯特·贝克、罗伯特·家维奇、恩格尔哈特、罗伯特"斯基普"尼尔逊和尼尔·迪克特。我们的书在很大程度上要感谢这些批评家和朋友。我们在此希望以极大的喜爱和赞赏缅怀已故的丹纳·克劳瑟，他是一位智者，似乎是我们的第一个当然也是最严厉的批评者之一。我们也承认克劳瑟的朋友，也是我们的朋友，一位已故的尖锐的批评家伯纳德·格特，他犀利的批评向我们展示了澄清或修改我们的观点的需要。我们还要感谢约翰·罗尔斯，在他 2002 年英年早逝前不久，我们就社群主义和平等主义的正义理论进行了长时间的对话，这为本书第七章节带来了重大改进。

　　我们一直收到很多对改善本书有益的建议，这些建议来自使用本书的学生、同事、卫生专业人员和教师。吉姆特别感谢他在弗吉尼亚大学的同事——前文已提到过的已故的约翰·阿拉斯、露丝·戈勒·伯恩翰、理查德·邦妮，以及已故的约翰·弗莱彻，他在团队教学课程和其他场合下进行了许多富有启发的讨论。在伦理审查委员会上，与弗吉尼亚大学医学中心的许多执业医生和护士的讨论，以及与生命医学伦理和人文中心的教员的讨论都非常有益。此外，吉姆感谢明斯特大学生命伦理学高级研修中心的教员和研究生，感谢他们的盛情款待和充满活力与价值的对话和辩论，尤其是在 2011—2016 年的长期访问期间关于家长主义和自主性的讨论。贝蒂娜·施奥娜-赛弗特、托马斯·古特曼和迈克尔·匡特值得特别感谢。吉姆也表达了对妻子玛西娅·戴·邱卓思的深深的感激之情，在过去的 22 年里，她为第八版以及之前三版的准备工作提供了许多宝贵的建议以及仁爱和慷慨的支持。

汤姆同样要感谢他在乔治城大学哲学系和肯尼迪伦理学研究所，以及他在约翰斯·霍普金斯大学伯曼生命伦理学研究所的同事。亨利·理查森和丽贝卡·库克拉一直是富有洞察力和建设性的批评家，他们的评论使本书几个版本都获益良多。在第六版和第七版之间，汤姆从他和约翰斯·霍普金斯大学的同事们在美国国立卫生研究院项目资助下的工作中获益很多，这个项目致力于研究我们关于科研与实践的差别的理解，以及修改这种理解的需求状况。他的这些同事有露丝·法登、南希·卡斯、彼得·普罗诺沃斯特、史蒂文·古德曼、肖恩·突尼斯。当一个人有了这种才华横溢和见多识广同事们，多学科的工作就既令人振奋又具启发性了。

汤姆还要感谢五位本科生助理：帕特里克·康纳利、史黛西琳·杜威、特拉维斯·卡西迪、凯伦·西迪克、帕特里克·戈登。他们对文献的研究、对文本的编辑等，使本书更加全面和更具可读性。同样，吉姆希望感谢三位杰出的研究和教学助理——马特·普弗、特拉维斯·皮克尔、劳拉·亚历山大，感谢他们的贡献。在弗吉尼亚大学的一个讲座课程中，其他助教使用了本书并提出了宝贵的建议。

我们也要感谢肯尼迪伦理学研究所和信息检索系统提供的支持，使我们能够接触到最新的文献，并减轻了图书馆研究的负担。我们要特别感谢玛蒂娜·达拉，她在本书第八版的最后一章书稿完成时退休了。玛蒂娜在我们认为找不到帮助时帮助了我们。

回首过往，我们要感谢牛津大学出版社的编辑杰弗里·豪斯，他是牛津大学出版社本书前三十年的编辑。在第一页纸还没写完之前，杰弗里就鼓励我们写下去，他对本书深信不疑并阅读了所有版本。他是一个值得学习的编辑。我们也要感谢罗伯特·米勒，他有效地促成了本书最新版本的出版。

我们把本版书献给乔治娅、露丝和唐纳德，就像我们在前七版中做的一样，与吉姆相爱 35 年的妻子乔治娅于 1994 年去世，就在本书第四版出版后不久。我们的奉献纪念了她的美好记忆和她对这个项目从始至终的支持。汤姆也承认他妻子对本书的爱、奉献和知识贡献。露丝·法登在其职业生涯中对生命伦理学具有最深远的影响。致敬唐纳德·塞尔丁，他是一位杰出的医生，在此领域早前给予汤姆和生命伦理学以灵感。唐纳德在 2018 年去世，享年 97 岁，当时我们正在准备本书的第八版。我们将深深怀念他，永远不会忘却。

华盛顿哥伦比亚特区和马萨诸塞州奇尔马克镇
弗吉尼亚州夏洛茨维尔
2019 年 1 月

目录

丛书序 / i

前言 / v

第一部分　道　德　基　础

第一章　道德规范 / 3

规范伦理学及非规范伦理学 / 3

作为普遍道德的公共道德 / 4

非普遍适用的特殊道德 / 7

道德两难 / 12

道德原则的框架 / 14

相矛盾的道德规范 / 16

结论 / 25

注释 / 26

第二章　道德品格 / 34

道德美德的概念 / 35

职业角色的美德 / 36

关怀的核心美德 / 38

五大美德 / 40

道德理想 / 47

道德卓越 / 51

结论 / 59

注释 / 59

第三章　道德地位 / 71

道德地位问题 / 71

道德地位理论 / 73

从理论到实践准则 / 86

道德地位的道德意义 / 93

弱势群体与弱势个体 / 94

结论 / 97

注释 / 97

第二部分　道 德 原 则

第四章　尊重自主原则 / 109

自主的概念和尊重自主原则 / 109

自主选择的能力 / 121

知情同意的含义和论证 / 127

告知 / 132

理解 / 138

自愿 / 144

非自主患者的代理决定 / 147

结论 / 150

注释 / 151

第五章　不伤害原则 / 169

不伤害概念及原则 / 169

决定不予治疗的区分及其规则 / 175

选择性治疗与义务性治疗 / 184

杀死和任其死亡 / 193

故意安排死亡的论证：何时（如果可能）正当？ / 197

保护无行为能力的患者免受伤害 / 205

谁之风险和谁之福利？研究中的保护不足和保护过度问题 / 209

结论 / 214

注释 / 214

第六章　有利原则 / 235

有利和有利原则的概念 / 235

义务性有利和理想性有利 / 236

家长主义：有利原则与尊重自主原则间的冲突 / 248

利益、成本和风险的权衡 / 260

生命价值和生命质量 / 268

结论 / 272

注释 / 273

第七章　公正原则 / 288

公正概念和公正原则 / 288

传统的公正理论 / 292

与健康价值密切相关的两个理论 / 298

公平机会和不公平歧视 / 302

研究中的脆弱性、剥削和歧视 / 307

国家卫生政策和医疗权 / 311

国际卫生政策和健康权 / 317

分配、确定优先次序和定量配给 / 320

结论 / 333

注释 / 334

第八章　医患关系 / 354

诚实 / 354

隐私 / 363

保密 / 368

忠诚 / 377

临床伦理与研究伦理的区别 / 384

结论 / 393

注释 / 393

第三部分　理论和方法

第九章　道德理论 / 417

评价道德理论的标准 / 418

效用论 / 420

康德理论 / 426

权利论 / 432

德性论 / 440

理论和原则的趋同 / 447

结论 / 448

注释 / 449

第十章　方法和道德论证 / 458

伦理学中的论证 / 458

自上而下模式：理论与应用 / 459

自下而上模式：案例与类比推理 / 466

整合模式：反思平衡 / 473

公共道德理论 / 477

结论 / 490

注释 / 490

译后记 / 501

第一部分　道　德　基　础

第一章　道 德 规 范

在 20 世纪的最后 30 年，生物学、健康科学、生命医学技术的重大发展给临床医学、护理、生命医学及行为研究等领域的传统职业道德带来了巨大挑战。[1] 尽管在过去的数千年里，医学伦理得到了良好的传承，但是在涉及患者的知情同意、隐私、获取医疗保障、社区及公共卫生职责以及人体试验等现代问题时，受人尊崇的希波克拉底誓言已不完全适用。在一个多元化的社会中，职业道德不足以为公共政策提供适当框架。

在本书中，我们高度认可传统医学伦理并从中汲取精华 [2]，但同时我们也借鉴对道德的哲学反思。这种方法帮助我们审视并在适当的情况下挑战生命医学、卫生保健和公共健康领域中的常见假设。

规范伦理学及非规范伦理学

在我们讨论*道德*及*职业伦理*的内涵之前，*伦理学*这一概念值得关注。*伦理学*是一个通用的术语，涵盖了检查和解释道德生活的几种不同方法。伦理学的方法有些是规范的，有些是非规范的。

规范伦理学

*一般规范伦理学*是一门试图回答如下问题的学问："我们应当接受哪些指导和评价人的行为的一般道德规范？为什么？"伦理理论试图识别并证明这些通常被称为原则、权利或美德的规范。在第九章中，我们将对几种一般规范伦理学的理论进行讨论，并且提出一套评价标准。

即使存在完全令人满意的一般伦理学理论，许多实践问题也仍然悬而未解。*实践伦理学*（常被称为*应用伦理学*，恰与*理论伦理学相反*）[3] 旨在运用道德观念及规范来对一些专业领域、政府机构或公共政策方面涉及道德的问题、实践及政策进行审视。通常情况下，直接套用一般性规范、先例或理论来对具体问题做出判断是不可行的。在临床医学和生命医学研究领域，一般性规范通常只是制定更加具体行为规范的起点。在本书中，我们将阐述如何将一般性规范转变为具体规范和特定判断，以及如何将理论付诸实践。

非规范伦理学

可区分两种非规范伦理学。第一种非规范伦理学是*描述伦理学*，它是关于道德行为和信仰的事实性研究。它使用科学方法研究人们如何推理和行动。例如，人类学家、社会学家、心理学家和历史学家考察在职业实践、职业准则、机构宗旨和规则以及公共政策中存在哪些道德规范和观点。他们研究诸如代理决策、濒死患者的治疗、利用弱势人群进行研究、获取患者同意的方法、患者拒绝治疗等问题。

第二种非规范伦理学是*元伦理学*，它涉及对规范伦理学中的语言、概念和推理方法的分析。[4] 例如，它研究*权利*、*义务*、*美德*、*论证*、*道德*和*责任*等伦理学概念的意义，也研究道德认识论（道德知识的理论）、道德推理和论证的逻辑和模式、道德真理的本质及其他可能性，以及探讨道德是客观的还是主观的、相对的还是非相对的、理性的还是感性的等突出问题。

描述伦理学和元伦理学被称为非规范伦理学，因为它们的目标是确定事实上或概念上*是什么*，而不是确定道德上*应当是什么*，或讨论什么东西具有伦理*价值*。例如，在本书中，当调查职业行为和道德规范的性质、目前获得医疗保健的形式，以及医生对加速要求帮助的患者的死亡态度时，我们经常采用描述伦理学的报告。在这些调查中，我们的旨趣在于这些描述性的信息如何帮助我们确定哪些做法是道德正当的，以及如何解决其他规范性问题。

作为普遍道德的公共道德

在最为熟知的意义上，*道德*（比*公共道德*更为广义的道德，在下节"公共道德的本质"中会对其进行阐述，更为具体的内容请见本书第十章）是指关于人的行为正当与否的规范。这些规范由于被广泛认同而成为稳定的社会契约。作为一种社会机制，道德由许多行为标准组成，如道德原则、规则、理想、权利和德性。在我们的成长过程中，我们习得道德，学会区分约束所有人的一般道德和仅约束特定群体或特定人员（如医生、护士或公共健康官员）的道德规范。

公共道德的本质

在一些普遍适用的道德准则中，其核心原则与某种文化、群体或个人无关。所有道德生活的人都知道并接受这些规则，即不撒谎、不偷盗、不惩罚无辜的人、不杀害或伤害他人、遵守诺言和尊重他人的权利等。所有在乎道德的人欣然接纳这些规则，不怀疑其意义和重要性。他们知道违背这些规则是不道德的，会招致良心不安。生命医学伦理学的文献几乎从不讨论这些核心道德规范的价值或可接受性。然而，关于它们的确切含义、范围、权重和强度的争论确实发生了，通常关于严峻的道德案例或当前需要仔细审查的实践，例如，如果有的话，医生可能正当地拒绝向患者提供某些诊断结果。

我们把所有在乎道德的人都认同的一整套普遍规范合称为*公共道德*。与其他道德准则相比，公共道德并不仅仅是*一种*道德。[5] 公共道德适用于所有地方的所有人，我们恰当地用它的标准来评判所有人的行为。以下是公共道德中具有普遍约束力（属于义务范畴）的一些*行为规范*（仅列举几例）：①不可杀害他人；②不可给他人造成痛苦；③阻止罪行或伤害的发生；④营救处于危险中的人；⑤讲真话；⑥对孩童或受抚养人进行教育；⑦信守诺言；⑧不可偷盗；⑨不惩罚无辜者；⑩遵守公正的法律。

公共道德中也包含义务性行为规则之外的标准，如下述十项*道德品质*或美德（包括但不仅限于下列十项）：①不伤害（不对他人有恶意企图）；②诚实；③正直；④有良知；⑤值得信赖；⑥忠诚；⑦感恩；⑧坦率；⑨博爱；⑩善良。这些美德是被普遍赞赏的性格特征。[6] 若一个人缺乏这些特征则会被视为缺乏道德品质。与美德相对的则是*恶行*（如为人恶毒、不诚实、缺乏诚信、残忍等），被人们广泛认定为道德败坏。本书第二章以及第九章的主要部分将对道德品质、美德、恶行进行讨论，本章下文不再赘述。

除上述提及的义务和美德之外，公共道德也主张维护*人权*，提倡如乐善好施、慷慨助人等*道德理想*。哲学家曾讨论义务、权利、美德等道德内容哪个更基本或更有价值，但在公共道德的范畴内，没有理由把任何一个领域或类型的规范放在首位。例如，在公共道德中，人权并不比其他美德更基本，道德理想不应该仅仅因为人们没有义务去遵循而在道德上被贬低。对任何一种道德领域或道德规范的过分强调，都忽视了道德的全部范畴。[7]

在本章及第十章中，我们并不认为普遍道德与历史无关，也不认为它是一种先验的存在。[8]在第十章中，我们会彻底探讨道德理论中的这个问题，现在仅陈述三点我们的基本立场：第一，公共道德是人类经验和历史的产物，是普遍的共享的产物。大体上，公共道德规范的起源与医学或其他职业的特定道德规范的起源大致相同，都是由人们在社会中习得并流传。两者的主要差别在于，公共道德在全社会都具有权威性，而职业道德仅在特定群体中适用。第二，在*特定*的道德中我们接受道德多元论，本章下文将展开讨论，但我们反对公共道德的多元性，即所谓的相对主义（更多阐明详见第十章"道德改变"一节）。任何一种处世方式只有符合公共道德标准才能在道德层面被接受。第三，公共道德由所有遵循道德准则的人的共同*信仰*组成，其中不包含脱离时代、脱离道德信仰发展历史而独立存在的所谓真相。同样，公共道德的每条*理论*都由其作者经历过历史的洗礼发展而来。

检验公共道德的方法

关于公共道德的各种论述或文献可以被理解为规范的、非规范的，或两者兼而有之。如果这种诉求是规范的，那么就可以断言，公共道德具有规范力量：它为每个人确立了道德标准，违反这些标准就是不道德的。在非规范的情况下，我们则主张实证地研究公共道德是否存在于所有文化中。我们接受公共道德的规范力量，也接受对其进行经验性的研究。

一些对我们的公共道德理论持批评态度的人士指出（详见第十章），缺乏人类学和历史证据支持公共道德存在的假设。[9]因此，他们认为我们需要考虑的是，支持和反对普遍公共道德存在的证据有多充分。这是一个多方面的难题，但从原则上来说，科学研究既可以证明也可以推翻公共道德的假设。断言所有人都遵循公共道德是荒谬的，因为许多非道德的、不道德的或选择性道德的人，并不关心或认可道德要求。我们的假设是*所有道德的*人都接受公共道德的标准。

在第十章中，我们探讨了关于公共道德的实证研究的假设。在本章中，我们仅声明，本书中很多规范的判定都源于公共道德，我们没有断言我们的公共道德*理论*对公共道德的理解完全正确，或以正确的方式解释或拓展了公共道德。毫无疑问，在公共道德的许多层面，我们都没有正确地捕捉或描述，还有很多公共道德的内容甚至没有提及。[10]在本书中，当我们试图建立公共道德并把它作为批判性地检查生命医学伦理问题的基础时，我们无意暗示这种拓展能够正当地宣称我们对公共道德各个层面解释的权威。

非普遍适用的特殊道德

我们现在从普遍道德（公共道德）转向特殊道德，它所包含的道德规范并非所有道德文化、群体和个体都能适用。

特殊道德的本质

相比于抽象、普适、简明扼要（如"说实话"）的公共道德，特殊道德具有更为具体、不普遍适用、内涵丰富（如"必须获得所有人体试验受试者的口头或书面同意"）的特点。特殊道德因其中规范的具体性而不同，但如果违背了公共道德，其中的规范也无法成立。特殊道德包括不同文化传统、宗教传统、职业实践和制度导向中体现出的责任、追求、理想、情绪、态度和敏感性。要充分挖掘这些道德中所蕴含的价值，需要具备专业知识，并且还需要专家学者历经数百年对其不断完善。例如，犹太教信奉的《犹太法典》中包含的宗教、法律、道德规范；罗马天主教决疑论以完善的道德体系，为决断和调停冲突提供方法指引；伊斯兰国家信奉伊斯兰教法等。这些传统都延续至今，并在医学伦理体系细化且连贯的发展历程中变得更加充实。这些新的内容通常都是从公共道德中延伸而来，而不仅仅发源于某个宗教传统的经文中。

*职业道德*包含道德规范和实践标准，也是一种特殊道德。在处理利益冲突、审核科研计划、执行指令等情况时，职业道德的要求与其他道德则又不同（详见下一节"职业道德和公众道德"）。*道德理想*，如慈善目标和在危险情况下拯救受难的人的愿望，提供了另一个关于特殊道德方面的有益的例子。根据定义，行善等道德理想并不是对所有人的道德要求；事实上，它们对任何人来说也不是义务。[11]如果一个人无法实现其个人的道德理想，旁人

无从责怪或批评，虽然这些道德理想对个人或社会道德都是极为重要的。在医生的个人操守或行为准则中，可以看到这样的例子，例如必须敏锐察觉传染病时期的重大风险。我们可以合理假设，所有遵守道德的人都对慷慨和奉献的道德理想表示赞赏和认可。这样来看，这些美德就是公共道德中普遍的道德信仰，尽管不是对人的普遍*要求*，也非所有人都*能做到*，但它们是普遍*值得称赞的*。在一些群体中，这些道德理想被视作必行的义务（如某些信徒的传统），那这种义务就成了该群体的特殊道德，而非普遍适用道德。

一些遵循某特殊道德的人，不时会借由道德对其他人说教，这是由于他们错误地认为自己所坚信的道德具有普遍道德的权威。诚然，他们的信仰在道德上是正确甚至被推崇的，但他们的特殊道德并不能约束其他个人或群体。例如，有人认为一些可移植的器官这样的稀缺医疗资源，不应按需分配，而应该以抽签的方式分配，他们的观点可能有良好的道德理由，但他们不能声称自己的观点得到了公共道德的支持。

7　职业道德和公共道德

正如所有在乎道德的人都接受公共道德一样，大多数职业都至少隐含着一种职业道德，其行为标准得到了那些严肃对待自己道德责任的业内人士的普遍认可和鼓励。在医学领域中，职业道德规定了医疗机构和医疗实践的一般道德规范。医学中的特殊角色和关系源自其他领域可能不需要或不接受的规则或传统。正如我们在第四章和第八章中所证明的那样，知情同意规则和医疗保密规则在医学、护理、生命医学研究和公共卫生等领域之外可能不适用，但这些规则符合尊重个人自主和保护其免受伤害等更一般的道德要求。

行业从业者通常都会遵守一些道德规则，如禁止同事间的性别、种族、宗教、国籍歧视（其中一些规则现在有法律效力）。近年来，随着医疗护理伦理准则、科研伦理准则、企业生物伦理学的政策、机构利益冲突管理准则和社会工作报告及建议的出台，职业道德编纂和指令有所增加。在我们评价这些指引之前，有必要对一般职业的本质进行简要讨论。

塔尔科特·帕森斯（Talcott Parsons）在一部关于这个主题的经典著作中认为，职业是指"一组职业角色，即从业者所履行的在总体上具有社会价值之功能的角色，并通过这些活动和全职工作来谋生"[12]。根据这一定义，马戏团演员、灭虫人和拾荒者都是职业人员。即便听到把所有这样的活动称为

职业，也不必大惊小怪，通常情况下，"职业"这个词已变成指称人们用来谋生的几乎所有工作。"*职业*"曾经是一种敬语，现在体现在"*专业*"一词中。"专业"一词意指在人文、科学、法律、科技等方面受过大量的教育。

"专业人员"通常是通过他们所受的专门培训及其为患者、顾客、学生或消费者提供重要服务或信息的义务来确认其身份。专业有自律的组织，通过对候选人已获得必要的知识和技能的正式认证，来控制职业角色的准入。在医疗、护理和公共健康等专业中，专业人员的背景知识来自有严格指导的培训，专业人员能够向他人提供特定服务。

医疗行业一般都给专业成员规定并实施了各种职责，以确保与之打交道的人发现他们是称职的和可信的。[13]行业试图推行的职责是由一个可接受的角色决定的。虽然一些约定俗成的规矩并非从业者应尽的义务，如谦卑，但职责确实由各种职业道德组成。职业伦理学的问题通常产生于专业标准之间的冲突或专业义务与非专业义务之间的冲突。

传统的职业道德标准往往是模糊的，为了减少模糊性并提高依从性，一些职业将它们的标准编成详细的声明。他们的准则有时在伦理规则之外还规定了礼仪规则。例如，1847年《美国医学会（American Medical Association, AMA）伦理准则》有一个具有历史意义的版本，它规定医生不得批评以前负责同一病例的同行医生。[14]这样的职业准则有利于提高和增强成员对该职业主流价值的认同。如果这些准则能够有效地把具有说服力的道德规范纳入其中，那么这些准则就更加有益。不幸的是，有些职业准则过分简化了道德要求，使它们变得僵化、毫无说服力，或者宣称自己具有超出其应当具有的权威性和全面性。结果，专业人员错误地认为，只要他们忠实地遵守这些准则所规定的规则，就可以达到所有相关的道德要求，正如许多人所认为的，只要他们遵守所有相关的法律规定，就完全履行了道德义务。

我们可以而且应该问，科学、医学、护理、卫生保健和公共卫生等特殊领域的准则在其领域内是否全面、自洽和有说服力。从历史上看，很少有准则对一些关键的道德原则和规则的含义有较多的说明，如诚实、尊重自主和社会公正等，这些原则和规则是当代生命医学伦理学激烈讨论的主题。从古代医学到当代医学，医生制定了许多准则，但是并没有得到患者和公众的认可。这些准则很少诉诸更一般的道德标准，或诉诸传统和医生判断等之外的道德权威的渊源。[15]这种职业规范的阐明往往更有利于保护职业的利益，而不是提供广泛和公正的道德观点，或解决患者和社会的重要问题。[16]

精神病学家杰伊·卡茨（Jay Katz）深刻地表达了对传统医学伦理原则和准则的保留意见。卡茨最初对那些死于德国医生之手的纳粹大屠杀遇难者感到义愤填膺，他开始相信：超越传统规范的*职业道德*是必不可少的：

> 随着我越来越多地涉足法律领域，我从同事和学生那里获悉了许多陌生的关于自我决定权和隐私权，以及政府、行业和其他机构侵入私人生活的权限等复杂问题……这些问题在我的医学教育中很少被讨论过。相反，这些问题被过分草率地假定：只要遵守"不伤害"等含糊不清的原则或不切实际的伦理准则，这些问题就可以得到解决。[17]

职业行为的监管

医疗专业人员和科学家的道德准则有些来自公共政策，包括政府部门制定的法规和指南。这里的公共政策是指由官方公共机构（如政府机关或立法机关）出台的一套规范性的、强制实施的管理某一特定领域行为的指导方针。公司、医院、商贸组织和专业协会的政策是私人性的而非公共性的，即使这些机构在某种程度上受到公共政策的监管，有时还会对工作政策产生影响。

法律与公共政策存在密切的联系：所有法律都属于公共政策，但是，在传统意义上，不是所有的公共政策都是法律。与法律不同，公共政策不必明确地条文化或准则化。例如，一位官员决定不资助一个政府项目（以前没有资助的历史），这也许就是在制定一项公共政策。不作为的决定和作为的决定都可能构成公共政策。

公共政策，如资助穷人医疗保健或保护生命医学研究受试者的政策，通常都考虑到了道德因素。道德分析是制定良好政策的组成部分，而不只是评价现有政策的方法。保护患者权利和受试者权利的努力是具有借鉴意义的例子。在过去的几十年中，很多国家政府成立了国家委员会、国家审查委员会、咨询委员会和理事会，以此普及医疗服务，解决医疗行业中的不道德现象。知情同意政策也对其他领域的决策起到了指导作用。大多数国家都已认识到生物伦理学在公共政策中的重要性，有的还成立了颇具影响力的生物伦理学常委会。[18]

很多法院在制定为科学、医学和卫生保健建立标准的判例法。法律决策往往表达公共道德规范并激发道德反思，这些道德反思会随着时间的推移改变这些规范。例如，在许多国家，关于临终患者应该如何或必须如何治疗的法院判决，构成了道德反思的崭新传统，这些传统既影响着生命医学伦理学关于一些主题的文献，也深受其影响，如何时可以撤下生命维持系统、医学营养和水分是否是一种可以中断的医学治疗、医生是否应当遵循患者的意愿加速其死亡等。

与一般的伦理理论、原则和规则中的判断相比，政策的制定和评判通常涉及更具体的道德判断。[19] 公共政策通常是在有复杂的社会分歧、不确定性和不同历史见解的背景下制定的。在这种背景下，抽象的道德原则和规则无法确立公共政策，因为这些道德原则和规则不包含充足的具体内容，或者不能提供直接的、清晰的指导原则。在经历了细化和平衡后，践行道德原则和规则时必须考虑到可行性、有效性、文化多样性、政治程序、相关法律规定、风险的不确定性、患者的不服从等问题。道德原则和规则为政策的制定和评价提供了规范结构，但是，政策的制定也受到经验数据和医学、护理学、公共卫生、兽医学、经济学、法学、生物科技和心理学等领域的信息的影响。

当运用道德规范来制定或评判公共政策时，我们不能从"一个*行为*在道德上是正确的（或错误的）"的判断确定无疑地推导出"相应的*法律*或*政策*在道德上也是正确的（或错误的）"的判断，法律的象征价值、公立项目的成本及其实施等因素的考量，通常会对法律和政策具有重要的作用。"一个行为在道德上是错误的"这一判断不能必然地推出"政府应当禁止它或不得资助它"这一判断。例如，人们可以毫无矛盾地认为绝育或堕胎在道德上是错误的，但法律不应该禁止它们，因为从根本上这些是超出政府合法范围的个人选择，否则，许多人会因此找无从业资格的医生采取危险或不卫生的方式来解决问题。同样，"一个行为在道德上是可以接受的"的判断并不意味着法律应当允许它。例如，对于一些面临无法控制的痛苦和折磨的临终婴儿来说，安乐死在道德上是合理的，这种信念与政府应该在法律上禁止这种安乐死的信念是一致的，因为如果安乐死被合法化，就不可能控制它的滥用。

我们没有为这些道德判断辩护。我们只是认为，道德规范与关于政策或法律的判断之间的关系非常复杂，对特定行为的道德判断并不意味着对法律和政策的类似判断。

道 德 两 难

所有形式的实践伦理都是通过困难的案例进行推理的，其中一些案例构成了两难。这是道德、法律和公共政策决策的一个常见特征。考虑一个经典案例 [20]：加利福尼亚最高法院（California Supreme Court）的法官必须就医疗保密的法律效力和限度做出判决。一名男性患者在向治疗师吐露了自己想杀害一名妇女的企图之后，杀害了这名妇女。治疗师曾试图让该男子入院，但是没有成功；考虑到对患者医疗保密的义务，治疗师在试图让这名患者的入院失败之后，没有把这种危险告诉这名妇女。

法院的多数意见认为，"当治疗师判断出或按照职业标准应当判断出他的患者对他人构成严重暴力危险时，他有义务采取合理的措施保护预定的受害者避免这种危险"。这种义务包括报警和直接警示预定的受害者。持多数意见的法官认为，治疗师一般应当遵守医疗保密原则，但是，在该案例中，这一原则必须让位于"使公共安全利益免遭暴力袭击"。尽管他们承认职业伦理的规则具有重要的公共价值，但是他们认为，更加重要的事情，如保护他人免遭暴力袭击，可以压倒这些规则。

一位持少数意见的法官不同意这种看法，他认为，如果医生未能遵守常规的医疗保密规则，那么医生就侵犯了患者的权利。这位法官论辩道，如果违反这些规则成为常规，那么医患关系的信托特性就会被削弱。精神病患者将不再求医，或者不再透露重要信息，因为有效的治疗所必需的信任不复存在了。

该案例提出了一个显而易见的道德和法律的两难问题，因为持多数意见和少数意见的法官都引用了相关的理由论证双方相互冲突的观点。[21] 道德两难是指这样的情形：道德义务要求或似乎要求一个人必须采取两个（或多个）备选但不兼容的行为，然而，这个人不可能做到所有这些必须做到的备选行为。这种道德两难至少以两种方式产生 [22]：①一些事实或观点表明一个行为在道德上是正确的，而另一些事实或观点表明该行为在道德上是错误的，而双方的事实或观点的说服力都不是决定性的。例如，对以这种方式看问题的妇女来说，堕胎可能导致她陷入可怕的困境。②基于道德的理由，代理决策者认为自己有义务执行两个（或多个）相互排斥的行为。在这种形式的道德两难中，一个（或多个）道德规范要求这个人必须做 x，而另一个（或多个）道德规范要求这个人必须做 y，但是，这个人在同样的情况下不能同时做到两者。x 和 y 背后的理由都是重要的，没有哪组理由是压倒性的。如果一个人根据其中一组理由来行动，那么他的行动在某些方面是道德上可以接受的，而在其他方面是道德上不可接受的。有人把故意停止植物人生命维持治疗的情况看作第二种形式的道德两难问题。

通俗文学、小说和电影经常描述相悖的道德原则和规矩导致的两难情景，例如为了家人不饿死而行窃的穷人。在这种情况下，履行一个义务的唯一出路就是违背另一个义务。无论选择哪种行为，都必须放弃或推卸某些义务。从捍卫的角度看，说我们在两难情况下有义务做到两者，都是令人困惑的。相反，我们应当结合实际情况，履行非尽不可的义务，放弃在平时我们本该坚定不移履行的义务。 12

道德要求和自我利益之间的冲突有时会导致一个*实际的*困境，但严格来说它并不是*道德*两难。如果道德理由与非道德理由（如自身利益）冲突，即使没有道德两难，依然会产生孰重孰轻的问题。当道德理由与个人理由相悖时，道德理由并不总是压倒一切的。例如，在现有药物极度紧缺的情况下，如果医生必须在挽救自己的生命和患者的生命之间做出选择，那么照顾患者的道德义务可能不是压倒性的。

有些道德哲学家和神学家认为，尽管存在许多涉及道德原因的实际困境，但不存在无法解决的道德两难。他们并不否认代理决策者在困难的情况下会遭遇道德困惑和道德冲突。然而，他们声称，道德理论的目的是为解决深层的道德冲突提供原则性的程序。一些哲学家为这个结论辩护，他们认为存在一个至高无上的道德价值可以压倒其他所有与之冲突的价值（道德的价值和非道德的价值），在一个结构合理的道德理论中如果包含相互矛盾的义务，那么这种理论是不自洽的。他们认为，唯一的"应该"产生于至高无上的价值。[23]（我们将在第九章检验效用主义和康德主义等此类理论。）

与这些理论对道德义务的解释不同，在全书中我们坚持认为，不同的道德原则在道德生活中可能发生并且确实发生了冲突，这样的冲突有时也会带来无解的道德两难。当人们被迫面临抉择时，可能会选其中一个选项来"解决"困境，但我们也认为，有时两个选项在道德上都不成立。当医疗资源紧缺时，医生可能会救活一名患者，放弃其他患者，但这个道德两难仍然没有得到解决。明确承认这样的困境，有助于降低人们对道德原则和理论作用的毫无根据的预期。尽管我们一般有论证我们应当做什么的推理方法，但是在许多情况中我们可能无法得出合理的解决方案。在某些情况中，即使经过极其认真的思考，道德两难仍会变得更加艰难，悬而不解。

道德原则的框架

13

生命医学伦理的核心道德规范都是基于公共道德的，但也不局限于公共道德。本节将探讨其中部分基本道德规范，尤其是原则、规则和权利。第二章以美德为主题，而生命医学伦理的首要原则将在本书第二部分单独讨论。多数经典伦理学理论都以某种方式接受这些原则，传统的医学规范至少涉及或预设了其中一些规范。

原则

在本书中，我们辩护的作为一般规范的分析框架的关键道德原则，是从公共道德中衍生出来的，形成了反思生命医学伦理学问题的适当的起点。[24] 这些原则是制定更具体规则的一般指导准则。在第四章至第七章中，我们辩护了四组道德原则：①*尊重自主原则*（尊重和支持自主决策的规范）；②*不伤害原则*（避免产生伤害的规范）；③*有利原则*（减轻、减少或防止伤害，并提供和平衡利益与风险和成本的规范）；④*公正原则*（公平分配福利、风险和成本的规范）。

不伤害原则和有利原则在医学伦理学史上一直发挥着核心作用，而尊重自主原则和公正原则在传统的医学伦理学中被忽视了，直到最近这个领域才得到重视。1803 年，英国医生托马斯·珀西瓦尔（Thomas Percival）出版著作《医学伦理学》，这是该学科漫长历史上的第一部医学伦理学著作。该书在英国医学伦理学界占据核心地位，也是美国医学会在 1847 年颁布的第一个伦理准则的原型。珀西瓦尔（使用不太相同的术语）认为，不伤害和有利是医生的首要义务，当发生严重冲突时，它们可以压倒患者的偏好和决定权。[25] 珀西瓦尔低估了尊重自主原则和公正原则的重要地位，但是公正地说，尽管这些原则目前在医学伦理学（Medical Ethics）的讨论中已无处不在，但在他写作该书时情况远非如此。

这四组道德原则是生命医学伦理的核心，这是本书作者通过考察*审慎判断*和*道德信仰自洽*的方式得出的结论。我们将在第十章解释这两个概念。至于为什么选择这四组道德原则而不是其他几组原则，第一章和第三章并没有给出论证，但是，我们将在第四章至第七章中分别论证每一个生命医学伦理原则至关重要的作用。

规则

14

本书的道德规范框架由几种类型的道德规范组成，主要包括原则、规则、权利和美德。相较于规则，原则更为宏观，没有那么具体，但是我们对两者仅仅做了不太严格的区分。两者都是义务性的规范，但是规则在内涵上更具体而在外延上更严格。在具体情况下，原则不能像更详细的规则和判断那样起到精确的指导作用。义务的原则和规则之间的权利相互联系，也与美德密切相关。（见第九章中对权利及第二章中对美德的讨论。）

我们论证了几类规则，其中最为重要的是实质规则、权限规则和程序规则。

实质规则。讲真话、保密、隐私、放弃治疗、知情同意、医疗资源分配等各种规则，比抽象的原则提供了更具体的行为指南。有一条在特定情况中将尊重自主原则的要求强化的规则，例如："只要无自主能力的患者的预嘱明确并有意义，医生则需遵循。"为了阐明这个规则是如何*明确*规定尊重自主原则的，我们需要更完整地表述这个规则："通过遵照无自主能力患者预嘱中所有明确的相关的指示，尊重患者的自主。"这一表述表明，尽管规则在不断细化，但关于尊重患者自主权的最初规范依然存在。（进一步的解释见下面"原则规则的细化"一节。）

权限规则。我们也论证了关于决定权的规则，即关于谁可以、谁应当做出决定并采取行动的规则。例如，*代理权限规则*确定谁应当担任为无行为能力者做决定的代理决策者，而*专业权限规则*确定谁应当做出拒绝或接受患者决定的决定。另一个是*分配权限规则*，确定谁应该做出分配稀缺医疗资源（如昂贵的医疗新技术）的决定。

权限规则并不阐明做决定的实质标准。然而，权限规则和实质规则是相辅相成的。例如，如果特定的决策主体能够很好地尊重和表达实质规则和实质原则，那么，权限规则就是合理的。

程序规则。我们也论证了确立需要遵守的程序规则，其中比较典型的例子如确定进行器官移植资格的程序和向上级申诉的程序等。当无实质规则参考时，当权限规则不完整或不确定时，我们常常求助于程序规则。例如，如果运用实质规则或权限规则不足以确定哪些患者应当获得稀缺医疗资源时，则排队和抽签等程序规则可能是合理的。[26]

相矛盾的道德规范

初始性的权利与义务

原则、规则、义务和权利不是不容妥协的铁律。尽管"一个有原则的人"有时被描述为严格和不屈，但是，原则必须被平衡和细化，以便其发挥实际作用。在某些情况下，道德规范可以被与之相冲突的其他规范合理地推翻，所有一般的道德规范都可以被超越。例如，为了防止某人谋杀别人，我们可以对其合理地隐瞒真相；为了保护其他人的权利，我们也可以适当地披露一些保密信息。

伤害他人、导致他人基本需求无法满足或限制他人自由的行为通常会被定义为*初始错误*（除非该行为在某种情况下被更严格的规范所辩护，否则它就是错误的）或*即时错误*（即在一定程度上是错误的，或除非有令人信服的理由才不算错误）——也就是说，如果没有其他道德理由提供令人信服的辩护，该行为是错误的。[27]有些时候，令人信服的辩护是存在的，例如在猪流感暴发期间，通过隔离和检疫强制限制公民活动是合理的，这是对自由权的正当侵犯。

罗斯（W. D. Ross）关于*初始义务*和*实际义务*的区分阐明了这一观点。*初始义务*是必须履行的，除非在特定的情况下它与一个同等重要或更重要的义务发生冲突。同样，*初始权利*（对罗斯的理论拓展）必须得到保障，除非它与一个同等重要或更重要的权利发生冲突（或与其他道德上令人信服的选择发生冲突）。义务和权利总是约束着人们，除非一种竞争性的道德义务或权利在特定情况下被证明是压倒一切的。根据罗斯的理论，代理决策者可以通过考察相互竞争的各个初始义务的权重，来决定其自身在冲突情况下的*实际义务*。代理决策者应该做什么，是由经综合考虑后他们应当做什么来确定的。[28]

例如，想象一下一位精神科医生知道一位患者的医疗隐私信息，这位患者碰巧也是他所在医院的员工。这名员工正致力于升迁到一个精神压力大的职位，但是，这位精神科医生有充足的理由相信这次升职对这名员工和医院双方都是毁灭性的。这位精神科医生在这种情况下有几个初始义务，包括保密、不伤害、有利和尊重自主权。这位精神科医生应当遵守其他义务而泄密吗？这位精神科医生可以仅向医院负责人而不向人事部门透露少许信息吗？在行为主体面对相互冲突的初始义务确定其实际义务时，道德思考和论证是解决这些问题所必需的。 16

这些问题比罗斯想得更复杂，尤其是当各种权利发生冲突时。我们也许需要建立一套结构完备的道德体系或一套指导方针，其中某一类别的权利（如行为主体决定死后是否捐赠身体器官或组织的权利）的优先级必高于另一类别的权利（如死者家属决定是否捐赠死者身体组织和器官的权利），且道德上具有说服力的社会目标（如收集生命医学研究中的信息）的优先级通常低于基本人权（如知情同意或拒绝）。

没有道德理论或职业伦理准则能够成功地提供没有冲突和例外的道德规则体系，但是，这一事实不应该引起对伦理反思、争论和理论的怀疑或恐慌。罗斯关于初始义务和实际义务的区分与我们作为道德主体的经验非常一致，并为生命医学伦理学提供了必不可少的范畴。我们几乎每天都会碰到这样的情况：在个人生活中，我们必须在相互冲突的多个价值观中做出选择，例如我们的预算也许要求我们在买书和买张火车票去看望朋友之间做出选择。不买书将带来不便和损失，而不去看朋友将会使朋友不高兴。这种选择不好做，但是，我们通常可以通过思考权衡，最终得出结论。

道德遗憾和剩余义务

当一个行为主体确定某一特定行为是相互冲突义务间的最好选择时，可能仍然无法通过履行该行为的同时履行其他所有的道德义务。在这种情况下，即使是道德上最好的行为，可能也会带来遗憾并留下道德残缺，也被称为道德遗憾。[29] 即便该正确的行动是明确的和无争议的，对于未做的事情，人们也可能会感到遗憾或认为还有进步空间。

这种现象是持续性的义务，并不仅仅是人们心中关于后悔和遗憾的感觉。当一个初始义务被其他选项压倒后并不会简单地消失时，就会产生道德

17 遗憾。通常我们的剩余义务，都是由我们无法履行的义务衍生出的。我们可能会深感后悔和良心刺痛，但我们也明白有责任结束这种情况。[30] 有时我们可以通过这样或者那样的方法来弥补义务上的缺憾，例如我们可以提前告知对方自己无法兑现承诺，可以向对方道歉来重修旧好，可以灵活应变，避免矛盾再次发生，也可以给对方提供相应的补偿。

原则规则的细化

本书提出的四组道德原则本身并不构成一个一般的道德理论。它们只提供了生命医学伦理学起步的规范框架，这些原则必须被细化之后才能起到更加具体的指导作用。细化旨在减少抽象规范的不确定性，生成对行动有指导作用的规则。[31] 例如，如果不对"不伤害原则"进行细化，在思考是否可以加速临终患者的死亡这样的问题时就显得太过空泛。

细化并非一个产生或论证如公共道德一般规范的过程，它假定相关的一般规范是可用的。无论是公共道德还是特殊道德中的规范，要从何处开始细化，都要先从缩小规范的范畴开始，而不是对广义规范进行解释。正如亨利·理查森（Henry Richardson）提出的，要缩小范畴，就要"指明行为发生的时间、地点、原因、方法，以及行为的对象和主体"[32]。例如，如果不对"尊重他人自主权"这一规范进行细化，我们则无法妥善处理一些涉及人体试验中的临床医学和研究的难题。"尊重自主权"的一种定义（如允许有行为能力的人行使自由权利）明确了它在使用时的某种意义，但它并没有缩小一般规范的范畴，也没有使其在指导行为时更加具体。

细化过程中也会增添新的内容。例如，如前所述，对"尊重患者自主权"这一原则的一种细化就是"遵守无行为能力患者在患病前立下的指令"。在一些医疗情景中，这样的细化效果会很好，但在其他方面它也将面临限制，需要额外的规范。渐进的细化永无止境，但在细化的过程中也要一直与最初的一般规范有着清晰的联系，这种联系赋予了一系列规范的道德权威。这个过程是将一般原则转化为道德推理的使用工具，也有助于解释为什么四原则方法不仅仅是一条局限于四条一般原则的抽象理论。[33]

18 当精神科医生对处于法律纠纷中的患者进行法医鉴定时，就可能会出现典型的细化的例子。在这样的案例中，精神科医生并非总能获得知情同意，但他们仍会冒着违背尊重自主原则的风险去开展鉴定，尽管尊重自主原则是医学伦理中的核心原则。旨在处理这个问题的细化是"在法律上不需要征得同意的情况下，通过向评估者透露评估的性质和目的，尊重作为法医评估主体的人的自主权"。我们并不认为它是一个最好的细化，但它近似于美国精神病学和法律学会《法医精神病学实践伦理指南》所推荐的条款。[34] 该指南试图指导法医履行他们的各种道德义务。

第二个细化的例子来自经常被引用的规则"医生应当将患者的利益放在首位"。在一些国家，只有医生在保险表格上伪造信息时，患者才能得到最好的治疗。患者优先规则并不意味着，医生非法在患者的保险表格上撒谎或歪曲问题描述。不欺骗规则和患者优先规则都不是绝对命令。当它们发生冲突时，我们需要某种形式的细化以便知道什么该做，什么不该做。

一项关于执业医生对欺骗态度的调查表明，一些医生如何协调对待患者和不欺骗的双重义务。丹尼斯·H. 诺瓦克（Dennis H. Novack）和几位同事通过问卷调查，获取了医生如何应对棘手的伦理难题，这些难题通过欺骗可能得到解决。在一种情景下，医生建议一位 52 岁的妇女每年进行乳房造影检查，这位妇女提出异议，说保险公司不会报销这项检查费。如果医生说（在此情况下是欺骗性的）原因是"癌症排查"而不是"乳房造影检查"，保险公司将承担相关费用。保险公司认为，"癌症排查"只适用于乳房肿块或其他表明有癌症可能性的客观临床证据的情况，而这两种情况本病例中都没有。回应问卷中的几乎 70% 的医生表示，他们会声明是"癌症排查"，并且在这些医生当中，85% 的人坚持认为此行为不涉及"欺骗"。[35]

这些医生的决定是对"医生应该把患者利益放在首位"规则的初步的细化尝试。部分医生似乎认为，具体的细化可以如下："医生应当把患者的利益放在首位，允许其隐瞒或误导没有信息权限的个体，包括通过不公正的保险政策丧失获得准确信息权利的保险公司。"此外，调查中大多数医生显然不是根据调查者所赞同的欺骗的定义来回答问卷的，也即"欺骗是让另一个人相信不真实的东西，是误导"。部分医生显然认为，当一个人不合理地误导另一个人时，就会发生"欺骗"，在上述情况中误导保险公司是合理的。这些医生似乎不会就如何细化不欺骗规则或优先考虑患者利益的规则达成一致意见。

原则上，所有道德规范都要经过这样的细化。它们需要更多的内容，因为正如亨利·理查森所指出的，"道德现象的复杂性常常超出我们用一般规范解释它们的能力"[36]。很多细化后的规则也需要进一步细化，从而来应对不同场景下的冲突。这些结论也与我们此前讨论的特殊道德相关联。不同的人和群体将会提出相互矛盾的细化内容，潜在地创造出多种特殊的道德。在任何有问题的案例中，理性和公正的各方都可能提出竞争性的细化内容，他们都致力于公共道德规范。

通过原则的细化解决或消解一个难题或冲突，就是说规范在内容上已经得到了充分确定，当具体情况属于这些规范时，我们知道必须做什么。显然，一些被提议的细化将无法提供最充分或最合理的解决方案。当出现相互竞争的细化内容时，被提议的细化应该基于深思熟虑的推理过程。正如我们在第十章所论证的那样，作为方法的细化与支持和推翻细化内容的论证模型相关。

一些细化的规范实际上是绝对的，不需要进一步细化，尽管它们非常少，包括禁止实施不必要的痛苦和折磨[37]。"禁止强奸"（do not rape）也属于这类规范。有趣的是，一些有意制定的规范希望把所有合理的情况都涵盖进去。比如，"在对有行为能力患者进行医疗干预前，必须获得口头或书面的知情同意，除如急救、法医鉴定、低风险治疗或患者放弃获取信息权等特殊情况"。这条规范需要进一步阐明，例如如何定义知情同意、急救、弃权、法医鉴定和低风险。如果能成功地包含所有合理的情况，那么这条规则就是绝对的，但这样的规则确实很少。考虑到规则之间的偶发冲突，就算最严格、最具体的规则也有可能出现例外。

原则规则的权衡

在偶然冲突的情况下，原则、规则、义务和权利需要权衡，那权衡和细化之间到底有无差别呢？

20 *权衡的过程。*当在两条或多条冲突的道德规范间进行选择时，就需要我们权衡。权衡涉及不同道德规范的权重和优势，而细化基本只考虑规范的范畴，即考虑在缩小（也包括增添）一般规范的范畴时能涵盖的内容。权衡包括对这些规范的优势和权重的深思熟虑和判断。在对特殊案例做出判断的时候，它非常适用，而细化则是用于从已经成立的一般规范中开发出*具体政策*。

把或大或小的砝码放到或拿出天平秤，这个比喻经常被用于描述权衡的过程，但它可能会掩盖平衡过程是怎么回事。合理的权衡需要充分的理由支持，而不是仅仅依靠直觉或感觉，尽管直觉平衡是平衡的一种形式。假设一位医生遇到了急诊病例，需要她在忙碌了一整天之后还要加班，这使她不能信守诺言带儿子去图书馆。她经过了一个深思熟虑的过程，使她考虑到儿子是多么热切地想去图书馆，他们是否可以稍后去图书馆，其他医生是否可以处理这个急诊病例，等等。如果她决定留下来照顾患者直至深夜，那么，这个义务将变成压倒性的，因为在这种情况下，她对自己所采取的行动会有一个充足的理由。例如，原因可能是患者的生命岌岌可危，而且只有她具有足够应付这种情况的知识。取消陪儿子度过夜晚的计划，尽管令人烦恼，但仍可通过她之所以这么做的充分理由获得辩护。

实现平衡的一种方法是将其细化。在上述案例中，医生的理由在类似的案例中也普遍适用："如果患者的生命危在旦夕，而且只有这位主治医生具有足够的知识来应付各种情况，那么，这位医生的与之冲突的家庭义务必须让位。"虽然我们并不总是以细化来表达权衡判断，但难道不是所有的审慎判断都符合这个模式吗？如果是这样，那么审慎平衡本身就是细化。

合并细化和权衡的目标很有吸引力，但它并不适合处理需要权衡的所有情况。细化需要道德主体通过缩小规范的适用范围来对其进行延伸，以覆盖相关的类似的情况。因此，"遵守无行为能力患者在患病前立下的嘱托"这条规则适用于预先立下嘱托的所有无行为能力患者。然而，在这种特殊情况下，医生和护士等负责照顾患者的道德主体，通常需要根据该患者或家庭的需求来细化规范并做出反应。其间需要考虑和权衡很多因素，即便在非常相似的情况下，任何根据个案对规范的普适化可能都不适用。

将个案普遍化为政策是很危险的，例如，涉及患者伤害风险和负担的情况，通常不能通过规定多少风险可以接受，或确保规定利益所承担的负担多大来决定。在确定了风险和负担的程度后，必须要权衡手术的成功概率以及不确定性，是否能获得充分的知情同意，家属是否发挥作用等因素。如此，权衡就允许适当考虑一个复杂情境中的所有因素，包括相关的道德规范。

我们来看看下面这段医生与一个刚刚确诊艾滋病的年轻女子的对话，记录者是蒂莫西·奎尔（Timothy Quill）医生和佩内洛普·汤森（Penelope Townsend）护士[38]：

> 患者：这不是真的吧，我的天啊，上帝饶了我吧，为什么要这么对我？
>
> 奎尔医生：首先，我们要尽可能全面地了解病情，因为现在你是安全的。
>
> 患者：我未来都毁了，我现在只知道我随时都有可能死，那还有什

么意义呢？我不就是个行走的定时炸弹吗？人们碰都不敢碰我，连说话都不敢和我说。

奎尔医生：不是这样的。

患者：别人肯定是这样想的，我自己都这样觉得……

奎尔医生：你还是有未来的……

患者：好吧，是我太害怕了，我不想死，我现在还不想死啊，奎尔医生，我知道人皆有一死，但我真的不想。

奎尔医生：我们现在要考虑几件事。

奎尔和汤森努力安抚这位患者，同时试图理解她的感受，并传达医学权威知识。一边投入精力安抚患者，一边保持理性做出评判。如果同情心泛滥或者感情用事，那么就无法完成眼下的工作；如果太过理性，又会显得冰冷，使患者丧失对医生的信任和希望，所以他们必须把握好感情和理性的程度，找到两者之间恰当的平衡。

奎尔和汤森可以尝试细化尊重自主原则和有利原则，以体现出有爱心的医生和护士应该如何应对极度沮丧的患者。然而，空泛的细化无法为该患者提供充分的细致入微的实际指导，当然对所有绝望的患者也是如此。每次遭遇都需要一个响应，这种响应是没有被一般原则和规则以及它们的细化所捕获的。对一个绝望的患者的关怀，可能会侵犯或激怒其他的绝望患者。例如，医生可能会觉得触碰或者抚摸某个患者是恰当的，但同样的举动对于具有类似情况的另一个患者来说可能是完全不合适的。

医生和护士如何平衡不同的道德考量，往往涉及同情的洞见、人道的回应，以及辨别特定患者状况和需求的实践智慧。[39] 与那些涉及两个相互冲突的原则或规则的简单平衡相比，权衡通常是一种更为复杂的活动，需要考虑信任、同情、客观评估、关怀回应和安慰等所有相关的因素。

在许多临床情境中，细化可能是复杂的和徒劳的。例如，权衡无行为能力患者的治疗利弊时，通常都涉及极端特殊的情况，如果推导出一个结论并把它应用于其他病例可能是危险的。这些问题有时会因家庭成员对下列问题的意见分歧而变得更加复杂，例如什么是有利的，什么算是错误的决策，最低能力患者的犹豫决策、时间和资源限制，等等。[40]

我们并非认为应该凭着直觉草率地做出权衡；相反，我们提出一种道德判断模型，专注于如何通过实际的敏锐，辨别智慧和不能细化为规范的同情心来平衡和判断。平衡各种道德考量的能力与第二章讨论的道德品格能力相关。以同情、专注、洞察力、关心和善良等美德形式存在的能力，是明智的道德主体平衡各种道德考量（有时是相互竞争的道德考量）的不可或缺的方式。

可行性为细化模型需要权衡模型补充的结论提供了另一个理由。道德生活各个领域的逐渐细化，将最终迅速形成一套庞大的不便灵活应用的规范体系。一套全面的细化方案，将构成一系列数百、数千甚至数百万条规则，每个规则都适用于狭窄的行为范围。在细化模型中，在偶然发生规范冲突的情况下的每种类型的行为，都会有一个规则来约束，但是为每一种偶然冲突情况都制定规则，将是一套过于烦琐而无益的规则。

限制权衡的条件。 为了消除人们对平衡模型太过直观或开放，缺乏对严格原则和严谨推理的遵守的担忧，我们提出了六个条件以帮助减少直觉、偏爱和随意性。必须满足这些条件，才能证明遵守一个初始规范而违背另一个初始规范是合理的。

（1）根据压倒性的规范而不是根据被违反的规范行事，必须提供更好的理由。

（2）用于论证违反规范是合理的道德目标必须有现实的获得成功的希望。

（3）没有道德上更好的其他行为可以取而代之。[41]

（4）违反规范的行为必须是最小可能的违反，必须与实现该行为的主要目标相称。

（5）违反规范的所有负面影响已被最小化。

（6）所有受影响的各方都得到了公正的对待。

尽管其中有些条件是显而易见和无争议的，但在道德考量中有些条件也常被忽视，从而得出完全不同的结论。例如，有些决定不顾患者或其监护人的反对而使用生命延长技术，就违反了条件（2），因为在此情况下所提议的干预没有实现预期目标的现实前景。典型的是，当医疗专业人员把这些医疗干预看作是法律要求的时候，他们就会做出这些决定，但是在某些情况下，它只是传统的或根深蒂固的标准。

更经常违反的是条件（3）。在某些情况下，人们常常在没有认真思考可能实施的备选行为就执行行动了。结果，行为主体无法找到道德上更可取的备选行为。例如，对动物照护和使用委员会而言，一个常见的冲突是批准好的研究方案的义务与保护动物免遭不必要痛苦的义务之间的冲突。如果一个方案提出了一种标准化的麻醉形式，那么它就可能被批准。然而，标准的麻醉方法往往不是保护动物的最好方法，需要进一步的探究才能确定所提议的特殊干预的最佳麻醉方法。根据我们提出的这些条件，如果不经过这种进一步的探究就批准或进行这样的实验就是不正当的，这违反了条件（4）和条件（5）以及条件（3）。

最后，看看下面这个例子：在政府和医疗专业人员应对严重传染病暴发[如严重急性呼吸综合征（severe acute respiratory syndrome，SARS）]情况时，尊重自主原则和有利原则（避免伤害他人的行为）有时会发生冲突。接触 SARS 的人可能会给其他人带来危险。基于公共卫生职责，政府和各种医疗专业人员都有义务基于不伤害原则和公正原则保护未受感染的人员。然而，即使在公共卫生问题的情况下，尊重自主原则通常设置一个初始阻碍以避免侵犯自由和隐私。要论证压倒尊重自主原则是合理的，必须表明强制隔离受感染人群对预防伤害他人是必不可少的，且相当有希望预防伤害。如果符合这些条件，强制隔离仍需要符合最小违反标准[条件（4）]，公共卫生工作人员应该设法减少隔离的负面影响，包括公民的收入损失和无法照顾无自主能力家人带来的损失[条件（5）]。最后，为保证公平和群众的信任，要不偏不倚地施行隔离规定[条件（6）]。[42]

我们认为，至少在某些情况下，这六个约束条件在道德上是严苛的。当与第十章中的自洽性要求相结合时，这些条件提供了保障措施，而不只是纯粹直觉的、主观的或带有偏见的平衡判断。我们可以引入进一步的标准或保障措施，如"权利压倒非权利"和"自由原则压倒非自由原则"，但是，这些规则在权利诉求和自由利益相对微弱的情况下肯定会失效。

道德多样性与道德分歧

有时在道德规范发生冲突的情况下，有良知的和理性的道德主体对道德优先排序也会存在分歧，这是可以理解的。例如，有道德良知的人可能无法就下列问题达成一致意见：向脆弱的患者透露危及生命的病情是否合适，关于脑死亡的宗教价值观是否在世俗生命医学伦理学中占据一席之地，成年青少年拒绝生命维持治疗是否允许，等等。这些分歧的存在并不意味着道德无知或道德缺陷，我们只是缺乏除了细化和权衡以外解决所有这些分歧的单一的完全可靠的方法。

道德分歧出现的原因有：①事实性分歧（例如，关于某种医学干预所导致的痛苦的程度）；②由于信息或证据不足造成的分歧；③规范的适用性和相关性分歧；④规范的相对权重和排序的分歧；⑤关于细化和权衡的适当形式的分歧；⑥真正的道德两难的出现；⑦关于道德适用范围和地位的分歧，例如道德规范的保护对象（如胚胎、胎儿和有感情的动物是否应该得到保护，详见第三章）；⑧关于重要道德的概念分歧，例如根据家属要求撤下对濒死患者的营养和水分供给是否构成*谋杀*。

即使各方对哪些原则是相关的这一问题没有分歧，他们也可能强调不同的原则，或者给予这些原则不同的权重。这样的分歧在那些恪守道德的人中间也可能会存在，这些人理解道德之于他们的基本要求。在证据不完整、各方掌握的事实不相同的情况下，某个人或群体有理由得出其他个人或群体有理由反对的结论。即使双方的有些信念是错误的，各方坚持自己的信念也可能是合理的。各方按照已有的规范和证据凭良心判断即可，我们不能以更好的实际标准要求他们。

当道德分歧出现时，道德主体可以——常常也应该——为自己的决定进行辩护，但不应贬低或责难做出不同决定的人。当我们评价他人的行为时，认可合理的多样性（与需要批判的违反道德的行为不同）是极其重要的。当面对同样的道德问题时，每个人对自己的义务的良知评估都不一样，而且不同的评估在公共道德层面上可能都是恰当的。同样，每个机构或政府应当做的可能都不尽相同。这样看来，只有在某个立场能够更加合理地细化或体现公共道德时，我们才能评价两个立场孰优孰劣。[43]

结　论

在本章中，我们提出的被称为生命医学伦理学的*四原则方法*，现在通常称为*原则主义*。[44]我们的道德框架中的四原则来源于公共道德，但是在后几章细化和权衡这几条原则时，我们也会借鉴历史上在医疗、公共卫生、生命医学研究和卫生政策方面制定职业义务和美德的经验。尽管很多传统医疗伦理、现代医学和研究行为规范和其他当代生命伦理学的假设都需要进一步改革，但我们深深感谢他们的深刻见解和敬业精神。我们在后面几章的目标是发展、细化和权衡四原则的规范性内容，同时也不断尝试让我们的观点和职业传统、实践与准则保持一致。

原则主义不仅是四条抽象的原则，而且是一个关于这些原则如何联系并指导实践的理论。在后面的九章中，我们会说明这些原则和其他道德规范是如何与一系列的理解、实践、医疗保健事务、研究机构和公共卫生政策联系起来的。

注　释

1. 参见 Albert Jonsen, *The Birth of Bioethics* (New York: Oxford University Press, 1998), pp. 3ff; Jonsen, *A Short History of Medical Ethics* (New York: Oxford University Press, 2000); John-Stewart Gordon, "Bioethics," in the *Internet Encyclopedia of Philosophy*, especially section 2，可在 https://www.iep. utm.edu/bioethics/上找到（2018 年 3 月 23 日访问）；Edmund D. Pellegrino and David C. Thomasma, *The Virtues in Medical Practice* (New York: Oxford University Press, 1993), pp. 184-189。

26　　2. Robert B. Baker、Laurence McCullough 等对这段世界范围内的历史进行了综合处理，*The Cambridge World History of Medical Ethics* (Cambridge: Cambridge University Press, 2009)。

3. 应用伦理学的语言可能具有误导性，因为它暗示了从伦理理论、原则和规则到具体案例判断的单向流动。事实上，个案判断与理论、原则、规则之间存在着辩证的相互作用，并可能导致理论、原则、规则的修正。参见第十章的讨论。

4. 这些区别应该谨慎使用。后伦理学经常转向规范，而规范伦理学往往依赖于后伦理学。正如实践伦理学和一般规范伦理学之间不应该有明显的区别一样，规范伦理学和元伦理学也不应该有明显的区别。

5. 虽然只有一种普遍的共同道德，但关于共同道德的理论不止一种。有关这些理论，参见 Alan Donagan, *The Theory of Morality* (Chicago: University of Chicago Press, 1977); Bernard Gert, *Common Morality: Deciding What to Do* (New York: Oxford University Press, 2007); Bernard Gert, Charles M. Culver, and K. Danner Clouser, *Bioethics: A Return to Fundamentals*, 2nd ed. (New York: Oxford University Press, 2006); W. D. Ross, *The Foundations of Ethics* (Oxford: Oxford University Press, 1939)，以及特刊：*Kennedy Institute of Ethics Journal* 13(2003)，特别是 Robert Veatch 写的介绍性文章，pp. 189-192。

对这些理论的挑战及其在生命伦理学中的地位，参见 John D. Arras, "The Hedgehog and the Borg: Common Morality in Bioethics," *Theoretical Medicine and Bioethics* 30(2009): 11-30; Arras, "A Common Morality for Hedgehogs: Bernard Gert's Method," in Arras,

Methods in Bioethics: The Way We Reason Now, ed. James F. Childress and Matthew Adams (New York: Oxford University Press, 2017), pp. 27-44; B. Bautz, "What Is the Common Morality, Really?" *Kennedy Institute of Ethics Journal* 26(2016): 29-45; Carson Strong, "Is There No Common Morality?" *Medical Humanities Review* 11 (1997): 39-45; Andrew Alexandra and Seumas Miller, "Ethical Theory, 'Common Morality,' and Professional Obligations," *Theoretical Medicine and Bioethics* 30 (2009): 69-80。

6. 参见 Martha Nussbaum 的论点，即在亚里士多德的哲学中，某些非相对的美德是客观和普遍的。"Non-Relative Virtues: An Aristotelian Approach," in *Ethical Theory, Character, and Virtue*, ed. Peter French et al. (Notre Dame, IN: University of Notre Dame Press, 1988), pp. 32-53，especially pp. 33-34, 46-50。作为哲学伦理学的经典著作，David Hume 提出了一个理论客观、普遍的美德，尽管他的理论与亚里士多德的有所不同。参见 Hume, *An Enquiry concerning the Principles of Morals*, ed. Tom L. Beauchamp, "Oxford Philosophical Texts Editions" (Oxford: Oxford University Press, 1998)。

7. 有关共同道德的广泛而生动的描述，参见 Rebecca Kukla, "Living with Pirates: Common Morality and Embodied Practice," *Cambridge Quarterly of Healthcare Ethics* 23 (2014): 75-85。也可参见 Bernard Gert 坚持整个道德体系的作用（不仅仅是义务规则）以及忽视它的危险，我们同意这一点经常被忽视。参见 Gert 的 *Morality: Its Nature and Justification* (New York: Oxford University Press, 2005), pp. 3, 159-161, 246-247; 也见他的 "The Definition of Morality," in *The Stanford Encyclopedia of Philosophy*（2016 年 2 月 8 日修订），可在 https://plato.stanford.edu/entries/morality-definition/ 上找到（2018 年 2 月 9 日访问）。

8. 这种对我们理论的错误解释可参见 Leigh Turner, "Zones of Consensus and Zones of Conflict: Questioning the 'Common Morality' Presumption in Bioethics," *Kennedy Institute of Ethics Journal* 13 (2003): 193-218; Turner, "An Anthropological Exploration of Contemporary Bioethics: The Varieties of Common Sense," *Journal of Medical Ethics* 24 (1998): 127-133。

9. 参见 David DeGrazia, "Common Morality, Coherence, and the Principles of Biomedical Ethics," *Kennedy Institute of Ethics Journal* 13 (2003): 219-230; Turner, "Zones of Consensus and Zones of Conflict"; Donald C. Ainslee, "Bioethics and the Problem of Pluralism," *Social Philosophy and Policy* 19 (2002): 1-28; Oliver Rauprich, "Common Morality: Comment on Beauchamp and Childress," *Theoretical Medicine and Bioethics* 29 (2008): 43-71; Letícia Erig Osório de Azambuja and Volnei Garrafa, "The Common Morality Theory in the Work of Beauchamp and Childress," *Revista Bioética* 23 (2015), 可在 http://www.scielo.br/scielo.php?pid=S1983-80422015000300634&script=sci_arttext&tlng=en 上找到（2018 年 3 月 22 日访问）。

相关的但可区分的批评可参见 Anna E. Westra, Dick L. Willems, and Bert J. Smit, "Communicating with Muslim Parents: 'The Four Principles' Are not as Culturally Neutral as Suggested," *European Journal of Pediatrics* 168 (2009): 1383-1387; 这篇文章与 Voo Teck Chuan 对我们立场的完美正确解释一起发表，"Editorial Comment: The Four Principles and Cultural Specification," *European Journal of Pediatrics* 168 (2009): 1389。

10. Kukla 在 "Living with Pirates" 一文中得出了一个结论。参见回应，Tom L. Beauchamp, "On Common Morality as Embodied Practice: A Reply to Kukla," *Cambridge Quarterly of Healthcare Ethics* 23 (2014): 86-93; Carson Strong, "Kukla's Argument against Common Morality as a Set of Precepts: On Stranger Tides," *Cambridge Quarterly of Healthcare Ethics* 23 (2014): 93-99; Kukla,"Response to Strong and Beauchamp—at World's End," *Cambridge Quarterly of Healthcare Ethics* 23 (2014): 99-102。

11. 参见 Richard B. Brandt, "Morality and Its Critics," 在他的 *Morality, Utilitarianism, and Rights* (Cambridge: Cambridge University Press, 1992), chap. 5; Gregory Mellema, "Moral Ideals and Virtue Ethics," *Journal of Ethics* 14 (2010): 173-180。参见我们在第二章对道德理想和道德卓越的讨论。

12. Talcott Parsons, *Essays in Sociological Theory*, rev. ed. (Glencoe, IL: Free Press, 1954), p. 372. 参见 Jan Nolin, *In Search of a New Theory of Professions* (Borås, Sweden: University of Borås, 2008)。

13. 参见 Edmund D. Pellegrino 对这一主题的精彩介绍，"Codes, Virtues, and Professionalism," in *Methods of Bioethics*, ed. Daniel Sulmasy and Jeremy Sugarman, 2nd ed. (Washington, DC: Georgetown University Press, 2010), pp. 91-108。有关医学道德规范的概述，参见 Robert Baker, "Medical Codes and Oaths," *Bioethics*（*Formerly Encyclopedia of Bioethics*）, 4th ed., ed. Bruce Jennings (Farmington Hills, MI: Gale, Cengage Learning, Macmillan Reference USA, 2014), vol. 4, pp. 1935-1946。美国护士协会的护士职业道德准则的历史及评估，参见 Beth Epstein and Martha Turner, "The Nursing Code of Ethics: Its Value, Its History," *Online Journal of Issues in Nursing* 20, no.2 (May 2015), 可在 http://ojin.nursingworld.org/MainMenuCategories/ANAMarketplace/ANAPeriodicals/OJIN/org/MainMenuCategories/ANAMarketplace/ANAPeriodicals/OJIN/TableofContents/Vol-20-2015/No2-May-2015/The-Nursing-Code-of-Ethics-Its-Value-Its-History.html 上找到（2018 年 6 月 3 日访问）。

14. 1847 年的《美国医学会伦理准则》在很大程度上改编自 Thomas Percival 的 *Medical Ethics; or a Code of Institutes and Precepts, Adapted to the Professional Conduct of Physicians and Surgeons* (Manchester, UK: S. Russell, 1803)。参见 Donald E. Konold, *A History of American Medical Ethics 1847-1912* (Madison, WI: State Historical Society of

Wisconsin, 1962), chaps. 1-3; Chester Burns, "Reciprocity in the Development of Anglo-American Medical Ethics," in *Legacies in Medical Ethics*, ed. Burns (New York: Science History Publications, 1977); American Medical Association, "History of the Code," 可在 https://www.ama-assn.org/sites/default/files/media-browser/public/ethics/ama-code-ethics-history.pdf 上找到（2018 年 3 月 23 日访问）。

15. 有关希波克拉底和其他医学规范的相关和严格的批判性分析，参见 Robert M. Veatch, *Hippocratic, Religious, and Secular Medical Ethics: The Points of Conflict* (Washington, DC: Georgetown University Press, 2012)。

16. 参见 N. D. Berkman, M. K. Wynia 和 L. R. Churchill 关于医学的结论，"Gaps, Conflicts, and Consensus in the Ethics Statements of Professional Associations, Medical Groups, and Health Plans," *Journal of Medical Ethics* 30 (2004): 395-401; Ryan M. Antiel, Farr A. Curlin, C. Christopher Hook, and Jon C. Tilburt, "The Impact of Medical School Oaths and Other Professional Codes of Ethics: Results of a National Physician Survey," *Archives of Internal Medicine* 171 (2011): 469-471; Robert D. Orr, Norman Pang, Edmund D. Pellegrino, and Mark Siegler, "Use of the Hippocratic Oath: A Review of Twentieth Century Practice and a Content Analysis of Oaths Administered in Medical Schools in the U.S. and Canada in 1993," *Journal of Clinical Ethics* 8 (1997): 377-388; A. C. Kao and K. P. Parsi, "Content Analyses of Oaths Administered at U.S. Medical Schools in 2000," *Academic Medicine* 79 (2004): 882-887。

17. Jay Katz, ed., *Experimentation with Human Beings* (New York: Russell Sage Foundation, 1972), pp. ix-x。

18. 关于不同的公共生命伦理模式的研究，参见 James F. Childress, "Reflections on the National Bioethics Advisory Commission and Models of Public Bioethics," *Goals and Practice of Public Bioethics: Reflections on National Bioethics Commissions*, 特别报道 *Hastings Center Report* 47, no. 3 (2017): S20-S23, 以及本特别报道中的其他几篇文章。也见 *Society's Choices: Social and Ethical Decision Making in Biomedicine*, ed. Ruth Ellen Bulger, Elizabeth Meyer Bobby, and Harvey V. Fineberg, for the Committee on the Social and Ethical Impacts of Developments in Biomedicine, Division of Health Sciences Policy, Institute of Medicine (Washington, DC: National Academies Press, 1995)。

19. 参见 Allen Buchanan, "Philosophy and Public Policy: A Role for Social Moral Epistemology," *Journal of Applied Philosophy* 26 (2009): 276-290; Will Kymlicka, "Moral Philosophy and Public Policy: The Case of New Reproductive Technologies," in *Philosophical Perspectives on Bioethics*, ed. L. W. Sumner and Joseph Boyle (Toronto: University of Toronto Press, 1996); Dennis Thompson, "Philosophy and Policy," *Philosophy & Public*

Affairs 14 (Spring 1985): 205-218; Andrew I. Cohen, *Philosophy, Ethics, and Public Policy* (London: Routledge, 2015)；一个关于"The Role of Philosophers in the Public Policy Process: A View from the President's Commission"的研讨会，以及由 Alan Weisbard and Dan Brock 发表的论文，见 *Ethics* 97 (July 1987): 775-795。

20. *Tarasoff v. Regents of the University of California*, 17 Cal. 3d 425, 551 P.2d 334, 131 Cal. Rptr. 14 (Cal. 1976).

21. 关于生物伦理问题上伦理和法律判断的相互作用（以及它们相互作用的原因），参见 Stephen W. Smith, John Coggan, Clark Hobson, et al., eds., *Ethical Judgments: Re-Writing Medical Law* (Oxford: Hart, 2016)。

22. 参见 John Lemmon, "Moral Dilemmas," *Philosophical Review* 71 (1962): 139-158; Daniel Statman, "Hard Cases and Moral Dilemmas," *Law and Philosophy* 15 (1996): 117-148; Terrance McConnell,"Moral Dilemmas," *Stanford Encyclopedia of Philosophy* (Fall 2014 edition), ed. Edward N. Zalta, 可在 https://plato.stanford.edu/archives/fall2014/entries/moral-dilemmas/上找到（2018 年 3 月 23 日访问）; H. E. Mason, "Responsibilities and Principles: Reflections on the Sources of Moral Dilemmas," in *Moral Dilemmas and Moral Theory*, ed. H. E. Mason (New York: Oxford University Press, 1996)。

23. Christopher W. Gowans, ed., *Moral Dilemmas* (New York: Oxford University Press, 1987); Walter Sinnott-Armstrong, *Moral Dilemmas* (Oxford: Basil Blackwell, 1988); Edmund N. Santurri, *Perplexity in the Moral Life: Philosophical and Theological Considerations* (Charlottesville: University Press of Virginia, 1987). 对于本章中提供的关于困境的方法，参见 Joseph P. DeMarco, "Principlism and Moral Dilemmas: A New Principle," *Journal of Medical Ethics* 31 (2005): 101-115。

24. 生命医学伦理学的一些作者对我们在本书中提出的特定原则的地位持保留意见。参见 Pierre Mallia, *The Nature of the Doctor-Patient Relationship: Health Care Principles through the Phenomenology of Relationships with Patients* (Springer Netherlands: Springer Briefs in Ethics, 2013), esp. chap. 2, "Critical Overview of Principlist Theories"; K. Danner Clouser and Bernard Gert, "A Critique of Principlism," *Journal of Medicine and Philosophy* 15 (April 1990): 219-236; Søren Holm, "Not Just Autonomy—The Principles of American Biomedical Ethics," *Journal of Medical Ethics* 21 (1994): 332-338; Peter Herissone-Kelly, "The Principlist Approach to Bioethics, and Its Stormy Journey Overseas," in *Scratching the Surface of Bioethics*, ed. Matti Häyry and Tuija Takala (Amsterdam: Rodopi, 2003), pp. 65-77; 还有很多文章在 *Principles of Health Care Ethics*, ed. Raanan Gillon and Ann Lloyd (London: Wiley, 1994); and *Principles of Health Care Ethics*, 2nd ed., ed. Richard E. Ashcroft et al. (Chichester, UK: Wiley, 2007).

29

25. Thomas Percival, *Medical Ethics; or a Code of Institutes and Precepts, Adapted to the Professional Interests of Physicians and Surgeons* [Manchester: S. Russell, 1803 (以及后来的许多版本)]. 有关这部经典著作及其影响的评论，参见 Edmund D. Pellegrino, "Percival's Medical Ethics: The Moral Philosophy of an 18th-Century English Gentleman," *Archives of Internal Medicine* 146 (1986): 2265-2269; Pellegrino, "Thomas Percival's Ethics: The Ethics Beneath the Etiquette" (Washington DC: Georgetown University, Kennedy Institute of Ethics, 1984), 可在 https://repository.library.georgetown.edu/bitstream/handle/10822/712018/Pellegrino_M269.pdf?sequence=1&isAllowed=n 上找到（2018 年 3 月 24 日访问）; Robert B. Baker, Arthur L. Caplan, Linda L. Emanuel, and Stephen R. Latham, eds., *The American Medical Ethics Revolution: How the AMA's Code of Ethics Has Transformed Physicians' Relationships to Patients, Professionals, and Society* (Baltimore: Johns Hopkins University Press, 1999)。

26. 程序规则也可以解释为以实质性平等规则为基础。如果这样解释，程序规则可以说在实体规则中有正当理由。

27. 关于"即时"和"初始"之间区别的讨论，参见 Shelly Kagan, *The Limits of Morality* (Oxford: Clarendon Press, 1989), p. 17. Kagan 更喜欢"即时"，而不是"初始"，并注意到 Ross 使用了"初始"，实际上具有相同的含义，一些学者认为这是 Ross 的错误。详见 Andrew E. Reisner, "Prima Facie and Pro Tanto Oughts," *International Encyclopedia of Ethics*（线上），首次发表于 2013 年 2 月 1 日，可在 https://onlinelibrary.wiley.com/doi/full/10.1002/9781444367072.wbiee406 上找到（2018 年 3 月 24 日访问）。

28. W. D. Ross, The Right and the Good（Oxford: Clarendon Press, 1930），esp. pp. 19-36, 88. 关于"初始权利"相关概念的含义和使用的重要注意事项，参见 Joel Feinberg, *Rights, Justice, and the Bounds of Liberty* (Princeton, NJ: Princeton University Press, 1980), pp. 226-229, 232; and Judith Jarvis Thomson, *The Realm of Rights* (Cambridge, MA: Harvard University Press, 1990), pp. 118-129。

29. Robert Nozick, "Moral Complications and Moral Structures," *Natural Law Forum* 13 (1968): 1-50, 可在 https://scholarship.law.nd.edu/cgi/viewcontent.cgi?article=1136...naturallaw_forum 上找到（2018 年 3 月 26 日访问）; James J. Brummer, "Ross and the Ambiguity of Prima Facie Duty," *History of Philosophy Quarterly* 19 (2002): 401-422。也见 Thomas E. Hill, Jr., "Moral Dilemmas, Gaps, and Residues: A Kantian Perspective"; Walter Sinnott-Armstrong, "Moral Dilemmas and Rights"; Terrance C. McConnell, "Moral Residue and Dilemmas", in *Moral Dilemmas and Moral Theory*, ed. Mason。

30. 类似的观点，参见 Ross, *The Right and the Good*, p. 28。

31. Henry S. Richardson, "Specifying Norms as a Way to Resolve Concrete Ethical

Problems," Philosophy & Public Affairs 19 (Fall 1990): 279-310; Richardson, "Specifying, Balancing, and Interpreting Bioethical Principles," *Journal of Medicine and Philosophy* 25 (2000): 285-307，也在 *Belmont Revisited: Ethical Principles for Research with Human Subjects*, ed. James F. Childress, Eric M. Meslin, and Harold T. Shapiro (Washington, DC: Georgetown University Press, 2005), pp. 205-227。也见 David DeGrazia, "Moving Forward in Bioethical Theory: Theories, Cases, and Specified Principlism," *Journal of Medicine and Philosophy* 17 (1992): 511-539。

32. Richardson, "Specifying, Balancing, and Interpreting Bioethical Principles," p. 289.

33. 对于一个优秀的批判性审查和案例研究的四个原则框架及方法来说，可以而且应该作为一个实用的工具，参见 John-Stewart Gordon, Oliver Rauprich, and Jochen Vollmann, "Applying the Four-Principle Approach," *Bioethics* 25 (2011): 293-300，得到了 Tom Beauchamp 的回应，"Making Principlism Practical: A Commentary on Gordon, Rauprich, and Vollmann," *Bioethics* 25 (2011): 301-303。

34. 2005 年 5 月修订和通过的美国精神病学和法律学会的 "Ethical Guidelines for the Practice of Forensic Psychiatry" 第三部分 "The informed consent of the person undergoing the forensic evaluation should be obtained when necessary and feasible. If the evaluee is not competent to give consent, the evaluator should follow the appropriate laws of the jurisdiction…[P]sychiatrists should inform the evaluee that if the evaluee refuses to participate in the evaluation, this fact may be included in any report or testimony. If the evaluee does not appear capable of understanding the information provided regarding the evaluation, this impression should also be included in any report and, when feasible, in testimony.", 可在 http://www.aapl.org/ethics.htm 上找到（2018 年 2 月 19 日访问）。

35. Dennis H. Novack et al., "Physicians' Attitudes toward Using Deception to Resolve Difficult Ethical Problems," *Journal of the American Medical Association* 261 (May 26, 1989): 2980-2985. 我们将在第八章再次讨论这些问题。

36. Richardson, "Specifying Norms," p. 294. 这一提法中的 "总是" 一词应理解为 "原则上总是"。在某些情况下，规格说明可能达到最终形式。

37. 其他禁令，如禁止谋杀和强奸的规定，可能只是因为其术语的含义是绝对的。例如，说谋杀是绝对错误的可能只是说不正当的杀戮是不正当的。

38. Timothy Quill and Penelope Townsend, "Bad News: Delivery, Dialogue, and Dilemmas," *Archives of Internal Medicine* 151 (March 1991): 463-468.

39. 参见 Alisa Carse, "Impartial Principle and Moral Context: Securing a Place for the Particular in Ethical Theory," *Journal of Medicine and Philosophy* 23 (1998): 153-169。在这种情况下，保持平衡是最好的辩护方法，参见 Joseph P. DeMarco and Paul J. Ford,

"Balancing in Ethical Deliberations: Superior to Specification and Casuistry," *Journal of Medicine and Philosophy* 31 (2006): 483-497, esp. 491-493。

40. 类似的回应参见 Lawrence Blum, *Moral Perception and Particularity* (New York: Cambridge, 1994), p. 204。

41. 就这六个条件所包含的道德规范而言，这些规范是初始的，而不是绝对的。当所有其他条件都满足时，如果不能违反条件（3），则条件（3）是多余的；但这一点最好是明确的，即使是多余的。

42. 参见 James F. Childress and Ruth Gaare Bernheim, "Public Health Ethics: Public Justification and Public Trust," *Bundesgundheitsblat: Gusundheitsforschung, Gesundheitsschutz* 51, no. 2 (February 2008): 158-163; Ruth Gaare Bernheim, James F. Childress, Richard J. Bonnie, and Alan L. Melnick, *Essentials of Public Health Ethics: Foundations, Tools, and Interventions* (Boston: Jones and Bartlett, 2014), esp. chaps. 1, 2, and 8。

43. 对于我们这一段结论的批评，参见 Marvin J. H. Lee, "The Problem of 'Thick in Status, Thin in Content,' in Beauchamp and Childress's Principlism," *Journal of Medical Ethics* 36 (2010): 525-528。详见 Angus Dawson and E. Garrard, "In Defence of Moral Imperialism: Four Equal and Universal Prima Facie Principles," *Journal of Medical Ethics* 32 (2006): 200-204; Walter Sinnott-Armstrong, *Moral Dilemmas*, pp. 216-227; D. D. Raphael, *Moral Philosophy* (Oxford: Oxford University Press, 1981), pp. 64-65。

44. 参见 Bernard Gert, Charles M. Culver, and K. Danner Clouser, *Bioethics: A Return to Fundamentals,* 2nd ed., chap. 4; Clouser and Gert, "A Critique of Principlism," pp. 219-236; Carson Strong, "Specified Principlism," *Journal of Medicine and Philosophy* 25 (2000): 285-307; John H. Evans, "A Sociological Account of the Growth of Principlism," *Hastings Center Report* 30 (September-October 2000): 31-38; Evans, *Playing God: Human Genetic Engineering and the Rationalization of Public Bioethical Debate* (Chicago: University of Chicago Press, 2002); *Evans, The History and Future of Bioethics: A Sociological View* (New York: Oxford University Press, 2011)。对 Evans 的论证进行批判性分析，尤其在 Playing God, 参见 James F. Childress, "Comments," *Journal of the Society of Christian Ethics* 24, no.1 (2004): 195-204。

第二章 道德品格

在第一章中，我们主要论述了道德规范的原则、规则、义务和权利。本章主要讨论道德品格，特别是道德美德、道德理想和道德卓越。这些方面补充了第一章的内容。第一章论述的道德规范针对*行为*的对与错。相比之下，品格伦理学和美德伦理学则强调实施行为的主体以及使*行为主体*具有道德价值的美德。[1]

医学、卫生保健、公共卫生和研究，其目标和结构需要深入了解道德美德。在医疗活动和道德生活中，最重要的通常不是遵守道德规则，而是拥有可靠的品格、良好的道德感和适当的情感反应。当父母充满爱意地与孩子们一起嬉戏、养育他们时，或者当医生和护士对患者及其家人流露出同情、耐心和共鸣时，即使是具体的原则和规则也无法传达其中所发生的一切。我们对他人的感觉和关心驱使我们行动，这些行动往往不能归结为遵守规则的义务感。如果缺乏适当的同情、情感上的共鸣、卓越的品格，以及超越原则和规则的震撼人心的理想，道德将不过是一种冷酷而乏味的实践。

一些哲学家质疑美德在道德理论中的地位。他们认为美德不如行动指导准则那么重要，因为它难以形成一个系统的理论，部分原因是有许多独立的美德需要考虑。功利主义者杰里米·边沁（Jeremy Bentham，1748－1832）曾抱怨道：美德和恶习"无法排序"，因为"它们不能被任意安排，是无秩序的组织，其成员经常彼此敌对……它们中的大多数有模糊性特征，这种特征是诗意的工具，但对实践的道德家却是危险的或无用的"[2]。

虽然原则和美德是不同的，学习的方式也不同，但美德在道德生活中同样重要，在某些情况下可能更重要。在第九章中，我们将美德伦理学作为一种道德理论来考察，并解决诸如边沁的挑战和批评。在本章的前几节中，我们将分析美德的概念；从职业角色的角度审视美德；在卫生保健中考察关心、照顾和关怀的道德美德；并阐述在医疗保健和研究中的其他五个重点美德。

道德美德的概念

美德是一种具有社会价值，并能可靠地呈现在个体身上的品格特性，*道德美德*是具有道德价值，并能可靠地呈现在个体身上的品格特性。如果某种文化或社会群体认同某种特性并认为它是道德的，那么这种认可并不足以使这种特性成为道德美德。道德美德不仅仅是特定群体或文化中得到认可的个人性格特质。[3] 这种对道德美德的研究方法，符合我们在第一章中得出的结论，即公共道德排除了只存在于所谓的文化道德和个人道德中的规定。道德美德和道德原则一样，都是公共道德的一部分。

有些人把道德美德定义为一种行为倾向或行为习惯，以遵循道德原则、道德义务或理想为目的。[4] 例如，如果伤害他人是错误的，他们就可能把不伤害的道德美德理解为一个人所具有的避免伤害他人的品性。然而，这个定义不合理地认为美德仅仅源于和依赖于原则，并未能捕捉到道德动机的重要性。在道德上，我们关心的是人的动机，我们特别关心他们品格上的动机，即深深根植于品格的动机。例如，受同情和个人情感驱动的人，可能会得到我们的道德认可，然而，以同样方式行动但受个人野心驱动的人则可能不会。

试想这样一个人，他履行道德义务仅仅是因为这是道德要求，而他非常不愿意将他人的利益放在他或她的个人利益和计划之上。这种人不友好待人或珍惜他人、尊重他人的意愿，仅是道德要求使然。如果此人的动机不正当，则即使他或她一贯地执行道德上正确的行动并有执行正确行为的倾向，也会缺少关键的道德成分。如果一个人在品格上缺乏适当的动机结构，就缺少了美德品格的必要条件。这个行动可能是正确的，行动者也是无可指责的，但无论是行动还是行动者都不具有*美德*。人们可能有做正确之事的倾向，有这么做的意向，并且真的这么做，但同时也希望避免这么做。出于这种动机结构做出道德正确的行为的人，即使他们总是做道德正确的行为，他们也不是具有道德美德的人。

这样的人具有道德缺陷的特性，他或她出于与道德动机脱节的原因或感觉而做出了道德上正确的行动。慈善家将新的配楼作为礼物捐献给医院，将被医院领导和公众视为是慷慨的行为，但如果慈善家出于获取公众赞美的需求而受到激励，并且只有进行这种行为才能得到这种赞美，那么这些感觉与赞扬行为的表现之间将存在矛盾。情感、意图和动机在美德理论中具有重要的道德地位，但在以义务论为基础的理论中可能会被丢失或被遮蔽。[5]

职业角色的美德

每个人的性格特点各不相同。大多数人都有某些美德和恶习，而缺乏其他美德和恶习。但是，所有具有正常道德能力的人都可以培养在道德上至关重要的品格特征，如诚实、公平、忠诚、诚信和仁慈。在卫生保健和研究的职业生涯中，值得推崇和敬仰的品质通常来源于角色责任。有些美德对这些职业角色至关重要，而某些恶习在职业生活中是无法容忍的。因此，我们现在谈谈在生命医学领域的专业、机构的角色和实践中至关重要的美德。

角色美德与实践

职业角色建立在机构期望的基础上，并受制于既定的职业实践标准。角色内化了教学、护理和医疗等的常规、习惯和程序。职业实践有要求专业人员培养某些美德的传统。美德的标准包含职业价值标准，拥有这些美德可以使人按照实践目标行事。

在医学实践中，该行业内部的一些优点与成为一名好医生有适当的联系。这些优点包括护理患者的具体道德和非道德技能、特定知识形式的应用以及健康行为的教学。只有达到好医生的标准，即一定程度上定义了行医实践的标准，才能实现这些标准。实践不仅仅是一套技术技能。实践应该被理解为从业者对实践内在价值的尊重。虽然这些实践有时需要修正，但一系列标准的历史发展已经确立了许多实践，它们已成为医学、护理和公共卫生的核心。[6]

医学、护理以及其他卫生保健和研究专业中的角色、实践和美德，反映了这些职业的社会期待以及内部的标准和理想。[7]本章所强调的美德是关怀——医疗保健关系的基本美德——以及所有医疗保健职业中都能发现的五种核心美德，即同情、洞察力、信任、诚实和良心，所有这些美德都支持和促进了关怀和照护。在本章的其他地方以及后面的章节中，我们将讨论其他美德，包括尊重、不伤害、有利、公正、诚实和忠诚。

为了说明职业的道德品格标准与职业的技术性能标准之间的区别，我们介绍一项有关外科差错的富有启发意义的研究。查尔斯·L. 博斯克（Charles L. Bosk）的著作《宽恕和铭记：处理医疗差错》提出了一项关于在"太平洋医院"（代名）两种外科服务如何处理医疗差错，尤其是外科住院医生的医疗差错的人类学研究。[8] 博斯克发现，这两种外科服务至少隐含地区分了几种不同类型的错误或差错。第一种是*技术性的*：专业人员自觉履行角色责任，但技术训练或知识达不到工作所需。每一个外科医生都可能偶尔犯这类错误。第二种是*判断性的*：一个有良知的专业人员提出并实施了一个不正确的治疗方案。这些错误也是可以预料到的。外科主治医生会宽恕偶尔的技术性差错和判断性差错，但是，一旦犯错方式表明一个外科住院医生缺乏成为一名合格的外科医生必需的技能和判断能力，就要记住这些错误。第三种是*规范性的*：医生违反行为规范或不具备道德技能，特别是未能自觉地履行道德义务，或未能获得和行使良知等重要的道德美德。博斯克的结论是，对外科医生而言，技术性差错和判断性差错没有道德错误那么严重，因为每一个有良知的人都可能犯"诚实的差错"或"善意的差错"，然而，如责任心缺失等道德上的错误，就会被认为是极其严重的道德品格缺陷。

博斯克的研究表明，品德高尚的人在评估其行为值得称赞或应受责备时，会获得大量的善意。如果一个有良知的外科医生与另一个缺乏良知的外科医生犯了同样的技术性差错或判断性差错，那么，有良知的外科医生很可能不会受到另一个外科医生所受到的同等程度的道德谴责。

不同职业模式下的美德

在历史上，职业美德与医疗伦理中的职业义务和职业理想相结合。美国医学会于 1957～1980 年生效的一项准则强调，医学专业的"主要目的"是为人类提供服务，并敦促医生"正直"和"性格纯洁……照顾患者要勤勉和尽责"。该准则认可了希波克拉底所推崇的美德：谦虚、冷静、耐心、机敏和虔诚。然而，与 1847 年制定的第一个准则不同，美国医学会后来在其准则中不断地淡化了美德。1980 年版本除了保留"揭发有品格缺陷或能力缺陷的医生"的忠告，其他所有与美德有关的痕迹都被抹去了。令人遗憾的是，这种淡化模式仍在继续。

托马斯·珀西瓦尔在 1803 年出版的著作《医学伦理学》中，提供了一个试图在医学中制定一套合适的美德的经典例子。珀西瓦尔从患者的最佳医疗利益是医学的正确目标这一预设出发，得出了好医生的性格特征的结论，这些特征主要与为患者提供医疗福利的责任紧密相关。[9] 这种医学伦理模式支持医疗家长主义，实际上忽视了对患者自主选择的尊重。

在传统护理中，护士通常被视为医生的"侍女"，被建议培养顺从和服从的被动美德。相比之下，在当代护理模式中，更加突出积极美德。例如，护士的角色现在通常被认为是患者利益的维护者[10]，其突出的美德包括尊重、体贴、正义、坚韧和勇敢。[11] 关注患者权利和维持护士的诚实在当代护理模式中日益突出。

在这种情况下，通常值得赞扬的美德在道德上变得不值得，这带来了棘手的伦理问题。诸如忠诚、勇气、慷慨、善良、尊重和仁慈有时会导致人们做出不适当和不被接受的行为。例如，友善忠诚的医生不告发同事或护士的不称职行为是不道德的。不告发不当行为并不意味着忠诚和友善不是美德，它只表明美德需要与理解何谓正当和善相伴而行，与理解什么值得忠诚、善良和慷慨等相伴而行。

关怀的核心美德

正如*卫生保健*、*医疗保健*和*护理保健*的语言所暗示的那样，关怀或看护的美德在职业道德中是突出的。我们将这一美德视为医疗保健中的人际关系、实践和行动的基础。在解释这些美德时，我们利用了所谓的关怀伦理，我们将其解释为美德伦理的一种形式。[12] 关怀伦理强调在亲密的个人关系中所重视的特质，如同情、怜悯、忠诚和爱。*关怀*是指对与人有重要关系的人的关心、情感承诺和愿意按照他们的意愿行事。*看护*表现在"照料"、"照顾"和"适当照护"的行动中。护士或医生在面对患者的问题、需求和脆弱时，其信誉、护理质量和敏感性是其职业道德生活的组成部分。

36　护理伦理强调医生和护士的工作——例如，他们是告知还是保守秘密，他们如何执行这些行为，他们的动机和感受是什么，以及他们的行为是促进还是阻碍了积极的关系。

关怀伦理学的起源

作为哲学伦理学的一种形式，关怀伦理起源并兴起于女权主义。早期的女权主义著作强调女性如何展现一种关怀伦理，相比之下，男性主要表现出一种权利和公正伦理。心理学家卡罗尔·吉利根（Carol Gilligan）提出了一个有影响力的假设，即"女性用不同的声音说话"——这种声音是传统伦理学理论无法解释的。她通过对女孩和妇女的实证研究，发现了"关爱之声"。她认为，这种声音强调与他人的共情联系，不是基于"个人权利的首要性和普遍性，而是基于……一种非常强烈的责任感"[13]。

吉利根区分了两种道德思维模式：关怀伦理和权利正义伦理。她并未声称这两种思维模式与性别严格相关，或者所有的女性或男性都适用同样的道德语言说话。[14]她只认为，男子倾向于接受一种使用准法律术语和公正原则的权利正义伦理，伴随着冷静的平衡和冲突消解；然而，女性倾向于确认一种关怀伦理，集中于在需求、关怀和伤害预防的相互关联的网络中积极响应。[15]

关怀伦理学支持者对传统理论的批评

关怀伦理学理论的支持者经常批评传统的伦理理论易于忽视关怀美德。这里考虑两种批评。[16]

挑战公正性。一些关怀伦理学的支持者们认为，义务论过分强调分离的公平，过度低估了道德。这种取向适用于某些道德关系，特别是那些在一种非个人公正和制度约束的公共环境中的平等互动的关系，但是道德上的分离也可能反映出一种关怀响应的缺乏。在极端情况下，分离会变成漠不关心。在对公正的分离中迷失的是我们最关心和最亲近的东西，例如对家庭、朋友和团体的忠诚。在这里，偏袒他人在道德上是允许的，是一种预期的互动形式。这种偏袒是人类社会的一个特征，没有它，我们可能会损害或切断我们最重要的关系。[17]

如果原则被理解为允许自由和具体情境判断的空间，关怀伦理学的支持者们并不建议完全放弃原则。然而，一些关怀伦理学的捍卫者发现，在道德生活中，这些原则在很大程度上是不相关的、无效的或者是过度限制的。原则的捍卫者会认为，关怀、同情和仁慈等原则指导我们以关怀、同情和仁慈的方式做出回应，但这种拯救的尝试看起来相当空洞。道德经验证明，我们经常依赖于情感、同情心、友谊和敏感性来做出适当的道德回应。我们可以概括出临床医生应当如何回应患者，但这种概括不能为所有的互动提供充分的指导。每种具体情境都需要超越规则的回应，一种情境中的关怀行为在另一种情境下可能是无理甚至是有害的。

关系和情感。关怀伦理特别强调相互依赖和情感响应性。医疗保健和研究中的许多人际关系涉及脆弱、依赖、生病和虚弱的人。同情并感同身受是建立与他人道德关系的重要方面。[18]如果一个人没有适当情感共鸣而只按照义务规范行事，比如关心并同情痛苦的患者，他似乎是有道德缺陷的。良好的医疗保健通常涉及洞察患者的需求并对其处境的体贴关怀。[19]

在人体试验历史上，那些首次意识到研究对象被残酷对待、遭受痛苦，或被置于不合理的风险中的人，他们能够对这些研究对象的处境感到同情、怜悯和愤怒。他们能够在其他人对研究对象缺乏类似的认知、敏感和响应时表现出感知和敏感性。这种情感敏感性不会减少情感响应的道德反应。关怀有一个认知层维度，它需要一系列的道德技能，包括洞察和理解他人的处境、需求和感受等。

一位关怀伦理的支持者认为，行动有时需要适当的原则指导，但不必总是受原则支配或源于原则。[20]这个陈述为建构全面的道德框架指明了正确方向。我们不需要拒绝义务原则而支持关怀美德，但是道德判断涉及除一般原则的细化和平衡外的道德技能。一种强调关怀美德的伦理规范能够很好地服务于医疗保健，因为它紧贴临床环境中的关系和决策过程，并提供对关怀和照护的基本承诺的深刻洞见。它还将医疗专业人员从一些职业伦理规范所界定的狭隘的角色责任概念中解放了出来。

五 大 美 德

38

现在我们来谈谈卫生专业人员的五大美德：同情、洞察力、信任、诚实和良心。这些美德对发展和表述关怀非常重要，我们把它们作为医疗领域的基本美德。这五大美德为医疗专业人员提供了一个道德指南针，这个指南针建基于医疗保健伦理几个世纪以来的思考之上。[21]

同情

埃德蒙·佩莱格里诺（Edmund Pellegrino）说，同情心是"关怀的前奏"。[22]同情美德把主动关心他人幸福的态度与对他人的不幸或痛苦的同情、敏感和不安结合了起来。[23] 以怜悯为前提的同情与仁慈类似，体现在试图减轻他人不幸或痛苦的善行之中。

护士和医生必须了解患者的感受和经历，以便对患者及其疾病和伤害做出适当反应，因此，共情的重要性在于，它涉及对另一个人的心理体验的感知，甚至是重建，无论这种体验是积极的还是消极的。[24] 共情与同情和其他美德同样重要，但这两者是不同的，因为共情并不能总是导致同情。目前，一些医学和医疗保健专业的文献主要关注共情而不是同情，但是这种文献存在这样的风险，即认为仅共情就足以赋予医学和医疗保健人性化，忽视了其潜在的风险。[25]

同情通常关注他人的疼痛、痛苦、残疾和不幸，这是医疗保健中同情响应的典型场合。18 世纪哲学家大卫·休谟运用*同情的*语言，提到了一种典型的医疗同情的氛围，并解释了这种感觉是如何产生的：

> 假如我亲自做比较可怕的外科手术，那么可以肯定的是，甚至在手术开始之前，手术器械的准备、绷带的排列、刀剪的加热消毒，加上患者和助手焦虑担心的表情，都将对我的心灵产生巨大影响，激起我最强烈的同情和恐惧的情感。他人的情感不可能直接呈现在我的心灵之中。我们只能感受到产生这种情感的原因或结果。从这些原因或结果我们可以推断出情感：因此，这些原因或结果激起了我们的同情。[26]

行为中很少甚至没有同情反应的医生和护士，可能不会提供给患者最需要的东西。完全缺乏适当的同情反应的医生、护士或社会工作者存在道德缺陷。然而，同情也可能影响判断，妨碍理性的和有效的反应。在一个已报道的案例中，一个与父亲长期疏远的儿子，为了争取时间与父亲"和睦相处"，希望让几近昏迷状态的父亲在重症监护治疗病房（ICU）里继续接受无效的和痛苦的治疗。尽管儿子理解生疏的父亲没有认知能力，但儿子想要克服遗憾并与父亲告别。一些医院工作人员认为，患者可怕的预后和疼痛，加上其他人等待接受 ICU 治疗的需求，可以论证停止治疗是正当的（正如患者的非正式监护人和近亲所要求的那样）。但是，另外一些医院工作人员认为，对于儿子来说，继续治疗是一种适当的同情行为。作为儿子，他应该有向父亲告别和忏悔的时间，使自己对父亲的逝世感到释怀。相比之下，第一组人认为同情的表达是错误的，因为患者的持久痛苦和死亡。实际上，第一组人认为第二组人的同情妨碍了对该患者首要义务的冷静思考。[27]

伦理理论史上的许多学者都提出了一种谨慎的同情方法。他们认为，与他人热情的甚至富有同情的交往常常会蒙蔽理性并妨碍公正的反思。医疗专业人员理解和承认这一现象。长期与痛苦打交道可能压垮甚至麻痹一个富有同情心的医生或护士。公正的判断有时让位于富有激情的决定，而情感有时会耗尽。为了应对这个问题，医学教育和护理教育既要灌输疏离，又要培养同情。在这种情况下，*单独的关心*和*富有同情的疏离*这两个术语脱颖而出。

洞察力

洞察力美德带来对行动的敏感洞见、敏锐判断和理解。洞察力是不受外界看法、恐惧和个人情感等因素过度影响而做出适当判断和决定的能力。

有些作家把洞察力与实用的智慧（或者用亚里士多德的广为使用的术语实践智慧）紧密联系在一起。具有实践智慧的人知道选择什么样的目的，知道在具体情况下如何实现这些目的，在可能的行动范围内进行认真选择，而把情感限制在合适的范围内。在亚里士多德的理论中，具有实践智慧的人懂得如何以合适的情感强度、以正确的方式、在适当的时间行动，并保持理性和欲望的适当平衡。[28]

一个有洞察力的人倾向于以人类的反应方式理解和感知不同环境需要什么。例如，一个具有洞察力的医生能够明白什么情况下绝望的患者需要的是安慰而非隐私，反之亦然。如果安慰是正确的选择，那么这位有洞察力的医生将找到类型正确、程度合适的安慰方式，而不是侵犯性的。在特定情况下，如果某个规则能够指导一个行为，观察如何最好地遵守该规则就涉及一种洞察力，这种洞察力与理解该规则的适用性是不相干的。

因此，洞察力美德涉及原则和规则的理解以及两者如何应用。在医疗保健环境中，尊重自主和有利的行为会因情况不同而不同，临床医生在治疗患者时遵循这些原则的方式各不相同，就像有奉献精神的父母照顾子女的方式不相同一样。

信任

安妮特·贝尔（Annette Baier）认为，当信任在某种程度上或在某些方面被视为接受他人的权力时，美德是有助于人们之间形成良好信任氛围的个人特征。[29]信任是一种对他人道德品格和能力的坚定信念和依靠，这个人通常是有亲密或建立关系的人。信任意味着相信他人会按照适当的道德规范，以正确的动机和感情可靠地行动。[30] 值得信任是对一个人的品质和行为有信心。

传统伦理学理论很少提及信任或可信度。然而，亚里士多德提到了信任和可信度的一个重要方面。他认为，与陌生人之间的法律关系不同，如果关系是自愿结成的朋友关系，那么法律禁止因发生伤害而提起诉讼是合适的。亚里士多德的理由是，亲密的关系包括"以良好和值得信赖的方式彼此交往"，比"正义的纽带"更能使人们团结在一起。[31]

在医疗卫生机构和环境中，没有什么比维护信任文化更有价值。当脆弱的患者将希望和信心托付于医疗卫生专业人员时，信任和可信度是至关重要的。在当代医疗机构中，真正的信任氛围受到了严峻挑战，医疗事故诉讼的数量，以及医疗专业人员和公众之间的对抗关系就证明了这一点。监管式医疗（managed care）机制导致了明显的不信任，因为有些医疗机构鼓励医生限制向患者提供医疗的数量和种类。对监察员、患者权利倡导者和对医生具有法律效力的"预嘱"等方面的诉求越来越多。导致信任氛围丧失的原因包括医患亲密关系的消失、越来越多地使用专科医生、无法充分获得适当的医疗保险，以及大型、非个人的和官僚的医疗机构的增长。[32]

诚实

41

一些生命伦理学家认为，最基本的医疗卫生美德是诚实。[33] 我们之所以辩护或拒绝许多行为，是因为如果我们不这么做的话，我们将违背或牺牲我们的诚实。在本章后面，我们将讨论这些作为良知的诚实的诉求，但目前我们只关注诚实的美德。

诚实在道德生活的核心价值并无争论，但是诚实的含义并不那么明确。在最一般的意义上，道德诚实是指稳固性、可靠性、可信性、整体性，以及道德品格的完整性。在更严格的意义上，诚实指的是客观、公正和忠于道德规范。因此，诚实美德代表了人的品格的两个方面。第一个方面是自我情感、抱负和知识等的连贯整合，这样每个方面都相互补充而不相互损害。第二个方面是指忠实于道德价值，必要时捍卫这些价值的品格特征。人可能在几个方面丧失道德诚实，如虚伪、不诚实、不守信和自我欺骗。这些恶习代表了一个人的道德信念、情感和行为之间联系的中断。最常见的缺陷可能是缺乏真诚和坚定的道德信念，但同样重要的是未能按照自己持有的道德信念始终如一地行动。

　　保存诚实的问题也可能来自道德规范的冲突，或者来自要求人们停止或放弃个人目标和计划的道德要求。人们可能会有一种丧失自主性的感觉，并感到被牺牲个人承诺和目标的要求所侵犯。[34] 例如，如果一名护士是其家庭中唯一能够妥善处理母亲健康、保健、处方药物、养老院安排、向亲属解释以及与医生谈判的人，那么她可能没有多少时间用于个人计划和承诺。这种情况可能剥夺人们按照自己的选择去规划和整合生活的自由。如果一个人围绕个人目标规划了自己的生活，而这些目标被他人的需求和日程剥夺了，那么就会丧失个人的诚实。

　　职业诚实的问题往往集中在职业生涯中的不当行为上。当职业诚实违反职业标准时，会被视为违反职业协会规则、医学伦理规则或医学传统 [35]，但这种诚实观需要拓展。违反职业诚实也会发生在以下情况：医生开了一种不再推荐用于治疗某种疾病的药物，与患者发生性关系，或者遵循一份要求进行医学上不适当干预的生前遗嘱。

　　有时候，一个人的道德诚实和职业诚实之间会产生冲突。例如，有生命神圣论宗教信仰的医疗人员，很难做出不尽一切可能延长生命的决定。对他们来说，拿掉患者身上的呼吸机和静脉输液，即使根据患者的明确预嘱，也违背了自己的道德诚实。他们的信仰可能造成道德上的麻烦，在这种情况下，他们要么与自己的基本信仰妥协，要么放弃对患者的治疗。然而，妥协似乎是一个诚实的人或组织不可为之的，因为它涉及根深蒂固的道德信仰的牺牲。[36]

　　医疗机构不能完全消除这种或类似的工作人员意见分歧或信仰冲突的问题，但是具有耐心、谦逊和宽容美德的人员能够减少这些问题。如果当事人在问题出现之前就能够预见，并认识到他们个人的道德观的局限性和易错性，那么这种损害诚实的局面就能够得到改善。处于争论中的当事人也可以求助于咨询机构，如医院伦理审查委员会。然而，建议诚实的人可以且应当总是在制度性对抗中让步和妥协其价值观，这是不明智的。如果一个人或组织拒绝妥协，因其超过了某个经过深思熟虑的道德底线，那么这个人或组织就是高尚的和令人钦佩的。

良心

　　诚实和妥协的主题直接导致对良心美德和良知的讨论。如果一个人做正确之事的动机是因为这是正确的，严格评估以判断何谓正确之事，有意做正确之事，并为此付出适当的努力，那么，这个人就是凭良心做事。良心是以这种方式行动的人格特征。

良知和良心。良心常常被视为道德决策的一种精神力量和权威。[37] "凭良心做事"等口号表明，良心是道德辩护的最终权威。然而，这样的观点不能抓住良知或良心的本质，通过考察如下案例［摘自伯纳德·威廉姆斯（Bernard Williams）］，我们明白：乔治（George）最近获得了化学博士学位，但他还没找到工作。他的家人因为他的失意而遭受不幸：他们缺钱；他的妻子不得不做额外的工作；年幼的孩子们承受着相当大的压力、不确定性和不安。一位事业有成的化学家可以为乔治在一家生化武器研究实验室找到一份工作。尽管乔治的经济状况和家庭状况岌岌可危，但他还是觉得不能接受这份工作，因为他的良心反对生化战争。这位化学前辈指出，不管乔治如何决定，这项研究都将继续进行。而且，如果乔治不接受这份工作，那么这份工作将提供给热衷于从事这项研究的另一位年轻人。事实上，这位化学前辈透露，他担忧另一位候选人的民族主义热情和对生化武器研究未经反省的狂热，这促使他推荐乔治担任这个职位。乔治的妻子对乔治的反应感到迷惑不解和伤心，因为她认为这项研究没有什么错。她非常关心孩子的问题和家庭的不稳定。尽管如此，乔治放弃了这个既帮助家庭也阻止一位破坏性的狂热分子获得这份工作的机会。他说自己的良知在起作用。[38]

良知，正如该案例所表明的，既不是一种特殊的道德能力，也不是一种自我辩护的道德权威。它是一种自我反思的形式，思考一个人的行为是义务的还是被禁止的，是正确的还是错误的，是善的还是恶的。它是一种通过批判性反思发挥作用的内在制裁。当个人认识到他们的行为违反了适当的标准时，这种制裁通常以悔恨、内疚、羞愧、分裂或不和谐等痛苦的情感形式出现。以这种方式进行制裁的良知并不意味着不良的道德品格。相反，这种良知体验更可能出现在具有强烈道德品质的人身上，甚至可能是具有良好道德品质的必要条件[39]。众所周知，肾脏捐献者会说："我不得不这么做。我不能退出，这不是因为我有被困住的感觉，而是因为医生可以把我解救出来。我只是不得不这样做。"[40] 这种判断来自道德标准，这些标准足够强大，违反这些标准将损害诚实并导致内疚或羞愧。[41]

当人们声称他们的行为是出于良心的时候，他们有时会感到良心迫使他们抵制他人的权威要求。在军医身上可以找到一些有益的案例，当上级军官命令他们做他们认为道德错误的事情时，他们认为必须首先对自己的良心负责，并且不能为"上级命令"辩护。为了实施自认为道德正确的行为，行为主体甚至可能做出与自己性格不符的行为。例如，一个易于合作和友好的医生可能会愤怒地抗议保险公司不覆盖患者的治疗费用的决定，但这是有道理的。这种道德愤慨和愤怒是适当的，也是令人钦佩的。

凭良心拒绝。 医生、护士、药剂师和其他卫生保健专业人员出于良心的反对和拒绝，给公共政策、专业组织和卫生保健机构提出了难题。例如，医生拒绝遵从患者合法有效的预先指令停止人工营养和水分给予，护士拒绝参加堕胎或绝育手术，药剂师拒绝开具紧急避孕药方。在许多情况下（尽管不是所有情况），我们有充分的理由提倡良知，并尊重这种有良知的行为。

在卫生保健中，尊重出于良心的拒绝是一项重要的价值观，除非存在相互冲突的压倒性的价值观，否则应接受这些拒绝。在医疗保健中禁止或大力限制出于良心的拒绝，可能产生消极的后果。根据一项分析，它可能会对选择医学作为职业的人员类型，以及执业医生如何看待并履行职业责任产生负面影响。它还可能助长"麻木不仁"，怂恿医生"不容忍"患者（可能还包括他们的同事）的不同道德信仰。[42] 尽管这些可能的负面影响有些推测性，但在制定制度和公共政策时值得考虑。

同样值得考虑的是，一些出于良心的拒绝会对患者和其他人的合法权益造成不利影响，包括：①及时获得治疗；②安全和有效的照料；③尊重的照顾；④非歧视性治疗；⑤非过度负担的治疗；⑥隐私和保密。因此，公共政策、专业协会和卫生保健机构应该在不严重损害患者权益的情况下，寻求承认和接纳出于良心的拒绝。平衡专业人员和患者权益的比喻，通常用于指导解决这类冲突的努力，但它仅提供有限的指导，并没有提供适当应对所有情况的单一模式。[43]

医院和药房等机构往往可以确保及时提供所需要或要求的服务，同时允许出于良心的反对者不提供这些服务。[44] 然而，当一名药剂师以道德过失共谋为由拒绝出具消费者药方，或拒绝告知消费者可以配药的药店时，就会出现伦理问题。一项研究表明，接受调查的美国医生中，只有 86% 的人员认为有义务向患者披露有道德争议的医疗程序，只有 71% 的美国医生承认有义务将患者转介给其他医生进行这种有争议的医疗程序。[45] 因此，美国数以万计的患者可能由这些没有认识到上述义务或对这些义务尚存质疑的医生照顾。

在我们看来，至少医疗保健专业人员在他们出于个人良心拒绝提供重要的医疗服务之前，有伦理义务告知未来雇主和潜在患者、客户和消费者。同样地，他们也有伦理义务披露获得尽管合法但道德上有争议的选择；有时他们也有义务为这些服务提供转诊。在紧急情况下，当患者处于健康不利影响风险并且不能及时转诊时，他们也有义务提供这些服务。[46]

确定可保护的出于良心的拒绝的适当范围是一个令人头疼的问题，特别是当拒绝涉及宽泛的概念，即什么视为协助或参与一项个人有异议的行动。这种宽泛的概念，有时包括与有异议的程序仅间接相关的行为。例如，一些护士声称，出于良心不以任何方式参与对堕胎或绝育患者的照护，包括填写入院表格或提供术后护理。各机构在履行其使命的同时，不让反对者参与这种被宽泛地描述的程序形式，往往是困难的，有时也是不切实际的。

道 德 理 想

在第一章中，我们论述了公共道德中的义务规范，构成了管理每个人的最低道德要求。这些标准不同于不需要任何人都遵守的非凡的道德标准。道德理想，比如非凡的慷慨，理所当然地受到所有致力于道德的人士的赞赏和认可，在这方面它们是公共道德的一部分。非凡的道德标准来源于一种道德抱负，在这种道德抱负中，个人、社区或机构采纳了不要求其他人所具备的崇高理想。我们可以赞扬和钦佩那些实践这些理想的人，但我们不能责备或批评那些不追求这些理想的人。

在生命医学伦理学中，道德理想的一个直接例子是"扩大获取"（expanded access）或"同情使用"项目，即在获得监管部门批准之前，允许对患有严重或立即危及生命的疾病或状况的人使用研究药物或设备。这些患者已经用尽了所有可用的治疗方案，并且他们不能参与类似试验药品的临床试验。虽然提供一些用于治疗的研究药品是基于同情的和可辩护的，但通常不是必须这样做。这些项目是富有同情心的、非强制性的，其动机是为患者提供好处。研究药品赞助者自愿接受的道德承诺，通常来自公共服务或为个体患者提供好处的道德理想。（见第六章关于扩大获取项目的其他讨论。）

加上道德理想，我们现在有了四种类型的道德行为：①正确和义务的行为（如说真话）；②错误的和禁止的行为（如谋杀、强奸等）；③选择性的和道德中立的行为，既非错误也非强制性的行为（如与朋友下棋）；④选择性的但具有道德价值和值得赞扬的行为（如送花给住院的朋友）。我们在第一章主要讨论了前两类行为，偶尔提到了第三类行为。下面我们仅关注第四类行为。

超常行为和美德

超常行为是道德理想的一个范畴，主要与行动理念有关，但它与美德和亚里士多德的道德卓越理念都有重要联系。[47] 从词源学上看，超常行为的根本意义是指超出应该的行为，或者从更一般的意义上说，所做超出了要求。这个概念有四个基本条件：第一，超常行为是选择性的，既不是义务性的公共道德标准要求做的，也不是它所禁止的；第二，超常行为超出了义务性的公共道德要求，但至少有一些道德理想得到了所有致力于公共道德的人士的赞同；第三，超常行为是为促进他人福利而有意实施的行为；第四，超常行为本身在道德上是好的、值得称赞的，并不仅仅是出于善意的行为。

尽管有第一个条件，按照道德理想行为的个人并不总是认为其行为在道德上是可选择的。许多英雄和圣人用"应该""责任""必要性"来描述他们的行为："我必须这么做""我别无选择""这是我的责任"。这种语言的要旨在于表达了一个人的责任感，而不是陈述一般的义务。作为个人责任的誓言或任务，行为主体接受什么是应当做的规范。在艾伯特·加缪（Albert Camus）《瘟疫》（The Plague）一书的结尾，李克斯医生（Dr. Rieux）决定列一个与瘟疫斗争的人们的记录单。他说，要记录的是"必须做什么……那些虽然不能成为圣徒，却不肯向瘟疫低头的人，即使承受痛苦，也竭力成为医者"[48]。这些医者承受了异常风险，因而超出了公共道德和专业协会及传统所规定的义务。

如果不是因为某些异常的逆境或风险，个人选择不引起基于此逆境或风险的例外情况，很多超常行为将是道德义务。[49] 如果人们拥有能够抵抗重大灾难或承担额外风险的品格力量以履行自己所理解的义务，那么，接受他们的观点是有意义的：他们是自我赋予义务的。那个说"我只是在履行我的职责"的英雄，是一个接受道德卓越标准的人。把这种行为看成是自己必须做的，认为不这么做就会感到内疚，这个英雄没有错，但是也没有其他人任意地将此行为视为道德上的错误。

尽管有"特殊"和"极端逆境"的说法，但并不是所有的超常行为都是格外艰难的、代价高昂的或有风险的。不太艰难的超常行为包括慷慨赠送礼物、自愿参加公共服务、原谅他人的严重错误、格外友善的行为。许多日常行为超出了义务范畴，但并没有达到最高层次的超常义务。例如，护士可能白天加班，晚上回院探望患者。这位护士的行为是道德高尚的，但并不足以成为圣人或英雄。

通常，我们不能确定某种行为是否超出一般义务，因为一般义务和超常行为的界限是不明确的。可能没有明确的行为规范，只有品德在起作用。例如，护士对依靠其照顾余生的、绝望的临终患者的角色义务是什么？如果这一义务是每周花 40 个小时的时间尽职尽责地履行工作职责，那么，护士下班后照看几次患者就超出了这一义务。如果护士的职责只是帮助患者克服困难和应对一系列挑战，那么护士表现出非凡的耐心、坚韧和友好，就远远超过了职责的要求。卫生保健专业人员在履行通常职责（例如遵守基本的治疗标准）的同时，还会牺牲或承担额外的风险。这些行为超出了一般义务，但它们并不足以被视为超常行为。

从义务到超常义务的谱系

我们的分析似乎表明，行为应该被归类为义务性的或超义务性的。然而，更好的观点是，有些行为并不严格属于这些类别，而是处于两个层次之间。普通的道德区别和伦理理论不足以精确地决定所有行为在道德上是义务性的还是选择性的。在职业伦理中，这个问题极其复杂，因为由职业角色规定的义务对不从事相关职业角色的人没有约束力。因此，义务和超常义务这两个"层次"在公共道德和职业伦理中没有泾渭分明的边界。

行为可以是严格义务性的、超义务性的，或者介于这两种分类之间。一条从严格义务（如公共道德核心原则和规则中的义务）到道德要求较弱义务（例如重复检查个人的专业工作以确保没有发生医疗错误），然后是道德上非必需和超常道德领域的谱系。非必需道德从较低层次的超常道德开始（比如护送在医院走廊迷路的访客到医生的办公室）。在这种情况下，在帮助别人时缺乏慷慨或慈善可能被视为道德生活中的小缺陷，而非义务的失败。这一谱系的终端是较高层次的超常义务（如自我牺牲的英雄行为、高风险的医学自我实验）。每一个层次都存在一个谱系，此连续谱系如图 2-1 所示。

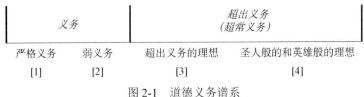

图 2-1 道德义务谱系

这一谱系从严格义务贯穿到最艰巨和选择性的道德理想。水平线代表一个粗略而不明显间断的连续谱；中间的垂直线将两大类型分开，但并不意味着一个明显的分界线。相应地，这条水平线表示了一个跨越四个较低类别的连续谱，以及公共道德在道德义务与非道德义务的道德理想两个领域的延伸范围。

乔尔·范恩伯格（Joel Feinberg）认为，超常行为"与通常义务的等级完全不同"[50]。图 2-1 表明，这个观点在某一方面是正确的，而在另一方面是错误的。图 2-1 的右半部分不是根据义务来划分的，而左半部分是根据义务来划分的。在这方面，范恩伯格的观点是正确的。然而，整条水平线是根据道德价值尺度连接起来的，在这个尺度上左右是连续的。例如，行善的义务行为和行善的超常义务行为具有相同的尺度，因为它们在道德上是同类的。根据上面列出的关于超常义务的几个限定条件，超常理想领域超越了义务并与义务规范领域是连续的。

理想在生命医学伦理学中的地位

医疗专业人员的许多有利行为横跨了图 2-1 中的*义务*（*obligation*）和*超常义务*（*beyond obligation*）两大领域（特别是横跨了[2]和[3]）。当我们介绍在第一章中讨论的职业义务和每个人都有的义务之间的区别时，情况就会变得更加复杂。许多由医疗保健专业角色所确立的道德义务，对于那些并非这些角色的人们来说并非道德义务。在医学和护理中，这些职责是与职业相关的，有些是角色义务，即使在职业准则中没有正式规定。例如，希望医生和护士鼓励和安慰沮丧的患者是一种职业赋予的义务，尽管通常没有纳入职业道德准则。

医学界的一些习俗并没有被很好地确立为一种义务，例如认为医生和护士在照顾患者时应抛开自我利益并承担风险。在照顾 SARS、埃博拉病毒（Ebola virus）感染和其他传播风险大、死亡率高的疾病患者时，"义务"的性质一直存在争议，职业准则和医学协会的规定存在差别[51]。关于医生职责最有力的声明之一出现在前面提到的 1847 年《美国医学会伦理准则》中："当瘟疫盛行时，他们（医生）有责任面对危险，继续为减轻患者痛苦而努力，即使冒着生命危险。"[52] 这句话在后来版本的《美国医学会伦理准则》中被保留了下来，直到 20 世纪 50 年代被废除，也许部分原因是人们错误地认为危险的传染病被永久地征服了。

在面对无法确定伤害的概率和严重程度时，我们通常不能解决义务争议，因此专业人士被期望承担并设定风险水平阈值，超过这个阈值的风险如此之高，以至于行动成为选择性的而非义务性的。这条线的绘制是艰难而深刻的，有助于我们理解为何一些医学协会敦促其成员勇敢地面对并治疗具有潜在致命传染疾病的患者，而另外一些医学协会则建议其成员在许多情况下治疗是选择性的。[53] 还有一些人认为，美德和义务都可以归结为一个结论，即医疗专业人员应在一定范围内抛开自身利益并采取行动确保适当的治疗。[54]

关于这些问题有时会出现困惑，因为公共道德要求什么，专业共同体要求什么或应该要求什么，以及超越道德义务要求的重要道德品质是什么，这些界限都是不明确的。许多情况下，医疗专业人员因达不到最高职业标准而被质疑没有履行道德义务，是值得怀疑的。

道 德 卓 越

亚里士多德伦理学理论将道德卓越与道德品质、道德美德和道德理想紧密联系在一起。亚里士多德简洁地认为："一个真正善良、聪明的人……任何时候都会利用自身资源尽力做出最好的行动，正如一位优秀的将军会在战争中充分发挥军队力量一样，一个好鞋匠也会利用兽皮做出最好的鞋子，其他工匠同样如此。"[55] 与主要或全部集中于道德最低义务的伦理理论相比较，这篇文章捕捉了亚里士多德的理论本质。

约翰·罗尔斯（John Rawls）强调了这种卓越愿景的价值，并将其与他所谓的"亚里士多德原则"相结合：

卓越是人类兴盛的一个条件，对每个人来说它们都是善行。这些事实将它们与自尊的条件联系起来，并解释了它们与我们在自我价值中的信心间的关系。这些美德是道德卓越，缺乏它们将损坏我们的自尊，以及同事对我们的尊重。[56]

我们现在利用亚里士多德理论（Aristotelian theory）的一般背景，以及我们前面分析的道德理想和超常义务，对道德卓越给予解释。

道德卓越的理念

我们从促使我们检验道德卓越的四个理由开始，第一，我们希望克服当代伦理学理论和生命伦理学中的不适当的失衡，它起因于狭隘地关注义务的道德底线，而忽视了超常义务和道德理想。[57]这种关注削弱了道德生活，包括我们对自己、亲密同事和医疗专业的期望。如果我们只期待义务的道德底线，我们可能失去崇高的道德卓越感。第二个与之相关的动机是，我们希望克服关于道德生活崇高理想的当代伦理学理论中被抑制的怀疑主义。一些有影响力的学者指出，崇高的道德理想必须与生活中的其他目标和责任相竞争，因此，这些道德理想会导致人们忽视其他值得关注的事情，包括个人计划、家庭关系、友情和拓宽视野的经历。[58]第三个动机涉及我们在第九章中称之为伦理理论中的综合性评判标准。认识到道德卓越的价值，使我们能够在构成普通道德的义务、权利和美德之外，纳入广泛的道德美德和超常行为形式。第四，道德卓越的典范值得效仿，因为它表明了什么是值得渴望的。道德典范的生活提供了有助于指导和激励我们追求更高目标和更好道德生活的崇高理想。

亚里士多德的道德品质理想

亚里士多德认为，我们习得美德，就像我们习得技能一样，如做木工活、演奏乐器和烹饪。[59]道德和非道德技能都需要训练和实践，义务不起中心作用。例如，设想一个揭发学术机构科研不端行为的人，很容易将这种目标定义为义务，尤其当这个学术机构有关于欺诈行为的规章制度时。然而，假设这个人向上级递交的揭露欺诈的正当的报告被忽略了，最终她的工作岌岌可危并且家人受到威胁。在某种程度上，她已经履行了自己的义务，在道德上并不要求她进一步追究此事。然而，假如她坚持下去，她的持续追求将是值

得称赞的，她为机构改革所做的努力甚至可以达到英雄的层面。亚里士多德
的理论能够而且应该根据个人的献身水平、展现出的毅力和耐力、收集证据
时的智谋和洞察力，以及面对上级时表现出的勇气、礼节和交际技巧来描述
这种情况。

一个教育的类比，说明了为什么设置超越道德底线的目标是重要的，特
别是在讨论道德品质时。我们大多数人被教育去追求一种教育理想。我们被
教导要做最好的准备。除非教育理想超出我们的能力而无法实现，否则它们
的期望不会太高。如果我们表现出低于我们的教育潜力的水平，我们可能认
为自己的成就是一件令人失望和遗憾的事情，即使我们获得了大学学历。当
我们实现预期时，我们有时会将目标拓展到原先计划之外。我们想要获得另
一个学位，学习另一种语言，或者在专业训练领域外广泛阅读。然而，我们
并不是说，我们有义务实现我们所能达到的最高水平。

亚里士多德理论认为，道德品格和道德成就具有自我教育和激励的功
能。道德卓越目标能够而且应该随着道德发展进步而扩大。每一个个体都应
当立志达到自己能力允许的高度，这不是一种义务，而是一种抱负。正如在
体育和医疗行业中人们的成就不尽相同，在道德生活中也有些人比另一些人
更有能力，更值得承认、赞扬和钦佩。有些人道德水平相当高，他们超越了
道德水平较低的人所能达到的水平。

无论一个人处于道德发展连续谱中的何种位置，都会有一个超越他或她
已有成就的卓越目标。这种改变我们期望的潜力，在我们的道德生活中是至
关重要的。例如，使用人体受试者做科研的临床研究者，他只问"为保护人
体受试者，我的义务是什么？"研究者的假设是，一旦这个问题通过了义
务清单（比如政府法规），他或她就能够在伦理上继续进行研究。相比之
下，在我们提出的模型中，这种方法只是一个起点。最重要的问题是，"我
应当如何进行研究，以最大化地保护受试者并尽量减少其风险，从而实现
研究目标？"回避这个问题，意味着这个人在道德上比他能够和应该做的
更少。

亚里士多德理论并不要求做到尽善尽美，只是要求人们努力追求尽善尽
美。这一理论似乎不切实际，但道德理想确实可以作为实用工具发挥作用。
作为我们的理想，它们激励着我们，并为我们设定了一条逐步攀登的道路，
让我们有一种可再生的进步和成就感。

52

超常的道德卓越：圣人、英雄以及其他

非凡的人常常是我们渴望仿效的卓越典范。在众多的模范中，道德英雄和道德圣人是最著名的。

"圣人"一词在宗教传统中有着悠久的历史，圣人被认为是非常神圣的，就像英雄一样。"圣人"这个词也有世俗的道德用途，也即一个人被认为拥有卓越的行为或德行。卓越的他人导向、利他主义和仁慈，是道德圣人显著的特征。[60] 圣人会履行自己的职责并实现道德理想，而大多数人都无法做到这一点。随着时间的推移，圣人需要定期履行职责并实现理想。这要求始终如一和坚持不懈。关于一个人的道德圣洁，在其走完人生旅程前，我们可能无法对其进行充分的或最终的判断。相反，一个人通过一次卓越的行为则可能变为一个道德英雄，例如履行职责或实现理想的同时承担了非凡的风险。英雄在实施风险行为时，会抵抗恐惧和自我保护的欲望，而大多数人此时会选择避开，但英雄可能缺乏此生不移的恒心，这是英雄区别于圣人的地方。

许多作为道德典范的人或我们受其道德鼓舞的人，其道德水平没有达到成为圣人或英雄的程度。我们常常向具有某些超常美德的人学习道德品质，如尽责的医疗专业人员。比如，约翰·伯杰（John Berge）为英国医生约翰·撒萨尔[John Sassall，医生约翰·艾斯凯尔（John Eskell）的化名]撰写了一本传记，撒萨尔选择在英格兰北部偏远地区一个贫困、文化落后的乡村行医。在约瑟夫·康拉德（Joseph Conrad）作品的影响下，撒萨尔出于超越"追求私利的平庸生活"的"服务理想"，选择这个村庄。撒萨尔深知他将几乎没有什么社交活动，村民们也没有多少资源来支付他的费用，没有资源发展村庄和购买更好的药品，但是，他关注的是村民的需要而不是自己的需要。随着与村民接触的增多，撒萨尔在道德上渐渐地成长起来。他学会了深切地理解和尊重村民。在照护村民时，他变成了一个格外有爱心、奉献精神、洞察力、良知和耐心的人。通过年复一年的照护村民，他的道德品格得到了提升。反过来，在极其不利和个人艰难的环境中，村民信任他。[61]

从像约翰·撒萨尔这样的榜样式的生活以及我们之前的分析来看，我们可以提炼出道德卓越的四个评判标准。[62] 第一，撒萨尔忠实于他在做判断和行动时始终坚持的有价值的道德理想，这个理想是为贫困的和有需要的社区

提供最忠诚的服务。第二，他具有与我们前述的美德的人的动机模式非常一致的动机结构（motivational structure），包括为追求道德理想随时准备放弃自己的利益。第三，他具有*卓越的道德品格*（*exceptional moral character*），即他拥有驱使他实施高层次和高质量的超常行为的道德美德。[63] 第四，他是一个*诚实的人*（*person of integrity*）——道德诚实和个人诚实——因此，他不会被做判断和行动时所面临的迷惑人心的冲突、自我利益或个人项目所压倒。

这四个条件是*道德卓越*的充分条件。它们也是道德圣人和道德英雄的相关条件，但非充分条件。撒萨尔没有面临极其艰难的任务、较高的风险或深度的逆境（尽管他面临一些逆境，包括双相情感障碍），这些典型的条件有助于他成为圣人或英雄。尽管撒萨尔很杰出，但他既不是圣人，也不是英雄。为了达到这样高尚的状态，他还必须满足其他条件。

较受推崇（尽管有时也有争议）的来自不同宗教信仰的道德圣人的例子有，圣雄甘地（Mahatma Gandhi）、弗洛伦斯·南丁格尔（Florence Nightingale）、特蕾莎修女（Mother Teresa）和阿尔伯特·施韦策（Albert Schweitzer）。许多道德圣人的例子也可以在世俗环境中找到，人们献身于为穷人和受压迫的人服务。很明显的例子是那些愿意冒极大的风险去营救陌生人的人。[64] 著名的道德英雄的例子包括士兵、大使等，他们为了拯救处于险境的人，承受了巨大风险，不惜伏在手榴弹上，或抵抗政治暴君。

为了获得有利于他人的知识，进行自体试验的科学家和医生可能也是英雄。有许多例子：丹尼尔·卡瑞恩（Daniel Carrion）把患有秘鲁疣（一种不常见的疾病，症状是皮肤和黏膜血管出疹，伴有发热和严重的风湿痛）的患者的血液注射到自己的手臂，以证实传染给他的是一种致命的疾病（奥罗亚热）。维尔纳·福斯曼（Werner Forssman）走进放射室，把导管插入自己的心脏，在自己身上实施第一例心脏导管插入术。[65] 丹尼尔·扎格里（Daniel Zagury）把试验性的艾滋病疫苗注射到自己身上，并坚持认为他的行为"是合乎伦理准则的行为"[66]。

一个人有资格成为道德英雄或道德圣人，当且仅当这个人满足上述道德卓越四个条件的几种组合。如果说一个人必须满足所有四个条件，才有资格成为道德英雄，这未免太苛刻了，但一个人必须满足所有四个条件才有资格成为道德圣人。这种评价并不意味着道德圣人比道德英雄更有价值或更令人钦佩。我们只是提出了道德卓越的条件，相对道德英雄而言，道德圣人的条件更苛刻。[67]

为了继续探讨并测试这个分析，我们思考另外两个案例。[68]首先，仔细思考医生大卫·希尔菲克（David Hilfiker）的《并非所有人都是圣人》（*Not All Us Are Saints*）这本书，它提供了一个富有启发意义的极具超常但不完全是圣人或英雄的行为典范，该案例来自他致力于在华盛顿特区从事的"贫困医疗"（poverty medicine）实践。[69]他决定放弃在中西部的农村医疗实践，为极其贫困的人提供医疗服务，包括无家可归者，这反映了他的愿望和义务。他所碰到的很多医疗问题来源于不公正的社会制度，在这种制度下，他的患者获得医疗保健和其他有助于健康的基本社会物品的机会非常有限。当他为贫困者提供药物遇到重大的社会和制度障碍，以及患者们往往难以配合和不合作时，他经历了严重的挫折。他的挫折导致了压力、沮丧和绝望，以及包括愤怒、痛苦、不耐烦和内疚在内的摇摆不定的感情和态度。终于有一天，需求无限和个人力量有限的感觉，耗尽了他的同情心源泉，他认为应该："像我在其他时候严厉批评的那些人一样，我变得对无家可归者的困境麻木不仁，把他留给了城市警察和急救系统的反复无常的怜悯之中。麻木和玩世不恭更多的是同情心受挫后的产物，而不是恶意的产物。"

希尔菲克宣称自己"绝不是一个圣人"。他也认为把像他这样有安全网保护的人称为"圣人"是不恰当的。他责备自己"自私"，于是加倍努力，但他也意识到"我是什么与我应当是什么的差距"，他认为这一差距"大得难以逾越"。于是，他"在挫折中放弃了想成为特蕾莎修女的努力"，他说："没有多少特蕾莎修女，没有多少多萝西·戴（Dorothy Days），能够带着灿烂的喜悦把一切都献给穷人。"希尔菲克确实认为，许多与他日日工作的人都是英雄，因为他们是"与各种困难做斗争并生存下来的人，是没有得到任何回报却仍然努力奉献的人"。

其次，在《真正重要的是什么：在不确定和危险中的道德生活》一书中，精神病学家、人类学家阿瑟·克莱曼（Arthur Kleinman）讲述了六个真实生活中的故事，正如副标题所示，这些人试图在不确定和危险环境中道德地生活。[70]为这本书提供动力的一个故事，描述了一个被他命名为伊迪·博斯克特-雷马克（Idi Bosquet-Remarque）的女人，她是一个法裔美国人，在几个不同的国际援助机构和基金会担任了超过 15 年的区域代表，主要在撒哈拉以南的非洲地区。她的人道主义援助几乎都是匿名进行的，包括与脆弱的难民、流离失所的妇女和儿童，以及各种专业人员、政府官员和其他有联系的人员一起工作。克莱曼将她描述为一个"道德榜样"，她表达了"我们最高尚的冲动，即承认他人的苦痛，并投入我们的生命和事业，为他们的生活带来改变（在实践和道德上），即使这种改变必然是有限的和短暂的"。

有时，博斯克特-雷马克为各种各样的失败感到沮丧，包括她自己的错误。她对自己工作的价值感到绝望，因为她在寻求他人帮助时面临巨大困难，在对她的人道主义援助的一些批评中，她承认了这些事实。面对可怕的障碍，她因承诺而坚持不懈，但最终经历了身体和情感的倦怠、麻木和士气低落。尽管如此，她还是回到了这个领域，因为她对自己的工作非常投入。博斯克特-雷马克认识到她的动机可能是复杂的。除了利他主义和同情心，她也可能是在解决家庭的负罪感或寻求灵魂的解放。尽管始终存在因暴力造成的严重伤害甚至死亡的风险，但她对人道主义工作者的"英雄"形象感到不舒服。

在博斯克特-雷马克死于车祸后，克莱曼告诉博斯克特-雷马克的家人想讲述她的故事。博斯克特-雷马克的母亲要求不要透露女儿的名字："那样，你将尊重她的信仰。不是圣人或英雄，而是平凡的无名之人，即使在特殊情况下，他们也会做自己认为必须要做的事情。作为一个家庭，我们也相信这一点。"

这些对以非凡方式行事的普通人的观察，也与活体器官和组织捐赠中所谓的道德英雄主义有关，这是我们现在要讨论的话题。

活体器官捐献

根据我们迄今的道德记录，我们应该如何评估一个人向朋友或陌生人捐赠肾脏的提议？

医疗专业人员通常行使道德看门人的功能，以决定谁可以承担活体器官和组织的移植。献血引发的问题不多，然而在骨髓捐献和肾脏或部分肝肺捐献的情况中，医疗专业人员必须考虑是否、何时以及向谁邀约、鼓励、接受和实施捐赠。活体器官捐献引发了复杂的伦理问题，因为移植团队会使一个健康人接受风险不确定的外科手术，而对他或她没有任何医疗益处。因此，对于移植团队来说，探讨潜在捐赠者做出捐赠决定的能力、理解力、自愿性和动机是合适的。

从历史上看，移植专家团队对活体、基因无关的捐赠者持怀疑态度，特别是陌生人和仅仅相识的人，但在很长一段时间里，甚至对配偶和朋友等有感情关系的捐赠者也持怀疑态度。这种怀疑有多种原因，包括担心捐赠者的动机、做决定的能力、对风险的理解，以及做出决定的自愿程度。这种怀疑在非定向捐赠的情况下会增加，即捐赠不是给一个特定的已知的人，而是给任何需要的人。这种假定的利他的捐赠决定似乎需要更严格的审查。然而，与一些专业人士的态度相比 [71]，美国大多数公众认为，把一个肾脏送给陌生人是合理和合适的，也即一般来说，移植团队应该接受它。[72] 一个关键的原因是，无论是朋友、熟人还是陌生人捐赠肾脏，通常都不涉及如此高的风险，以至于引起有关捐赠者的能力、理解、自愿程度和动机的严肃问题。[73]

移植团队可能并应该出于道德理由拒绝某些英雄主义的器官捐献者，即使捐献者具有行为能力，他们的决定仍是知情的和自愿的，他们的道德卓越是不容怀疑的。例如，移植团队有充足的理由拒绝一位母亲为挽救即将死亡的孩子而捐献自己的心脏，因为这样的捐献会直接导致母亲死亡。一个棘手的案件发生了：一位被监禁的、已失去一个肾脏的 38 岁的父亲想把剩下的一个肾捐给他 16 岁的女儿，而他的女儿已经对前期的肾移植产生了排斥反应。[74] 家人坚持认为，医疗专业人员和伦理审查委员会无权评估，更不用说否决父亲的捐献行为。然而，问题却出现了：父亲捐献的自愿性问题（部分因为他正在狱中）、父亲的风险问题（很多无肾患者依靠透析难以生存）、移植能否成功的问题（因为他女儿移植第一个肾脏出现了问题），以及监狱系统的费用问题（如果父亲捐献剩余的肾脏，每年需 4 万～5 万美元的透析费用）。

我们建议社会和医疗保健专业人员从活体器官捐献值得称赞但可选择这个假设开始。移植团队必须把他们选择和接受活体捐献者的标准置于公众的监督之下，以确保他们不会不适当地把自己关于牺牲和风险等的价值观作为判断的基础。[75] 鼓励潜在活体捐赠者的政策和做法在道德上是可以接受的，只要它们不会变成不当影响或胁迫。例如，消除对潜在捐赠者的经济不利因素在道德上是可以接受的，例如术后护理费用、与旅行和住宿相关的费用，以及捐赠后恢复期间的工资损失等。提供人寿保险以减少活体捐赠者的家庭风险，在道德上也是可以接受的。[76] 归根结底，活体器官捐献者可能不会上升到英雄的水平，这取决于所涉及的风险，但是许多器官捐献都体现出了值得社会赞扬的道德美德，以及移植团队根据可辩护标准的认可。[在第九章的每个主要部分中，我们从几个角度分析了一位父亲不愿（至少部分是因为缺乏勇气）向他垂死的女儿捐赠肾脏的情况。]

结 论

在本章中，我们已进入不同于第一章所讨论的原则、规则、义务和权利的道德领域。我们使这两个领域保持一致，没有为其中一个指定优先级。我们已经讨论了美德和品格的标准是如何与其他道德规范紧密相连的，特别是道德理想和道德卓越的渴望，它们使第一章中讨论的权利、原则和规则更加丰富。一个领域并不劣于或衍生自另一个领域，并且有理由相信这些类别在公共道德中都占有重要地位。

在生命医学伦理学中，还有其他非常重要的道德生活领域仍未得到解决：在第三章中，我们转向尚未分析的主要领域——道德地位。

注 释

1. 关于第二章和第九章最后部分讨论的主题的相关文献，参见 Stephen Darwall, ed., *Virtue Ethics*（Oxford: Blackwell, 2003）; Roger Crisp and Michael Slote, eds., *Virtue Ethics* (Oxford: Oxford University Press, 1997); Roger Crisp, ed., *How Should One Live? Essays on the Virtues* (Oxford: Oxford University Press, 1996); Daniel Statman, ed., *Virtue Ethics: A Critical Reader* (Washington, DC: Georgetown University Press, 1997)。许多关于美德的建设性讨论理论归功于亚里士多德。关于一系列的治疗方法，参见 Julia Annas, *Intelligent Virtue* (New York: Oxford University Press, 2011) 和 Annas, "Applying Virtue to Ethics," *Journal of Applied Philosophy* 32 (2015): 1-14; Christine Swanton, *Virtue Ethics*: *A Pluralistic View* (New York: Oxford University Press, 2003); Nancy Sherman, *The Fabric of Character: Aristotle's Theory of Virtue* (Oxford: Clarendon Press, 1989); Alasdair MacIntyre, *After Virtue: A Study in Moral Theory*, 3rd ed. (Notre Dame, IN: University of Notre Dame Press, 2007) 和 MacIntyre, *Dependent Rational Animals: Why Human Beings Need the Virtues* (Chicago: Open Court, 1999); Timothy Chappell, ed., *Values and Virtues*: *Aristotelianism in Contemporary Ethics* (Oxford: Clarendon Press, 2006); Robert Merrihew Adams, *A Theory of Virtue: Excellence in Being for the Good* (Oxford: Clarendon Press, 2006) 和 Adams, "A Theory of Virtue: Response to Critics," *Philosophical Studies* 148 (2010): 159-165。

2. Jeremy Bentham, *Deontology or the Science of Morality* (Chestnut Hill, MA: Adamant Media, 2005; 转载于 1834 年版的 Elibron 经典丛书，最初由 Longman 等于 1834 年在伦敦出版), p. 196。

3. 这种美德的意义是有意扩大的。我们不像亚里士多德那样，要求美德包含习惯，而不是自然的性格特征。参见 *Nicomachean Ethics, trans.* Terence Irwin (Indianapolis, IN: Hackett, 1985), 1103a18-19。我们也不效仿托马斯·阿奎那（依赖于彼得·伦巴德的一个公式），他还认为，美德是一种良好的心灵品质，凭借它我们可以正确地生活，因此不能被滥用。参见 *Treatise on the Virtues* (from *Summa Theologiae*，Ⅰ-Ⅱ), Question 55, Arts. 3-4。我们将在第九章更详细地讨论美德定义的问题。

4. 这个定义在 *Oxford English Dictionary* (*OED*)中被主要使用，Alan Gewirth 在哲学上为其辩护，"Rights and Virtues," *Review of Metaphysics* 38 (1985): 751; Richard B. Brandt, "The Structure of Virtue," *Midwest Studies in Philosophy* 13 (1988): 76。也可以参考 Julia Driver 的后果论观点，*Uneasy Virtue* (Cambridge: Cambridge University Press, 2001), esp. chap. 4, and Driver, "Response to My Critics," *Utilitas* 16 (2004): 33-41。Edmund Pincoffs 给出了美德的定义，即人们理想的性格品质，*Quandaries and Virtues: Against Reductivism in Ethics* (Lawrence: University Press of Kansas, 1986), pp. 9, 73-100。也见 MacIntyre, After Virtue, chaps. 10-18; Raanan Gillon, "Ethics Needs Principles," *Journal of Medical Ethics* 29 (2003): 307-312, esp. 309。

5. 参考亚里士多德学派对这一主题的追求，Annas, *Intelligent Virtue*, chap.5. Elizabeth Anscombe 的 "Modern Moral Philosophy" [*Philosophy* 33 (1958): 1-19]是 20 世纪中期的经典论文，论述了伦理学范畴的重要性，如性格、美德、情感和亚里士多德伦理学，对比道德理论基础上的道德法律、责任和义务原则。

6. 这种对实践的分析受到 Alasdair MacIntyre 的 *After Virtue*，esp. chap. 14 和 Dorothy Emmet, *Rules, Roles, and Relations* (New York: St. Martin's, 1966 的影响)。也可以参考 Justin Oakley, Dean Cocking, *Virtue Ethics and Professional Roles* (Cambridge: Cambridge University Press, 2001); Oakley, "Virtue Ethics and Bioethics," 在 *The Cambridge Companion to Virtue Ethics*, ed. Daniel C. Russell (Cambridge: Cambridge University Press, 2013), pp. 197-220; Tom L. Beauchamp, "Virtue Ethics and Conflict of Interest," 在 *The Future of Bioethics: International Dialogues*, ed. Akira Akabayashi (Oxford: Oxford University Press, 2014), pp. 688-692。

7. Edmund D. Pellegrino 以不同的方式为一个有点类似的论点进行了辩护，"Toward a Virtue-Based Normative Ethics for the Health Professions," *Kennedy Institute Ethics Journal* 5 (1995): 253-277。也见 John Cottingham, "Medicine, Virtues and Consequences," in *Human Lives: Critical Essays on Consequentialist Bioethics*, ed. David S. Oderberg (New York:

Macmillan, 1997); Alan E. Armstrong, *Nursing Ethics: A Virtue-Based Approach* (New York: Palgrave Macmillan, 2007); Jennifer Radden and John Z. Sadler, *The Virtuous Psychiatrist: Character Ethics in Psychiatric Practice* (New York: Oxford University Press, 2010)。

8. Charles L. Bosk, *Forgive and Remember: Managing Medical Failure*, 2nd ed. (Chicago: University of Chicago Press, 2003). 除了我们提到的三种错误，博斯克还认识到第四种错误：准规范性错误，基于主治医师的特殊协议。在第二版的前言中，他指出，他的原著并没有像它应该强调的那样，过多地强调当规范性和准规范性违反被以一种统一的方式处理时所产生的问题。

9. Thomas Percival, *Medical Ethics; or a Code of Institutes and Precepts, Adapted to the Professional Conduct of Physicians and Surgeons* (Manchester, UK: S. Russell, 1803), pp. 165-166. 这本书在 1847 年形成了第一版《美国医学会伦理准则》的实质性基础。

10. 关于这一转变，见 Gerald R. Winslow, "From Loyalty to Advocacy: A New Metaphor for Nursing," *Hastings Center Report* 14 (June 1984): 32-40; Helga Kuhse, *Caring: Nurses, Women and Ethics* (Oxford, UK: Blackwell, 1997)，esp. chaps. 1, 2 and 9。

11. 参见 Armstrong 以美德为基础的护理论方法，*Nursing Ethics: A Virtue-Based Approach*。

12. 对比 Virginia Held 关于关怀伦理和美德伦理之间的鲜明区别的论证，前者关注关系，后者关注个人的倾向: *The Ethics of Care: Personal, Political, and Global* (New York: Oxford University Press, 2006)。我们对她的观点和 Nel Noddings 在 "Care Ethics and Virtue Ethics," in *The Routledge Companion to Virtue Ethics*, ed., Lorraine Besser-Jones and Michael Slote (London: Routledge, 2015), pp. 401-414 上提到的观点存疑。利用相关的主题，Ruth Groenhout 挑战了将女性主义关怀伦理和美德伦理（从非女性主义历史发展而来）混为一谈的标准分类法，参见她的 "Virtue and a Feminist Ethic of Care," in *Virtues and Their Vices*, ed. Kevin Timpe and Craig A. Boyd (Oxford: Oxford University Press, 2014), pp. 481-501. 一个更接近我们的论点，参见 Raja Halwani, "Care Ethics and Virtue Ethics," *Hypatia* 18 （2003）: 161-192。

13. Carol Gilligan, *In a Different Voice* (Cambridge, MA: Harvard University Press, 1982), esp. p. 21. 也可以参考她的 "Mapping the Moral Domain: New Images of Self in Relationship," *Cross Currents* 39 (Spring 1989): 50-63。

14. Gilligan 和其他人否认这两种截然不同的声音与性别严格相关。参见 Gilligan and Susan Pollak, "The Vulnerable and Invulnerable Physician," in *Mapping the Moral Domain*, ed. C. Gilligan, J. Ward, and J. Taylor (Cambridge, MA: Harvard University Press, 1988), pp. 245-262。

15. 参见 Gilligan and G. Wiggins, "The Origins of Morality in Early Childhood

Relationships," in *The Emergence of Morality in Young Children*, ed. J. Kagan and S. Lamm (Chicago: University of Chicago Press, 1988)。也见 Margaret Olivia Little, "Care: From Theory to Orientation and Back," *Journal of Medicine and Philosophy* 23 (1998): 190-209。

16. 我们对这些批判的表述受到了 Alisa L. Carse 的影响，"The 'Voice of Care': Implications for Bioethical Education," *Journal of Medicine and Philosophy* 16 (1991): 5-28, esp. 8-17。评估此类批评，参见 Abraham Rudnick, "A Meta-Ethical Critique of Care Ethics," *Theoretical Medicine* 22 (2001): 505-517。

17. Alisa L. Carse, "Impartial Principle and Moral Context: Securing a Place for the Particular in Ethical Theory," *Journal of Medicine and Philosophy* 23 (1998): 153-169.

18. 参见 Christine Grady and Anthony S. Fauci, "The Role of the Virtuous Investigator in Protecting Human Research Subjects," *Perspectives in Biology and Medicine* 59 (2016): 122-131; Nel Noddings, *Caring: A Feminine Approach to Ethics and Moral Education*, 2nd ed. (Berkeley: University of California Press, 2003)，以及 Noddings 在 Halwani 的工作评价，"Care Ethics and Virtue Ethics," esp. pp. 162ff.

19. 参见 Nancy Sherman, *The Fabric of Character*, pp. 13-55; Martha Nussbaum, *Love's Knowledge* (Oxford: Oxford University Press, 1990)。对于"医疗护理"的关注，参见 Margaret E. Mohrmann, *Attending Children: A Doctor's Education* (Washington, DC: Georgetown University Press, 2005)。

20. Carse, "The 'Voice of Care,'" p. 17.

21. 其他美德也同样重要，我们将在本章后面和第九章讨论几个。关于医学伦理学中有些不同的核心美德的历史作用及其与恶习的联系，尤其是 18 世纪以来，参见 Frank A. Chervenak and Laurence B. McCullough, "The Moral Foundation of Medical Leadership: The Professional Virtues of the Physician as Fiduciary of the Patient," *American Journal of Obstetrics and Gynecology* 184 (2001): 875-880。

22. Edmund D. Pellegrino, "Toward a Virtue-Based Normative Ethics," p. 269。同情心通常被认为是医疗保健专业人员的主要标志之一。参见 Helen Meldrum, *Characteristics of Compassion: Portraits of Exemplary Physicians* (Sudbury, MA; Jones and Bartlett, 2010)。

23. 参见 Lawrence Blum, "Compassion," in *Explaining Emotions*, ed. Amélie Oksenberg Rorty (Berkeley: University of California Press, 1980); David Hume, *A Dissertation on the Passions*, ed. Tom L. Beauchamp (Oxford: Clarendon Press, 2007), Sect. 3, §§4-5。

24. Martha Nussbaum, *Upheavals of Thought: The Intelligence of Emotions* (Cambridge: Cambridge University Press, 2001), p. 302. 这本书的第二部分是关于同情心的。

25. 参见 Jodi Halpern, *From Detached Concern to Empathy: Humanizing Medical Practice* (New York: Oxford University Press, 2001)。关于同理心的大量正面文章，参

见 Howard Spiro et al., eds., *Empathy and the Practice of Medicine* (New Haven, CT: Yale University Press, 1993); Ellen Singer More and Maureen A. Milligan, eds., *The Empathic Practitioner: Empathy, Gender, and Medicine* (New Brunswick, NJ: Rutgers University Press, 1994). 在 Amy Coplan 和 Peter Goldie 等的编著中，出现了一套关于共情的有价值的哲学和心理学观点, *Empathy: Philosophical and Psychological Perspectives* (Oxford: Oxford University Press, 2011)。Jean Decety, ed., Empathy: From Bench to Bedside (Cambridge, MA: MIT Press, 2012) 包括第六部分"临床实践的共情"中的几篇文章。在医学上过分强调同理心带来的危害，参见 Jane Mcnaughton, "The Art of Medicine: The Dangerous Practice of Empathy," *Lancet* 373 (2009): 1940-1941. Paul Bloom 提出了一个持续的心理学论点，反对共情，支持医疗保健和许多其他领域的理性同情，在他的 *Against Empathy: The Case for Rational Compassion* (New York: Ecco Press of Harper Collins, 2016)。他论文的一些评论员承认他的担忧的合法性，例如，关于医疗保健中的同理心，但呼吁对同理心的价值提出更细致入微的视角和更宏观的理解。参见回应："Against Empathy" in a Forum in the *Boston Review*, September 10, 2014，可在 http://bostonreview.net/forum/paul-bloom-against-empathy 上找到（2018 年 7 月 22 日访问）。这场争论很大程度上取决于对同情概念、标准和描述的不同解释。

26. David Hume, A *Treatise of Human Nature*, ed. David Fate Norton and Mary Norton (Oxford: Clarendon Press, 2007), 3.3.1.7.

27. Baruch Brody, "Case No. 25. 'Who Is the Patient, Anyway': The Difficulties of Compassion," in *Life and Death Decision Making* (New York: Oxford University Press, 1988), pp. 185-188.

28. Aristotle, *Nicomachean Ethics*, trans. Terence Irwin, 2nd ed. (Indianapolis: Hackett, 2000), 1106b15-29, 1141a15-1144b17.

29. Annette Baier, "Trust, Suffering, and the Aesculapian Virtues," in *Working Virtue: Virtue Ethics and Contemporary Moral Problems*, ed. Rebecca L. Walker and Philip J. Ivanhoe (Oxford: Clarendon Press, 2007), p. 137.

30. 参见 Annette Baier's "Trust and Antitrust"，以及后来在她的 *Moral Prejudices* (Cambridge, MA: Harvard University Press, 1994)中发表的两篇关于信任的文章; Nancy N. Potter, *How Can I Be Trusted: A Virtue Theory of Trustworthiness* （Lanham, MD: Rowman & Littlefield, 2002）; Philip Pettit, "The Cunning of Trust," *Philosophy & Public Affairs* 24 (1995): 202-225; Pellegrino and Thomasma, *The Virtues in Medical Practice*, chap. 5。

31. Aristotle, *Eudemian Ethics*, 1242ᵇ23-1243ᵃ13, in *The Complete Works of Aristotle, ed. Jonathan Barnes* (Princeton, NJ: Princeton University Press, 1984).

32. 有关对医学信任侵蚀的讨论，参见 Robert J. Blendon, John M. Benson, and

Joachim O. Hero, "Public Trust in Physicians—U.S. Medicine in International Perspective" （罗伯特·伍德·约翰逊基金会赞助的一项研究 29 个工业化国家的项目）, *New England Journal of Medicine* 371 (2014): 1570-1572; David A. Axelrod and Susan Dorr Goold, "Maintaining Trust in the Surgeon- Patient Relationship: Challenges for the New Millennium," *Archives of Surgery* 135 (January 2000）, 可在 https://jamanetwork.com/journals/jamasurgery/fullarticle/ 390488 上找到（2018 年 3 月 17 日访问）; David Mechanic, "Public Trust and Initiatives for New Health Care Partnerships," Milbank Quarterly 76 (1998): 281-302; Pellegrino and Thomasma in *The Virtues in Medical Practice*, pp. 71-77; and Mark A. Hall, "The Ethics and Empirics of Trust," in *The Ethics of Managed Care: Professional Integrity and Patient Rights*, ed. W. B. Bondeson and J. W. Jones (Dordrecht, Netherlands: Kluwer, 2002), pp. 109-126. 对诚实、信任和不信任更广泛的探讨出现在 Russell Hardin's *Trust and Trustworthiness*, Russell Sage Foundation Series on Trust, vol. 4 (New York: Russell Sage Foundation Publications, 2004). 详见 Onora O'Neill 建议恢复对医疗和其他不信任的环境的信任，这些不信任是由问责的官僚机构、过度透明度和公共文化等因素造成的: *A Question of Trust* (Cambridge: Cambridge University Press, 2002) and *Autonomy and Trust in Bioethics* (Cambridge: Cambridge University Press, 2003).

33. Brody, *Life and Death Decision Making*, p. 35. 把诚实解释为一种美德，参见 Damian Cox, Marguerite La Caze, and Michael Levine, "Integrity," *The Stanford Encyclopedia of Philosophy* (Spring 2017 Edition), ed. Edward N. Zalta, 可在 https://plato.stanford.edu/archives/spr2017/entries/integrity/上找到（2018 年 3 月 27 日访问）。

34. 关于自主和诚实的联系和区别，参见 Carolyn McLeod, "How to Distinguish Autonomy from Integrity," *Canadian Journal of Philosophy* 35 (2005): 107-133.

35. 关于诚实作为医疗职业中的一种美德，参见 Edmund D. Pellegrino, "Codes, Virtue, and Professionalism," in *Methods of Medical Ethics*, ed. Jeremy Sugarman and Daniel P. Sulmasy, revised 2nd ed. (Washington, DC: Georgetown University Press, 2010), pp. 91-107, esp. 94; and Michael Wreen, "Medical Futility and Physician Discretion," *Journal of Medical Ethics* 30 (2004): 275-278.

36. 关于护理中这一问题的有用讨论，参见 Martin Benjamin and Joy Curtis, *Ethics in Nursing: Cases, Principles, and Reasoning*, 4th ed. (New York: Oxford University Press, 2010), pp. 122-126; and Betty J. Winslow and Gerald Winslow, "Integrity and Compromise in Nursing Ethics," *Journal of Medicine and Philosophy* 16 (1991): 307-323. 在 Martin Benjamin 的书中进行了广泛讨论, *Splitting the Difference: Compromise and Integrity in Ethics and Politics* (Lawrence: University Press of Kansas, 1990).

37. 对于这类概念的历史基础批判和作为美德的良心辩护，参见 Douglas C. Langston,

Conscience and Other Virtues: From Bonaventure to MacIntyre (University Park: Pennsylvania State University Press, 2001). 从另一个历史角度来看，参见 Richard Sorabji, *Moral Conscience Through the Ages: Fifth Century BCE to the Present* (Chicago: University of Chicago Press, 2014)。

38. Bernard Williams, "A Critique of Utilitarianism," in J. J. C. Smart and Williams, *Utilitarianism: For and Against* (Cambridge: Cambridge University Press, 1973), pp. 97-98.

39. 我们在这里引用了两个资料来源：Hannah Arendt, *Crises of the Republic* (New York: Harcourt, Brace, Jovanovich, 1972), p. 62; John Stuart Mill, *Utilitarianism*, chap. 3, pp. 228-229 和 *On Liberty*, chap. 3, p. 263, in *Collected Works of John Stuart Mill*, vols. 10, 18 (Toronto, Canada: University of Toronto Press, 1969, 1977)。

40. Carl H. Fellner, "Organ Donation: For Whose Sake?" *Annals of Internal Medicine* 79 (October 1973): 591.

41. 参见 James F. Childress, "Appeals to Conscience," *Ethics* 89 (1979): 315-335; Larry May, "On Conscience," *American Philosophical Quarterly* 20 (1983): 57-67; C. D. Broad, "Conscience and Conscientious Action," in *Moral Concepts*, ed. Joel Feinberg (Oxford: Oxford University Press, 1970), pp. 74-79. 也见 Daniel P. Sulmasy, "What Is Conscience and Why Is Respect for It So Important?" *Theoretical Medicine and Bioethics* 29 (2008): 135-149; Damian Cox, Marguerite La Caze, and Michael Levine, "Integrity," *The Stanford Encyclopedia of Philosophy* (Spring 2017 Edition), ed. Edward N. Zalta, 可在 https://plato. stanford.edu/archives/spr2017/entries/integrity/ 上找到（2018 年 2 月 25 日访问）。

42. Douglas B. White and Baruch Brody, "Would Accommodating Some Conscientious Objections by Physicians Promote Quality in Medical Care?" *JAMA* 305 (May 4, 2011): 1804-1805.

43. 一些模板，参见 Rebecca Dresser, "Professionals, Conformity, and Conscience," *Hastings Center Report* 35 (November-December 2005): 9-10; Mark R. Wicclair, *Conscientious Objection in Health Care: An Ethical Analysis* (Cambridge: Cambridge University Press, 2011); Alta R. Charo, "The Celestial Fire of Conscience—Refusing to Deliver Medical Care," *New England Journal of Medicine* 352 (2005): 2471-2473; Elizabeth Fenton and Loren Lomasky, "Dispensing with Liberty: Conscientious Refusal and the 'Morning-After Pill,'" *Journal of Medicine and Philosophy* 30 (2005): 579-592。

44. 参见 Holly Fernandez Lynch, *Conflicts of Conscience: An Institutional Compromise* (Cambridge, MA: MIT Press, 2008)。

45. 其余的医生则持反对意见或犹豫不决。Farr A. Curlin et al., "Religion, Conscience, and Controversial Clinical Practices," *New England Journal of Medicine* 356 (February 8,

2007): 593-600。

46. Dan W. Brock 在他所谓的传统妥协中提供了一个伦理分析的类似的框架的 "Conscientious Refusal by Physicians and Pharmacists: Who Is Obligated to Do What, and Why?" *Theoretical Medicine and Bioethics* 29 (2008): 187-200。美国的法律框架，参见 Elizabeth Sepper, "Conscientious Refusals of Care," in *The Oxford Handbook of U.S. Health Law*, ed. I. Glenn Cohen, Allison Hoffman, and William M. Sage (New York: Oxford University Press, 2017), chap. 16。

47. 我们的分析要感谢 David Heyd, *Supererogation: Its Status in Ethical Theory* (Cambridge: Cambridge University Press, 1982); Heyd, "Tact: Sense, Sensitivity, and Virtue," *Inquiry* 38 (1995): 217-231; Heyd, "Obligation and Supererogation," *Encyclopedia of Bioethics*, 3rd ed. (New York: Thomson Gale, 2004), vol. 4, pp. 1915-1920; Heyd, "Supererogation," *The Stanford Encyclopedia of Philosophy* (Spring 2016 Edition), ed. Edward N. Zalta, 可在 https://plato.stanford.edu/archives/spr2016/entries/supererogation 上找到（2018 年 3 月 27 日访问）。我们也要感谢 J. O. Urmson, "Saints and Heroes," *Essays in Moral Philosophy*, ed. A. I. Melden (Seattle: University of Washington Press, 1958), pp. 198-216; John Rawls, *A Theory of Justice* (Cambridge, MA: Harvard University Press, 1971; rev. ed. 1999), pp. 116-117, 438-439, 479-485 (1999: 100-101, 385-386, 420-425); Joel Feinberg, "Supererogation and Rules," Ethics 71 (1961); and Gregory Mellema, *Beyond the Call of Duty: Supererogation, Obligation, and Offence* (Albany: State University of New York Press, 1991)。美德和超常义务之间的核心联系，参见 Roger Crisp, "Supererogation and Virtue," in *Oxford Studies in Normative Ethics* (vol. 3), ed. Mark Timmons (Oxford: Oxford University Press, 2013), article 1。

48. Albert Camus, *The Plague*, trans. Stuart Gilbert (New York: Knopf, 1988), p. 278. 斜体补充。

49. 这部分的提法依赖于 Rawls, *A Theory of Justice*, p. 117 (1999 edition, p. 100)。

50. Feinberg, "Supererogation and Rules," 397.

51. 参见 Dena Hsin-Chen and Darryl Macer, "Heroes of SARS: Professional Roles and Ethics of Health Care Workers," *Journal of Infection* 49 (2004): 210-215; Joseph J. Fins, "Distinguishing Professionalism and Heroism When Disaster Strikes: Reflections on 9/11, Ebola, and Other Emergencies," *Cambridge Quarterly of Healthcare Ethics* 24 (October 2015): 373-384; Angus Dawson, "Professional, Civic, and Personal Obligations in Public Health Emergency Planning and Response," in *Emergency Ethics: Public Health Preparedness and Response*, ed. Bruce Jennings, John D. Arras, Drue H. Barrett, and Barbara A. Ellis (New York: Oxford University Press, 2016), pp. 186-219。早期关于 HIV/AIDS 的讨论，当主要关注

临床环境中的传播时，经常强调临床医生的治疗责任。例子包括 Bernard Lo, "Obligations to Care for Persons with Human Immunodeficiency Virus," *Issues in Law & Medicine* 4 (1988): 367-381; Doran Smolkin, "HIV Infection, Risk Taking, and the Duty to Treat," *Journal of Medicine and Philosophy* 22 (1997): 55-74; John Arras, "The Fragile Web of Responsibility: AIDS and the Duty to Treat," *Hastings Center Report* 18 (April-May 1988): S10-20。

52. American Medical Association (AMA), *Code of Medical Ethics of the American Medical Association*, adopted May 1847 (Philadelphia: T. K. and P. G. Collins, 1848), 可在 http://ethics.iit.edu/ecodes/sites/default/files/Americaan%20Medical%20Association%20Co de%20of%20Medical%20Ethics%20%281847%29.pdf 上找到（2018 年 3 月 17 日访问）。

53. 参见 American Medical Association, Council on Ethical and Judicial Affairs, "Ethical Issues Involved in the Growing AIDS Crisis," *Journal of the American Medical Association* 259 (March 4, 1988): 1360-1361。

54. Health and Public Policy Committee, American College of Physicians and Infectious Diseases Society of America, "The Acquired Immunodeficiency Syndrome (AIDS) and Infection with the Human Immunodeficiency Virus (HIV)," *Annals of Internal Medicine* 108 (1988): 460-461. 详见 Edmund D. Pellegrino, "Character, Virtue, and Self-Interest in the Ethics of the Professions," *Journal of Contemporary Health Law and Policy* 5 (1989): 53-73, esp. 70-71。

55. Aristotle, *Nicomachean Ethics*, trans. Irwin, 1101a1-7.

56. Rawls, *A Theory of Justice*, pp. 443-445 (1999: 389-391). 关于亚里士多德原理，参见 pp. 424-433（1999: 372-380）。

57. Urmson 在 "Saints and Heroes," pp. 206, 214 中认识到了这个问题。在对义务提出强烈要求的功利主义形式中，可以发现不平衡。然而，参见 Douglas W. Portman 试图修正后果论以使其符合共同的道德直觉 "PositionRelative Consequentialism, Agent-Centered Options, and Supererogation," *Ethics* 113 (2003): 303-332。

58. 在一些有影响力的哲学著作中，比如 Susan Wolf (在下面引用的文章中)、Philippa Foot、Bernard Williams、Thomas Nagel，明显存在着合理的怀疑主义。

59. Aristotle, *Nicomachean Ethics*, trans. Irwin, 1103ª32-1103ᵇ1.

60. Edith Wyschogrod 将 "圣人的生活" 定义为 "一种以同情他人为主要特征的生活，无论圣人的成本如何"。Wyschogrod, *Saints and Postmodernism: Revisioning Moral Philosophy* (Chicago: University of Chicago Press, 1990), pp. xiii, xxii, et passim.

61. John Berger (and Jean Mohr, photographer), *A Fortunate Man: The Story of a Country Doctor* (London: Allen Lane, the Penguin Press, 1967), esp. pp. 48, 74, 82ff, 93ff,

123-125, 135. Lawrence Blum 给我们指出了这本书，并影响了我们对它的看法。Sassall 的妻子在他的医疗实践中发挥了关键作用，并帮助改善他的躁狂抑郁症；她在这本书中很少受到关注，然而，这是献给她的。她于 1981 年逝世，Sassall 在其妻子去世的第二年也自杀了。参见 Roger Jones, "Review: *A Fortunate Man*," *British Journal of General Practice*, February 9, 2015, 可在 http://bjgplife.com/2015/02/09/review-a-fortunate-man/上找到（2018 年 7 月 20 日访问）。也见 Gavin Francis, "John Berger's *A Fortunate Man*: A Masterpiece of Witness," *Guardian*, February 7, 2015, 可在 https:// www.theguardian.com/ books/2015/feb/07/john-sassall-countrydoctor-a-fortunate- man-john-berger-jean-mohr 上找到（2018 年 7 月 20 日访问）。

62. 我们道德卓越的条件归功于 Lawrence Blum, "Moral Exemplars," *Midwest Studies in Philosophy* 13 (1988): 204。也见 Blum, "Community and Virtue," in *How Should One Live?: Essays on the Virtues*, ed. Crisp。

63. 我们的第二个和第三个条件受到 Susan Wolf, "Moral Saints," *Journal of Philosophy* 79 (1982): 419-439 对圣人的描述的影响，有关对沃尔夫解释的批判，参见 Robert Merrihew Adams, "Saints," *Journal of Philosophy* 81 (1984),转载自 Adams, *The Virtue of Faith and Other Essays in Philosophical Theology* (New York: Oxford University Press, 1987), pp. 164-173。

64. 想要了解一些生活在极端条件下，具有特殊道德承诺的 21 世纪人物，参见 Larissa MacFarquhar, *Strangers Drowning: Impossible Idealism, Drastic Choices, and the Urge to Help* (New York: Penguin Books, 2016)。

65. Jay Katz, ed., *Experimentation with Human Beings* (New York: Russell Sage Foundation, 1972), pp. 136-140; Lawrence K. Altman, *Who Goes First? The Story of Self-Experimentation in Medicine*, 2nd ed., with a new preface（Berkeley: University of California Press, 1998）, pp. 1-5, 39-50, et passim.

66. Philip J. Hilts, "French Doctor Testing AIDS Vaccine on Self," *Washington Post*, March 10, 1987, p. A7; Altman, *Who Goes First?*, pp. 26-28.

67. 我们不去考虑这些条件是否指向一种更高形式的道德卓越：圣人和英雄在一个人身上的结合。曾经有过如此杰出的人物，我们可以证明，这些杰出人物中的一些人比其他人更优秀。但在这种道德榜样的层次上，如此细微的区别没有任何意义。

68. 这些例子可以解读为，许多通常被称为英雄或圣人的人，与好人和正派人并没有很大区别，但道德上是普通人。这个理论在这里没有被探究（除了在我们从普通道德到超作用的连续体的描述中隐含的），但它在 Andrew Michael Flescher, *Heroes, Saints, and Ordinary Morality* (Washington: Georgetown University Press, 2003)。Flescher 提供通常被视为圣人或英雄的人的历史案例。

69. David Hilfiker, *Not All of Us Are Saints: A Doctor's Journey with the Poor* (New 　64
York: Hill & Wang, 1994). 下面的摘要和引文来自这本书。他的早期著作 *Healing the
Wounds: A Physician Looks at His Work* (New York: Pantheon, 1985) 着重讲述了他以前在
明尼苏达州农村当家庭医生的经历。他（以及我们讨论的其他一些人）所面临的个人问
题在本章中强调了一个关键点：平衡对道德理想或道德卓越的承诺与个人需求时可能出
现的困难。

70. Arthur Kleinman, *What Really Matters: Living a Moral Life Amidst Uncertainty and
Danger* (New York: Oxford University Press, 2006), chap. 3. 这些引语出自这本著作。

71. 关于肾病学家、移植肾病学家、移植外科医生等的态度，参见 Carol L. Beasley,
Alan R. Hull, and J. Thomas Rosenthal, "Living Kidney Donation: A Survey of Professional
Attitudes and Practices," *American Journal of Kidney Diseases* 30 (October 1997): 549-557;
Reginald Y. Gohh, Paul E. Morrissey, Peter N. Madras, et al., "Controversies in Organ
Donation: The Altruistic Living Donor," *Nephrology Dialysis Transplantation* 16 (2001):
619-621, 可在 https://academic.oup.com/ndt/article/16/3/619/1823109 上找到（2018 年 2 月
26 日访问）。尽管活体肾脏捐赠现在得到了强有力的支持，但实际的医疗实践并不一致。

72. 参见 Aaron Spital and Max Spital, "Living Kidney Donation: Attitudes Outside the
Transplant Center," *Archives of Internal Medicine* 148 (May 1988): 1077-1080; Aaron Spital,
"Public Attitudes toward Kidney Donation by Friends and Altruistic Strangers in the United
States," *Transplantation* 71 (2001): 1061-1064.

73. 从 1996 年到 2005 年，随着美国活体肾脏捐赠总量翻了一番，无血缘关系的肾
脏捐赠者（不包括配偶）的年百分比从 5.9%上升到 22%。*2006 Annual Report of the U.S.
Organ Procurement and Transplantation Network and the Scientific Registry of Transplant
Recipients: Transplant Data 1996-2005* (Rockville, MD: Health Resources and Services
Administration, Healthcare Systems Bureau, Division of Transplantation, 2006). 在 2001～
2003 年，活体器官捐献的数量超过了死亡器官捐献的数量，但活体器官捐献在前 5 年一直
呈上升趋势，2004 年之后，肾脏和肝脏的活体器官捐献均稳步下降。参见 A. S. Klein, E. E.
Messersmith, L. E. Ratner, et al., "Organ Donation and Utilization in the United States,
1999-2008," *American Journal of Transplantation* 10 (Part 2) (2010): 973-986。这种下降趋
势还在继续。参见 James R. Rodrigue, Jesse D. Schold, and Didier A. Mandelbrot, "The
Decline in Living Kidney Donation in the United States: Random Variation or Cause for
Concern?" *Transplantation* 96 (2013): 767-773。

74. Evelyn Nieves, "Girl Awaits Father's 2nd Kidney, and Decision by Medical
Ethicists," *New York Times*, December 5, 1999, pp. A1, A11.

75. 参见 Linda Wright, Karen Faith, Robert Richardson, and David Grant, "Ethical

Guidelines for the Evaluation of Living Organ Donors," *Canadian Journal of Surgery* 47 (December 2004): 408-412。也可参见 A. Tong, J. R. Chapman, G. Wong, et al., "Living Kidney Donor Assessment: Challenges, Uncertainties and Controversies among Transplant Nephrologists and Surgeons," *American Journal of Transplantation* 13 (2013): 2912-2923。进一步研究活体器官捐献的伦理问题，参见 James F. Childress and Cathryn T. Liverman, eds., *Organ Donation: Opportunities for Action* (Washington, DC: National Academies Press, 2006), chap. 9。

76. 一场激烈的辩论仍在继续，争论的焦点是，除了消除经济上的抑制因素外，对活体器官捐赠增加经济上的激励是否在伦理上可以接受。这种激励将改变一些捐赠者的捐赠动机，这可能已经包括除他们的利他主义之外的因素。

第三章 道 德 地 位

本书前两章集中讨论了道德主体和他/她们的义务、权利和美德。很少考虑到谁有义务，为什么我们对这些个体有义务而不对其他个体有义务，哪些对象具有权利而哪些对象不具有权利的问题。在这一章里，我们会探讨这些关于道德地位的问题，也会提到诸如道德等级和道德考量的问题。[1]

*地位*和*等级*这两个术语是从法律和法律地位的概念引申到伦理学中的。在较弱的意义上，"道德地位"涉及了道德重要性的地位、阶段或等级。在较强的意义上，"道德地位"意味着拥有权利或拥有在功能上等同于权利的东西。道德地位的概念基本上可以解释为：如果道德主体对某物有道德义务，它就具有道德地位，它享有一定的福利，且关于它的道德义务是建立在其福祉的基础上的。[2]

道德地位问题

道德地位的问题起始于哪些实体、个体与集体是被道德规范所保护的。例如，我们应该怎么看待人类卵子、胚胎、胚胎干细胞、胎儿、新生婴儿、无脑婴儿、心智不健全者、无法区分对错的人、严重痴呆的人、永久失去知觉的人、脑死亡的人、尸体、医疗实验中使用的非人类动物、一只经过改造以携带人类胚胎的动物、嵌合的动物、转基因动物、其他在研究中培育出的新生命形式等。这些大类中的对象应该受到道德保护吗？或者说享有道德权利吗？如果是的话，它们应该享有与成年人同样的保护与权利吗？[3]

在人类历史的大部分时间里，人类中的特定群体，如种族、部落、战争中的敌人和实际上所有非人类的动物都受到了低于人类的对待。它们都被视为无道德的，并被认为是无道德地位或仅有较低水平的道德地位，且被看作是无道德权利的（如历史上许多社会中的奴隶），或享有较少、较弱的道德权利（如历史上许多社会中的女性）。[4] 很普遍地，尽管也是具有争议的是，在医学与生命医学伦理学中有这样的假设，一些群体不拥有道德权利（例如在生命医学研究中使用的动物），一些群体却拥有较少的或较弱的道德权利（例如在生命医学研究中使用的人类胚胎）。

代理决策也带来了关于道德地位的问题。当一个曾经有能力的人被认为是无能力的并且需要一个代理决策者时，这个人并没有失去所有的道德保护与道德上的尊重。对这类个体而言，许多义务仍然维持着，也许还会出现一些新的义务。尽管如此，承认代理者是一个具有合法地位的代理决策者就意味着那个无能力的个人失去了一部分做决策的权利，在这个方面，他的道德地位比原先要低了。这样一个个体所能做出的任何一个"决定"（如离开疗养院）并不具备同等的道德权威，因为它预设了此决策者是无能力的。至少我们对这个人的某些义务改变了，另外的一些义务停止了。例如，我们不再有义务获取他的知情同意，而是需要获得代理决策者的同意。精神失常是我们评估道德地位、决定义务和权利的众多尺度之一。

类似的问题也出现在儿童研究中，这些研究的目标是为未来的儿童开发新的治疗方法，并不能保证当前儿童受试者的直接获益，我们对这些儿童有什么义务？我们经常声称，我们对弱势群体有更多的保护义务，而不是更少。然而，参与不能使自身健康受益的研究的孩子们，有时被视为其道德地位下降了。另一个关于道德地位的案例是，脑死亡但身体机能被人为手段维持数周以保证其胎儿得以出生的孕妇。[5] 通常情况下，我们不会认为死者有道德地位以赋予其拥有维护生理机能的权利。此外，维护脑死亡孕妇的身体有违她先前的意愿，这意味着她已被归类为比其他尸体有更低的道德地位，因为她的身体受到了极端的措施，有时是数月，以此让胎儿、她的伴侣或其他亲人受益。[6]

核心的伦理问题是，胎儿是否拥有比脑死亡孕妇更强的权利，该孕妇事先已明确表示希望在脑死亡时停止所有维护技术。在某些情况下，对胎儿道德地位的信念是强有力的思考因素，但在孕妇脑死亡时，胎儿并非唯一享有道德地位与道德权利的个体。关于脑死亡孕妇是否享有她在先前意愿中宣称的权利，以及维持其身体机能来继续妊娠是否违反了这些权利的讨论仍在继续。[7]

67　　最后，关于在生物医学研究中使用非人类动物的观点与实践也提出了道德地位问题。有时，我们似乎主要把它们作为实现科学目的的功利主义的手段，这种观点由被认为是动物的管理员的某些人或群体的决定所支持。这意味着，实验动物没有受到道德保护，使其免受侵害、痛苦和实验的伤害，也许它们完全缺乏道德地位。鉴于几乎每个国家和主要的科学协会都有减轻、减少或限制在生物医学研究中使用动物的准则，因此完全否认动物的道德地位是不可能的。今天人们普遍接受了实验动物具有某种水平的道德地位，尽管在很多情况下对于哪种道德考量支持这种判断仍不够清楚。

这些问题源于关于道德地位的大量理论与实践。

道德地位理论

拥有道德地位至少应该得到道德规范的一些保护，包括第一章中讨论的原则、规范、义务和权利。这些保护只提供给会在行动中受到道德侵害的实体。举个简单的例子：我们故意用病毒感染一个人的电脑，对其所有者来说该行为是错误的，但即使我们彻底毁坏了电脑并使其失去功能，对电脑本身来说也不是错误的行为。存在这样的可能性，我们*出于相关性*而对某一实体有义务，比如某人的电脑，却*对*它本身没有义务。[8] 相比之下，如果我们故意让某人的狗感染有害的病毒，我们不仅是侵害了这条狗的主人，也侵害了这条狗。为什么人和狗是作为直接道德对象区别于作为间接道德对象的电脑和房屋？是因为直接道德对象拥有他们自身的权利，在道德上要高于那些纯粹为他人谋福利的手段，且具有基本的利益 [9]，而间接道德对象则不具有这些。但是，如何区分哪些实体拥有自身权利、哪些没有呢？

主要的疑问是，一个存在物是否属于道德原则或其他道德范畴能够且应当发挥作用的*一类实体*，如果是，应该基于其何种*属性*？在某些理论中，有且只有一种属性被授予道德地位。例如，有些理论说这种属性就是人类尊严，这是一种道德理论几乎没有澄清的不精确的概念。其他理论认为是另一种属性，或其他一些属性，是获得道德地位的必要条件，比如知觉、理性、道德主体性。

在本章中，我们认为，五种最著名的道德地位理论所确定的属性无法单独解决有关道德地位的主要问题，但*总体来说*，这些理论为处理道德地位问题提供了一个较好的，尽管也是凌乱的框架。我们先来看看这五种理论，并评估为何每种理论都具有吸引力，但如果单独一种理论被认为是唯一可接受的理论就有问题。

基于人类属性的理论

第一类可以称为传统的道德地位理论。它认为人类的特殊性"*智人*"，给予了人类道德地位。人类的特殊性划分了谁拥有道德价值，描述了哪些人组成道德共同体。当且仅当一个个体是由人类父母生育的，或者说当且仅当他是一个具有人类基因的生物体时，这个个体才具有道德地位。以下是来自美国总统生物伦理委员会（President's Council on Bioethics）两位成员对这一观点的一段简明陈述（2001～2009 年）：

> 受精创造了一个新生的、完全的，尽管还不成熟的人类生物体……一个人类胚胎是……智人中完整的、活生生的一员，是人最初的一个阶段……去否认人类胚胎拥有完全的道德地位，就必须假设并非所有完整的人类都拥有完全的地位……[即使是胎儿]也不完全等同猫和狗……人是一个自然物种——人类中的一员……因为人类是具有内在价值的，仅凭他们的身份就享有道德地位，由此可见从他们作为一种存在开始就在本质上有价值。[10]

许多人认为这个理论很有吸引力，因为它明确地涵盖了所有人，并要求没有人因为某种属性而被排除在外，比如胎儿、大脑损伤或先天畸形。我们期待一种涵盖所有人，而不制造任意或受操纵的例外的道德理论。这个理论符合这个标准。人类婴儿、智障人士、永久性失去意识的人（持续植物人）的道德地位在此理论中不会受到质疑或遭受挑战。它也很符合我们直观的道德信念，即所有人都有人权，因为他们是人。[11]

尽管这个理论具有吸引人的特征，但当把它作为一种普遍的理论是有问题的，因为它声称有且只有一种"自然物种"具有道德地位。如果我们训练非人类的大猩猩与我们交流并建立道德关系，正如一些人所言，仅因物种上的*生物学差异*就说它们道德地位较低，这是没有根据的偏见。如果我们遇到一个具有诸如智力、记忆、道德能力等属性的生物，我们会把人类的道德义务框架赋予这个生物，并不仅仅或甚至主要地求证它是不是生物学意义上的人。我们应该去看这个生物是否具有推理或规划的能力，是否将自己视为行动主体，是否能自主行动，是否能进行交谈，是否能做出道德判断。如果一个个体具有上述一种或多种属性，就可以确定其道德地位（在某种水平

上），反之如果这个个体不具有这些属性，其道德地位就有问题，这取决于
他所具有的确切属性。因此，人类生物学属性并不是道德地位的必要条件。

依赖于物种标准所制定的"人类属性"准则，其实并不像这种理论的追
随者认为的那样清楚。试想一下这样的科研案例，一个用于干细胞研究而被
创造出的人猴混合体。这项研究是为了缓解或治愈神经性疾病或损伤。其原
理是将一个实质的人类细胞插入正在发育的猴子大脑。再具体一些，研究者
将人类神经元干细胞注入帽猴胎儿的大脑中，来观察细胞的行为和位置。[12]
问题在于神经元干细胞与非人灵长类动物的大脑融为一体，是否会让这只
嫁接动物的意识产生道德上有意义的变化，如果产生了变化，那么这只动
物的道德地位将会如何？迄今，尚未出现超出早期胎儿阶段的人类-非人
类嵌合体，但这种嵌合体有可能出现，且可能被认为具有较高水平的道德
地位。

在这个嵌合体里，有明确属于人类的细胞，也有明确属于猴子的细胞。
这只猴子的大脑在人类细胞的影响下发育。如果它出生了，就可能会有人类
一样的行为。从理论上讲，嫁接的人类细胞与宿主细胞的亲缘关系越大，它
的特征和反应就越像人类。这样一只嵌合体会拥有实质上的人类生物学特
征，会拥有语言能力和道德行为，尤其是当我们将大猩猩视为非人类物种
时。[13]转基因动物是拥有来自不同物种基因的动物，也具有类似的问题。例
如经常被讨论的哈佛大学肿瘤鼠，是一种有老鼠细胞但也有一段人类基因的
动物，且会患上人类皮肤癌。

将人类干细胞插入非人类动物胚胎相关的生命医学研究，希望这些拥有
人类器官的嵌合动物能够出生，且能够供人类器官移植所用。这些科学研究
从干细胞生物学家成功地将大白鼠的诱导功能性干细胞注射到小白鼠胚囊
中，创造出拥有大白鼠胰腺的小白鼠时就开始了。[14]这项老鼠改造实验，让
科学家能够研究供人类移植的器官可否借助人类-动物嵌合体培育。其目的
是从猪-人嵌合体中获得移植器官，来为世界上成百上千名等待器官移植的
人服务。[15]

美国国立卫生研究院（National Institutes of Health，NIH）对这些研究感
到担忧，因为将人类干细胞注入非人类胚胎，或许有繁殖的潜力并可能影响
胚胎的神经发育包括大脑发育，留下"关于人类细胞对嵌合体动物脱靶器官
和组织的影响的不确定性，特别是神经系统，这引起了伦理和动物福利方面
的担忧"[16]。我们不能仅凭人类可能的神经组织发育来决定嵌合体动物的道

德地位，但是如何更好地对这些问题进行判断仍然是不确定的。[17]

除了少数有关人类安全的担忧，对医疗护理（例如移植动物器官或插入动物的基因、细胞）和生物学研究（例如多种将人类干细胞移植到动物体内的研究）中的很多人类与动物的组织和细胞混合物，几乎没有人反对。然而，当动物和人类的*嵌合体*被创造出来时，事情可能会变得令人担忧。2004年，美国总统生物伦理委员会发现，将人类和非人类的配子或胚叶细胞混合以创造杂交物的可能性，将引发"特别严重"的伦理担忧。它反对通过体外受精的方式让人类获取动物精子，或将人类精子与动物卵细胞结合的方式创造动物和人类杂交的胚胎。其中一个原因是社会在判断这样的"模棱两可的嵌合体"的人性与道德地位时会面临困难。[18]这些和其他研究的发展对以固定的物种边界决定道德地位的理论提出了挑战。[19]

道德地位的第一个理论还面临另一个问题：在日常语言中，人的常识性概念和人类这个概念在功能上是相同的，但没有理由断言，只有人类物种特有的属性才算人格，或者唯有物种的成员身份才能决定道德地位。即使某些与人类物种成员身份密切相关的属性比其他物种成员更容易使人类获得道德地位，这些属性也只是偶然地与人类相关。这些属性也可以被非人类物种的成员或自然物种以外的实体所拥有，比如上帝、嵌合体、机器人、转基因生物（原则上说，生物学意义上的人，可能缺乏这些属性）。[20]

朱利安·瑟武列斯库（Julian Savulescu）提出一种诉诸人类理论方法来解决关于上述猪-人嵌合体的道德地位问题：

> 嵌合体是基因层面的混合……它不是一头移植了人类胰腺的猪，而是一个人类与动物的嵌合体……未来的嵌合体有可能发育出人类的或类人的大脑……具有道德上的相关性……如果对这种新生命形态的认知能力存有怀疑，我们应当检验其功能性……在缺乏确凿证据的情况下，我们应当预设它们[这些嵌合体]具有较高的道德地位，直到后续研究证明或证伪这一主张……
>
> 任何一个人类与猪的嵌合体应当接受人格标准的评估……任何一个嵌合体都应当被一视同仁地赋予最高的道德地位，就如同它们是自然形成的那样。[21]

71　瑟武列斯库对道德地位的核心地位的关注是恰当的，但人格标准能否作为道德地位评估的决定性因素是值得怀疑的。关于人的概念和理论不适合提供道德地位所需要的东西，除非它能令人信服地论证人的概念是一个能充分解决道德地位问题的规范性概念。事实上，人类理论文学本质上并不是道德的，但它在道德论证中仍不失其作用。[22] 然而，人的理论并非解决道德地位问题的最佳途径。道德地位不需要人格，人格并不明确地包含道德地位，这取决于"人"这个相当不精确的概念是什么意思。[23]

有些人认为，作为一个人意味着拥有一些人类的生物学特征；另一些人则认为，人格不是由生物学来描述的，而是由特定的认知能力、道德能力或两者同时描述的。当理论家建构自己的理论时，人之为人的标准会随之扩张或收缩，因此，准确地说，他们所倡导的实体会被判断为人，而其他实体会被判断为非人。在一种理论中，人类胚胎被认定为是人，而大猩猩则不是，而在另一种理论下，大猩猩被认为是人，人类胚胎却不是。

建基于人类属性基础的道德地位理论似乎还有修正的余地，如果我们兼顾人类的生物学属性和人类独特的心理属性的话，也即表现出人类独特心理功能的属性，如意识、情感、认知、动机、意图、意志和行为。然而，这个更广泛的范围还不足以拯救它。如果该理论认为，在生物医学研究中非人类动物没有受到道德保护，因为它们缺乏诸如自我决定、道德动机、语言利用和道德情感等心理特征，那么出于理论的一致性就需要说明，同样缺乏这些特征的人，出于同样的原因，也没有资格获得道德保护。对于我们所选择的任何人类心理属性，有些人类会缺乏这种特征（或至少在相关程度上缺乏）；通常一些非人类动物会拥有这些特征。例如，灵长类动物通常具有某些人类所缺乏的人类特征，比如一种特定形式的敏捷智力、感受痛苦的能力以及形成有意义的社会关系的能力。因此，基于人类属性的第一个理论本身并不能作为道德地位的全面论证。

尽管如此，放弃人类属性构成道德地位基础的观点在道德上是危险的。这一立场在道德中根深蒂固，并为所有人都享有人权的主张提供了基础。因此，这个命题——*一些独特的*人类属性是获得*道德地位的充分不必要条件*——是一个具有吸引力且可以接受的立场。[24] 然而，人类的哪些属性是必要的？这是个悬而未决的问题。我们承认关于哪些属性有效，哪些属性无效的讨论是有必要的。我们也承认，事实可能会证明，我们认为最具决定性的人类属性根本不是人类特有的。

接受人类属性作为道德地位充分条件的标准，并不排除这样一种可能性，即除人类特有的属性外，其他属性也能构成道德地位的充分条件。为了验证这个假设，我们继续讨论其他四种理论。

基于认知属性的理论

第二种道德地位的理论超越了生物学标准和物种归属，涉及与人的属性有关的认知属性。"认知"涉及意识过程，如知觉、记忆、理解和思考。这个理论并没有假设只有人类才具有这些属性，尽管这些属性通常属于成年人类。该理论的核心观点是，个体具有道德地位是因为他们能够通过自己的认知能力反思生活，并由信念来自主决策，而无能力的人类和很多非人类动物则不具备这种能力。

在第二种理论中发现的属性包括：①自我意识（自我存在于过去和未来的意识）；②自由行动和从事有目的的行动的能力；③给予和理解行为理由的能力；④信仰、向往和思考的能力；⑤与他人进行语言交流的能力；⑥理性和更高层次的意志。[25] 这类理论的目标是确定一套具有道德地位的生物所拥有且仅为之所有的认知属性。我们这里搁置关于哪些认知属性对形成人格与获得道德地位是必要且/或充分的争论。用这种一般类型的理论来研究道德地位问题，就目前的目的而言，也即是否这些属性中的一个或多个必须满足，是无关紧要的。

自主的人类或人的模型，在许多这些理论中都是根据认知属性来构思的，就像前边所列的那些理论一样。认为这些属性构成道德地位的基础的理论承认，如果一个非人类动物、一个杂合体，或者一个脑损伤的人在所有相关方面都像一个有认知能力的人类，那么它就具有类似的（可能是相同的）道德地位。一个推论是，如果一个人在相关方面不像一个有认知能力的人类，那么他的道德地位就会相应地降低或丧失。

随着所需认知能力的数目或水平的增加，满足该理论条件的个体的数量将会减少，因此，有资格获得道德地位或至少获得较高道德地位的个体数量将会减少。例如，如果前面提到的六项标准都必须满足，很多人将会被排除在道德地位之外。同样地，如果所需认知能力的水平或质量降低了，根据这一理论，有资格获得保护的个人数量想必就会增加。例如，如果只需要基本水平的理解能力与有意识的行动，某些非人类动物就有资格获得道德地位。

这一理论令人担忧的特点是，婴儿、老年人、严重精神残疾者，以及其他通常被认为具有可靠的道德地位的人，将缺乏获得道德地位所需的认知能力。大多数非人类动物也可能缺乏这些认知能力。认知能力要求的水平在不同的理论中也是不同的。在解释康德的立场（Kantian position）时，克里斯汀·科尔斯戈德（Christine Korsgaard）写道："人类与动物的区别在于，是实际的理性而不是本能决定了我们的行为。"[26] 如果这种实践理性的标准是道德地位的唯一标准，那么缺乏实践理性的生物——"人"将仅仅是动物（甚至不是真正的人类）。

对这一理论的反驳，通常是针对主要基于人类尊严或自主的理论，是"来自边缘情况的论证"。这种论证认为，道德地位的每个主要认知标准（智力、能动性、自我意识等）都会排除一些人，包括幼儿和有严重脑损伤的人。这些处于"边缘"情况的人类认知能力可能与一些动物的认知（和其他）能力处于同一水平，因此排除这些动物也就是排除处境相似的人类。如果动物可以被正当地视为人类实现目的的纯粹手段，那么类似"边缘"情况的人类能力也可以正当地被视为实现人类目的的纯粹手段，比如成为研究对象。[27] 这种论断排除了许多身体脆弱的、易受伤害和丧失行为能力的人的较高水平的道德地位。

因此，这个理论不能像第一个理论那样，确保脆弱的人在道德上获得保护。由于认知缺陷，个体越脆弱，他们对道德保护的要求就越弱。人类物种的成员通常表现出比其他物种成员更高水平的认知能力，这一事实并不能缓解这个问题。根据这个理论，一旦人类在遭遇灾难性事件或能力下降后丧失一定的心理能力，原则上来说非人类动物能够在道德地位上超越人类。例如，一旦在语言实验室接受训练的灵长类动物在认知能力相关水平上超过了正在恶化的阿尔茨海默病（Alzheimer's disease）患者，在此理论中灵长类动物将获得更高的道德地位。[28]

科学和生命医学伦理的作家们经常假设非人类动物缺乏相关的认知能力，包括自我意识（甚至是基本的意识）、自主、理性，因此不具有这类理论所说的道德地位。[29] 然而，这个前提更多的是假设而非证明。动物行为学家通过使用进化论和对比研究，以及自然主义、实验室的观察技术和实验技术研究动物的认知和心理属性，已经对动物心理认知做了大量的论证。[30] 对大脑的比较研究表明，人类和其他物种存在许多相关的相似之处。[31] 在行为学研究中，一些类人猿似乎会自我参照，或至少表现出自我意识、自我认知，许多动物学习过去的经验，并利用这些知识有目的性地制订狩猎、储存食物、修建巢穴的行动计划。在游戏和社会生活中，许多动物理解分工，并且会服从既定的角色或选择自己希望扮演的角色。[32] 而且，许多动物似乎可以做到

74

某些无行为能力的人类所无法实现的方式来理解和计划。这些都是*认知上的重要属性*，因此在第二个理论中，它们是*道德上的重要属性*，赋予具有相关属性的非人类动物比没有这些属性的人类更高的道德地位。

然而，第二种理论的拥护者需要解决如何建立认知属性与道德保护之间所宣称的联系的相关性和重要性。为什么个体的*认知属性*决定了他们的*道德地位*？我们并不是主张道德地位理论不能建立在非道德属性的基础上。它可以这样做，但这种道德地位理论必须在它所偏爱的非道德属性与它们赋予道德地位的主张之间建立联系。辩护者们需要解释为什么缺少这种属性（比如自我意识）会导致关键的道德差异，以及这种差异是什么。在没有证据支持的情况下，就无法直接推导出，如果一个胎儿或一个严重痴呆者缺乏某种认知能力，他们便缺乏道德地位和相关的道德保护。

总结这一部分，第二种理论和第一种理论一样，都没能证明认知能力是道德地位的*必要条件*的结论。然而，这类理论确实成功论证了某些认知能力是道德地位的*充分条件*。认知能力，比如理性选择，在我们援引诸如"尊重自主"的道德原则来尊重某一个体时占据了中心位置。第二种理论的主要问题不在于它们援引了这些属性，而在于它们*只*考虑到了认知属性，而忽略了其他潜在的相关属性，尤其是那些个体受苦和享受幸福的属性。我们会在下面对第四种道德地位理论的研究中看到，某些非认知属性也足以构成道德地位。

基于道德主体性的理论

在第三种理论中，道德地位源于作为道德主体的能力。*道德主体性*这个概念有不同的解释，但从根本上说，个体如果满足以下两个条件就可以称其为道德主体：①个体能够对行为的对错做出道德判断；②个体具有可以接受道德评判的动机。这些都是道德能力的标准，而不是道德上正确的行为或品质的条件。一个人可以做出不道德的判断或有不道德的行动，但他仍然是一个道德主体。[33]

许多理论都属于这一类型，其中有一些包含了比上面提到的两种理论更加严格的道德主体条件。历史上，伊曼努尔·康德（Immanuel Kant, 1724—1804）提出了最具影响力的道德主体理论。他专注于道德价值、自主性和尊严，但他的一些观点包含了对道德地位的条件的构想。例如，意志的道德自律是他的理论核心。当且仅当某人根据普遍有效的道德原则来进行有意识的自我管理时，才说他有道德自律。这样的管理赋予个体"一种内在价值"，即尊严，并且"因此，自主性是人类本性和所有理性生物尊严的基础"[34]。

康德和他的追随者们都认为，道德主体能力赋予个体道德上的尊重和尊严，而没有道德主体能力的个体——不论是人类还是非人类都不具备。这种观点有一个明显的吸引人的特点：道德主体无疑是道德地位的*充分*条件。道德主体是道德地位的典型承载者。他们知道会因动机和行动受到谴责，因不负责的行为受到责备，因不道德的行为受到惩罚。[35]

因此，与前两个理论一样，第三种理论提供了道德地位的充分条件，它也没能确定道德地位的*必要*条件。如果成为道德主体（或道德自主）是道德地位的必要条件，那么很多受到道德保护的人会被剥夺道德地位，大多数乃至于所有的动物也会被剥夺道德地位。基于这个理论，许多精神病患者、严重脑损伤患者、晚期痴呆患者、实验动物都会缺乏道德地位。然而，这些个体的利益应当得到各方关注，包括医疗保健机构。这种保护的理由不能是道德主体能力，因为这些人没有道德主体能力。

将道德主体性理论作为道德地位的必要条件是非常违反直觉的。对于弱势群体，如儿童、严重智力障碍者、阿尔茨海默病患者和脆弱的研究动物，道德上的适当反应是，他们应该得到特殊保护，而不是不应该得到保护。这些人是不是道德主体并不是评价其道德地位的主要条件。

因此，第三种理论提供了道德地位的充分条件，但并非必要条件。我们已经知道获得道德地位的其他方式，现在我们将讨论第四种理论以进一步支持这一结论。

基于感受能力的理论

人类与非人类动物都具有既非*认知*也非*道德*的属性，但它们与道德地位相关。这些属性包括一系列的情绪和情感反应，其中最重要的就是*感受*，知觉能力被理解为以感觉的形式体验。确切地说，感受就是知觉、感觉，以及其他体验愉快和不愉快的经历的能力。因为有感的动物有一种生活的主观质量，它们有一种体验性的福利，也即福利利益。[36]

第四种理论道德论证的核心是：痛苦是恶，快乐是善。让任何实体痛苦就是伤害它。许多生命都能感受到痛苦与折磨，这对他们是不好的，当他们长期遭受痛苦与折磨时，就会变得更糟。[37]伤害这些个体就是对他们*不公*，这些导致痛苦的行动在道德上是禁止的，除非有充分的道德理由证明其正当性。

第四种理论的支持者恰如其分地声称，拥有感受能力是道德地位的充分条件。[38] 几乎可以肯定，能够体验痛苦和苦难的属性足以赋予某种道德地位。道德的主要目标之一是减少痛苦与困难，防止或限制对正在遭受痛苦与苦难的人的冷漠和反感。我们只需要审视自身就能明白：痛苦对我们每个人都是恶，故意施加痛苦对任何一个遭受苦难的人而言，都是道德错误。关于疼痛，重要的不是物种成员关系、智力的复杂性或道德能力，而是痛苦。从此角度来看，所有能够感受痛苦和苦难的存在都具有一定水平的道德地位。

这一理论的适用范围很广，既包括弱势人群，也包括许多用于生物医学研究的动物。我们在生命医学研究中使用动物，是因为它们和人类的相似性。在研究中使用动物是因为它们与人类很相似，而不使用动物是因为在感受痛苦与苦难方面它们与人类很相似。尤其是灵长类动物，它们的生命被破坏了，它们遭受着与人类相似的痛苦，因为它们在生理、认知、情感上都和人类相似。

确切地说，这个结论涵盖了谁或什么，以及何时涵盖，尤其是在关于动物研究、人类胚胎研究和堕胎的大量文献中，仍然存在争议。如果仅凭感受就能赋予道德地位，那么人类胎儿获得道德地位的时间不早也不晚于感受之点。感受的成长是在生理过程中逐渐发展出来的，但感受的获得——或者说感受的第一次出现——在第四种理论中，是获得道德地位的起点。一些作家认为，中枢神经与大脑的发育是人类胎儿获得道德地位的时间点，因为这是感受最初的生物学条件。[39] 这种方法无法保护人类囊胚或胚胎，且已经被证明无法作为建构是否允许堕胎论点的根据，因为对于大脑何时发育到足以产生感受仍存争议。然而，在这个理论中，在胎儿发育几周后的某个时间点会获得道德地位，因此在这个时间点及以后进行堕胎是（初步而言）不被允许的。[40] 在做这些观察的时候，我们并不是在反对感受理论或它的任何版本。我们只是注意到，这些问题需要在一个强调感受的道德地位的综合理论中加以解决。

感受理论的拥护者经常引用杰里米·边沁的著名观点："问题不在于它们有无*理性*？也不是它们能否*言谈*？而是它们能否*感受痛苦*？"[41] 倡导者强调，代表任何个体的道德主张，不论是人类还是非人类，都可能与智力、道德判断力、自我意识、理性、人格或有关个人的任何其他此类要素无关。理论的底线是，感受是独立于个体其他属性的道德地位的*充分*条件。

把感受作为道德地位的充分条件的理论，比那些把感受视作道德地位的唯一充分必要条件的理论更加温和。有少部分持"除感受以外的其他属性和能力，如人类的生物学生命、认知和道德能力等都不是道德地位的可靠基础"观点的哲学家支持后一种理论。[42] 没有感受的存在物，如电脑、机器人、植物（和一些无感受动物）缺乏道德地位的属性，因为它们没有感受疼痛和苦难的能力；所有其他的生物都应得到道德关怀，因为他们是有感受的。

第四种理论的强势版本是有问题的。主要的问题是这样一种说法，即缺乏感受能力的人缺乏道德地位。从人类的角度看，这些理论不承认早期胚胎和不可逆地丧失了感受能力的人，如严重脑损伤的患者的道德地位。断言缺少感受能力就没有道德地位，是不让人满意的。这类理论的拥护者可能会寻找多种辩护理由，包括接受除感受之外的另一种道德地位标准。这种策略会放弃感受是道德地位的充分必要条件的主张，从而也放弃了这种理论本身。

第四类理论的强势版本的第二个问题是它们的*不实用性*。我们不能指望在对待所有具有感受能力的物种成员时都采用这些理论，如果这样做了就会不可避免地给人类带来严重威胁。事实上不会有人支持这种观点，即我们不能制定通过灭绝的方式来有力地控制害虫和瘟疫的公共健康政策。持有感受能力足以获得道德地位的观点的理论家能提出的最合理的观点是，该理论只赋予众生一定水平的道德地位。

对于第四种理论，最具辩护性的观点有：①并非所有具有感受能力的生物都有相同水平的感受；②即使在具有相同感受水平的生物之间，由于感受与其他属性的相互作用，感受的重要性也会有所不同。一些作者相信，生命的丰富性与质量是有等级的，这取决于人们的意识水平、社会关系、获得快乐的能力、创造力等。一个连续的道德地位，从独立的成年人到最低水平的感受，可以这样被分层到感受理论中。即使许多有感受的动物具有道德地位，也不意味着一视同仁地对待人类和包括大猩猩在内的其他动物。不同形式的区别对待也许有许多好的理由。

在这样一个理论中，具有丰富意识能力的人类生命，比如狗或矮黑猩猩的动物生命，具有更高的道德地位。这一判断与物种归属无关，而是与"[丰富的、有意识的]人类生命比动物生命更具有价值"这个事实有关，因为人类拥有真正的自主等能力。在这个理论中，人类生命仅在一定的生活质量条件下才具有价值和道德地位。因此，随着福利条件和丰富经验的减少，人的生命可能失去一部分价值和道德地位。[43] 所有这些理论都有需要解决的问题,因为随着福利和财富条件的减少,生命的道德地位及其保护会逐渐降低。例如,当能力丧失发生时,人类或非人类的道德地位都会下降,而最脆弱的个体由于道德地位的下降将更容易受到虐待或剥削。通常情况下,任何支持这个结论的理论在道德上都是不可接受的。

根据"感受是道德地位的充分必要条件"这个理论所存在的几个问题,我们的结论是,这第四种理论——就像前三种理论一样——提供了获得某种水平的道德地位的充分非必要条件。这个理论需要用前几类理论来补充,以提供更全面的道德地位理论。感受理论可以用于确定哪些生物拥有道德地位,而其他理论可用于确定道德地位的等级。毋庸置疑,第四种理论不能确定道德地位的精确水平或道德保护的适当范围。

基于关系的理论

第五种也是最后一种理论是基于关系属性的。该理论认为,人与人之间的关系赋予了道德地位,主要是在关系建立了角色和义务时。例如医患关系,这是一种医疗需求和提供护理的关系。一旦建立了这种关系,患者就从其医生那里得到了治疗的权利,而这些权利是除该医生的患者以外的其他患者所不具备的。患者没有这种独立于已建立的关系的地位,医生对这种关系之外的人也没有同样的义务。

也存在不涉及双方正式理解的关系,比如与我们密切合作的人的关系,以及涉及双方没有相互理解的关系,比如人类主动与实验动物建立的关系,这种关系改变了人对动物的义务。一个被广泛讨论的例子是,实验室的工作人员和完全依赖于管理员的实验动物的关系。在这里,管理员的角色产生了研究者和其他责任方的义务。

第五种理论试图捕捉研究和实践中的许多关系的条件,尤其是那些涉及社会互动和互惠的关系,它们要比陌生人和外人的关系更强大、更有影响力。这种理论的一个版本将相关关系描述为随着时间以不同的方式发展。例如,阿尔茨海默病患者和实验动物,都有一段人类道德共同体评估自己与这些个体关系的重要性的历史。在每一种情况下,我们都应该保护和关心那些和我们建立了关系的对象,且正是由于这种关系,当他们变得易受伤害时,我们有特殊的义务去保护与关心他们。[44]

在这种理论的一些版本中,人类胎儿与新生儿是通过特定关系逐步获得显著道德地位的示例。以下是对人类胎儿道德地位的描述：

> 社会角色是随着时间发展的，从出生前就开始了……胎儿与其他人的社会互动通常在分娩之前就存在了。促成这种社会角色的因素包括，父母对胎儿的心理依恋，以及能够监测胎儿的健康状况的妇产技术的发展……胎儿被认为是社会母体的一部分的程度越低，认为他/她与人享有相同的道德地位的论证就越无力。在接近生存能力的边缘时……胎儿可能会被认为是社会关系网络的一部分，程度上要比足月的胎儿低。因此，胎儿的利益应该具有不同的权重，在足月时要高一些，但在生存能力有问题时就相对较低一些。[45]

尽管具有一些吸引力，但第五种理论只能解释道德地位和相关的道德保护是如何建立起来的。如果把这种理论作为道德地位的唯一基础，那么就只有社会关系与特殊联系可以决定道德地位了。关键的权利，比如生命权和不受限制等，在这种理论中是没有效力的，除非权利是在关系的背景下被授予的。如果这种理论拒绝、忽视或忽略前四种理论的见解，也即把道德地位建立在可以独立于社会关系而被承认的属性（知性能力、感性能力等）基础之上，那么作为一种对道德地位的解释是无法持续的。例如，在第四种理论中，感受属性是地位赋予的。当我们由环境污染误伤了一个人类研究对象或人群时，说这种伤害是错误的仅仅因为我们与特定的个人或人群建立了实验室、临床或社会关系，这是不正确的。我们的行为是错误的，因为我们造成了没理由和不必要的风险、痛苦或苦难，无论是否存在一种既定的关系都是如此。

道德地位从根本上讲是关于哪些生物具有道德地位的问题，而第五种理论并没有直接解决这个问题。它更侧重于这个基础，基于这个基础哪些生物有时获得或失去特定的道德权利，或产生或终止特定的道德义务。因此，第五种理论没有给出道德地位的必要条件，而且与我们研究过的其他理论相比，在许多重要关系的情况下，它也没有明确给出道德地位的充分条件。[46] 许多与各种各样的生物之间的爱和照顾的关系，并未赋予那些生物道德地位。无论我们多么爱自己孩子最亲密的朋友或邻居的宠物，他们都不会因和我们的这种关系而获得道德地位。缺少这种关系并不意味着缺少道德地位。个人仍然可以根据前四种理论中一种理论标准（人类物种属性、认知、道德主体、感受）获得道德地位。这种方法是最大限度地维护那些不再有能力拥有重要人际关系的个人的道德地位的主张的最佳方法。他们不会仅仅因为失去了关系而失去所有的道德地位。

总而言之，第五种理论的主要贡献在于表明，某些关系解释有多少人获得或失去某些道德权利，而另一些关系可以产生或终止义务。因此，该理论可以解释不同程度的道德地位，如下文的"道德地位的等级"一节所讨论的。

从理论到实践准则

迄今所研究的五种理论都有可接受和有吸引力的要素。然而，每一种理论都有可能犯这样的错误，即将一种单一属性或属性类型——生物物种、认知能力、道德主体、感受能力、特定关系——作为道德地位唯一或至少是主要的标准。每种理论都建议使用其优先属性来包含特定个体（拥有该属性的人），并排除其他个体（缺乏该属性的人）。因此，每种理论都过于狭隘，无法成为道德地位的一般理论，除非它们接受其他四种理论中的一个或多个标准。

从古希腊至今，当一群人（比如奴隶和妇女）因为缺乏一些可以确保他们完整道德地位的高价值属性而被剥夺一定的社会地位时，我们看到了不同的动机和理论在起作用。随着时间的推移，对这些假定标准的道德接受性的观点已经改变，并改变了对这些群体成员的道德地位的信念。例如，在许多社会中，被剥夺了平等道德地位的妇女和少数群体，后来都获得了绝不应被剥夺的平等的道德地位。今天仍然令人担忧的是，一些群体特别是弱势群体，包括一些患者和研究对象，仍然面临着歧视性的社会状况：他们不能满足道德地位标准，因为主要的标准是专门定制的，所以他们不具备完全或甚至部分的道德地位。生命医学伦理学的讨论主要集中列对象是否属于上述描述的脆弱群体：人类胚胎、人类婴儿、无脑儿童、人类研究对象、动物研究对象和患有无反应觉醒综合征的人（或植物人）。[47]

每种理论的主要规范——我们以下将其作为道德地位的*标准*（而不是道德地位的*理论*或*条件*）——在某些必须做出决定的问题和情况下很有效，但在其他问题和情境下就不太有效了。

从五种理论中找到最好的准则

在理想的情况下，我们可以从这五种理论中各取其精华，并将这些要素融合成一种多元的和连贯的道德地位论述。[48]这种策略将有助于容纳关于道德地位的不同观点,将允许不同利益相关者的利益平衡,如科学家发现新知识的利益和研究对象的利益,并将有助于避免棘手的权利冲突,如科学家从事研究的权利和人类胚胎的权利。我们以后假定,连贯的、多元论述的道德地位的理想原则上是可行的,但是对道德地位做出统一和综合的论述是一项艰巨和苛刻的任务,我们在本章并没有声称已经进行这个任务。

道德地位的等级

在许多关于道德地位的理论中,并不是所有享受道德地位的个体都有绝对的、无限制和完全的道德地位。在一些理论中,有能力的成年人比其他存在拥有更广泛的权利,尤其是自决和自由的权利,因为他们具有自主与道德主体的能力。尽管现在人们普遍认为,被研究的许多动物种类都有一定水平的道德地位,然而却很少能找到一种赋予所有被研究的动物和人类享有相同等级道德地位的理论。[49]即使是动物权利论者,也会普遍承认消灭一个人比消灭一只老鼠更糟糕。另一种普遍的观点是,冷冻人类胚胎不具有等同于人的道德地位。但是,这些关于道德地位高低的论断站得住脚吗?一个站得住脚的理论是否承认道德地位的不同等级?

我们通过研究公共政策中一个依赖于道德地位等级的开创性的案例来寻找答案。这个案例源于英国关于人类胚胎研究的争论和立法的历史。围绕这项研究的道德争议问题首先由人类受精和胚胎学调查委员会(沃诺克委员会,1984 年)审议[50],后来在 1990 年议会通过《人类生殖与胚胎学法》时进行了辩论。2001 年的法规制定了在研究中胚胎使用的监管政策。这些条例是在首席医疗官专家组 2000 年报告的基础上制定的。[51]根据这份报告,英国政策确认下述道德原则是有关胚胎用于干细胞研究的法律和法规的道德基础:

> 1990 年的法案反映了沃诺克委员会的多数结论。在英国,目前在研究中使用胚胎是基于[下述]他们报告中的原则:
> - 人类胚胎具有特殊但并不等同于活着的儿童或成人的地位。
> - 人类胚胎应该被赋予其他物种胚胎所不具有的尊重。
> - 这种尊重不是绝对的,可能会与拟定的研究带来的利益进行权衡。
> - 人类胚胎应当得到法律保护……

专家组接受了沃诺克委员会大多数成员都赞同的"平衡"办法。在此基础上，扩展胚胎被允许的研究用途似乎没有提出新的原则性问题。[52]

这个立场有些模糊，但很常见，而且在这种情况下，具有很大的影响力，它是对道德地位和相关保护的等级和水平的描述。

我们讨论的这五种理论都可以通过等级来解释。例如，在第四类基于感受的理论中，道德地位与感受的水平、与感受生活的质量和丰富性成比例。同样，在第五种基于关系的理论中，道德地位可以通过关系的等级来表达：关系有不同的密切程度，在某些情况中，依赖关系比在其他情况中更加重要。

可以说，这些理论中所有与道德相关的属性都是有等级的。语言能力、感受能力、道德主体性、理性、自主决策、自我意识等都有不同的等级表现，并且可能不限于人类。[53] 从这个角度看，道德地位有高和有低，我们可以设想一个从完全道德地位到无道德地位的连续统一体。

但是道德地位等级的解释是否优于道德地位全有或全无的解释呢？[54] 道德地位较低的概念（包括类人生物、非人类的概念）在历史上一直很麻烦，它的残余在许多文化实践中挥之不去。那么，最好否认还是肯定道德地位具有等级呢？

这些关于道德地位等级的问题不应当掩盖这样一个事实，即所有具有道德地位的生物，即使是那些明显低于完全道德地位的生物，仍然具有*某些*重要的道德地位。关于等级的概念是否适用于分析那些赋予道德地位的所有属性，分歧是不可避免的。例如，那些对第一种理论（基于人的属性）有坚定承诺的人的著作中就出现了分歧。一个有争议的案例涉及了人类胎儿成为有感受、有认知的道德主体的可能性。在某些理论中，这种潜力是不能逐渐地表达的，因为从一个人生命的起点开始，完全的潜力就已经存在。因此，人类胎儿在其起源和整个存在过程中都具有完全的道德地位。在其他理论中，人类胎儿的道德地位较低，因为他们只是潜在的人而非实际的人。

有一种理论认为，人类受精卵、胚胎与胎儿的道德地位在妊娠期间是逐渐提高的。[55] 这种理论可以发展为使潜力本身成为等级的问题（潜力的等级）。例如，胚胎和胎儿的大脑缺陷会影响认知和道德意识的潜力，也会影响与其他人形成的关系。这种理论也能用不同的权利来表达——例如，孕妇可能比她们的胎儿享有更多的权利和更高水平的道德地位——至少在胎儿发育的某些阶段。

一种面向实践的道德地位理论需要精确地确定个人或群体的地位，而不仅仅是个人或群体有某种形式的地位。一个全面的理论将解释，随着赋予道德地位的属性的逐渐获得或丧失，道德地位排名是否会发生变化，如果是这样，排名将如何变化。我们不应该乐观地认为，这样一种理论能够涵盖道德地位的所有问题，但是我们能够希望获取一种比目前可用的理论更好的理论。

道德规范与道德地位之间的联系

84

我们已经将关于道德地位的问题与第一章中提到的道德规范的问题区分开来。现在我们要进一步地区分。道德地位的标准是一般意义上的道德规范。一般意义上的道德规范是一种（表面的）标准，具有判断或指导人类信念、推理或行为的权威。规范可以指导、要求或赞扬。违反规范会受到指责、批判、不批准或其他一些负面评价。道德地位的标准满足这个描述。尽管规范与原则和规则不是同一类型，但这些标准是规范性的。

道德地位的标准也可以从第一章对道德冲突、道德难题、初始规范、规范的细化与平衡的讨论中得到理解。道德地位的标准可能而且经常发生冲突。例如，感受标准（来自第四种理论）和人类种属关系的标准（来自第一种理论），在试图确定早期人类胎儿的道德地位的尝试中发生了冲突。感受标准认为胎儿只有在感受点及以后才能获得道德地位，而人类种属标准则认为道德地位产生于人类的生物开端。

管理道德地位的准则：将规范付诸实践

理论与解释的冲突可以并且应该通过第一章描述的规范来解决。规范是通过缩小其范围来细化的，这允许我们制定我们称其为管理道德地位的*准则*。其他人可能称其为规则而不是准则，但在我们的理论框架中，规则规定了原则，而准则规定了道德地位的标准。其目标是从上述五种理论中的一个或多个标准中提取内容，以展示这些内容如何被塑造成为日益实用的准则。我们将使用"道德地位水平"的语言来表述这些准则。

"水平"这个概念应该根据道德地位的等级来解释。这种方法提供了一个连续的道德地位，从狭窄范围的道德保护到广泛范围的道德保护。比如，婴儿、智障者和很多认知能力不强的人都有一定水平的道德地位，但他们的道德地位和自主的人所处的道德地位水平不相同。例如，哪些缺乏基本认知和自主能力的人将不能享有各种决策权，包括那些基本自主的人所享有的知情同意的权利，但他们仍然享受生命权和健康权。说他们有较低的道德地位并不是贬低或侮辱他们，而是要认识到他们不享受与其他人一样的权利。但他们的脆弱性也可能赋予他们其他人没有的权利，比如各种医疗保健和特殊教育的权利。

为了说明规范是如何逐步实现的，我们现在将说明性的规范作为准则。我们并不是要推荐以下五项准则，我们的目标仅仅是澄清这些准则的性质、基础和道德意义，并使用细化的方法展示它们是如何形成的。

首先考虑一种情况，在此情况下，"所有活着的人都有某种水平的道德地位"的标准与"所有有感受的生物都具有某种水平的道德地位"的标准发生冲突。我们从两个可能的细化（准则一和准则二）开始，它们涉及第一种理论（物种属性标准）和第四种理论（感受标准）中提出的标准：

> 准则一：所有有感受能力或有感受能力生物潜能的人类，都有某种水平的道德地位；所有没有感受能力并且没有感受能力生物潜能的人类，都没有道德地位。

这种细化使适用于特殊群体的额外规范成为可能，比如脑死亡的个体、无脑的个体（那些没有大脑和小脑的人，它们对思维和行为的有效水平至关重要）和受到脑损伤的没有感受能力并没有感受的潜能的个体。准则一认为，这些群体中个人没有道德地位。相比之下，该准则赋予所有健康人类胚胎和胎儿某种水平的道德地位，当其是有意识的或有意识潜能的。准则一不能用于支持人类胚胎干细胞研究或堕胎，因此可能不支持将人类胚胎干细胞移植给帕金森病患者，该准则反对这些实践，尽管它也可以做进一步的说明。

通过细化，一种不同的且具有明显竞争力的准则是：

> 准则二：所有具有感受能力的人类，都有某种水平的道德地位；所有没有感受能力的生物，也包括那些只具有感受能力潜能的人类，都没有道德地位。

第二条准则对于胚胎和早期胎儿是否具有道德地位有着极其重要的道德含义，因此也意味着关于人类胚胎干细胞研究和早期堕胎的道德争论。它认为，尽管生命在有感受能力之前不受道德保护，但胎儿一旦有感受就可免受堕胎和研究干预。[56]与准则一不同，该准则允许（经过适当研究）将人类胚胎干细胞移植给帕金森病患者。

澄清第二条准则的确切含义需要进一步细化。尤其是在堕胎的情况下，即使胎儿有感受，其持续存在也可能威胁到孕妇的生命或健康。一个可能的进一步的细化是，有感受的胎儿拥有与所有有感受的人同样的权利，堕胎是一种犯罪的行为，如同杀害一个无辜者一样令人反感。另一个细化是，如果有感受的胎儿威胁到了孕妇的生命，那么他们的权利就会减少。理论上说，准则二只是解决几类个体问题的首要步骤。

通过第四类理论（感受理论）与第二类理论（认知能力）的细化，第三种可能的准则是：

> 准则三：所有具有感受能力的生物，都有某种水平的道德地位；这种水平是根据感受能力水平与认知的复杂性水平共同提升的。

根据这种准则，个体感受能力越强、认知和精神生活越丰富，个体的道德地位就越高。生物的大量有价值的体验能力各不相同，因此，并不是所有的生命都生活在相同的较高的感受、认知、理解和体验等水平上。问题不在于生命是否有价值，而是由于感受能力和精神生活质量的不同会产生不同的价值水平。这个准则直接产生了下述直觉，也即在涉及动物的研究中，人们普遍认为类人猿比猪更应该得到保护，而猪比老鼠更应该得到保护。然而，该准则可能并不支持许多有关物种心智能力的常见直觉。如猪的精神生活比狗和狒狒的更丰富，因此，猪比这种物种拥有更高的道德地位。[57]

取决于该准则的进一步细化，它可能支持也可能不支持为人类移植猪的心脏瓣膜。猪的感受能力与认知能力水平，在决定是否可以从猪身上获得心脏瓣膜方面，可能会有关键性的道德影响。在这一准则下，拯救人的生命与牺牲猪的生命的比较价值问题，只能通过调查两者的感受水平和认知水平来决定。

现在来看第四条准则，这是道德主体标准（第三类理论）的细化，与人类种属标准（第一类理论）相冲突：

> 准则四：所有具有道德主体能力的人类都享有平等的基本权利；所有没有道德主体能力的人类（具有感受能力）和非人类动物，其权利都应被削弱。

这条准则大幅提高了道德主体的地位，降低了所有其他的有感受能力的生物的地位。对该准则的辩护，可能需要对平等的基本权利、没有道德主体能力者拥有或不拥有哪些权利给予解释（第四章部分讨论了这个主题）。

87 　　从某种视角看，该准则显然是正确的、无可争议的：有道德主体能力的个体拥有一套权利，例如决策权，它不属于没有道德主体能力的个体，无论后者是人类还是非人类。更具争议和难以规范处理的一个基础假设是，缺乏道德主体能力的人类个体道德地位降低了。理论一的支持者可能会在其规范中完全否定这个假设。降低的道德地位分类可能会影响生命伦理学中的许多决定，例如，如何决定器官移植的优先顺序（在器官紧缺的情况下）。一个悬而未决的问题是，是否应该降低那些没有道德主体能力的个体的道德地位，使他们的排名足够低而没有移植竞争力。

　　作为最后一个例子，考虑一个可能的准则，它涉及第五种理论（由关系决定的地位）和第四种理论（由感受决定的地位）。这个规范将两个标准与实验动物的情境联系了起来。下边的准则假设了这样一个道德命题，即实验室负责人与实验室里的动物之间的 "公共关系" 是有道德意义的：

　　　　准则五：所有具有感受能力的实验动物都有某种水平的道德地位，这给它们提供了一些免受疼痛、痛苦和损害的保护；随着疼痛、痛苦与损害的可能性和强度的增加，道德地位的水平和相关保护也必须相应地增强。

　　该准则首先产生了这种观点，即那些造福人类社会的实验动物应该享有比同样的仅有感受能力的动物更高的道德地位。例如，实验室里的老鼠比生活在森林里或医院阁楼里的老鼠享有更高的地位。人类主动与动物建立的关系，改变了我们应当给予它们的权利，因此它们获得了比同物种的野生动物更高的地位。主要的利益条件是，当人类与实验动物建立关系时动物产生的脆弱性和依赖性。研究越让动物遭受疼痛和痛苦，对动物的照顾和保护的义务就越多。

　　该准则有时适用于人类对动物的管理，也即对托付给个人的动物的状况进行仔细的和负责任的监督和保护。然而，一个更好的准则（因为它接近道德地位标准）建基于互惠和不伤害义务，即动物研究对象因其身体的使用和研究中的伤害或伤害风险，获得了较高的道德地位。

88 　　这五项准则以如此抽象和不确定的形式呈现，致使其可行性似乎令人怀疑。如果无法进一步降低它们的抽象性，结果将是不幸的，因为实用性是实践伦理学评价所有事务的重要标准。原则上讲，这些准则可以逐步地细化到实用性的程度，就像道德原则一样（如第一章所示）。此外，限制权衡（如第一章中所分析的）在决定行为过程合理性方面通常发挥着核心作用。

道德地位的道德意义

　　一些作者质疑道德地位这一范畴的必要性。他们认为，道德理论可以且应该直接指导人们应该如何对待个人，或者应该制定哪些道德美德。一些哲学家认为，迄今诸如此类的道德地位描述，提供了一种表面上很有吸引力但过于简单的画面，它描述了我们如何"扩大我们关注的范围"，从自主的成年人到人类胎儿、脑损伤患者、实验动物等对象。他们认为，这些理论使我们忽视了决策过程中与道德相关的一系列特征。如果一种生物有某种属性，如感受，这个事实并没有告诉我们应该如何对待或以其他方式对待有感知的生物，它也没有给我们道德优先权的解释。因此，我们不需要关于道德地位的概念和理论，没有它们我们会更好。[58]

　　这些观点认为，我们需要关注各种与道德相关的情境特征，这些特征为我们提供了对他人采取行动或不采取行动的理由，这是任何道德地位理论都无法很好解决的。例如，我们经常做出一些区分，它们导致我们合理地优先对待某些个体或某类个体，比如偏爱我们的孩子、朋友、陪伴动物等。我们必须区分哪些偏好是合理的，而哪些不是，但一般的道德地位理论都不能适当地指导我们完成这项任务。

　　这些观点恰当地警示了我们道德地位理论的局限性。尽管如此，道德地位仍然至关重要，它应该被仔细地分析，而不是被忽视或被轻视。在第九章中，我们对基本人权采取了类似的观点。如果我们不能以道德地位和基本权利的基本规范为指导，这将是一个灾难性的道德损失。奴隶制度和虐待人类受试者的做法在历史中大量出现，部分原因是道德地位的标准的缺陷以及对与道德地位相关的基本权利的忽视。近几十年来，在很多地方，一些被收容的"精神衰弱"的儿童、慢性病医疗机构中的很多老年患者，以及一些种族，被世界上一些最好的生物医学研究中心和这些研究的赞助者们视为几乎没有或没有道德地位。[59]人们很容易遗忘承认道德地位如何能引起人们对关键性的道德保护的关注与支持。[60]

弱势群体与弱势个体

对道德地位的关注往往源于保护弱势群体的需要。对特定人群给予额外保护的规则是临床伦理学和科研伦理学的基石。从历史上看，这些保护起因于对某些群体成员的剥削以及他们无法同意或拒绝干预的关注。[61]在生物医学背景下，脆弱的人有时由于疾病、衰弱、精神疾病、发育不良、认知障碍等原因没有能力保护自己的利益。在社会经济上，他们可能是贫困的，这增加了有害结果的可能性。在某些情况下，无家可归者、政治难民和非法移民等群体也可能被认为是弱势群体。

然而，*弱势*这个术语应该谨慎使用，因为它也可能在某些群体中造成刻板印象和过度保护。[62]

弱势群体准则

在关于生物医学研究中使用弱势群体的争议中，下列三条一般准则之一可能适用于研究实践：

（1）不允许此类实践（全面禁止的政策）。

（2）任何情况下都允许此类实践（完全允许的政策）。

（3）仅在特定情况下允许此类实践（部分允许的政策）。

例如，在上述三条准则中，哪一条应该管理人类胚胎（子宫内和故意流产后）的各种研究用途，公众意见存在严重分歧，个人偏好各不相同。关于动物实验、非治疗性儿童试验以及无能力的个体试验也存在分歧。目前，很少有人为全面禁止或完全允许涉及这些群体的研究进行辩护，但很多人会支持禁止在研究中使用这些个体中的某些类别，比如类人猿和病重儿童。一些弱势群体通常拒绝前两个准则而接受第三个准则，进而要求我们建立一套合理而精确的道德保护，以确定允许我们对特定群体成员进行或不进行研究的条件。

90   道德一致性的问题困扰着这些议题。几乎所有人都同意，缺乏某种能力的人不应该被用于具有重大风险且不能带来直接的预期利益的生物医学研究中。由于这些弱势群体的脆弱性，对他们的保护应该是高水平的。非人类动物通常不被平等地对待，尽管这种差异对待的原因在公共政策中通常是不明确的。传统中，动物有限的认知与道德能力，为在生物医学研究中使用它们提供了部分实质性的理由，而非反对在伦理上不能使用人类受试者时使用它们。无论对这些动物造成伤害和过早死亡是否合理，但对具有类似有限能力的人类是不合理的，这是生命医学伦理学中一个尚未解决的问题，而且它威胁到道德理论的一致性。[63]

堕胎的临床实践，尤其是在胎儿具有感受能力的情况下，提出了道德一致性的相关问题。有关堕胎的长期的持续性争议，主要涉及以下两个问题：①胎儿（各个发育阶段）的道德地位如何？②当胎儿的这种地位所产生的权利与孕妇的权利（控制自己的未来）发生冲突时，我们该怎么办？几乎所有人都认为，一个临产期胎儿与新生儿并没有很大区别。早一个月的发育，极少有道德相关差异，而不连贯会威胁作为道德地位标志的生长连续体的任何阶段。与动物实验对象一样，人类胎儿的地位往往因为其缺乏感受能力、认知能力和道德能力而降低，而这种缺陷随后就成了堕胎的理由。关于我们是否能够为这种降级辩护，以及我们是否可以为导致胎儿过早死亡辩护的问题，仍然是生命医学伦理学中最困难的问题之一。

同情与公正

道德地位和弱势群体的问题，让我们质疑是否有能力在同情他人困境的同时保持判断的适当公正。在本章的前几节里，我们把对道德地位的思考与第一章中对道德规范的讨论联系起来。现在我们把这些对道德地位的反思与第二章中对*道德品质*的讨论联系起来。我们特别把道德同情作为一种与同情相似的并且通常涉及同情的品质。

同情的能力使我们能够理解另一个人或群体的想法和感受，尽管这种理解并不完美。通过同情，我们可以关注他人的幸福。大卫·休谟敏锐地指出，虽然大多数人对他人的困境只有有限的同情，但他们也有某种水平的能力通过冷静的反思性判断来克服这些限制：

> 人类的慷慨是很有限的，而且……很少会超越他们的朋友和家庭，　91
> 或最多是祖国……我们对他人的同情会比我们对自己的关心微弱很多，
> 我们对远离自己的人的同情会比对邻近和接触我们的人的同情要淡漠很多；

然而，我们在对人的品质做冷静的判断时，却忽略了所有这些差异。[64]

在关心自身之外，我们的同情会很自然地延伸到我们的亲密伙伴，比如朋友和家人。从那里，同情可以转移到一个更广泛但仍然相对较小的熟人群体，比如那些我们联系最频繁的人，或者我们在他们的生活中投入最多的人。我们对那些真正远离我们的人，比如陌生人或其他国家的人的同情，通常会被我们对亲近的人的同情所削弱，但这种同情可以通过与陌生人的联系和对其处境的冷静判断被唤起。

与其他人的*不同*和*距离*都会限制我们的同情心。疗养院里的人往往与他人不同、彼此疏远，就像患有莱施-奈恩综合征（Lesch-Nyhan syndrome）的患者、人类胚胎、实验动物等。对多数人而言，很难将这些人视为具有重要道德地位从而对我们提出要求并对其负责。尽管我们知道弱势群体中的个体会受遭受痛苦，但我们的同情与道德反应并不容易被激发出来，尤其是当这些个体隐藏在我们视线之外或属于另一个物种时。

毫不意外，在第二章中讨论"道德圣人"和"道德英雄"中，很多人对处于困境并遭受苦难的人都表现出了更广泛、更深切的同情。这种同情心超出了我们大多数人，甚至可被视为是一种道德理想。相比之下，极度有限的同情加上极度有限的慷慨，有助于解释一些社会现象，如虐待儿童、虐待动物、一些疗养院忽视体弱多病的老人等。令人遗憾的是，在人际互动中这种扩大的同情心并不普遍，但根据我们对人性的了解，这个事实是可以预见的。

休谟建议，通过在我们冷静的判断中刻意保持公正，解决我们对与自己不同的人的这种有限的同情："对我们来说这是必要的，即在我们的冷静的判断和交谈中……忽视所有这些差异，使我们的感受更加公开和合群。"[65]他要求我们伸出援手以寻求更广泛的同情。他的建议与我们第二章里有关亚里士多德"道德卓越"的讨论是一致的。一个道德卓越的人会努力扩大他或她对那些遭受痛苦的人的同情，并达到冷静和公正的判断。休谟将这种的理想描述为在道德判断中的"共同的"或"普遍的"观点。这种观点，一些哲学家称之为"道德观点"，它控制了由于我们与某些人的亲密关系而产生的扭曲和偏见，并使我们获得了更广泛的同情。[66]

这种观点可以帮助我们解决本章提出的许多问题，但是坚持以下道德观点是不合理的，也即包含如此深刻的同情和广泛的公正以至于可普遍适用于不同的文化、人口、地理和物种。广泛的同情是一种调节性的艰巨的行为理想,是第二章所检验的道德卓越范围。如果终身都能始终如一地做到,那将是一种道德上美丽的品格装饰,尽管并不多见。

结 论

在这一章里,"理论"、"标准"、"准则"和道德地位的"等级"等相关词语占据了主导地位,而不是第一章和第二章中的"原则"、"规则"、"美德"和"品格"等词语。正如我们已经注意到的,这些话语形式和它们所涉及的领域之间存在着不同的联系,但我们应该对它们进行仔细的区分。例如,与道德地位相关的特征决定了个体或群体所能经历的各种损害和利益。这些特征也有助于我们确定哪些道德原则适用,以及如何适用。

我们并没主张前两章探讨的公共道德为我们提供了一个充分的和可行的道德地位标准框架,而且我们还预留了一些有关道德地位的尚未解决的问题。有关研究中使用的胚胎、胎儿、脑损伤者和实验动物的道德地位的争论,以及如何分析道德地位等级的概念,依然存在合理的不确定性。理性的争论是可以预料的,但是那些参与争论这些问题的人需要清楚他们所使用和辩护的模型,在生命伦理学研究中很少涉及这些主题。如果模型接受道德地位等级,那么这个模型需要被精确地表述。如果这个模型拒绝接受道德地位等级,那么也需要提供比通常情况下更加深入的分析。建构道德地位的层次和等级是一项艰难的任务,但是在某些领域里这种追求是必要的。在第十章接近尾声的时候,我们会回到其中一些问题上,并探讨道德地位概念中的公共道德和道德改变的可能性。

注 释

1. 参考 Mark H. Bernstein, *On Moral Considerability: An Essay on Who Morally Matters* (New York: Oxford University Press, 1998)。

2. 这一概念归功于 David DeGrazia, "Moral Status as a Matter of Degree," *Southern Journal of Philosophy* 46 (2008): 181-198,esp. p. 183。更多内容请参见 Tom L. Beauchamp and David DeGrazia, *Principles of Animal Research Ethics* (New York: Oxford University

Press, 2019)。

93   3. 这是对道德地位评估所涉及的广泛问题的一个考察，参见 Antoine Suarez and Joachim Huarte, ed. *Is this Cell a Human Being? Exploring the Status of Embryos, Stem Cells and Human-Animal Hybrids* (Germany: Springer, 2011)中的论文。

4. 这段历史以及它与生命医学伦理的关系参见 Ronald A. Lindsay, "Slaves, Embryos and Nonhuman Animals: Moral Status and the Limitations of Commin Morality Theory," *Kennedy Institute of Ethics Journal* 15 (December 2005): 323-346。历史上关于非人类动物道德地位的问题，参见 Stephen R. L. Clark, Aaron Garrett, Michael Tooley, and Sarah Chan and John Harris in Tom L. Beauchamp and R. G. Frey, ed. *The Oxford Handbook of Animal Ethics* (New York: Oxford University Press, 2001), chaps. 1-2, 11-12。

5. D. J. Powner and I. M. Bernstein, "Extended Somatic Support for Pregnant Women after Brain Death," *Critical Care Medicine* 31 (2003): 1241-1249; David R. Field et al., "Maternal Brain Death during Pregnancy," *Journal of the American Medical Association* 260 (August 12, 1988): 816-822; Xavier Bosch, "Pregnancy of Brain-Dead Mother to Continue," *Lancet* 354 (December 18-25, 1999): 2145.

6. 参见 Hilde Lindemann Nelson, "The Architect and the Bee: Some Reflections on Postmortem Pregnancy," *Bioethics* 8 (1994): 247-267; Daniel Sperling, "From the Dead to the Unborn: Is There an Ethical Duty to Save Life?" *Medicine and Law Journal* 23 (2004): 567-586; Christoph Anstotz, "Should a Brain-Dead Pregnant Woman Carry Her Child to Full Term? The Case of the 'Erlanger Baby,'" *Bioethics* 7 (1993): 340-350; Neda Farshbaf, "Young Mother Kept Alive for 123 Days so Her Babies Could Survive," *USA Today*, July 11，2017，可在 https://www.usatoday.com/story/news/humankind/2017/07/11/young-mother-kept-alive-123-days-so-her-babies-could-survive/103615364/上找到（2018 年 4 月 1 日访问）。

7. Daniel Sperling, *Management of Post-Mortem Pregnancy: Legal and Philosophical Aspects* (Aldershot, UK: Ashgate, 2006)（包括胎儿的道德地位和法律地位两方面的问题）；Sarah Elliston, "Life after Death? Legal and Ethical Considerations of Maintaining Pregnancy in Brain-Dead Woman," in *Intersections: Women on Law, Medicine and Technology*, ed. Kerry Petersen (Aldershout, UK: Ashgate, 1997), pp. 145-165, 我们的讨论没有假定亡者有被法律保护的利益和权利；我们所关注的是死亡孕妇在预先指示中要求在包括她死亡的种种情况下保留或撤销一切医疗技术的问题。

8. 这一区别参见 Mary Midgley, "Duties Concerning Islands," in Environmental Ethics, ed. *Robert Elliott* (Oxford: Oxford University Press, 1995); Christopher W. Morris, "The Idea of Moral Standing," *Oxford Handbook of Animal Ethics* (2011), pp. 261-262; David Copp, "Animals, Fun-damental Moral Standing, and Speciesism," *Oxford Handbook of Animal*

Ethics (2011), pp. 276-277。

9. 为何有的对象能依赖其"自身权利",参见 Allen Buchanan, "Moral Status and Human Enhancement," *Philosophy & Public Affairs* 37 (2009): 346-381, esp. 346; Frances M. Kamm, "Moral Status," in *Intricate Ethics: Rights, Responsibilities, and Permissible Harm* (New York: Oxford University Press, 2006), pp. 227-230; L. Wayne Sumner, "A Third Way," in *The Problem of Abortion*, 3rd ed., ed. Susan Dwyer and Joel Feinberg (Belmont, CA: Wadsworth, 1997), p. 99。我们感谢 Chris Morris 提供了这些参考。

10. Robert P. George and Alfonso Gómez-Lobo, "The Moral Status of the Human Embryo," *Perspectives in Biology and Medicine* 48 (2005): 201-210, 引文涵盖 pp. 201-205。

11. the Preamble and Articles in United Nations, *Universal Declaration of Human Rights*,可在 http://www.un.org/Overview/rights.html 上找到（2018 年 4 月 5 日访问）。

12. 2001 年 9 月 7 日,V. Ourednik 等人发表了一篇文章 "Segregation of Human Neural Stem Cells in the Developing Priate Forebrain," *Science* 293 (2001): 1820-1824. 这篇文章首次报道了在灵长类动物大脑中植入人类神经元干细胞制造猴-人嵌合体。这篇文章既关注生命医学伦理，又关注生命医学科技。详见 National Institutes of Health (NIH), Final "National Institutes of Health Guidelines for Human Stem Cell Research" (2009)。可在 https://stemcells. nih.gov/policy/2009-guidelines.htm 上找到（2018 年 4 月 5 日访问）。这些指导方针执行 2009 年 3 月 9 日由美国总统巴拉克·奥巴马（Barack Obama）发行的 13505 号行政命令。

13. "嵌合体"多用于细胞层面，"转基因"多用于基因层面，参见 Mark K. Greene et al., "Moral Issues of Human—Non-Human Primate Neural Grafting," Science 309 (July 15, 2005): 385-386。也见 Julian Savulescu 的总结, "Genetically Modified Animals: Should There Be Limits to Engineering the Animal Kingdom?" in *Oxford Handbook of Animal Ethics* (2011), esp. pp. 644-664；Jason Robert and Francoise Baylis, "Crossing Species Boundaries," *American Journal of Bioethics* 6 (2003): 1-13（附评论）；Henry T. Greely, "Defining Chimeras...and Chimeric Concerns," *American Journal of Bioethics* 3 (2003): 17-20; Robert Streiffer, "At the Edge of Humanity: Human Stem Cells, Chimeras, and Moral Status," *Kennedy Institute of Ethics Journal* 15 (2005): 347-370; Phillip Karpowicz, Cynthia B. Cohen, and Derek van der Kooyl, "Is It Ethical to Transplant Human Stem Cells into Nonhuman Embryos?" *Nature Medicine* 10 (2004): 331-335。

14. Hiromitsu Nakauchi et al., "Generation of Rat Pancreas in Mouse by Interspecific Blastocyst Injection of Pluripotent Stem Cells," *Cell* 142 (2010): 787-799。大白鼠和小白鼠的位置在这个团队的实验中被颠倒（或者说交换），参见 T. Yamaguchi, H. Sato, M. Kato-Itoh et al., "Interspecies Organogenesis Generates Autologous Functional Islets," *Nature* 542

(2017): 191-196。

15. Jun Wu, Aida Platero-Luengo, Masahiro Sakurai et al., "Interspecies Chimerism with Mammalian Pluripotent Stem Cells," *Cell* 168 (2017): 473-486.

16. National Institutes of Health (NIH), "NIH Research Involving Introduction of Human Pluripotent Cells into Non-Human Vertebrate Animal Pre-Gastrulation Embryos," 通告编号 NOT-OD-15-158，发表于 2015 年 9 月 23 日，见 https://grants.nih.gov/grants/guide/notice-files/NOT-OD-15-158.html (2018 年 3 月 25 日访问)；National Institutes of Health, Office of Science Policy, "Next Steps on Research Using Animal Embryos Containing Human Cells," 2016 年 8 月 4 日，可在 http://osp.od.nih.gov/under-the-poliscope/2016/08/next-steps-research-using-animal-embryos-containing-human-cells 上找到（2018 年 4 月 1 日访问）。

17. 详见即将出版的 Tom L. Beauchamp, "Moral Problems in the Quest for Human-Nonhuman Chimeras with Human Organs," *Journal of Medical Ethics*。

18. 一种有吸引力的观点是：只要动物-人类嵌合体在特定时间段内被销毁，就可以为在实验中创造这种嵌合体进行辩护。见 Henry T. Greely, "Human/Nonhuman Chimeras: Assessing the Issues," *Oxford Handbook of Animal Ethics* (2011), pp. 671-672, 676, 684-686。然而 the President's Council on Bioethics 对创造嵌合体发出了联邦禁令，*Reproduction & Responsibility: The Regulation of New Biotechnologies* (Washington, DC: President's Council on Bioethics, 2004)，可在 http://bioethics.georgetown.edu/pcbe/上找到（2012 年 1 月 28 日访问）。也见 Scottish Council on Human Bioethics, *Embryonic, Fetal and Post-Natal Animal-Human Mixtures: An Ethical Discussion* (Edinburgh, UK: Scottish Council on Human Bioethics, 2010), "Animal-Human Mixtures" 主题，可在 http://www.schb.org.uk/上找到（2018 年 4 月 1 日访问）。

19. National Research Council, National Academy of Science, Committee on Guidelines for Human Embryonic Stem Cell Research, *Guidelines for Human Embryonic Stem Cell Research* (Washington, DC: National Academies Press, 2005)，2007 年修正案，可在 https://www.nap.edu/catalog/11871/2007-amendments-to-the-national-academies-guidelines-for-human-embryonic-stem-cell-research 上找到；Mark Greene, "On the Origin of Species Notions and Their Ethical Limitations," *Oxford Handbook of Animal Ethics* (2011), pp.577-602.

20. "人" 的语言在神学中有着悠久的历史，特别是在基督教神学努力解释三位一体的三个个性方面。关于嵌合体的潜力，参见 Greene et al., "Moral Issues of Human-Nonhuman Primate Neural Grafting"。

95　　21. Julian Savulesu, "Should a Human-Pig Chimera Be Treated as a Person?" *Quartz*, Penned Pals, 2017 年 3 月 24 日，可在 https://qz.com/940841/should-a-human-pig-chimerabe-treated-as-a-person/上找到（2017 年 4 月 5 日访问）。

22. 我们不反对形而上学中与道德地位无关的人的天性。在形而上学文献方面，参见 Derek Parfit, "Persons, Bodies, and Human Beings," in *Contemporary Debates in Metaphysics*, ed. Theodore Sider, John Hawthorne, and Dean W. Zimmerman (Oxford: Blackwell, 2008), pp. 177-208; Paul F. Snowdon, *Persons, Animals, Ourselves* (Oxford: Oxford University Press, 2014)。

23. 详见 Tom L. Beauchamp, "The Failure of Theories of Personhood," *Kennedy Insitutr of Ethics Journal* 9 (1999): 309-324; Lisa Bartolotti, "Disputes over Moral Status: Philosophy and Science in the Future of Bioethics," *Health Care Analysis* 15 (2007): 153-158, esp. 155-157。

24. 至少有一位第一种理论的拥护者准确地得出了这个结论。参见 Patrick Lee, "Personhood, the Moral Standing of the Unborn, and Abortion," *Linacre Quarterly* (May 1990): 80-89, esp. 87；Lee, "Soul, Body and Personhood," *American Journal of Jurisprudence* 49 (2004): 87-125。

25. 详见 Michael Tooley, "Are Nonhuman Animals Persons?" in *Oxford handbook of Animal Ethics* (2011), pp. 322-373; Harry G. Frankfurt, *Necessity, Volition, and Love* (Cambridge: Cambridge University Press, 1999), chaps. 9, 11; Mary Anne Warren, *Moral Status* (Oxford: Oxford University Press, 1997), chap. 1; H. Tristram Engelhardt, Jr., *The Foundations of Bioethics*, 2nd ed. (New York: Oxford University Press, 1996), chaps. 4, 6; Lynne Rudder Baker, *Persons and Bodies* (Cambridge: Cambridge University Press, 2000), chaps. 4, 6。

26. Korsgaard, "Kant's Formula of Humanity," in *Creating the Kingdom of Ends* (Cambridge: Cambridge University Press, 1996), pp. 110-111. 详见她的"Interacting with Animals: A Kantian Account," in *Oxford handbook of Animal Ethics* (2011), pp. 91-118, esp. p. 103。

27. 参见 Tom Regan, *The Case for Animal Rights* (Berkeley: University of California Press, 2004 年新编), pp. 178, 182-184。

28. 这一结论应如何发展尚存争议。让一个晚期阿尔茨海默病患者受到等同于生命医学研究者给予实验动物的待遇是错误的，但可以提出我们应该像对待晚期阿尔茨海默病患者那样去对待灵长类实验对象。

29. 参见 Korsgaard, "Interacting with Animals: A Kantian Account," p. 101 中对动物缺乏哪些能力的评论。

30. Colin Allen and Marc Bekoff, *Species of Mind: The Philosophy and Biology of Cognitive Ethology* (Cambridge, MA: MIT Press, 1997); Colin Allen, "Assessing Animal

Cognition: Ethological and Philosophical Perspectives," *Journal of Animal Science* 76 (1998): 42-47.

31. 参见 Donald R. Griffin, *Animal Minds: Beyond Cognition to Consciousness*, 2nd ed. (Chicago: University of Chicago Press, 2001); Rosemary Rodd, *Ethics, Biology, and Animals* (Oxford: Clarendon, 1990), esp. chaps. 3-4, 10; Tom L. Beauchamp and Victoria Wobber, "Autonomy in Chimpanzees," *Theoretical Medicine and Bioethics* 35 (April 2014): 117-132。

32. 参见 Gordon G. Gallup, "Self-Recognition in Primates," American Psychologist 32 (1977): 329-338; David DeGrazia, *Taking Animals Seriously: Mental Life and Moral Status* (New York: Cambridge University Press, 1996), esp. p. 302。

33. 对这些标准的完整描述需要利用先前讨论过的知性能力来加以解释。例如，做出道德判断的能力需要相当水平的理解能力。

34. Kant, *Grounding for the Metaphysics of Morals*, trans. James W. Ellington, in Kant, *Ethical Philosophy* (Indianapolis, IN: Hackett, 1983), pp. 38-47, 43-44 (Preussische Akademie, pp. 432, 435, 436, 439-440).

35. 这种理论的例子是——集中在那些声称有足够证据证明某些非人类动物是道德能动者，可能是人，并因此是道德共同体的成员——Marc Bekoff and Jessica Pierce, *Wild Justice: The Moral Lives of Animals* (Chicago: University of Chicago Press, 2009); Steven M. Wise, *Rattling the Cage: Toward Legal Rights for Animals* (Boston: Da Capo Press of Persues Books, 2014 年新编); Michael Bradie, "The Moral Life of Animals," *Oxford Handbook of Animal Ethics* (2011), pp. 547-573, esp. pp. 555-570; Tom Regan, *The Case for Animal Rights*, esp. pp. 151-156。

36. 参见 Colin Allen and Michael Trestman, "Animal Consciousness," *Stanford Encyclopedia of Philosophy*, 2016 年 10 月 24 日修订版，尤其是第 6、第 7 部分，见 https://plato.stanford.edu/entries/consciousness-animal/（2018 年 6 月 12 日通过）; David Edelman, Bernard Baars, and Anil Seth, "Identifying Hallmarks of Consciousness in Non-Mammalian Species," *Consciousness and Cognition* 14（2005）：169-187。

37. "*痛苦*" 和 "*折磨*" 这两个术语通常被交替使用，但它们应该被区分开，因为受到折磨需要比单纯的痛苦体验更多的感性能力。折磨会随着厌恶、有害等不涉及疼痛的情形出现。对于折磨与其他相关概念的详细分析，参见 David DeGrazia, "What Is Suffering and What Kinds of Beings Can Suffer?" in *Suffering and Bioethics*, ed. Ronald Green and Nathan Palpant (New York: Oxford University Press, 2014): 134-153。也见 Robert Elwood, "Pain and Suffering in Inverte- brates?" *ILAR Journal* 52 (2011): 175-184; Tom L. Beauchamp and David B. Morton, "The Upper Limits of Pain and Suffering in Animal Research: A Moral Assessment of The European Union's Legislative Framework," *Cambridge*

96

Quarterly of Healthcare Ethics 24 (October 2015): 431-447; David DeGrazia and Tom L. Beauchamp, "Moving Beyond the Three Rs," *ILAR Journal* 61 (Fall 2019)。

38. 一些拥护者也试图声明这种能力是道德地位的充分必要条件——这一主张更难支撑。两种对于这个主张的反对理论，参见 L. Wayne Summer, *Abortion and Moral Theory* (Princeton, NJ: Princeton University Press, 1981); Bonnie Steinbock, *Life Before Birth: The Moral and Legal Status of Embryos and Fetuses*, 2nd ed. (New York: Oxford University Press, 2011)。

39. Baruch Brody, *Abortion and the Sanctity of Life* (Cambridge, MA: MIT Press, 1975). 大脑诞生被视为和脑死亡类似的关键转折点。

40. 这一观点由 Stephen Griffith 提出，"Fetal Death, Fetal Pain, and the Moral Standing of a Fetus," *Public Affairs Quarterly* 9 (1995): 117。

41. Bentham, *An Introduction to the Principles of Morals and Legislation*, ed. J. H. Burns and H. L. A. Hart; F. Rosen 作新版序言；Hart 作解读论文 (Oxford: Clarendon Press, 1996), p. 283。

42. 例子参见 Peter Singer, *Animal Liberation*, 2nd ed. (London: Pimlico, 1995), p. 8; and Summer, *Abortion and Moral Theory*。

43. 参见 R. G. Frey, "Moral Standing, the Value of Lives, and Speciesism," *Between the Species* 4 (Summer 1998): 191-201; "Animals," in *The Oxford Handbook of Practical Ethics* (New York:Oxford University Press, 2003), esp. pp. 163, 178，以及他的 "Autonomy and the Value of Animal Life," *Monist* 70 (January 1987): 50-63。一种有点相似但基础不同的理论参见 Martha Nussbaum, *Frontiers of Justice: Disability, Nationality, Species Membership* (Cambridge, MA: Harvard University Press, 2006), esp. p. 361。

44. 关系理论的文章，参见 Ronald M. Green, "Determining Moral Status," *American Journal of Bioethics* 2 (Winter 2002): 20-30; Diane Jeske, "Special Obligations,"*Stanford Encyclopedia of Philosophy* (Spring 2014 Edition), ed. Edward N. Zalta, 可在 https://plato. stanford.edu/archives/spr2014/entries/special-boligations/上找到（2018 年 3 月 28 日访问）。关于将实验动物和它的道德重要性联系起来的令人信服的理由，参见 John P. Gluck, *Voracious Science and Vulnerable Animals: A Primate Scientise's Ethical Journey* (Chicago:University of Chicago Press, 2016); 也参见 Lily-Marlene Russow, "Ethical Implications of the Human-Animal Bond in the Laboratory,"*ILAR Journal* 43 (2002): 33-37。

45. Carson Strong and Garland Anderson, "The Moral Status of the Near-Term Fetus," *Journal of Medical Ethics* 15 (1989): 25-26.

46. 相关结论参见 Nancy Jecker, "The Moral Status of Patients Who Are Not Strict Persons," *Journal of Clinical Ethics* 1 (1990): 35-38。

47. 比此处列出的更加宽泛的患者——尤其是数不清的临终患者——参见 Felicia Cohn and Joanne Lynn, "Vulnerable People: Practical Rejoinders to Claims in Favor of Assisted Suicide," in *The Case against Assisted Suicide: For the Right to End-of-Life Care*, ed. Kathleen Foley and Herbert Hendin (Baltimore: Johns Hopkins University Press, 2002), pp. 238-260。

48. 一个有影响力的融合多样性的总体策略是由 Warren 在 *Moral Status* 中提出的，尽管她所融合的理论与我们的不同。一种融合了其他不同理论的相似策略，出现在 Lawrence J. Nelson and Michael J. Meyer, "Confronting Deep Moral Disagreements: The President's Council on Bioethics, Moral Status, and Human Embryos," *American Journal of Bioethics* 5 (2005): 33-42（附有对批评的回应，pp.W14-16）。

49. 关于平等和不平等的利益考虑问题，以及不同水平的考虑，参见 DeGrazia, "Moral Status as a Metter of Degree," esp. pp. 188, 191。

50. (Mary Warnock), *Report of the Committee of Inquiry into Human Fertilisation and Embryology: Presented to Parliament* (London: HMSO, July 1984). (The Warnock Committee Report.)

51. Chief Medical Officer's Expert Group, *Stem Cell Research: Medical Progress with Responsibility* (London: Department of Health, 2000).

52. Chief Medical Officer's Expert Group, *Stem Cell Research*, sects. 4.6, 4.12, pp. 38-39.

53. 参见 David DeGrazia, "Great Apes, Dolphins, and the Concept of Personhood," *Southern Journal of Philosophy* 35 (1997): 301-320; Beauchamp, "The Failure of Theories of Personhood。"

54. "要么有完整道德地位，要么没有道德地位"的理论，参见 Elizabeth Harman, "The Potentiality Problem," *Philosophical Studies* 114 (2003): 173-98。

55. Carson Strong, "The Moral Status of Preembryos, Embryos, Fetuses, and Infants," *Journal of Medicine and Philosophy* 22 (1997): 457-478.

56. 附有辩护的相似理论，参见 Mary Anne Warren, "Moral Status," in *A Companion to Applied Ethics*，ed. R. G. Frey and Christopher Wellman (Oxford: Blackwell, 2003), p. 163。更多理论参见 Elizabeth Harman, "Creation Ethics: The Moral Status of Early Fetuses and the Ethics of Abortion," *Philosophy & Public Affairs* 28 (1999): 310-324。

57. 与此观点相关，但有差异的反对意见，参见 Rebecca L. Walker, "Beyond Primates: Research Protections and Animal Moral Value," *Hastings Center Report* 45 (2016): 28-30。

58. 参见 Mary Midgley, *Animals and Why They Matter* (Athens: University of Georgia Press, 1983), pp. 28-30, 100; Rosalind Hursthouse, "Virtue Ethics and Treatment of Animals,"

in *Oxford Handbook of Animal Ethics* (2011), chap. 4; *Hursthouse, Ethics, Humans and Other Animals* (London: Routledge, 2000), pp. 127-132。

59. 美国的经典案例有用柳溪州立学校的智障儿童进行的塔斯基吉梅毒实验和向衰弱的患者注射癌细胞的布鲁克林犹太人慢性病医院。前一个案例参见 James H. Jones, *Bad Blood:The Tuskegee Syphilis Experiment*, rev. ed. (New York: Free Press, 1993) 和 Susan Reverby, ed. *Tuskegee's Truths: Rethinking the Tuskegee Syphilis Study* (Chapel Hill: University of North Carolina Press, 2000)。其他案例参见 Jay Katz et al., eds., *Experimentation with Human Beings: The Authority of the Investigator, Subject, Professions, and State in the Human Experimentation Process* (New York: Russell Sage Foundation, 1972); National Commission for the Protection of Human Subjects of Biomedical and Behavioral Research, *Research Involving Those Institutionalized as Mentally Infirm* [Washington: Department of Health, Education, and Welfare (DHEW),1978]。

60. 环境伦理中相似的讨论聚焦于超越人类和非人类动物的自然界的尺度，例如，树木、植物、物种和生态系统是否有道德地位，参见 Paul Taylor, *Respect of Nature: A Theory of Environmental Ethics* (Princeton, NJ: Princeton University Press, 2011); Gary Varner, "Environmental Ethics, Hunting, and the Place of Animals," *Oxford Handbook of Animal Ethics* (2011), pp. 855-876；Andrew Brennan and Y. S. Lo, *Understanding Environmental Philosophy* (New York: Routledge, 2014); Lawrence E. Johnson, *A Morally Deep World: An Essay om Moral Significance and Environmental Ethics* (Cambridge: Cambridge University Press, 1993); Agnieszka Jaworska and Julie Tannenbaum, "The Grounds of Moral Status," *Stanford Encyclopedia of Philosophy*（2018 年 1 月 10 日修订版），可在 https://plato.stanford.edu/entries/Grounds-moral-status/上找到（2018 年 3 月 19 日访问); Alasdair Cochrane, "Environmental Ethics," section 1 ("Moral Standing"), *Internet Encyclopedia of Philosophy*, 可在 https:// www.iep.utm.Edu/envi-eth 上找到（2018 年 3 月 19 日通过）。

61. National Commission for the Protection of Human Subjects of Biomedical and Behavioral Research, *The Belmont Report: Ethical Principles and Guidelines for the Protection of Human Subjects of Research* (Washington, DC: DHEW Publication OS 78-0012,1978); 联邦法规第 45 条（公共福利），第 46 段（保护人类受试者），可在 http:// www.hhs.gov/ohrp/humansubjets/guidance/45cfr46.html 上找到（2011 年 7 月 15 日访问）。

62. 关于脆弱性的分析，参见 Kenneth Kionis, "Vulnerability in Research Subjects: A Bio-ethical Taxonomy," in National Bioethics Advisory Commission (NBAC), *Ethical and Policy Issues in Research Involving Human Participants*, vol. 2 (Bethesda, MD: NBAC, 2001), pp. G-1-13。

63. 参见 Rebecca L. Walker, "Human and Animal Subjects of Research: The Moral

Significance of Respect versus Welfare," *Theoretical Medicine and Bioethics* 27 (2006): 305-331。说明这个问题的主要文献是一篇美国医学研究所（现美国国家医学研究院）的报告：Committee on the Use of Chimpanzees in Biomedical and Behavioral Research, *Chimpanzees in Biomedical and Behavioral Research: Assessing the Necessity* (Washington, DC: National Academies Press, 2001), 可在 https://www.nap.edu/catalog/13257/chimpanzees-in-biomedical-and-behavioral-research-assessing-the-necessity 上找到（2017 年 4 月 16 日重新获取）。另参见 National Institutes of Health, Office of the Director, "Statement by NIH Director Dr. Francis Collins on the Institute of Medicine Report Addressing the Scientific Need for the Use of Chimpanzees in Research," 2011 年 12 月 15 日，星期四，可在 http://www.nih.gov/news/health/dec2011/od- 15.htm 上找到（2011 年 12 月 15 日访问）；后续报告 Council of Councils, National Institutes of Health. *Council of Councils Working Group on the Use of Chimpanzees in NIH-Supported Research: Report*, 2013, 可在 https://dpcpsi.nih.gov/council/pdf/FNL_Report_WG_Chimpanzees.pdf 上找到（2017 年 4 月 16 日访问）；National Institutes of Health, Announcement of Agency Decision: Recommendations on the Use of Chimpanzees in NIH-Supported Research, 可在 dpcpsi.nih.gov/council/pdf/NIHresponse_to_Council_of_Councils_recommendations_62513.pdf 上找到（2013 年 7 月 28 日访问）。

64. Hume, *A Treatise of Human Nature*, ed. David Fate Norton and Mary J.Norton (Oxford: Oxford University Press, 2006), 3.3.3.2.

65. Hume, *An Enquiry Concerning the Principles of Morals*, ed. Tom L. Beauchamp (Oxford: Oxford University Press, 1998), 5.42.

66. 这里我们关注公正在扩展同情中扮演的角色，但公正也能纠正那些接近于多情的错误导向或夸大的同情。对出于某种多愁善感而反对从脑死亡患者身上获得可移植器官的潜在有效措施的批判，参见 Joel Feinberg, "The Mistreatment of Dead Bodies," *Hastings Center Report* 15 (February 1985): 31-37。

第二部分　道　德　原　则

第四章　尊重自主原则

与其他伦理原则一样，尊重人的自主选择的原则也深深根植于道德规范之中。但是，要明确这一原则的性质、适用范围以及力度，则需要作仔细分析。在本章中，我们将探讨自主的概念和尊重自主原则，以便考察患者、受试者和代理决策者在医疗和医学研究中的决策。[1]

虽然我们就生命医学伦理四组道德原则展开的讨论始于尊重自主原则，但这样的章节安排并不意味着该原则优先于其他的原则，也不说明它处于比其他原则更加重要的地位。我们不但认为尊重自主原则并不优先于其他原则，而且我们认为，它并非过度关注个人主义而忽视了个人的社会性，也非过度关注理性而忽视了情感，更非因强调法律权利而过度律法主义，从而淡化社会实践。

自主的概念和尊重自主原则

"自主"一词源于希腊语 *autos*（"自我"）和 *nomos*（"统治"、"支配"或"法律"），它最初是指独立城邦的自治或自我管理。后来，它的含义得到扩展被用于个人。自主的个体可依照自主选择的计划自由地行动，正如自主的政府可以自由管辖它的领土、推行相关政策。反过来说，自主性减弱的个体在相当程度上为他人所控制，他无法根据自己的意愿和计划进行思考或行动。例如，认知受损的个体和监狱的囚犯，其自主性就是不完整的。精神上的无行为能力限制了严重精神障碍者的自主性，而监禁则限制了囚犯的自主性。

关于自主性，有两个基本条件至关重要，即*自由*（不受控制性影响的独立自主）和*能动性*（进行有意行动的能力）。不过，就这两个条件的确切含义以及自主性是否还需要其他条件，学界存在着分歧。[2] 作为首先探讨的一条原则，我们将以这些基本条件来建构一个适用于生命医学伦理的自主性理论。

自主性理论

有些自主性理论强调*自主者*的能力、技能或特质等，包括其自治的能力，如理解、推理、思考、管理和独立选择的能力。[3] 不过，本章关注的焦点是决策，这将使我们把目光聚焦自主选择，而非一般的自治和自我管理能力。即使是具有自治能力、能很好地管理自己健康的自主者，也会因为疾病、沮丧、无知、胁迫或其他原因影响他们的判断或选择，从而导致他们无法就某些特定的选择做出自主决定。

若一个具有自主性的人签署了一份知情同意书，但他并没有阅读，也不了解知情同意书的内容，那么，这个人虽然具备自主行为的能力，但实际上并没有做到自主。在这种情况下，我们或许可以把这个人的行为描述为把信任托付给医生，并且自主地授权医生进行决策。不过，即便这样的推论是对的，该具有自主性的人的行为也不属于*知情同意过程*的自主授权，因为他并不实质性地了解整个过程。反过来说，某些通常不具备自主决策能力的人，有时却能做出自主的选择。例如，有些没有自理能力、在法律上被宣布为无行为能力的精神障碍患者，仍可能做出一些自主的选择，如表达饮食偏好、拒绝服药、给熟人打电话等。

自主性的错层理论。 有些哲学家提出了一种有影响力的自主性理论。该理论认为，自主性是指有能力通过更高层次（第二等级）的欲望或偏好反思性地控制、认同或反对自己基本的（第一等级）欲望或偏好。[4] 比如，杰拉尔德·德沃金（Gerald Dworkin）就为我们提供了一个"与内容无关的"自主性的定义："人们批判性地反思他们的第一等级偏好、欲望、愿望等的第二等级能力，以及根据更高等级偏好和价值去接受或试图改变它们的能力。"[5] 举一个例子，酗酒者有喝酒的欲望，但也有更高层次的欲望——戒酒。再举一个例子，一名非常敬业的医生有在医院超长时间工作的第一等级愿望，但她也有和家人共度每个夜晚的更高等级愿望。每当她想要工作到很晚且的确这么做的时候，她所需要的是她的自主性所不需要的，因此，她的行为并非出自主性。发自第一等级愿望，但有违第二等级的行动不是自主性的行动，它代表的是"动物"的行为。因此，根据这一理论，具有自主性的人有能力反思性地接受、认同或拒绝较低等级的欲望，而不受他人对该欲望的控制。这种接受或拒绝第一等级偏好的、更高等级的能力*构成*自主性。没有这样的能力，人就是不自主的。

然而，这一理论有其不足，因为没有什么能阻止强烈的第一等级欲望引起第二等级的反思性接受、偏好或意志。也就是说，个体对第一等级欲望在第二等级的接受，可能是业已形成的第一等级偏好的结果。强烈的第一等级欲望，如嗜酒或鸦片类的成瘾是与自主性相对立的，并可引发第二等级的欲望。如果第二等级欲望（决定、意志等）是由第一等级欲望激发的，那么，认同一个欲望而不认同另一个欲望并没有把自主性和非自主性区分开来。

这一理论需要的不只是有关第二等级偏好及其影响的令人信服的解释。它需要提供一种方法，使普通人即便未能在更高层次反思自己的偏好，他们也能够因自身的自主选择而获得尊重。该理论也有可能与本章所讨论的尊重自主原则中的一致性标准发生冲突。如果说反思性地认同一个人的第二等级欲望或意志，是自主行为的必要条件的话，那么，许多几乎普遍被认为是自主的普通行为，如对配偶的不忠（尽管主观上当事人并不希望如此），或去超市购买日杂用品时选了可口的零食（尽管购物者实际上并未想过买零食）等都成了非自主性的行为了。一个要求反思性认同和稳定的意志模式，其理论不恰当地缩小了受尊重自主原则保护的行动范围。

阿格尼斯扎卡·佳沃斯卡（Agnieszka Jaworska）曾指出，选择与自己的主张相异、接受与自己长期坚持的价值观相反的东西，并不意味着放弃自主权。比如，某患者在生命垂危之际可能会做出与此前所认知的完全不一样的决定，他会要求施行高侵入性治疗，因为对于生命和最佳利益，他已有了新的认识：此刻他更关注的是能再多活几天。尽管在过去他坚决反对侵入性治疗，但现在能坦然接受。佳沃斯卡的例子在医疗领域十分普遍。[6]

如果按照错层理论所要求的更高层次反思的标准，那么决策者及其所做的决定大多是没有自主性的。它不过是描绘了一幅自主性的理想图景，而并非一种可用于指导医疗和医学研究中决策的自主性理论。一个理论不应该与内在于尊重自主原则的种种理论预设不相一致，若某个自主性理论过于虚无缥缈、超出了一般决策者的可及范围，则这一理论是不可接受的。

我们的三个条件理论。撇开所谓理想化的自主性理论不说，我们将重点分析非理想化的情形。我们将分析普通选择者在以下三种情形的自主行动：①有意地采取行动；②在理解的前提下行动；③在不受决定其行动的控制性因素影响下行动。此种并不复杂的设计是基于这样的认识，即有行为能力的普通人的日常选择都是自主的，对他们行动的分析足以用来解释生命医学伦理中的自主性。

（1）*意向性*。有意的行动需要与落实行动相关的一系列事件的推进计划。一个行为要成为有意的，它必须符合行为者对它的构想，尽管最终结果不一定符合预期。[7] 任何有意的行为，不能排除行动者希望自己不去实施的行动。我们的动机常常涉及相互矛盾的需求和欲望，但这样的事实并不意味着行动缺少意图或自主性。可预见但不希望出现的结果，可以是与有意的行动计划相一致的部分。

（2）*理解*。理解是自主行动的第二个条件。若行动者对行动不甚理解，则该行动就不是自主的。制约理解的因素包括疾病、不理性和不成熟。交流过程中的缺陷也会妨碍理解。自主行动只需要相当程度的理解，而非完全理解。把患者和研究受试者合理程度的决策设定为完全和彻底的自主决策，实际上剥夺了他们有意义的行为，因为人们的行动，一般说来很少是完全自主的（如果有的话）。

（3）*不受控制*。自主行动的第三个条件是个人应不受外在或内部可导致其迷失自我的因素的控制。影响以及抗拒影响是此处分析中的基本概念。并非所有作用于他人的影响都是控制性的。在本章稍后论及的不受控制以及自愿部分，我们将关注作为主要影响因素的强迫和操纵。*外在的*控制性影响，通常指某人对另一人的影响，其固然十分重要，但来自个体*内部*的影响（如由精神疾病引起）对自主性也十分关键。

103　　上述影响自主性的三个条件中的第一个——意向性，不涉及程度问题：人的行为要么是故意为之，要么不是故意的。不过，行为可以在较大程度或较小程度上满足理解和不受控制性因素的影响这两个条件。例如，理解可以或多或少是完全的；威胁可以或多或少是严重的；而精神疾病也可以或多或少是可控的。儿童就是这方面很好的例子。他们呈现出从控制到不受控制的连续谱。在刚出生后的几个月，婴儿几乎完全受控制，显示出极其有限的控制能力，但随着年龄的增长，他们不同程度地表现出对影响的抗拒，同时他们的控制力、实施有意行为的能力，以及理解力也日渐提高。

因此，正如满足理解和自愿这两个条件有程度不同之分一样，行为的自主性也可以是在不同程度上的。就理解和不受控制而言，其存在着从完全理解到完全不理解、从完全控制到完全受控的连续谱。为了区分行动的自主或不自主，需要掌握这些连续谱的截止点。是充分理解还是不充分理解，控制的程度如何等，这样的界限应根据特定情形下决策（如决定做手术、择校、雇用员工等）的具体目标来确定。

尽管实质性和非实质性之间界限的划分看起来似乎有些任意，但实质性自主决定的阈值标志，可以决策的具体目标来设定。患者和受试者在决策中可实现实质性的自主，就像在其他生活领域中（如选择饮食样式），他们也可以进行实质性的自主选择一样。因此，我们需要为具体情况下实质性自主制定具体的标准。

自主、权威、社群和关系

有些理论家认为，自主行动与规定个人行为的国家、宗教组织以及其他社群的权威不相容。他们认为，自主的个体必须依据自己的理性来行动，不可能在不放弃自主性的情况下臣服于权威或选择被人统治。[8] 然而，个人如果行使自主权来选择接受一种在他们看来具有合法影响力和引导力的习俗、传统或社群，那么自主与权威之间并不存在根本的矛盾。

选择严格遵循医学专家的建议即为一明显的例子。另外的例子还有：耶和华见证会（Jehovah's Witness）教徒接受宗教的传统权威而拒绝输血；罗马天主教徒出于对教会权威的尊重而选择反对堕胎。人们认同权威机构的道德标准，并不妨碍这些规范会被自主地接受，即便这些规范源自传统或机构权威。如果说耶和华见证会教徒坚守教义、拒绝输血的行为被认为是由宗教信仰造成的非自主行为，那么，我们很多出于对机构权威的信心而做出的选择，也会被认为不值得尊重。如此的自主性理论在道德上是不可接受的。

在医疗情境中，由于患者的依赖状况和医疗专业人员的权威地位，人们会遇到不少自主选择受限的问题。有时候，权威和自主是不相容的，但这并不是因为这两个*概念*不相容。冲突的产生可能是因为权威没有得到适当的展示或接受。比如，当出现医疗家长主义或当被施加了不当影响的时候，两者之间就会发生冲突。

有人批评自主性在生命医学伦理中的主导地位，指责自主性过于狭隘地强调作为独立的和理性意志的模式，而忽视情感、公共生活、社会环境、互惠和人的发展。[9] 他们认为，对于自主性作这样的解释，过于狭隘地将自我视为独立的、原子式的和理性的控制。其中的一些批评者试图在肯定自主性的同时，通过关系来解释它。这种"关系自主性"的解释是出于一种观点，即人的身份和选择大体上（无论是好还是坏）都是通过社会交往和一系列交义的社会决定因素（如种族、阶级、性别、民族和权威结构）形成的。[10]

我们将在第五到第七章分析伦理原则的时候回应关系自主性的挑战。我们认为，如果关系自主性没有忽视我们此前论及且稍后将进一步论述的自主性的三个条件，那么，这一概念是可以得到辩护的。

尊重自主原则

尊重自主的行动者，意味着承认他们有权持有自己的观点、做出选择以及根据自己的价值观和信念采取行动。这样的尊重通过尊重的*行动*表现出来，而不只是尊重的*态度*。尊重自主原则所要求的也不仅仅是不干涉他人的私人事务。在某些情形下，它包括促成或维护他人自主选择的能力，同时帮助他们消除恐惧及其他破坏或干扰自主行动的因素。尊重意味着承认自主的个体的价值观和决定权，并使他们能够自主地采取行动，而对自主性的不尊重则涉及忽视、侮辱、贬低或无视他人自主行动权的态度和行为。

105　　尊重自主原则强调的是广义的义务，它不存在类似"我们必须尊重他人的观点和权利，*除非*他们的思想和行动严重损害了其他人"这样的例外条款。例外的情况应另外单独列明，而不是在原则本身中说明。不过，这一原则应被分析既包含消极义务又包含积极义务。作为*消极的*义务，该原则要求自主行动不受制于他人的控制性约束。作为*积极的*义务，它要求在告知信息时应持尊重态度，且其他的行动也有利于促进自主决定。尊重自主原则要求从事涉及人的医疗和研究的专业人员有义务告知信息，寻求和确保受试者的理解和自愿，促成受试者的充分决定。正如当代一些康德主义者所主张的，把他人作为目的这一道德要求，要求我们帮助他人实现他们的目的，增强他们作为行动主体的能力，而不只是避免把他们仅仅视为实现我们目的的手段。[11]

尊重自主性的这些积极义务和消极义务，能够支持许多更具体的道德规则，其中一些为本书中所讨论的其他道德原则所证明。这些道德规则包括：

（1）说实话。

（2）尊重他人的隐私。

（3）保护机密信息。

（4）获得对患者实施干预的同意。

（5）应他人请求时，帮助他人做出重要决定。

尊重自主原则及其所包含的规则仅具有初始性，有时可能被其他竞争性的道德因素压倒。以下例子可以说明这一点：假如我们的自主选择危及公共健康、可能伤害无辜的人，或需要尚无资金购买的稀有资源，那么，他人就可以正当地限制我们行使自主权。总的来说，尊重自主原则无法确定一个人应当自由地知道什么或做什么，也无法确定什么是限制自主性的正当理由。例如，一名无法手术、无法治愈的癌症患者问医生，"我没有得癌症，是吧？"医生撒谎说："你的身体和十年前一样棒。"这个谎言隐瞒了患者在决定未来行动时可能需要的信息，因而违反了尊重自主原则。尽管这样的谎言不无争议，但根据有利原则，如果谎言的*主要受益方*是患者，那么，它是可以得到辩护的。（关于对患者隐瞒信息的某些行为能够得到辩护，请参见我们在第六章中有关"家长主义：有利原则与尊重自主原则间的冲突"和第八章中有关"诚实"的讨论。）

尊重自主性的义务不适用于不能以充分自主的方式行事的人，也不适用于因不成熟、无行为能力、无知、被胁迫、被剥削等而无法实现自主的人。婴儿、非理性自杀者、药物依赖者都属于此列。这一立场不等于假定上述个体不该享有道德上的尊重，也即人们常说的对人的尊重。[12] 在本书的几个章节中，我们都阐明了这些患者同样拥有重要的道德地位（参见第三章），我们有义务保护他们避免陷入受伤害的情形，并为他们提供医疗福利（参见第五到第七章）。

所谓的尊重自主性的成败

有些学者对美国生命伦理学"自主性的胜利"表示遗憾。他们断言，那些倡导自主性的人有时候不尊重患者，他们强迫患者做出选择，而许多患者并不想获得有关病情的信息或不想做决定。比如，卡尔·施耐德（Carl Schneider）声称，自主性的坚定支持者（他给他们贴上了"自主主义者"的标签）关心的不是患者*真正想要*什么，而是他们*应该要*什么。施耐德得出的结论是，"虽然患者基本上都希望知悉医疗情况，但其中有相当数量的患者（尤其是老年患者和危重患者）不想自己做出医疗决定，甚至可能不想以任何非常显著的方式参与这些决定"[13]。

医务人员尊重自主性的义务，与患者或受试者的选择权*相关*，但患者或受试者没有相应的选择*义务*。被施耐德引用过的几项实证研究，似乎曲解了自主选择在切实可行的理论中如何发挥作用，以及在临床医学中应当如何发挥作用。加利福尼亚大学洛杉矶分校的研究人员对具有不同种族背景的、65 岁及以上的老年受试者进行告知晚期疾病的诊断和预后信息的态度与对

106

临终决定的态度之间差异的研究。研究者根据 800 名受试者（每个种族 200 人）的回答概括了他们的主要发现。

> 与欧洲裔美国人（87%）和非洲裔美国人（88%）相比，韩国裔美国人（47%）和墨西哥裔美国人（65%）更不赞同应将转移性癌症的诊断结果告知患者。与非洲裔美国人（63%）相比，韩国裔美国人（35%）和墨西哥裔美国人（48%）更不赞同应当将晚期疾病的诊断情况告知患者，更不赞同患者应当做出关于使用生命维持技术的决定（28%和41%对 60%和65%）。韩国裔美国人和墨西哥裔美国人更赞同应当由家庭做出关于使用生命维持技术的决定。

从事此项研究的研究者强调，"有关患者自主性的*理念*远没有那么普及"。他们还把患者自主性的理念与"以家庭为中心的模式"进行了比较。后者强调个人的关系网，强调"家庭的和谐功能高于家庭成员的自主性"[14]。

107 不过，研究者得出的结论是，"医生应当询问患者是否希望获得信息并做决定，或询问他们是否更愿意让家人来处理这些事"。这个结论根本没有放弃或取代尊重个人自主性的道德要求，而是接受了自主性的规范立场，即选择正是由患者做出的。即使患者把这个权利委托给他人，患者选择委托本身就是自主的。

第二项研究是有关纳瓦霍人的价值观，以及告知他们医疗风险和预后信息的研究。在这项研究中，两名研究者试图了解医疗服务的提供者"应当如何与纳瓦霍患者讨论负面信息"，以便提供"在文化上更适当的医疗服务"。这些研究者发现，自主性和纳瓦霍人的一种传统观念经常发生冲突。这种传统观念认为，"思想和语言具有塑造现实和控制事件的力量"。根据这种传统观念，告诉一位已被诊断有某种疾病的纳瓦霍患者，可能会出现并发症，那么，就可能真的产生这些并发症，因为"语言不只是描述现实，语言也塑造现实"。传统的纳瓦霍患者可能"把关于负面信息的讨论看作是有潜在危害的"。相反，他们希望用一种"积极的仪式语言"来促进或恢复健康。

一位中年纳瓦霍护士曾经提到，一名外科医生向她的父亲解释心脏搭桥手术的风险，结果她父亲拒绝接受手术："外科医生告诉他，他可能醒不过来，这是每个手术都有的风险。对医生来说，这是极其常规的，但对我父亲而言，这无异于一纸死刑判决书，因此，他决不同意手术。"有鉴于此，研究者采取了在伦理上有点站不住脚的做法，即尝试"让所有的纳瓦霍住院患者了解（如果不是真正实践的话）预先护理计划"。[15]

这两项研究丰富了我们对不同文化信仰和价值观的了解。然而，其中有些研究也透露出了对尊重自主原则以及许多法律和政策的误解。他们误以为他们的研究结果否定了自主原则，而不是对它的丰富。确保患者有选择的权利，以及有接受或拒绝信息的权利，是一项基本义务。强制性地提供信息和强迫选择通常有悖于这一义务。

从这个角度来看，上述两项研究之间存在矛盾。一项研究建议事先询问以便确认患者关于获得信息和做决定方面的偏好，而另一项研究则暗示，即使告知患者有决定权也可能造成伤害。现实的问题是，告知患者相关知情和决定的权利，是否能在不损害患者的信仰和价值体系的前提下进行，是否能以更好的沟通方式而非强迫患者获知并选择来达成？医疗专业人员应当时常询问患者是否愿意接受信息，是否愿意做决定。他们不应该假设：因为患者属于某个特殊的社群，所以他或她肯定信奉该社群的世界观和价值观。尊重每一个特定患者或受试者的自主性选择是基本的要求，无论他们的选择是什么。尊重自主性不是医疗领域的一个理想，而是一项专业义务。

108

尊重自主性的复杂性

自主同意的种类。同意是指允许他人以这样的方式行事，即若采取没有同意的行为，就得不到辩护，如建立性关系或做手术等。然而，在本章中，当我们考察自主性和同意的时候，我们并不假定，对某些干预的同意是必要或充分的，才可得到辩护。有时候，在急诊、公共卫生干预事件、开展涉及匿名化的数据研究时，同意并不总是必要的。而且同意也并不总是充分的，因为还需要符合其他伦理原则。比如，涉及人的研究在招募参与者的时候，就需要有受益-风险和公平性的考量。[16]

在医疗领域和研究中发挥自主性，其基本范式包括*明示*或*明确*的同意（或拒绝），即通常的知情同意（或拒绝）。[17] 然而，知情同意范式仅仅代表有效同意的一种形式。同意还可以是暗示的、默许的或推定的，它也可以是一般的或具体的。

*默示（或暗示）*同意可以从行为中推断出来。同意接受某个医疗程序，常常隐含在对另一个医疗程序的具体同意之中。而对教学医院的治疗提供一般同意，可能暗示着同意接受医生、护士以及其他正在接受培训的人员等各种角色的服务。另一种类型是*默许*同意，它通过默认的方式默默地或被动

地表示同意。例如，如果询问住在疗养院的患者是否反对把晚餐时间推迟或提前一个小时，没有人反对就表示同意。

*推定*同意可有多种不同的解释。如果同意是基于对特定个人的选择了解的基础上而做出的推定，那么这是一种默示同意。在某些情况下，推定同意就是默许同意，它为同意的有效性提供了合理的理由。相形之下，如果同意是根据关于人类善的理论或理性之人所能的接受而推定出来的，那么这在道德上是危险的。同意应当是指一个人的实际选择或已知偏好，而不是就这个人会或应当做的选择而进行的推定。

在有关培训医学生如何进行私密性检查，特别是盆腔和直肠检查的讨论中，出现了不同的同意概念。[18]医学生过去常在施行麻醉的患者身上学习和进行检查，这些患者中有一部分未给出明示的知情同意。比如，某些教学医院会允许一两名医学生参与麻醉中的女性患者手术前的检查。被施行麻醉的患者一般被认为最适合供医学生学习如何进行骨腔检查，因为这样的患者处于放松状态，即便发生差错也感觉不到。当有人质疑这种做法时，一些妇产科主任认为，患者进入教学医院就意味着给出了一般同意。这样的同意等于授权医学生和住院医师出于教学和学习目的参与患者的治疗。不过，涉及医学生和实习生参与相关过程，通常不会明确说明。

从伦理学的角度来说，有足够的理由认为基于教学或培训目的的私密性手术仅有一般同意是不够的，应该要求具体的知情同意。当涉及侵入性治疗，比如手术，或当治疗有风险时，医务人员通常（而且他们是对的）会寻求具体的知情同意。尽管与手术比较起来，骨腔检查既不是侵入性的，也没有风险，但患者可能反对深入身体的检查，尤其是这样的检查被用于教学或培训目的。当征求他们的意见时，很多妇女同意医学生参与此类检查，但也有一些妇女把这种行为看作是侵犯了她们的尊严和隐私。[19]有一位评论者曾形象地表示，"必须把患者当作是医学生的老师，而不是培训的工具"[20]。

把被施行了麻醉且仅给出一般同意的妇女用作临床培训也许没问题，但是考虑到尊重自主性的重要性，如果要为被施行麻醉的患者以及健康的志愿者做私密性检查，就要求他们给出具体的知情同意或表明愿意被当作正式的患者对待。这样的做法尊重了个人的自主性，避免了不适当的医学教学和培训模式，因而是可行的。[21]

此外，未取得具体的知情同意就在被施行了麻醉的患者身上进行骨盆检查，这样的做法可能会使临床医生对知情同意重要性和尊重自主性的态度产生负面的影响。根据一项对费城地区医学生的研究，这样的做法会使医生认为，在进行类似检查之前，并非一定需要取得患者的同意。相对于那些尚未完成实习的医学生，那些已经完成妇产科实习且参与了上述提到的检查的医学生中，只有51%的人认为同意很重要，而前者的比例则高达70%。研究者于是得出结论，"为了避免消极地寻求同意态度，实习主管应确保医学生只有在获得患者明确的同意后才可以进行相关检查"[22]。

在某些情形下，人们会考虑并采用非明示同意的形式。在2006年底，美国疾病控制和预防中心（CDC）更改了其关于在医疗保健机构中对患者进行人类免疫缺陷病毒（HIV）检测和筛查的建议，在这些机构中，常规进行各种其他诊断和筛查测试。[23]（这里的"诊断性检测"是指针对临床表现或症状提示可能患有艾滋病的人们做检测，而"筛查"则指对特定人群中的每个人进行检测）。此前的规定（也是各州法律的规定）通常需要获得具体的知情同意（通常是书面的），才能进行HIV检测以及检测前后的相关咨询。之所以会有这样的规定，主要反映了自1985年HIV检测启动以来公众对这项检测的担忧，特别是对由于检测结果为阳性而受到污名化和歧视的担忧。正是因为此类担忧，人们对HIV检测和对其他的医学检测态度是不同的，尤其是那些具有公共卫生影响的检测。所以，当时的政策要求，接受或拒绝HIV检测，需有书面形式的、具体的信息告知和决定。

美国疾病控制和预防中心在2006年版的指导意见中不再强调HIV检测和咨询中需要具体的书面的知情同意。在医疗情形下，根据临床表现和症状为患者做诊断性检测，只要获取暗示的同意即可；而针对13～64岁年龄段、未有HIV感染临床表现和症状的人群进行筛查，只需告知要进行这样的检测，并给予他们拒绝的机会。这一政策的转变表明，HIV和艾滋病不再被视为常规医疗和常规公共卫生措施的例外。[24]美国疾病控制和预防中心做出上述改变的理由如下：第一，由于HIV和艾滋病是可以通过抗逆转录病毒疗法得到有效治疗的慢性病，因此，尽管病毒无法彻底得到根除，但这种新的筛查方法能够使更多感染者，利用抗逆转录病毒疗法以极高的质量显著地延长他们的生命。第二，通过筛查获得的信息能使HIV感染者采取措施，保护他们的性伴侣或吸毒的同伴免受感染。美国疾病控制和预防中心估计，在2015年美国有110万名HIV感染者，每7名感染者中有1人（即大约15.7万人）对自己受感染的情况一无所知。[25]2006年版指导意见推出后所做的研究显示，为HIV感染者提供治疗以降低其病毒载荷（即降低血液中的HIV

110

浓度）至无法检测的水平，可大大减少性伴侣或吸毒同伴间的 HIV 感染风险。[26] 因此，就有了"HIV 治疗即相当于预防"的口号。[27]

美国疾病控制和预防中心的这一政策改变，并没有剥夺临床患者的自主权，他们仍可以拒绝检测，只是把默认状态从"选择进入"调整为"选择退出"。美国疾病控制和预防中心预计，更多此前不知道自己感染 HIV 的患者，将会接受检测并从中获得对他们自己以及他人有益的信息。当然，尽管这一做法有潜在的益处，但一些批评者仍警告说，在不需要明确的书面知情同意的条件下，由"选择退出"而引起的自主性妥协将不可避免。一名关注艾滋病权益的人士表示，"这不是知情同意，甚至不是同意。这样做（是企图）强迫人们接受 HIV 检测而不去寻求他们的同意"[28]。

在我们看来，这一在美国疾病控制和预防中心伦理准则框架之内的"选择退出"机制，是一种在不侵犯个人自主权的情况下有效提高 HIV 检测的方法，可以得到辩护。以此为基础，后来在美国达成了广泛的共识：到 2018 年上半年，美国所有的州都把涉及临床中 HIV 检测的相关法律从"选择进入"（即要求具体的书面知情同意）更改为"选择退出"。[29]

还有一种"选择退出"的情况，即是死者器官捐献，有时也称为推定的或默许的同意，也是可得到辩护的。在美国的"选择进入"的机制下，死者捐献器官需要得到明确表达的同意，不管这种同意是由死者生前给出还是在死后由其亲属给出。为获得患者同意而告知的信息通常十分有限，如在申请驾照时的草草交流，但是，这样的告知对死后器官捐赠的目的已属充分。鉴于每年捐出的器官数量与排队等候器官移植的患者数量存在着巨大差距，许多人提议美国应像一些欧洲国家那样采取"选择退出"机制，从死者身上获取器官。这样的做法改变了默认设置，把个人的沉默或不表示反对视为同意。但问题是，这种推定的或默许的同意在伦理上可以接受吗？

为了在伦理上得到辩护，这一政策要求须努力确保公众理解这些所面临的选择，并且确保有一套清晰、可靠、简单、便捷的退出机制。尽管很多欧洲国家已实行退出机制，但在美国，由于强调自主选择权以及医患双方的不信任，这一做法尚未得到认同。即便能够在美国实行，可能也不会增加移植器官的数量，因为研究数据显示，大部分美国人会选择退出，而选择退出会阻碍患者死后家属捐献其器官。就现在来看，美国相当比重的移植器官，是来自那些生前未表达倾向性意见的死亡患者。[30]

因时而变的同意和拒绝。信念和选择会随着时间的推移而发生变化。当

一个人当前的选择与他或她以前的选择相矛盾时，就会产生伦理和解释问题。在有些情况下，他或她明确地设计了这些选择，以防止未来改变主意而影响到结果。有这样一个案例，由于生活受限和家庭负担，一位 28 岁的男性决定终止长期的肾透析。他患有糖尿病，法律意义上失明，还因进行性神经系统疾病无法行走。他的妻子和医生同意提供药物缓解他的疼痛，后来又同意即使他因疼痛或其他身体变化的影响而请求透析，也不给他透析。（例如，肾衰竭引起血液中尿量的增多，有时会改变人的精神状态。）当患者在医院临近死亡时，患者醒了，抱怨疼痛，要求透析。他的妻子和医生决定按照患者以前不要透析的要求行事，四小时后患者死亡。[31]

112

　　尽管该患者妻子和医生的决定是可以理解的，但是尊重自主原则要求他们应当给患者提供透析，排掉血管中的尿液，然后再确定患者是否自主地撤销了他以前的选择。如果患者后来表示他没有撤销以前的选择，那么他可以再次拒绝透析，这样可使医务人员进一步确信他是否做了自主的选择。

　　这里存在的一个关键问题是，随着时间的推移，人们撤销以前的决定是不是*自主的*。要确定当前的决定是否自主，在一定程度上取决于这些决定是否符合当事人的个性。不合常理的行为可以引起我们的警觉，提示我们寻求解释并深入了解该行为是不是自主的。当然，这样的行为可能会是自主的。如果行为是符合当事人的个性的，那么它更可能是实质性的自主的，例如，一个虔诚的耶和华见证会信徒会拒绝输血。但是，符合个性的行为并不必然意味着是自主的行动。那么，我们如何判断决定和行动是否自主呢？

自主选择的能力

　　许多患者和潜在的受试者没有行为能力给出有效的同意或拒绝。关于行为能力的探讨主要关注的是：人们在认知、心理和法律上是否有足够的能力做出合适的决定。一些评论者把能力评判和行为能力评判区分开来，其依据是医疗专业人员评估的是有能力和无能力，而法院决定的是有行为能力和无行为能力。然而，这种区分在实践中是行不通的，我们也不会依赖这样的区分。当临床医生判断患者缺乏决定能力时，其在临床上的实际效果，可能与法院做出的无行为能力判断一样，没有重要的区别。[32]

行为能力评判的 "看门" 功能

医疗服务中的行为能力或能力评判起着 "看门" 的作用：它可以区分哪些人的决定应当征求或接受，哪些人的决定又不必或不应该征求或接受。医疗专业人员判定某个人无行为能力，这可能使他们推翻这个人的决定，转而寻求正式或非正式代理决策者来做决定，或要求法院指定一个监护人来保护这个人的利益，或寻求将这个人强制收容等。如果法院判定某个人不具有法律行为能力，法院就会指定一个代理决策者全权代理或部分代理这个无行为能力的人。

113

行为能力评判具有独特的*规范*功能，它可以确定人们是否有资格做某些决定或实施某些行为，但是，那些做评判的人有时也会错误地以*经验*来对待此类评判。例如，一个看起来非理性或不合常理的人可能通不过心理测试，并因此被宣布为无行为能力。这种测试是一种经验性的测验方法，而规范性的评判确定如何使用这种测试把人分成有行为能力和无行为能力两大类。这种方法决定人们应该被如何对待，或可以允许被如何对待。

行为能力的概念

有些评论者认为，我们既缺乏单一的可接受的行为能力的*定义*，也缺乏单一的可接受的行为能力的*标准*。他们认为，尚不存在区分行为能力者和无行为能力者的非武断性的*测试*。我们将探讨定义、标准和测试的区分所在，并且将首先关注定义问题。[33]

适用于各种场合的行为*能力*一词有一个核心的含义："执行一项任务的能力。"[34] 与这个核心含义不同，特定行为能力的标准因情况不同而不同，因为*标准*与特定任务相互关联。判断一个人是否具有出庭、养达克斯猎犬、回答医学生的提问以及为医学生讲课的行为能力的标准是截然不同的。一般情况下，我们不应该把一个人评判为在所有方面都无行为能力，即在生活的每一个方面都无行为能力。我们通常只需考虑某方面的行为能力，如做医疗决定的行为能力或决定参加实验的行为能力。对于行为能力和无行为能力的这些评判仅影响有限范围之内的决定。例如，一个无行为能力做财务决定的人，可能有行为能力做是否参加医学研究的决定。

行为能力可能因时而变，时弱时强。许多人在某个时间点无行为能力做某事，但在另一个时间点却有行为能力做同样的事情。对这类人的行为能力的评判可能比较复杂，需要将导致智力、语言或记忆力慢性变化的疾病种类与导致这些功能的急性可逆性变化的疾病种类［如短暂性脑缺血发作（transient ischemic attack，TIA）、短暂性全面性遗忘（transient global amnesia，TGA）等］进行区分。在后一类情况中，当事人的行为能力可能每小时都会发生变化，明确某些具体情形下的无行为能力可能阻止得出笼统的结论，由此可避免当事人被排除在所有的决策之外。

114

这些概念性的区分具有现实意义。在传统上，法律推定一个无行为能力处理财产的人，也无行为能力参加选举、做医疗决定、结婚等。这些法律的总的指导原则是基于对一个人的总体评判，它的适用范围有时扩展得太宽了。在一个经典案例中，一名医生认为，因患者患有癫痫，所以他没有做决定的行为能力[35]，而事实上许多癫痫患者在大多数情况下是有行为能力的。这样的评判严重违反了我们现在已经知道的关于各种无行为能力的病因学，即使是在涉及认识智障、精神病和遭受不可控疼痛折磨的患者的棘手案例中。此外，因痴呆、酗酒、不成熟和认知缺陷而无行为能力的人，表现出来的无行为能力的类型和问题也是极为不同的。

有时候，一个通常能够选择恰当的方法实现目标的有行为能力的人，在某个特定的情况中可能无行为能力。看看下面这个真实的案例：一位患者因急性椎间盘疾病住院，她的目的是想控制背部疼痛。患者已经决定通过安置支架来解决这个问题，她以前使用这个办法很奏效。她深信自己应该再次使用这种治疗方法。然而，这种方法与医生坚决且近乎不可动摇的手术建议发生了冲突。她的医生是一位著名的外科大夫，是她所在城市唯一适合治疗她的病的医生。当医生要求她签手术同意书时，她在心理上无法拒绝。这个疾病既增加了她的希望，也增加了她的恐惧。此外，她的个性属于被动型。在这样的情况下，对她来说心理风险太大了，她无法按照她自己的意愿行事。即使从总体上看她具有选择的行为能力，也表达了自己的意愿，但是在这种具体情况下，她却没有了选择的行为能力。

这个案例表明，决策的行为能力这一概念，与自主性和尊重自主原则的概念密切相关。如果患者或潜在受试者有行为能力理解实质性的信息、根据自己的价值观对这些信息做判断、预想某个结果、与医务人员或研究人员自由交流自己的意愿，那么，他们就有做决定的行为能力。尽管*自主性*和*行为能力*的含义不同（*自主性*是指自我支配；*行为能力*是指完成某个任务或一系列任务的能力），但是有自主性的人和有行为能力的人的评判标准却惊人地相似。

正如人们或多或少具备一定的智力和体力，也或多或少能够完成某项具体的任务，这说明大家都达到一定的水准或一定范围的能力。例如，在急诊室，一名有经验、有知识的患者很可能比一个胆怯的、缺乏经验的患者更有能力做医疗决定。根据*行为能力*的等级来看待这个谱系是令人困惑的。出于实际的和政策的考虑，我们需要设定一个*阈值*，在这个阈值之下，一个具有一定能力的人也没有行为能力完成某项任务。该如何设定这一阈值，取决于所涉及的具体任务。[36]

行为能力的标准

医学上关于行为能力的问题常常集中在它的判定标准，即行为能力，尤其是无行为能力的评判，须满足怎样的条件。行为能力的标准是以与自主者密切相关的特质来表征的，如认知技能和独立判断能力。在刑法、民法和临床医学中，行为能力的标准主要围绕理解和处理信息的能力，以及对行为结果的推理能力。例如，在临床中，如果一个人能够理解治疗或研究的程序，能够衡量有关治疗或研究的风险和好处，并在此基础上做出决定，那么医生通常会认为他或她有行为能力。

下面这个例子显示在评判一个人的行为能力时会遇到怎样的困难。一个平时行为举止表现正常的男子，因其怪异的自残行为（挖了自己的一只眼睛和砍了自己的一只手）被强制收治到一家精神病医院。他的自残行为源自他不同寻常的宗教信仰。他被判定为无行为能力，尽管总体上他具有行为能力，并且他的怪异行为是源自"理性地"信奉宗教信仰。[37]这个令人感到棘手的案例并不能以间歇性的行为能力来解释。用限制性的行为能力来分析，初看起来似乎合理，但是，这样的分析危险地表明：拥有非正统的或怪异的宗教信仰的人不太具有行为能力，即使根据他们的信仰，他们是非常理性的。这种分析在道德上是危险的。如果没有具体的、仔细的条款来说明无行为能力的判定具有合理性，那么这样的分析和政策在伦理上不具有可接受性。

无行为能力的竞争性标准。我们关注的是*无行为能力*的标准，而不是*行为能力*的标准，因为在法律、医学和实践层面的假设是，若一个成人未被认定为无行为能力或不具备能力，则该成人就是有行为能力的，并应该被当作是有行为能力的。在临床环境下，只有当医疗决定十分复杂且涉及重大风险或患者不接受医生的建议时，才会关注患者是否有行为能力来做决定。[38] 下面罗列了一系列的*无能力标准*，是从目前关于无行为能力的竞争性标准的研究文献中概括出来的。[39]

（1）无能力就偏好或选择进行表达或交流；

（2）无能力理解自己的处境及其后果；

（3）无能力理解相关信息；

（4）无能力提出理由；

（5）无能力提出合理的理由（尽管可能会提出一些支持性的理由）；

（6）无能力提出与风险-受益相关的理由（尽管可能会提出一些合理的支持性的理由）；

（7）无能力做出合理的决定（例如，根据理性人标准判断是否合理）。

这些标准主要围绕三种能力或技能。标准 1 是关于表达偏好的能力（这是一个基本的标准 1）。标准 2 和标准 3 是关于理解信息和了解自身情况的能力。标准 4 至标准 7 强调对随后的生活决策的推理能力。这些标准已经被广泛用于（或单独使用，或合并使用）并将继续用于临床中判定无行为能力。

无行为能力的测试。临床需要将这些通用标准中一个或多个转变成具有操作性的判定无行为能力的测试，用"通过"和"不通过"等级来评估。痴呆评定量表、心理状况测试以及类似的设备测试，都是用来检测诸如时空方位感、记忆力、理解力和条理性等因素的。[40] 尽管这些临床评估是经验性的，但它们都是以规范性判断为基础的。以下三个要素就包含在规范性判断之中[41]：

（1）选择与行为能力相关的各项能力；

（2）为第（1）项的各项能力确定一个阈值；

（3）对第（2）项进行经验性的测试。

对任何在第（3）项下已被接受的测试，某个人是否具有必要水平的能力，这是一个经验性问题。但是，只有在第（1）项和第（2）项下确立了规范性标准之后，才能回答这个问题。通常是医疗机构的规定或传统确立这些标准，但是这些标准应当可以接受周期性审查和修改。[42]

滑动天平策略。为了实现确定行为能力的目标，一些学者提出了滑动天平策略。他们认为，当某项医疗干预增加患者的风险时，患者选择或拒绝医疗干预的行为能力所需要的能力水平也应相应地提高。当医疗干预对患者的福祉影响并不那么重要时，我们应当降低对行为能力所需要的能力水平的要

116

求。例如，格里索（Grisso）和阿佩尔鲍姆（Appelbaum）提出了一个"行为能力天平"的概念。自主托盘悬挂于天平臂杆的一端，保护托盘悬挂于另一端，而天平的支点最初设定在偏向自主托盘的位置。二者的权衡取决于"患者需要做决定时，其心智能力与患者做出的医疗选择所包含的可能受益-风险状态之间的差值"[43]。如果存在严重风险，如发生死亡，那么就需要一个严格的行为能力标准；如果风险低或不太显著，那么宽松的或较低的行为能力标准即可。因此，同一个人，如儿童，可能有行为能力决定是否服用镇静剂，却无行为能力决定是否接受手术。[44]

117

这种滑动天平策略很吸引人。决定使用哪样的标准来评判行为能力取决于几个因素，这些因素常常与风险有关。滑动天平策略恰到好处地关注到，我们试图确保有益结果的愿望对我们建立和运用行为能力或无行为能力的标准大有裨益。如果结果对福利的影响是重大的，那么就有必要确保患者具有必备的能力；如果结果对福利的影响较轻，那么就可以降低做决定所需能力的标准。

尽管滑动天平策略可以作为有价值的保护装置，但由于某些概念和道德上的困难，它会引起关于行为能力判断以及行为能力本身的混乱。按照这一策略，一个人做决定的*行为能力*与这个决定的重要性或这个决定可能带来的危害密切相关。这是一个值得怀疑的观点。例如，一个人决定是否参加癌症研究的行为能力并不取决于该决定的后果。当风险增加或降低时，我们可以合理地增强或减弱用来*确定*某个人是否有行为能力的规则、程序或方法。但是，在表述我们正在做什么时，我们需要把一个人的*行为能力*与*确定此人的行为能力的方式*区分开来。

滑动天平策略的主要支持者认为，*行为能力本身*随风险的变化而变化。例如，根据艾伦·布坎南（Allen Buchanan）和丹·布鲁克（Dan Brock）的观点，"由于某一特定决策所需的行为能力的适当水平，必须与根据这一决策实施的行为后果相适应，因此没有任何单一的决策能力标准是恰当的。相反，决策所需的行为能力的适当水平是从低/最小到高/最大的区间变化的"[45]。

这个观点无论在概念上还是道德上都是危险的。我们可以这样说，一个人决策能力的水平会随着任务的*复杂性*或*难度*的增加而提高（如决定做脊柱融合术与决定是否服小剂量的镇静剂相比较）。但是，决策的行为能力水平并不随后果*风险*的增加而提高。把决策的复杂性或难度与利害攸关的风险混淆在一起，是令人困惑的。没有理由使我们相信，在做决定时，高风险的决定比低风险的决定需要更多的能力。

我们可以这样来避免这些问题,即认可用于判定行为能力的*证据*水平常常会随风险的变化而变化。例如,有些法律规定,撤销预嘱所需的行为能力的证据标准,应高于订立预嘱的行为能力。美国国家生命伦理顾问委员会（National Bioethics Advisory Commission NBAC）建议,在大多数研究中,同意参加研究的行为能力的证据标准,应高于*拒绝*参加研究的证据标准。[46] 这些都是意在保护患者和受试者的慎重建议。

总之,布坎南和布鲁克认为,应把决策的*行为能力*水平放到随风险从低到高滑动的天平上,但是,我们建议只把判定做决定的行为能力的*证据标准*放到滑动的天平上。

知情同意的含义和论证

自纽伦堡审判揭露纳粹集中营惨无人道的医学实验后,医学和研究伦理学把同意置于日益重要的地位。直到纽伦堡审判（20 世纪 40 年代后期举行）十年后,"知情同意"一词才出现,并且直到 20 世纪 70 年代初才得到详细的讨论。随着时间的推移, 关注的焦点已经从强调医生或研究者告知（disclose）信息的义务,转移到强调患者或受试者理解和同意的质量。促成这一重点转移背后的动力是自主性。在本节中,我们将阐述在临床伦理、研究伦理、医疗实践的判例法、医患关系的变迁、伦理审查委员会以及道德和法律理论的发展变化中所出现的知情同意的道德问题。[47]

知情同意必要性的论证

实际上,所有重要的医疗和科研规范以及医疗机构的伦理规则现在都要求,医生和研究者在进行任何实质性的干预前,都必须获得患者和受试者的知情同意。纵观研究受试者的早期历史,要求获得同意主要是为了最小化潜在的伤害。然而,自 20 世纪 70 年代中叶以来,要求知情同意的主要理由已成为保护自主选择,而这也是机构通常在保护患者和受试者权利的表述中包含的目标。

说为知情同意*辩护*的要点是保护自主性,并不等于说围绕知情同意的种种，其唯一主要*功能*是尊重自主性。正如尼尔·迪克特（Neal Dickert）和合著者所说，知情同意可能有几个不同的功能，包括：①给予透明度；②允许控制和授权；③促进与参与者价值观的一致性；④保护和促进福利；⑤促进信任；⑥满足监管要求；⑦促进研究诚信。这些作者认为，"研究伦理的标准观点（这些作者显然认为我们的立场是'标准观点'）即知情同意的功能是尊重个人自主性"，而他们认为这是一个过于狭隘的概念。我们同意知情同意有多种功能，包括他们所开列的七项清单，尽管令人惊讶的是，在他们的清单中竟忽略了对自主性的保护。他们还断言，根据这一标准观点（他们认为就是我们的观点），"可以推定仅凭个人自主性即可涵盖同意的伦理重要性"。但我们不持这样的观点。明确区分*理由*和*功能*是至关重要的。认为知情同意的*正当性*是基于尊重自主原则，与承认知情同意有几种不同的*功能*，这两者之间是一致的。[48]

在一系列关于知情同意和自主性的著作和文章中，奥诺拉·奥尼尔（Onora O'Neill）反对这样一种观点，即从尊重个人自主性的角度来看，知情同意是可以得到辩护的。[49]奥尼尔对当代自主性和尊重自主性的概念持怀疑态度。她注意到自主性是可变的、模糊的，并且难以适应可接受的知情同意要求。她认为，最佳的处理是将知情同意的实践和过程看作是防止欺骗和胁迫的方式，也即利用知情同意过程提供合理的保证，使患者、受试者或组织捐赠者"免受欺骗或胁迫"[50]。然而，尊重自主性（以及医疗关系中的知情同意规则）需要的不仅仅是避免欺骗和胁迫。它要求尊重人的信息权，加强沟通，增进相关理解，并避免不限于欺骗和胁迫的种种操纵形式。

知情同意的含义和要素

有些评论者试图从医生和患者共同决策的角度来分析知情同意的概念，由此把*知情同意*与*共同决策*混为一谈。[51]然而，知情同意不应被等同于共同决策。在许多科学研究和医疗环境中，专业人士需要获得并将继续获取知情同意，而共同决策在其中显然不足以发挥作用。我们应该区分：①患者和受试者通常根据医疗建议在选择干预措施时进行信息交流和沟通的过程；②批准和授权这些干预措施的行为。批准和授权属于患者，而不是医生或研究人员，即使医生和患者进行过广泛的对话。在医学的某些领域，共同决策似乎是一个值得追求的理想，但提议的共同决策模式含糊不清，可能会产生误导。

它不能被理解为分工，由临床医生决定 A，患者来决定 B。或者，假如把它理解为尝试达成"联合决定"，那么，这样的做法也弱化了患者基本的伦理和法律知情权与决策权。[52]

在适当的知情同意模式中，批准和授权是不能与他人分享的，无论患者或受试者受到医生或其他医疗专业人员的影响有多大。简而言之，这一模式既没有定义也没有取代知情同意，它不能恰如其分地贯彻尊重自主原则。[53]如果共同决策只是为了请求*允许*患者参与有关诊断和治疗程序的决策，那么，可以说它是医疗家长主义的一种延续，因为它忽视了患者同意和授权或拒绝的*权利*。

"知情同意"的两层含义。在当前的文献、政策和实践中，"知情同意"有两层不同的含义。[54]第一层含义是指，知情同意可以用本章前面所阐述的关于自主选择的讨论来分析，即知情同意是个人对医疗干预或参加医学研究的一种*自主授权*。第一层含义的知情同意表示，一个人要做的不只是对一个方案表示同意或服从。他或她还必须通过知情和自愿的同意行为来授权某事。在*莫尔诉威廉姆斯*（Mohr v. William，1905 年）这个经典案例中，医生获得了安娜·莫尔（Anna Mohr）的同意，对她的右耳进行手术。在手术时，外科医生判断需要手术的应该是左耳。法院裁定，医生应当获得患者的同意才能对左耳动手术："如果医生建议患者进行某个特定的手术，患者权衡了手术可能带来的危险和风险，最后表示同意，那么，患者实际上等于与医生签订了一份合同，授权医生在同意的范围内进行手术，但不得超出这个范围。"[55]当且仅当一个患者或受试者对病情或研究方案有实质性的理解，没有受到他人的实质性控制，有意授权某个专业人员做某事时，第一层含义的知情同意才会出现。

第二层含义是指，*知情同意符合同意的社会规范*，即在进行诊断、治疗或研究之前，必须获得患者或受试者在法律上或制度上有效的同意。根据这些规则，*知情同意*不一定是自主的行为，有时甚至都不是有意义的授权。这里的知情同意仅指在制度上或法律上有效的授权，其有效性由通行的社会规范来决定。例如，一名成熟的未成年人也许可以自主地授权某个医疗干预，但是，这名未成年人的授权在现行的法律和制度规范下，不是一个有效的同意。所以，某患者或受试者也许可以*自主地*授权某个医疗干预，这就是第一层含义上的知情同意，但由于现行的规范，这不是*有效的*授权，因此，就没有给予第二层次上的知情同意。

法律和医学中的知情同意，其制度性规则在总体上没有经过严格的自主授权标准的审查。因此，制度、法律以及法院的决定，有时强加在医生和医院身上的，不过是有义务提醒所提议的医疗干预的风险性。这种情形下的"同意"，不是第一层次意义上的真正的知情同意。此问题是由知情同意这两层含义之间的差异引起的：按照制度性标准获得同意的医生，往往达不到更严格的基于自主性模式的标准。

尽管批评这些松懈的制度原则是很容易的，但是要求医疗专业人员在任何情况下都必须获得符合严格要求的、保护自主性的原则，也是不合理的。实际上，在某些情况下，保护自主性的原则似乎过于严苛，甚至是不可能推行的。我们评价制度性规则，不仅应当根据尊重自主原则，还应当根据施加给医疗机构和专业人员身上令人困扰的要求可能产生的后果。政策可以合理地考虑对医疗专业人员和研究者的要求哪些是公平合理的。尽管如此，我们认为自主选择的模型（符合知情同意第一层含义）应当作为制度性同意规则的道德合理性的基准。

富兰克林·米勒（Franklin Miller）和艾伦·韦特海默（Alan Wertheimer）质疑我们的观点，即"知情同意"的第一层含义是评判制度性规则和知情同意规则道德合理性的基准。他们提出了知情同意原则的"公平交易模式"，根据这一模式，研究人员和受试者都可得到公平对待，只要充分考虑：①研究人员职责的合理限度，以确保同意参与研究的受试者能充分理解；②对某些受试者基本理解水平的合理期待；③受试者参与研究的总体利益。

我们欢迎这种方法，它可以作为讨论前述知情同意第二层含义的合理补充，但是米勒-韦特海默理论的危险之处以及不可接受之处在于，它完全放弃了自主授权的第一层含义，并试图以"公平交易"模式取而代之。如果将他们的模式作为我们对"知情同意"的第二层含义的解释，并作为对许多实践情形下知情同意获得的公平分析来呈现，则它会更合适。然而，就他们的理论而言，这些作者将公平放在首位，却忽视了尊重受试者或患者自主性的核心地位。我们认为，他们强调的他们的模式值得"替代自主授权模式""同意是一项双边交易"，而不是"单方面强调受试者同意的质量"（此为自主授权模式的核心），这些观点无法得到辩护。信息交换的双边交易的确常常在同意的诸多情形下发生，但真正的知情*同意*不能简化为这样的交易。[56]

知情同意的要素。 有些评论者试图通过对*知情同意*概念的要素进行细化，尤其是试图将知情同意概念的要素划分为信息要素和同意要素来定义知情同意。信息要素是指信息的告知以及对所告知内容的理解。同意要素指自愿决定和授权行为。法律、监管、哲学、医学和心理学文献倾向于支持把下列要素列为知情同意的组成部分[57]：行为能力（或能力）、告知、理解、自愿、同意。有些学者将这些要素视为定义*知情同意*的核心部分，也就是说，当（也许仅仅当）一个人有行为能力、获得充分告知的信息、理解所告知的信息、自愿采取行动、同意医疗干预的行为时，这个人就做出了关于这个医疗干预的知情同意。

这个包含五个要素的定义远优于法院或医学文献中经常提到的基于*告知*的单要素定义。[58]在本章中，我们将逐一分析并为如下七个要素辩护，这些要素构成了知情同意的核心要素：

Ⅰ. 起始要素（前提条件）

（1）（理解和决策的）行为能力

（2）（决策的）自愿性

Ⅱ. 信息要素

（3）（实质性信息的）告知

（4）（对方案的）建议

（5）[对（3）和（4）的]理解

Ⅲ. 同意要素

（6）决定（同意一个方案）

（7）授权（所选择的方案）

这个列表还需要一些解释。第一，如果是*知情拒绝*，就需要修改第Ⅲ项，将它的类别改为"拒绝要素"，例如，把（6）改为"决定（拒绝一个方案）"。每当我们使用"知情同意"一词时，都可能同时包括知情拒绝。第二，为潜在的研究参与者提供信息并不一定意味着向该参与者提供建议（第4条），尽管从患者的角度来看，这个部分总是最重要的。第三，与其说行为能力是知情同意的一个*要素*，还不如说它是获得知情同意的*前提条件*。

我们已经考察了作为决策能力的行为能力，在接下来的部分将集中讨论告知、理解和自愿这三个关键要素。这些知情同意的关键条件通常被认为是知情同意的根本性*概念*（也许是*定义*）条件，但它们也可被视为有效同意的根本*道德*条件。由于亚历山大·卡普隆（Alexanger Capron）恰当地阐述了这一点，这些条件可以被视为"[道德]有效知情同意的实质性特征"[59]。

123

告　知

　　告知是知情同意七要素中的第三要素。一些机构和法律部门将向患者告知信息的义务当作是知情同意的唯一主要条件。在美国，知情同意的法律规定从一开始就主要（有时只是专注于）告知信息，因为很明显，医生必须为患者提供足够的信息才能帮助其做出决定，而且也因为医生有义务实施合理的医疗照护。由于医生因故意或疏忽而未能尽到信息告知义务引起的伤害（以金钱赔偿来衡量），涉及知情同意的民事诉讼已经出现。*知情同意*一词就是在这种法律背景下诞生的。然而，从道德的角度来看，知情同意一般与作为告知主体的医疗专业人员的责任关系不大，与患者和受试者的知情选择关系更大。

　　尽管如此，告知通常在同意过程中发挥着非常重要的作用。如果医疗专业人员未能提供信息，那么，许多患者和受试者的决策就没有充分的依据。医疗专业人员一般有义务以非专业的语言告知关键信息，这包括：①患者和受试者所认为的、对他们决定拒绝或同意医疗干预或科学研究的具有实质意义的事实或说明；②医疗专业人员认为具有实质意义的信息；③医疗专业人员的建议（如果有的话）；④寻求同意的目的；⑤作为一种授权行为的同意的性质和局限性。如果涉及科学研究，那么告知的信息一般应当包括研究的目的和方法、预期的好处和风险、所有预期的不便或不适，以及受试者不受惩罚退出研究的权利等。

　　这些基本信息的清单还可以大大地扩展。例如，加利福尼亚最高法院在一份有争议的判决中认为，在寻求知情同意时，"医生必须告知与患者健康无关但可能影响医生的专业判断的个人利益，无论是科研利益还是经济利益"[60]。随着利益冲突日趋严重并引发广泛关注，要求告知信息的道德意义越来越突显。关于这一点，我们将在第八章加以讨论。

124　　告知的标准

　　美国的法院一直在努力探索应该由哪些规范来指导信息的告知。在美国，两种互为冲突的标准最为突出：专业实践标准和理性个人的标准。第三种标准，即主观的标准，也得到了一些人的支持，尽管法院通常不采纳这一标准。这些标准不仅在法律上，而且在道德上都是很重要的。

专业实践标准。这一标准认为应当以一个专业团体的习惯性做法来决定告知是否充分，即医生的专业习惯决定所告知信息的数量及种类。告知就如治疗一样，是医生的责任，因为他们有专业知识，并且对患者的健康负有责任。因此，也只有来自该专业人员中的专家证词，才能被视为医生侵犯了患者知情权的证据。

有人称这个标准为理性医生的标准，但它面临诸多困难。因为它要求医生告知所有理性的临床医生都会在类似情况下告知的内容。首先，在许多情况下，医学信息交流中是否确实存在惯例标准是不确定的。其次，如果仅仅把惯例作为决定性的标准，那么无处不在的医疗疏忽可能长期存在而不受惩罚。大多数医疗专业人员就可以提供同样不充分的信息。再次，根据实证研究，许多医生是否具有判断哪些对他们患者最为有利的信息，其能力值得怀疑。[61] 在有关个人主观信仰、恐惧和希望这些方面，权衡风险并不是专家的特长，有时提供给患者和受试者的信息，需要与医疗专业人员固有的传统价值观和医学目标脱离开来。最后，专业实践标准忽视并可能颠覆患者自主决定的权利。医学专业标准是为医学判断而制定的，但赞成或反对医学干预的最终决定，是完全属于患者的非医学决定。

理性人的标准。尽管在许多法律管辖区采用了传统的专业实践标准，但理性人的标准已经在美国的许多州获得认可。根据该标准，待告知的信息应参照假设的、理性的人来确定。信息是否相关或具有重要性，取决于一个理性的人在决定是否接受治疗方案时，对其的重视程度。根据这一标准，信息需求的决定权从医生转移到患者身上。即使医生的行为符合公认的医学专业实践标准，他们也可能会因疏忽披露而被定罪。

无论其优点如何，理性人的标准都存在概念、道德和实践上的困难。矛盾在于，"实质性信息"和"理性的人"的概念不明确，以及医生和其他医疗保健专业人员是否以及如何在实践中使用理性人的标准。理性人的标准，其抽象的和假设性的特征，使医生难以使用，因为他们必须通过假设来预测一个理性的患者需要知道什么。

主观标准。理性人的标准被广泛地认为是一种客观的标准。相比之下，主观标准通过参考个人的具体信息需求，而不是假设的理性人，来判断信息的充分性。个人需求因人而异：人们可能持有非常规的信仰、不同寻常的健

125

康问题，或独特的家族病史，因而需要与客观的理性人的需求不相同的信息基准。例如，一个有生育问题家族史的人，在参与性和家庭关系的研究之前，希望获得其他人不需要或不想要的信息。如果医生知道或有理由相信一个人想要这样的信息，那么隐瞒这样的信息就可能会破坏自主的选择。这里关键的问题是，告知信息的标准是否应该针对个体患者量身定制，从而使其具有主观性。[62]

在这三个标准中，主观标准是信息告知更为可取的*道德*标准，因为只有它重视尊重自主性的理念，满足人们特定的信息需求。然而，一味地依靠主观标准，从法律或伦理上来说都不充分，因为患者通常不知道哪些信息与他们的想法相关，而且我们也无法合理期望医生能够对每位患者进行详尽的背景和性格分析，以确定哪些是相关信息。因此，出于伦理的目的，最好使用理性人的标准作为告知信息的最初标准，然后通过调查特定患者或潜在研究对象的信息需求再作补充。

故意不告知（不披露）

生命伦理学中的许多主题都涉及故意不告知的问题。它们包括医疗保密、知情拒绝、安慰剂治疗、临床随机试验、遗传咨询和警告第三方的义务。在所有领域都提出了有关向患者或受试者隐瞒信息是否合理的问题，如果有，是在什么条件下产生这样的问题。例如，在临床随机试验中，患者一般不知道他们是否正在接受有益的研究性药物，还是根本得不到任何治疗。有人认为，在广泛使用的、经过批准且不会构成额外风险的对照试验中，对患者不做明确知情和同意而进行随机分组，在道德上是可以接受的，并且在某些情况下是可取的。[63] 然而，一些临床试验在比较不同的治疗方案时未能获得患者充分的知情同意，由此引发了伦理的争议。典型的例子就是早产儿氧疗的支持性研究。[64]

在本节中，我们从临床伦理学中故意不告知信息的两个问题开始，然后转向对研究受试者隐瞒信息的问题。这三个部分都会问："故意不告知信息是合理的吗？"

治疗特权。在临床实践中，有些争议涉及以下的情形，即个人所具有的自主选择权要求医生必须告知信息，但信息的告知却可能伤害患者，或伤害与患者相关的人（如家庭成员或伴侣）。在临床情境发生变化时，如患者变得越来越害怕或激动时，尊重自主性和有利的两个相冲突的道德要求，其重

要性也会有所不同，此时，没有任何规则来判定哪一个道德义务可超越或何时超越另一个道德义务。在生命伦理学中，没有人制定好等级排序的规则，来要求尊重患者的自主权和充分告知信息，始终凌驾于医生做出最佳医学判断的义务，以保护患者免受伤害；也没有理论规定，医生不得故意隐瞒信息。在一些特定的情形中，尊重自主性和有利，在很大程度上取决于在某项医疗利益和某项信息对患者哪个更重要的权衡。（这个问题在第六章的"家长主义：有利原则与尊重自主原则间的冲突"和第八章的"诚实"中进行探讨。）

知情同意规则的法律例外情况通常允许医生在患者情况紧急、无行为能力或弃权的情况下，可不遵从知情同意原则。前两种例外条件通常是没有争议的，但对弃权却有争议。特别有争议的例外是治疗特权。它规定，医生可以根据合理的医学判断合法地隐瞒信息，即泄露信息可能会伤害到一个抑郁的、情绪失落或不稳定的患者。可能的伤害后果还包括危及生命、做出非理性的决定，以及产生焦虑或压力。[65]

尽管这种例外在传统上处于受保护的地位，但美国最高法院大法官拜伦·怀特曾经强烈反对这样一种观点，即增加患者对治疗程序的焦虑的可能性，为知情同意规则的例外提供了充分的理由。怀特表示，治疗特权学说在法律上的合法地位缺乏其在医学上曾经享有的保障。[66]

对治疗特权的辩护是基于有利和不伤害原则，因为不告知信息的目的是患者的福利和防止伤害的发生。然而，关于治疗特权的确切内容和表述，则因法律管辖范围和制度实践的不同而异。有些表述这样规定，如果告知信息会使患者病情恶化，则允许医生隐瞒信息；而另一些表述则会要求，只有患者对信息的了解会产生与健康相关的严重后果时，如危及治疗的成功，或严重损害患者的相关决策能力，才可隐瞒信息。

治疗特权最为狭义的表述适用于无行为能力的情形：只有当医生有足够的理由相信，告知会导致患者无能力同意或拒绝治疗，才可援引治疗特权。这一标准与尊重自主性并不矛盾，因为有时当患者要做决定时，却已无能力做出自主决定了。然而，即使法律允许，援引治疗特权仅仅是因为告知相关信息，会导致有能力的患者拒绝提议的治疗，这在伦理上是站不住脚的。[67]

安慰剂在治疗中的使用。 临床伦理中的一个相关问题是*安慰剂的治疗用途*，这通常但并不总是，或必然会涉及有限的透明度、不完全的告知，或甚至是故意的欺骗。安慰剂是一种被临床医生所认为的、对所治疾病在药理学或生命医学上惰性的或无活性的物质或干预。虽然"纯"安慰剂（如糖丸）

127

在药理学上没有活性，但活性药物有时被用作"不纯"安慰剂，用于没有医学指征的情况，例如，为普通感冒开抗生素处方。大多数安慰剂缺乏显著临床效果的系统性证据 [68]，但是患者和临床医生的报告表明，在多达 1/3 患有心绞痛、咳嗽、焦虑、抑郁、高血压、头痛和普通感冒等疾病的患者中，安慰剂可以缓解一些主观症状。[69] 据报道，安慰剂还可以帮助一些患有肠易激综合征、疼痛和恶心的患者。[70] 安慰剂的主要益处，显示在更具主观性的、自我报告的症状中，但这只体现在经历过的疾病，而非潜在的疾病。例如，有一项针对哮喘患者的小规模研究，它将标准治疗药物活性沙丁胺醇，与安慰剂、伪针灸和无干预进行对照，发现只有活性沙丁胺醇改善了用力呼气量（forced expiratory volume，FEV）——肺功能的重要衡量指标。[71] 然而，根据自我报告的结果，与安慰剂和伪针灸相比，活性沙丁胺醇没有更明显的益处。批评者虽然认可这种主观的自我报告，但认为安慰剂对潜在疾病缺乏影响。

128　　　尽管安慰剂具有临床益处的证据有限，但在临床实践中提供安慰剂或将其作为处方很常见。在一项针对美国内科医生和风湿病医生的全国性研究中，约有一半的受访者报告说，在过去一年中，他们定期开具安慰剂治疗的处方，最常见的是非处方镇痛药和维生素。超过 10% 的医生，曾开过抗生素或镇静剂作为安慰剂治疗；只有少数医生，使用盐水或糖丸作为安慰剂治疗。超过 60% 的受访者表示，开安慰剂的做法在伦理上是允许的。[72] 另一项针对慢性病患者健康问题的调查显示，那些在过去六个月中至少看过一次家庭医生的大多数患者表示，可以根据情况，特别是在透明和诚实的前提之下，接受医生提供或开处方的安慰剂治疗。只有 21.9% 的人，在任何情况下都反对安慰剂治疗。[73]

反对提供或开处方进行安慰剂治疗的观点，除了认为这种做法具有欺骗和不尊重自主权外，还认为它可能造成负面的结果。比如，它可能导致医患信任度降低，而损害特定的临床医患关系或一般的医患关系。[74] 有些支持使用安慰剂的观点认为，患者对"有效的药丸"或"强效药物"等的一般治疗表示同意就足够了。而另一个与安慰剂相关的辩护，则要求患者对治疗目标给予事先的同意。虽然这种同意不是知情同意，但是患者如果事先被告知，在治疗过程中的某个时间点将使用或可能使用安慰剂，并且患者同意这种安排，则这些建议可以被接受。[75]

2016 年，美国医学会采取了类似的方法，更新了关于安慰剂治疗使用的政策。它规定，医生在使用安慰剂进行诊断或治疗之前，必须满足三个条件：①争取患者的合作；②获得患者"使用安慰剂的一般同意"；③避免仅用安慰剂来处理棘手的患者。通过获得"一般同意"（第二个条件），医生"在尊重患者的自主权、促进信任关系的同时，患者仍然可以从安慰剂效应中获益"[76]。

有证据表明，有时安慰剂反应或安慰剂效应，可以在不隐瞒或欺骗的情况下产生。例如，即使患者被告知某种特定物质在药理学上是惰性的，并且患者也同意使用，安慰剂的反应或效应有时也会发生。[77]人们对安慰剂反应的机制知之甚少，但已经提出了一些假设，它可能与治疗的环境及其象征的意义和仪式有关（比如服药的仪式），可能也与专业人员的关怀、同情，以及他们具有的培育信任、赋予患者希望的能力有关。[78]然而，重要的是，在开安慰剂处方时，临床医生不要绕过与患者有效沟通的机会。承认不确定性，与患者探讨他们的担忧、看法和价值观，让患者成为选择治疗方案的合作伙伴，这些都可以促进有效沟通和增进患者的理解。[79]

对研究对象隐瞒信息。临床实践中故意不告知的问题，与科学研究中研究人员有时隐瞒受试者信息的形式，存在相似之处。有时，有充分的理由支持这样的不告知。例如，如果科学家总是必须获得受试者的同意，才能获得他们的病历，那么他们就无法在诸如流行病学等领域进行重要的研究。为了确定某种特定疾病的流行，未经同意就使用那些记录，这样的做法是可以得到辩护的。此类研究通常只是研究的最初阶段，目的在于要确定是否要追踪和联系有疾病风险的特定个人，研究人员可能还需要获得他们进一步参与研究的许可。然而，有时候，研究人员根本不需要联系个人。例如，当医院已经把个人标识信息从医院记录中剥离时，流行病学家就无法再识别出个体患者。在其他情况下，研究者只需提前通知参与者，他们将如何使用数据，并向研究对象提供拒绝参与的选择。简而言之，有些不告知、警告和拒绝参与的选择，是可以合理地取代知情同意的。

研究中其他形式的故意不告知是很难得到辩护的。例如，一项由埃默里大学医学院（Emory University School of Medicine）的两名医生设计和进行的研究，就曾引发了激烈的争论。该研究旨在确定，亚特兰大市中心医院门诊的男性患者使用可卡因的流行情况，以及他们自我报告使用毒品的可靠性。该市中心医院诊所为低收入人群提供服务，主要是黑人居民。在这项经由机构的人类研究委员会批准的研究中，研究者要求格兰蒂纪念医院的工作日门诊的患者，参与一项性传播疾病（sexually transmitted diseases，STDs）

129

无症状携带的研究。参与者对这项研究给予了知情同意，但他们没有对*未提及的*、"捎带的"研究——最近可能使用可卡因，以及自我报告使用可卡因可靠性的研究，提供知情同意。研究人员告知患者，他们的尿液将接受性病检测，但没有透露，他们的尿液也将接受可卡因代谢物检测。在同意参与的415 名符合条件的男性中，39%的人主要可卡因代谢物检测呈阳性，而 72%尿液检测呈阳性的男性，曾否认在采样前三天使用过任何非法的药物。研究人员得出结论："我们的研究结果显示，到市中心的简易门诊寻求治疗的年轻男性，他们的可卡因滥用问题严重。医护人员必须意识到，患者的自我报告不具有可靠性。"[80]

这个研究结果在当时很有价值，但这些研究人员在研究目标和目的上欺骗了受试者，也没有告知他们将使用什么研究方法。研究人员认为他们面临着两难困境：一方面，他们需要为医疗保健和公共政策提供非法使用毒品的准确信息；另一方面，获得充分的知情同意很困难，因为许多潜在的受试者要么拒绝参与，要么向研究人员提供虚假信息。这里的道德难题是，知情同意的原则是旨在保护受试者在研究过程中免受操纵和虐待。这项可卡因研究所使用的策略，可能会增加人们对医疗机构和医学专业人员的怀疑，并可能进一步降低患者对非法活动自我报告的可信度。[81] 其实，研究人员可以通过其他研究设计来解决困境，比如，使用复杂而巧妙的设问，就可以在不违反知情同意原则的基础上，减少或消除研究参与者反馈的错误率。

一般而言，如果研究涉及重大风险，并且受试者未被告知身处危险之中，则研究得不到辩护。这一结论并不意味着，研究人员永远不能正当地进行欺骗性的研究。涉及欺骗或不完全告知的、相对无风险的研究，在行为和生理心理学等领域很常见。然而，研究人员在研究中使用欺骗的方法，必须符合以下条件，即所要获取的重要信息是研究必不可少的；不会对受试者和社会造成实质性的风险；受试者要被告知欺骗或不完全告知是研究的一部分，并且受试者同意在这些条件下参与。（研究伦理的类似问题在第八章的"诚实"和"医生与研究者的双重角色"部分有讨论。）

理　　解

理解是我们之前的列表中知情同意的第五个要素。临床经验和实证数据表明，患者和研究对象在对诊断、治疗过程、风险、可能的益处和预后等信息的理解上，存在很大差异。[82] 在一项针对癌症临床试验参与者的研究中，90%的人表示他们对知情同意的过程感到满意，大多数人认为，他们得到了充分的告知。然而，大约 3/4 的人并不理解，这些试验包括了非标准的和未经证实的治疗，而大约 1/4 的人不知道试验的主要目的是使未来的患者受益，而对他们个人的益处是不确定的。[83]

有许多因素制约了知情同意过程中的理解。一些患者和受试者冷静、专注、渴望交流，而另一些患者则焦虑不安、惊慌失措，以至于影响或阻碍了他们的理解力。疾病、不理性和不成熟也会限制他们的理解力。重要的制度和环境因素，如时间压力、专业人士在沟通上花费的时间有限或没有报酬，以及专业利益冲突等，都会对理解产生影响。

理解的性质

131

关于知情同意中理解的性质和程度，尚没有达成普遍的共识，但只要人们了解他们是否获得了相关信息，并对其行为的性质和后果有相关的认识，就足以满足我们分析的目的了。他们的理解不必是*完全的*，因为掌握关键事实通常就足够了。有些事实无关紧要或微不足道；另一些则是至关重要的，甚至是决定性的。

在某些情况下，哪怕遗漏一个风险或一个事实，就可能使人无法充分理解，以*邦先生诉米勒医院*（Bang v. Miller Hospital，1958 年）的经典案例为例。在此案中，患者海尔默·邦（Helmer Bang）患有泌尿系统疾病，但他无意接受前列腺手术后所要承担的绝育后果。[84] 事实上，邦先生的确同意进行前列腺手术，但他却未被告知绝育是一个不可避免的后果。绝育并不是前列腺手术的一个必然后果，但在这个手术所选用的特定步骤中却是无可避免的，其中包括切断邦先生的精索。邦先生未能理解这一手术的后果，致使一个本该是充分的理解受到损害，也使一个本该是有效的同意变得无效。

通常患者与受试者至少应该了解，一个医务人员或研究者所认为的理性的患者需要了解的授权干预事项。在此，诊断、预后、干预的性质和目的、替代方案、风险和受益以及建议，通常是必不可少的。在采取行动前，患者与受试者也需要就授权的条件与专业人员达成共识。除非就授权内容的基本特征达成一致，否则就无法保证患者或受试者做出自主决定、给予有效的同意。比如，医生和患者都使用*中风*或*疝气*等同样的词，但如果医生使用的标准医学概念具有患者不理解的含义，他们的解释可能会有所不同。

有些人认为，许多患者和受试者无法理解足够的信息或无法充分理解它的相关性，从而无法对医疗护理或参与研究做出自主的决定。这种说法过于笼统，因为它基于一个不恰当的理想，即完全的告知和完全的理解。如果我们用理解实质性信息的说法，来代替这一不切实际的标准，那么我们就可以避免这种怀疑论。尽管在实际上，对患者和受试者干预的行为，从来没有完全知情、完全自愿或完全自主，但这并不意味着，他们可以被不充分地告知，做不自愿或不自主的决定。[85]

然而，有些患者因为知识有限，就陌生或新的情况进行交流极其困难，尤其是当医生引入新概念和认知结构时。多种研究表明，有些患者对于科学目标和程序的理解是贫乏而扭曲的。[86] 然而，即使在这样困难的情况下，加强理解和做出适当的决定也是可能的。专业人员可以把新的、专业化的信息，与患者或受试者熟悉的日常事件相类比，从而达到与非专业人员信息交流的目的。同样地，专业人员也可以用数字概率或非数字概率来解释风险，同时通过比较患者或受试者更为熟悉的风险及其先前的经验（例如驾驶汽车或使用电动工具所涉及的风险），使他们更容易明白各种风险的可能性。[87]

不过，即便有这些策略，要让一个患者理解并意识到风险和可能的受益，可能是一项艰巨的任务。例如，面对手术的不同状况，患者都知道他们将要承受手术后的疼痛，但他们对于疼痛的预期往往不足。许多患者无法事先完全了解疼痛的性质和严重程度。他们有时竟达到这样的程度，即无法清晰地在疼痛的威胁与手术的益处之间做权衡。此时，他们觉得手术的益处极具吸引力，从而低估了风险。

理解力的研究。 有些研究侧重于患者和研究参与者未能理解研究所涉及的风险，然而，患者和研究参与者对预期受益的性质、概率和程度的理解也存在问题。这类问题在一项关于稳定性冠状动脉患者选择接受经皮冠状动脉介入治疗（PCI）的研究中表现了出来。与现有的最佳证据和心脏病专家的观点相反，大多数患者认为，PCI 会降低心脏病发作的风险（88%），也会减少死于心脏病发作的风险（82%），尽管 PCI 对此类患者的主要预期益处只是症状性的，如缓解胸痛或不适。对于急性或不稳定型心绞痛患者来说，PCI 可能挽救生命，但稳定型心绞痛的患者，可能会将这两种情况混淆，因为两者都涉及胸痛和不适。有关研究人员和评论专家认为，与患者和研究参与者就此类事项进行直接交流，并辅之以决策帮助，对患者和研究参与者的理解可能会有帮助，特别是阅读难度水平降低，以及知情同意书中提供完善的信息的情况下。[88]

治疗误解。 "治疗误解"（therapeutic misconception）是知情同意必须解决的一个重要问题，受试者可能因无法区分临床治疗和非治疗性研究，无法理解研究的目标和目的，而误认为他们参与的研究实质上是治疗。[89]治疗误解可能会使受试者的同意无效，因为他或她并未明确同意参与*研究*。[90]

山姆·霍恩（Sam Horng）和克里斯汀·格雷迪（Christine Grady）从严格意义上把治疗误解区分为治疗的错误估计和治疗的乐观主义。[91]治疗误解如果不纠正，会使受试者的同意无效，因为他们是在没有足够的、相关的直接事实的情况下同意参与研究的。但是，一些了解自己参与的是研究而非临床治疗的参与者，仍然高估了治疗的可能性和概率，即参与者将从中受益的概率。霍恩和格雷迪认为，如果"适度的错误估计不会损害对可能结果的合理认识"，则应该容忍这种治疗性错误估计。相比之下，治疗乐观主义的参与者，能准确了解参与研究可能的受益，但对自己战胜这些可能性的机会过于乐观。这种治疗乐观主义通常不会损害个人的知情同意，或不会使之无效，因为它更接近合理的希望而不是信息偏差。

信息处理的问题

除了少数几个对理解能力的研究外，关于患者决策的研究一般很少关注信息处理的问题。然而，信息过多可能会妨碍充分理解，而医生在使用不熟悉的医学术语时会加剧这些问题的严重性。

一些研究发现，处理有关风险的信息存在困难，这表明风险的告知通常会导致受试者曲解信息，促进推论错误，并对某些风险产生不成比例的恐惧。某些信息的表达方式非常具有误导性，以至于医疗专业人员和患者都经常曲解其内容。例如，在风险替代方案间的选择，就可能受其表达方式的影响，即它是以为患者带来益处或提供机会的方式呈现，还是以造成损失或减少机会的方式呈现。[92]

某项研究要求放射科医生、慢性疾病的门诊患者和商学院学生，在两种肺癌替代疗法之间做假设性的选择：手术和放射疗法。[93]研究人员以生存率和死亡率来表达信息，而这种表达方式的差异影响了所有三组的偏好。当面临以*生存率*为方式来表达结果时，25%的人选择放射疗法而不是手术。然而，当同样的结果以*死亡率*为方式进行表达时，则有 42%的人更偏向放射疗法。手术并发症引起的立即死亡，因在放射疗法中没有相应的危险，使对两者的选择有了决定性的差异。

这些框架效应会降低理解能力，直接影响自主选择。如果曲解会使一个人无法充分理解死亡风险，而这个风险对于这个人做决定又非常重要，那么此人选择手术并不表明他实质性地理解了信息，他或她的选择不符合自主授权的条件。这样的例子提供给我们的经验是，专业人士需要更多的技术知识，使他们能够更好地就信息的积极和消极方面进行交流，如生存和死亡的概率。

决策辅助工具越来越多地用于帮助个人参与医疗决策，这些决策涉及在科学不确定性的背景下（如当筛查和治疗干预难以做出评估时），如何平衡可能的受益和风险。研究表明，决策辅助工具的使用可以提供重要信息，并使患者能够根据自己的情况和选择，反思自己的价值观和偏好。这些决策辅助工具的使用与患者知识的增加以及更积极地参与决策相关。[94]

不接受和错误信念的问题

如果一个人*接受*真实或纯粹信息的能力损坏了，即使他（她）充分理解了这些信息，决策也会受到影响。在某些情况下，一个错误信念可能会使患者或受试者的同意无效，即使对患者进行了适当的告知、他（她）也能够理解，并自愿决策。例如，已充分了解疾病性质并被要求做出治疗决定的重病患者，可能会错误地认为他（她）没有生病，从而拒绝治疗。即使医生表明患者的想法是错误的，并且提出确凿的证据向患者证明，而且患者也理解所提供的信息，但患者还是可能认为报告的内容是错误的。

如果无知阻碍了知情选择，那么对患者或受试者强加他们不受欢迎的信息，以促进其自主决策，可能是允许的，也可能是必需的。我们来看下面的案例，其中错误信念在患者拒绝治疗中起了主要作用[95]：

> 一名 57 岁的妇女因髋部骨折而住院……住院期间，巴氏试验和活检显示她宫颈癌 1A 期……由于子宫切除手术基本可以治愈癌症，因此医生建议动手术……可是患者拒绝接受手术治疗。该病患的主治医生在此时意识到她可能精神不健全，于是寻求精神科和神经科的帮助，以确定该女子是否有痴呆或精神障碍。精神科顾问认为她精神错乱，没有能

力就自己的治疗做出决定。这一判断很大程度上是基于患者坚定地、"不合理"地拒绝接受手术。但神经科医生不同意，因为没有发现该女子患有痴呆的证据。经询问，患者表示，她拒绝接受子宫切除术，是因为不相信自己患有癌症。她说"任何人都知道患有癌症的人会感觉不舒服，体重下降"，可她觉得自己很好。尽管活检结果和医生的观点都与她相反，但她依然坚持自己的观点。

在这种情况下，医生考虑推翻患者的拒绝，因为确凿的医学证据表明，她认为自己没患癌症是没有道理的。只要该患者继续持有对她的决定至关重要的错误想法，那么，即使最终证明她的拒绝是合法、有效的，这也不是充分的*知情*拒绝。该案例说明，有效沟通所涉及的复杂性：患者是来自阿巴拉契亚的一个贫穷的白人妇女，只受过三年教育。她的主治医生是黑人。而事实上，正是这个原因才使她产生自己没有患癌症的错误想法。她不相信一个黑人医生说的话。然而，在和一位白人医生及她自己的女儿进行了一番激烈的争论后，她最终改变了看法，同意做子宫切除手术，并获成功。

这个例子说明了，为什么临床医生有时必须对患者似乎具有法律约束力的选择，进行积极的挑战，以进一步提高他们选择的质量，而不是仅仅接受他们表面上的选择。拒绝不想要的治疗的权利，在生命医学伦理学中似乎是一项近乎绝对的权利，但刚刚讨论的案例表明，医疗专业人员应该仔细考虑何时需要挑战，甚至推翻这一权利。

弃权问题

在讨论免除知情同意时，常进一步引发理解的诸多问题。某个有行为能力的患者行使豁免权的过程，就是自愿放弃知情同意的权利，并由此解除医生获取知情同意的义务。[96]患者把决策权委托给医生或第三方，或者只是要求不被告知，这实际上是患者做了个决定，即不作知情的决定。然而，弃权不必仅以这种方式来理解。在有些情形下，如果患者或受试者不能采用一般意义上的自主授权来放弃知情同意权时，法规也承认免除知情同意是有效的。比如，当获取知情同意不切实际、在紧急状态下进行研究，以及与军队进行药物和疫苗研究时，这样的免除可能是有效的。[97]

有些法院认为，如果患者要求不被告知，那医生就无须披露风险。[98]有些生命医学伦理学的作者也认为，权利总是可以放弃的。[99]一般而言，承认权利的豁免是恰当的，因为我们享有是否行使这类权利的自由裁量权。例如，如果一个虔诚的耶和华见证派教徒告诉医生，他希望医生尽一切努力救治他，却又不想知道医院是否会使用输血或类似程序，那么，我们很难想象某个道德论据会足以支持并判定，他必须要对输血给予具体的同意。不过，在实践中允许弃权的普遍做法是非常危险的。许多患者对医生过度信任，在研究和治疗情形中广泛使用免除同意的做法，会使受试者和患者更加脆弱，因为有些人会为方便而省略同意的程序，而这个已经是医疗保健领域的一个严重问题。

关于弃权所产生的问题，其解决办法不可能适用于所有情形。每个弃权的个案或情况都需要单独考虑，但是也需要适当的程序响应来提供监督以保护患者。例如，机构可以制定规则规定，除非经审议机构（如机构伦理审查委员会和医院伦理审查委员会）批准，否则禁止豁免。如果委员会确定，对豁免的认可最能保护在特定情形中个人的利益，那么豁免才可以被合理地确认。

自　　愿

自愿是知情同意的一个要素，也是我们自主行动三个条件中的第三个。因为它在研究过程中经常被忽视，所以这个要素在生命医学伦理学中扮演着重要的角色。例如，《纽伦堡法典》将自愿理解为：研究对象"应该处于能够行使自由选择权的位置，不受任何暴力、欺诈、欺骗、胁迫、越权或其他不可告人形式的约束或胁迫的干预"[100]。

我们比一些作者更狭义地使用"*自愿*"一词。一些人从拥有足够的知识、没有心理压迫和没有外部约束的角度来分析自愿性。[101]如果我们采用如此宽泛的含义来理解"自愿"，将会把"自愿性"等同于"自主性"，而我们认为，自愿（在此主要理解为未受控制性条件的束缚）只是自主的必要条件。如果一个人愿意采取行动而不受他人干预或心理状况的控制，则他（她）的行为是自愿的。我们在这里只考虑其他人控制的情况，但我们注意到，诸如衰竭性疾病、精神障碍和吸毒成瘾等情况，会减少或破坏自愿性，从而妨碍自主的选择和行动。

影响形式

不受控制是自愿的关键条件，但并非所有施加于他人的影响都是控制性的。如果医生命令一个不愿手术的患者接受心脏导管插入术，并以不给他治疗为要挟，强迫他接受手术，那么医生的影响就是控制患者。相反，如果医生在患者一开始不愿意的情况下，理性地说服患者接受手术，那么医生的行为会影响但不会控制患者。许多影响是令人抗拒的，有些影响是受到欢迎而不令人抗拒的。

影响的类别较为广泛，它包括爱、威胁、教育、谎言、操纵性建议和情感诉求，所有这些对不同的人产生的影响和道德理由，都可能有很大差异。我们的分析侧重于三类影响：强迫、说服和操纵。当且仅当一个人故意使用可信的，且伤害的或暴力的严重威胁，来控制另一个人时，才会发生强迫。[102]在非自愿接受精神病治疗中，警察、法院和医院使用武力威胁就是强迫。有些威胁几乎会强迫所有人（例如，可信地威胁要杀死此人），而其他威胁只胁迫少数人（例如，雇员威胁雇主除非加薪，否则将辞去工作）。强迫是否存在，在一定程度上取决于胁迫对象的主观反应。但是，如果实际上没有发出威胁，但一个人因为*感觉*受到威胁而服从的主观反应，不属于强迫。只有当一个故意的、可信的威胁取代了一个人的自主行动过程，并因此使有意的、充分知情的行为变得不自主时，才会发生强迫。我们反对生命医学伦理学中的普遍倾向，即把"强迫"作为一个广义的伦理批评的术语，这样掩盖了与之相关的、独特的伦理问题。例如，强迫与在极端情形下利用一个人不同。在大多数情况下两者都是错误的，但可能出于不同的原因。[103]

就*说服*而言，就是某人经另一个人说理而相信某事。诉诸理性与诉诸情感的影响不同。问题是，在医疗情形中如何区分情感反应和认知反应，以及如何确定哪一种情感可能被激发。信息告知或告知方法的不同，可能会合理地说服一位患者，也可能会导致另一位患者的恐惧或恐慌，从而削弱了他的理性。

*操纵*是除说服和强迫外的几种影响形式的统称。操纵的本质是通过胁迫或说服以外的方式来左右人们去做操纵者想要的事情。[104]在医疗领域中，最常见的操纵形式是信息操纵，这是一种有意管理信息的行为，它改变了一个人对情况的理解，并激励他（她）按照操控者的意图行事。许多形式的信

137

息操纵与自主决定不相容。例如，撒谎、隐瞒信息、为了使人们相信假的东西而故意夸大其词，这些都损害了自主选择。医疗专业人员通过语气、有力的手势，以及通过积极的（"我们在大多数情况下通过这种疗法取得了成功"）而非消极的（"我们在这种疗法中 35% 的病例失败了"）呈现信息的方式，也可以操纵患者的认知和反应。

138

然而，人们很容易把操纵控制的威胁夸大到超过它的实际影响。在医疗领域中，我们经常在相互冲突的影响因素中做决定，如个人欲望、家庭约束、法律义务和社会压力，但是，这些因素对决定的控制性影响，通常不会到达道德上令人担忧的程度。

不施控制性影响的义务

强迫和控制性操纵有时是合理的，这在医疗领域不常见，但在公共卫生和执法领域中更常见。假定一名医生收治的患者具有破坏性且不顺从，此时，该医生威胁说除非患者的言行有所改变，否则将停止对其的治疗。医生的命令可能是强制性的，也可能是合理的。关于操纵，最困难的问题不在于威胁和惩罚，因为此两种做法在临床治疗或医学研究中几乎总是得不到辩护；真正的难点在于奖励、允诺、鼓励及其他激励手段所带来的后果。

塔斯基吉梅毒研究这个案例，就是典型的不合理允诺的例子。该研究主要研究当时不可治愈的梅毒的自然进程。它让近 400 名被诊断患有梅毒的非裔美国男性，数十年来未经治疗地参与研究，尽管在研究过程中，青霉素已经成为一种治疗梅毒的非常有效的方法。研究人员以各种允诺来激发和维持受试者继续参与研究的兴趣。这些好处包括，免费安葬援助和保险、往返检查的免费交通，以及回程时免费在城镇停留等。受试者还在检查当天获得免费药物和免费热餐。受试者所处的被剥削的社会经济地位，使他们更易于为这些公开的、得不到辩护的操纵形式所左右。[105] 这些操纵行为与欺骗相结合，隐藏了该研究的性质和非治疗性的意图。

操控性的且在道德上得不到辩护的影响，在理论上不难界定，但在具体实践中却并不清晰。比如，有患者反映说，尽管他们参加临床试验是自愿的，但仍感到巨大压力。[106] 医疗领域存在着一些类似操纵的麻烦案例，在这种情形中，患者或受试者迫切需要某种药物或收入来源。免费药物或额外的钱财等有吸引力的优惠，可能会让一个人不去做认真的选择。即使没有其他人的故意操纵，某人也会受制于自身的困境。对于异常虚弱、依赖性强和易受人摆布的患者来说，一些通常可以抗拒的影响也可以变成控制性的影响。[107] 人们的脆弱性不同，导致构成"不当"影响的因素也有所不同。[108]

在人们非自愿进入的封闭机构中，出于研究和其他目的而被剥削的威胁很大。即使人们自愿加入这类机构，规则、政策和实践也可能会影响自主选择。以长期护理为例，养老院的老年人在日常生活中会面临选择受约束的问题。许多老年人因年老体衰，执行个人选择的能力大大下降，但这种*执行自主力*的衰退，并不等于*决策自主力*的减弱。[109] 这些问题一方面体现在关于食物、室友、财产、锻炼、睡眠和衣服，以及洗澡、药物和约束的日常决定上，养老院的护理人员可能会忽视、误解或否定住院老人的自主决定。另一方面体现在对结构、秩序、安全和效率的制度要求上，有时会被合法地用来否决住院老人的自主选择。

139

非自主患者的代理决定

我们现在从自主决策者同意的条件——以及在某些情况下对自主的限制——转向当患者不自主或不太确定其是否有自主性时的代理决定标准。代理决策者每天都会为无能为力的患者（例如中风、阿尔茨海默病、帕金森病、影响认知功能的慢性抑郁症、衰老和精神病患者），做出终止或继续治疗的决定。如患者无力选择或拒绝某项治疗，则院方、医生及患者家属，都可以根据法律和制度规范，合理地发挥决策的作用，同时，他们也可以去法院或其他权威机构寻求解决之道。

对于代理决策者，通常有三个标准：*代位判断标准*，有时是基于自主的标准而提出的；*纯粹自主性标准*；*患者的最佳利益标准*。我们在本节中的目标是重组和整合这套代理决定标准，创建一个清晰的框架。我们出于法律和政策的目的来评估这些标准，但我们根本的道德论点在于，在强调如何保护患者先前的自主性的同时，保障他们当前的最佳利益。（在第五章中，我们将考察*谁*应该是代理决策者。）

代位判断标准

代位判断标准认为，有关治疗的决定，应该适当地属于无行为能力或无

140　自主能力的患者，因为他（她）具有自主权和隐私权。即使患者缺乏行使这些权利的能力，他们也有权作决定，他们的价值观和偏好须得到认真对待。仅仅因为一个无行为能力的患者不再自主，或从来没有自主能力，而剥夺他（她）的决策权，这是不公平的。

代位判断标准是一个弱自主标准。它要求代理决策者"披上无行为能力者的精神外衣"。正如一个经典法庭案件中的法官所说的，代理决策者将做出无行为能力者如果有能力时会做出的决定。在这个案例中，法院援引代位判断标准，认定约瑟夫·萨克威茨（Joseph Saikewicz），一个从未有行为能力的成人，如果有行为能力，就会拒绝治疗。法院承认，大多数理智的人，其选择可能与特定的无行为能力的人的选择不同，但同时法院又明智地指出："在诸如此类的许多案件中，如果无行为能力者是有行为能力的，那么决定应由此人做出，但考虑到此人现在和未来无行为能力的实际情况，因而只能由具有行为能力者代劳。"[110]

这种代位判断标准可以而且应该用于曾经有行为能力的患者，但前提是，要有理由相信代理决策者可以做出患者本应做出的判断。[111] 在这种情况下，代理决策者应该足够清楚地了解患者，这样他的判断才能反映患者的观点和价值观。如果代理决策者仅仅大致了解患者的个人价值观，那是不够的。因此，如果代理决策者能够确切地回答"在这种情况下*患者*想要什么？"这样的问题，那么，代位判断就是一个适当的标准，它近似第一人称的同意。但是，如果代理决策者只能回答"*您希望患者得到什么？*"的问题，那么，对标准的选择，就应该基于患者的最佳利益而非自主性标准。对于从未有过行为能力的患者，我们不能遵循代位判断标准，因为判断他们自主选择的基础不存在。

纯粹自主性标准

第二种标准消除了代位判断标准中难以琢磨的自主性，代之以真正的自主性。纯粹自主性标准只应用于曾经具有自主性、现在无行为能力的患者身上，他们在有自主能力时表达过对相关治疗的偏好。尊重自主的原则在道德上迫使我们尊重这种明确的偏好，即使此人不再能表达自己的偏好。该标准认为，无论是否存在正式的预先指令，负责照料患者的人应根据患者先前的自主判断采取行动，有时也被称为"先前的自主性"。

然而，根据此标准所采取的行动，是否有令人满意的证据尚有争议。在
没有明确指示的情况下，代理决策者可能会从患者过去生活的价值观中选择
符合代理决策者自身的价值观，然后仅使用这些价值观来做出决定。代理决
策者也可能只选取他（她）所能发现的、与即将要做的决定直接相关的患者
的价值观，如患者表示过不喜欢医院。有鉴于此，对代理决策者做如下的询
问是合理的。比如，代理决策者是否可从患者先前的行为中，合理地推断出
患者会做什么决定，特别是患者从前是否害怕和回避医生，以及早先是否拒
绝同意过医生的建议等。

已有的证据表明，住院老年人的代理决策者更多地关注患者的最佳利
益，而非患者先前的偏好，除非这些偏好在预先指令中明确阐述。[112] 当然，
即使患者提供了口头或书面预先指令，代理决策者仍需确定，它是否体现了
与当下决定直接相关的自主偏好。[113]

最佳利益标准

通常无法确定患者的相关自主偏好。在最佳利益标准下，代理决策者必
须为患者每个利益的可选项分配权重，扣除或减去其固有的风险或成本，然
后，在各种可用的选项中，确定可以获得最高净收益的那一项。这里使用"*最
佳利益*"这个术语最为合适，因为代理决策者有义务通过比较评估来确定最
高可能的净利益，来使患者利益最大化。最佳利益标准通过要求代理决策者
评估各种治疗和替代治疗的风险和可能的受益，来保护无行为能力患者的福
利。因此，它不可避免地是一种生命质量的标准。

最佳利益标准可以合理地否决未成年人或其他无行为能力者的同意或
拒绝，但在某些情况下，它也可以不那么明显地否决曾经具备自主能力的患
者所给予的预先指令。例如，当某人指定他人拥有永久代理权，代表他（她）
做医疗决定时，可能会发生这种被判定无效的情况。如果指定代理决策者做
出的决定威胁到患者的最佳利益，则该决定在道德上可以而且应该被医疗团
队推翻，除非患者在有行为能力时已签署了一份措辞表述明确的文件，明确
地支持代理决策者的决定。

依赖预先指令所面临的挑战在于，那些以前自主的人无法预测可能出现
的情况。例如，一些表面上满足、没有痛苦、无行为能力的患者，如果不按
照他们的预先指令进行治疗，他们有望存活，否则就会死亡。相关文献的讨

论曾经集中在马格（Margo）的案例上。马格是一位阿尔茨海默病患者，据一位定期探望她的医学生说，马格是"我所认识的最幸福的人之一"[114]。让我们来想象一下，如果马格有一份生前预嘱，这份预嘱在她阿尔茨海默病发作时被执行，声称如果她患上另一种危及生命的疾病，她不希望维持生命的治疗。在这种情况下，医护人员必须决定是否尊重她的预先指令，从而尊重她的先前的自主权，而不使用抗生素治疗她的肺炎，或者根据她整体的幸福感，按目前的最佳利益行事。

当人们陷入无行为能力的状态时，他们的状况可能与他们预期的非常不同，有时甚至比他们预期得要好。如果是这样，对于现在处于幸福境地的无行为能力者来说，受制于可能缺乏信息和目光短浅的先前决定，似乎是不公平的。在马格案例中，不使用抗生素可能会损害罗纳德·德沃金（Ronald Dworkin）在讨论她的案例时所说的她的"体验式利益"（experiential interests），即她对目前生活的满足。然而，提供抗生素会违反她的生前预嘱，这表达了她深思熟虑的价值观、她的人生经历和承诺等。罗纳德·德沃金认为，因此不应该将马格置于这种境况之下。[115] 相比之下，美国总统生物伦理委员会得出结论认为，"在这种特殊情况下，以马格表面上的幸福来否决她的生前预嘱，似乎更具有道德说服力"[116]。

除了在马格这样的特殊情况，我们有义务尊重当下没有行为能力者先前表达的自主意愿，因为尊重做决定者自主权的原则具有持续的效力。然而，正如我们所看到的，预先指令是个复杂的问题，有时可以被合理地否决。

在本节中，我们认为，对那些先前有行为能力，以口头或书面的事先指令，自主地表达过偏好的患者，应该采取纯粹自主性的标准，因为我们通过分析第一个标准（代位判断标准）和第二个标准（纯粹自主性标准），认为它们本质上是相同的。然而，如果以前有能力的人没有留下有关他或她偏好的可靠证据，或者如果此人从来没有过行为能力，代理决策者应该坚持最佳利益标准。

结　　论

在临床医疗和研究中，特别是在各种同意和拒绝的情况下，自主性与决策之间的密切联系把本章的几个小节组成一个整体。我们通过诉诸尊重自主

性的原则，来证明有义务征询患者和潜在的研究受试者的决定，但是，我们 　143
也承认，对于这一原则的具体要求，可能需要深思熟虑，有时甚至是细致的
解释和规范。

我们评论了获得同意的各种方法，但我们也注意到，在生命医学伦理中
知情同意的历史和自主权的地位仍在发展中。我们当前在系统和实践中的缺
陷，可能在不久的将来会变得明显，就像我们本章中提到的、现在已认识到
那些过去的道德失范那样。在考察对非自主患者使用代理决策者的标准时，
我们提出了一套完整的标准：①在具有可靠信息的情况下，尊重患者先前的
自主选择；②在缺乏可靠信息的情况下，要根据患者先前的自主选择判断患
者的最大利益。我们已经论证过，在两者之间发生冲突的情况下，②偶尔可
以合理地优先于①。

在此结论中，我们再次强调，将尊重自主权解释为优先于所有其他道德
原则的原则是站不住脚的。它只是我们适用于生命医学伦理学的初始原则框
架中的一项原则。人类道德共同体，实际上就是道德本身，同样深深植根于
接下来三章将要讨论的三组道德原则中。

注　释

1. 参加研究的人通常被称为*受试者*，但有时也被称为*参与者*。词语的选择可能具有
道德意义。请参阅国家生命伦理顾问委员会对此区别的讨论。National Bioethics Advisory
Commission (NBAC), *Ethical and Policy Issues in Research Involving Human Participants*,
vol. I, *Report and Recommendations* (Bethesda, MD: NBAC, August 2001), pp. 32-33. 也见
Chapter 6, endnote 1。

2. 自主性的核心思想由 Joel Feinberg 提出, Joel Feinberg, Harm to Self, vol. 3 在 *The
Moral Limits of Criminal Law* (New York: Oxford University Press, 1986), chaps. 18-19; 各
种文章参见 Franklin G. Miller and Alan Wertheimer, ed., *The Ethics of Consent: Theory and
Practice* (New York: Oxford University Press, 2010); 还有几篇文章参见 James Stacey
Taylor, ed., *Personal Autonomy: New Essays on Personal Autonomy and Its Role in
Contemporary Moral Philosophy* (Cambridge: Cambridge University Press, 2005)。

3. 提出创立更为广泛的有关自主性理论的观点，参见 Rebecca Kukla, "Conscientious
Autonomy: Displacing Decisions in Health Care," *Hastings Center Report* 35 (March-April
2005): 34-44; Kukla, "Living with Pirates: Common Morality and Embodied Practice,"

Cambridge Quarterly of Healthcare Ethics 23 (2014): 75-85。

4. Gerald Dworkin, *The Theory and Practice of Autonomy* (New York: Cambridge University Press, 1988), chaps. 1-4; Harry G. Frankfurt, "Freedom of the Will and the Concept of a Person", *Journal of Philosophy* 68 (1971): 5-20, 转载自 *The Importance of What We Care About* (Cambridge: Cambridge University Press, 1988), pp. 11-25。可能主要关注自由理论而不是自主性理论；且看他在 *Necessity, Volition, and Love* (Cambridge: Cambridge University Press, 1999), chaps. 9, 11, especially pp. 95-110, 137 一书中对"自主"的使用。

144

5. Dworkin, *The Theory and Practice of Autonomy*, p. 20.

6. Agnieszka Jaworska, "Caring, Minimal Autonomy, and the Limits of Liberalism," in *Naturalized Bioethics: Toward Responsibile Knowing and Practice*, ed. Hilde Lindemann, Marian Verkerk, and Margaret Urban Walker (New York: Cambridge University Press, 2009), pp. 80-105, esp. p. 82.

7. 有关"规划理论"及其与自主理论的关系，参见 Michael Bratman, "Planning Agency, Autonomous Agency," in *Personal Autonomy*, ed. Taylor, pp. 33-57。

8. 对此问题的确认，参见 Arthur Kuflik, "The Inalienability of Autonomy," *Philosophy & Public Affairs* 13 (1984): 271-298; Joseph Raz, "Authority and Justification," *Philosophy & Public Affairs* 14 (1985): 3-29; Christopher McMahon, "Autonomy and Authority," *Philosophy & Public Affairs* 16 (1987): 303-328。

9. 参见以下论著：*Relational Autonomy: Feminist Perspectives on Autonomy, Agency, and the Social Self*, ed. Catriona Mackenzie and Natalie Stoljar (New York: Oxford University Press, 2000); Natalie Stoljar, "Feminist Perspectives on Autonomy," *Stanford Encyclopedia of Philosophy* (Fall 2015 Edition), ed. Edward N. Zalta, 可在 https://plato.stanford.edu/archives/fall2015/entries/feminism- autonomy/上找到（2018 年 5 月 2 日重新访问）; Marilyn Friedman, *Autonomy, Gender, and Politics* (New York: Oxford University Press, 2003); Friedman, "Autonomy and Social Relationships: Rethinking the Feminist Critique," in Diana T. Meyers, ed., *Feminists Rethink the Self* (Boulder, CO: Westview Press, 1997), pp. 40-61; Jennifer K. Walter and Lainie Friedman Ross, "Relational Autonomy: Moving beyond the Limits of Isolated Individualism," *Pediatrics* 133, Supplement 1 (2014): S16-S23; Alasdair Maclean on "relational consent" in *Autonomy, Informed Consent and Medical Law: A Relational Challenge* (Cambridge: Cambridge University Press, 2009)。也见 James F. Childress 对关系自主的分析，"Autonomy" [Addendum], Bioethics (formerly *Encyclopedia of Bioethics*), 4th ed., editor in chief, Bruce Jennings (Farmington Hills, MI: Gale, Cengage Learning—Macmillan Reference USA, 2014), vol. 1, pp. 307-309。

10. 详见 Natalie Stoljar, "Informed Consent and Relational Conceptions of Autonomy,"

Journal of Medicine and Philosophy 36 (2011): 375-384; Carolyn Ells, "Shifting the Autonomy Debate to Theory as Ideology," Journal of Medicine and Philosophy 26 (2001): 417-430; Susan Sherwin, "A Relational Approach to Autonomy in Health-Care," in The Politics of Women's Health: Exploring Agency and Autonomy, The Feminist Health Care Ethics Research Network (Philadelphia: Temple University Press, 1998); Anne Donchin, "Understanding Autonomy Relationally," Journal of Medicine and Philosophy 23, no. 4 (1998)。

11. 参见 Barbara Herman, "Mutual Aid and Respect for Persons," Ethics 94 (July 1984): 577-602, esp. 600-602; Onora O'Neill, "Universal Laws and Ends-in-Themselves," Monist 72 (1989): 341-361。

12. 对于我们观点的误解参见 M. Therese Lysaught, "Respect: Or, How Respect for Persons Became Respect for Autonomy," Journal of Medicine and Philosophy 29 (2004): 665-680, esp. 676。

13. Carl E. Schneider, The Practice of Autonomy: Patients, Doctors, and Medical Decisions (New York: Oxford University Press, 1998), esp. p. xi。支持尊重自主原则的有限作用的各种观点，参见：有关支持尊重自主原则发挥有限作用的各种观点，Paul Root Wolpe, "The Triumph of Autonomy in American Bioethics: A Sociological View," in Bioethics and Society: Constructing the Ethical Enterprise, ed. Raymond DeVries and Janardan Subedi (Upper Saddle River, NJ: Prentice Hall, 1998), pp. 38-59; Sarah Conly, Against Autonomy: Justifying Coercive Paternalism (Cambridge: Cambridge University Press, 2013); Jukka Varelius, "The Value of Autonomy in Medical Ethics," Medicine, Health Care, and Philosophy 9 (2006): 377-388; Daniel Callahan, "Autonomy: A Moral Good, Not a Moral Obsession," Hastings Center Report 14 (October 1984): 40-42。对比 James F. Childress, "The Place of Autonomy in Bioethics," Hastings Center Report 20 (January-February 1990): 12-16; Thomas May, "The Concept of Autonomy in Bioethics: An Unwarranted Fall from Grace," in Personal Autonomy, ed. Taylor, pp. 299-309。

14. Leslie J. Blackhall, Sheila T. Murphy, Gelya Frank, et al., "Ethnicity and Attitudes toward Patient Autonomy," JAMA: Journal of the American Medical Association 274 (September 13, 1995): 820-825.

15. Joseph A. Carrese and Lorna A. Rhodes, "Western Bioethics on the Navajo Reservation: Benefit or Harm?" JAMA：Journal of the American Medical Association 274 (September 13, 1995): 826-829.

16. 我们提出这些观点是为了防止误解。有些人批评将尊重自主性与知情同意联系起来的理论，他们错误地认为，包括我们在内的上述观点的捍卫者，把同意看作是必要而充分的。这些批评可参见 Neil C. Manson and Onora O'Neill, *Rethinking Informed Consent in Bioethics* (Cambridge: Cambridge University Press, 2007), pp. 19, 185ff。

17. 有关自主和同意关系的进一步讨论，参见 Tom L. Beauchamp, "Autonomy and Consent," in *The Ethics of Consent*, ed. Miller and Wertheimer, chap. 3。

18. 参见 Avram Goldstein, "Practice vs. Privacy on Pelvic Exams," *Washington Post*, May 10, 2003, p. A1, 可在 https://www.washingtonpost.com/archive/politics/2003/05/10/practice-vs-privacy-on-pelvic-exams/4e9185c4-4b4c-4d6a-a132-b21b8471da58/?utm_term=.ee1d008b73ce 上找到（2018 年 5 月 8 日访问）。

19. 有关加拿大和爱尔兰妇女观点的研究，参见 S. Wainberg, H. Wrigley, J. Fair, and S. Ross, "Teaching Pelvic Examinations under Anaesthesia: What Do Women Think?" *Journal of Obstetrics and Gynaecology Canada, Journal d'Obstétrique et Gynécologie du Canada* 32, no. 1 (2010): 49-53; F. Martyn and R. O'Connor, "Written Consent for Intimate Examinations Undertaken by Medical Students in the Operating Theatre—Time for National Guidelines?" *Irish Medical Journal* 102, no. 10 (2009): 336-337。关于妇女观点的讨论，另见 Phoebe Friesen, "Educational Pelvic Exams on Anesthetized Women: Why Consent Matters," *Bioethics* 32 (2018): 298-307。

20. Britt-Ingjerd Nesheim, "Commentary: Respecting the Patient's Integrity Is the Key," *BMJ: British Medical Journal* 326 (January 11, 2003): 100. 对于伦理问题的考察和医学教育中未经同意的盆腔检查的做法是"不道德和站不住脚的"的论点，参见 Friesen, "Educational Pelvic Exams on Anesthetized Women: Why Consent Matters."。

21. 参见 Shawn S. Barnes, "Practicing Pelvic Examinations by Medical Students on Women under Anesthesia: Why Not Ask First?" *Obstetrics and Gynecology* 120, no. 4 (2012): 941-943; Arthur L. Caplan, "Pelvic Exams Done on Anesthetized Women without Consent: Still Happening," *Medscape*, May 2, 2018, 可在 https://www.medscape.com/viewarticle/894693 上找到（2018 年 10 月 7 日访问）。

22. Peter A. Ubel, Christopher Jepson, and Ari Silver-Isenstadt, "Don't Ask, Don't Tell: A Change in Medical Student Attitudes after Obstetrics/Gynecology Clerkships toward Seeking Consent for Pelvic Examinations on an Anesthetized Patient," *American Journal of Obstetrics and Gynecology* 188 (February 2003): 575-579.

23. Bernard M. Branson, H. Hunter Handsfield, Margaret A. Lampe, et al., "Revised Recommendations for HIV Testing of Adults, Adolescents, and Pregnant Women in Health-Care Settings," *Morbidity and Mortality Weekly Report, Recommendations and Report* 55 (RR-14) (September 22, 2006): 1-17. 这些建议期望在非临床环境中获得具体的、明确的知情同意。

24. 参见 Ronald Bayer and Amy L. Fairchild, "Changing the Paradigm for HIV Testing—The End of Exceptionalism," *New England Journal of Medicine* 355 (August 17, 2006): 647-649; Lawrence O. Gostin, "HIV Screening in Health Care Settings: Public Health and Civil Liberties in Conflict?" *Journal of the American Medical Association* 296 (October 25, 2006): 2023-2025; Thomas R. Frieden et al., "Applying Public Health Principles to the HIV Epidemic," *New England Journal of Medicine* 353 (December 1, 2005): 2397-2402。有关成本-效益分析，参见 Gillian D. Sanders, et al., "Cost-Effectiveness of Screening for HIV in the Era of Highly Active Antiretroviral Therapy," *New England Journal of Medicine* 352 (February 10, 2005): 570-585。

25. 参见 HIVgov, U.S. Statistics, 可在 https://www.hiv.gov/hiv-basics/ overview/data-and-trends/statistics 上找到（2018 年 10 月 12 日访问）。

26. 参见 Centers for Disease Control and Prevention, HIV/AIDS, *HIV Treatment as Prevention*, 可在 https://www.cdc.gov/hiv/risk/art/index.html 上找到（2018 年 10 月 11 日访问）; Myron S. Cohen and Cynthia L. Gay, "Treatment to Prevent Transmission of HIV-1," *Clinical Infectious Diseases* 50 (2010): S85-S95。也见 Carl W. Dieffenbach and Anthony S. Fauci, "Thirty Years of HIV and AIDS: Future Challenges and Opportunities," *Annals of Internal Medicine* 154, no. 11 (June 2011): 766-772。

27. Centers for Disease Control and Prevention, HIV/AIDS, *HIV Treatment as Prevention.*

28. 引自 Bayer and Fairchild, "Changing the Paradigm for HIV Testing," p. 649。

29. 对于美国 HIV 检测知情同意的演变，以及对书面知情同意终止的几个因素，参见 Ronald Bayer, Morgan Philbin, and Robert H. Remien, "The End of Written Informed Consent for HIV Testing: Not with a Bang but a Whimper," *American Journal of Public Health* 107, no. 8 (August 2017): 1259-1265。内布拉斯加州是最后一个修改法律的州，在这篇文章发表后于 2018 年进行了修改。参见 Nebraska Legislature, *Legislative Bill* 285 (Approved by the governor February 28, 2018), 可在 https://nebraskalegislature.gov/FloorDocs/105/PDF/ Slip/LB285.pdf 上找到（2018 年 10 月 7 日访问）。

30. 有关对"选择退出"政策提出的增加可移植器官供应问题的全面讨论，参见 J. Bradley Segal and Robert D. Truog, "Options for Increasing the Supply of Transplantable Organs," *Harvard Health Policy Review*, December 2, 2017, 可在 http://www.hhpronline.org/articles/2017/12/2/options-for-increasing-the-supply-of-transplantable-organs-2 上找到（2018 年 5 月 2 日访问）; Institute of Medicine (now Academy of Medicine), Committee on Increasing Rates of Organ Donation, *Organ Donation: Opportunities for Action*, ed. James F. Childress and Catharyn Liverman (Washington, DC: National Academies Press, 2006), chap.

146

7。也参见 Richard H. Thaler and Cass R. Sunstein, *Nudge: Improving Decisions about Health, Wealth, and Happiness* (New Haven, CT: Yale University Press, 2008), chap. 11, "How to Increase Organ Donations"。

31. 此案例由 Dr. Gail Povar 准备。

32. 参见 Thomas Grisso and Paul S. Appelbaum, *Assessing Competence to Consent to Treatment: A Guide for Physicians and Other Health Professionals* (New York: Oxford University Press, 1998), p. 11。

33. 本节的分析得益于与 Ruth R. Faden、Nancy M. P. King 和 Dan Brock 的讨论。

34. 参见 Charles M. Culver and Bernard Gert, 在 *Philosophy in Medicine* (New York: Oxford University Press, 1982), pp. 123-126 中对核心意义的检验。

35. *Pratt v. Davis*, 118 Ill. App. 161 (1905), aff'd, 224 Ill. 300, 79 N.E. 562 (1906).

36. 参见 Daniel Wikler, "Paternalism and the Mildly Retarded," *Philosophy & Public Affairs* 8 (1979): 377-392; Kenneth F. Schaffner, "Competency: A Triaxial Concept," in *Competency*, ed. M. A. G. Cutter and E. E. Shelp (Dordrecht, Netherlands: Kluwer Academic, 1991), pp. 253-281。

37. 这个案例由医学博士 P. Browning Hoffman 准备，在弗吉尼亚大学召开的"医学和社会"系列会议上呈现。

38. Laura L. Sessums, Hanna Zembrzuska, and Jeffrey L. Jackson, "Does This Patient Have Medical Decision-Making Capacity?" *JAMA: Journal of the American Medical Association* 306 (July 27, 2011): 420-427. 也参见 J. B. Jourdan and L. Glickman, "Reasons for Requests for Evaluation of Competency in a Municipal General Hospital," *Psychosomatics* 32 (1991): 413-416。

39. 该标准的构架要归功于 Paul S. Appelbaum and Thomas Grisso, "Assessing Patients' Capacities to Consent to Treatment," *New England Journal of Medicine* 319 (December 22, 1988): 1635-1638; Appelbaum and Grisso, "The MacArthur Treatment Competence Study I. Mental Illness and Competence to Consent to Treatment," *Law and Human Behavior* 19 (1995): 105-126; Jessica W. Berg, Paul S. Appelbaum, Charles W. Lidz, and Lisa S. Parker, *Informed Consent: Legal Theory and Clinical Practice*, 2nd ed. (New York: Oxford University Press, 2001)。

40. 有关综合治疗，参见 Ian McDowell, *Measuring Health: A Guide to Rating Scales and Questionnaires*, 3rd ed. (Oxford: Oxford University Press, 2006)。

41. 有关（在行为能力评估中）结合价值观的其他方法，参见 Loretta M. Kopelman, "On the Evaluative Nature of Competency and Capacity Judgments," *International Journal of Law and Psychiatry* 13 (1990): 309-329。有关已有测试中的概念和认知问题，参见 E. Haavi

Morreim, "Competence: At the Intersection of Law, Medicine, and Philosophy," in *Competency*, ed. Cutter and Shelp, pp. 93-125, esp. pp. 105-108。

42. 分析和评价为评估临床治疗和研究的决策能力而开发的众多测试方法和仪器，不在我们讨论之列。以下三本书提供了行为能力评估的最佳操作指南：Grisso and Appelbaum, *Assessing Competence to Consent to Treatment: A Guide for Physicians and Other Health Professionals*; Scott Y. H. Kim, *Evaluation of Capacity to Consent to Treatment and Research*, Best Practices in Forensic Mental Health Assessment (New York: Oxford University Press, 2010); Deborah Bowman, John Spicer, and Rehana Iqbal, *Informed Consent: A Primer for Clinical Practice* (Cambridge: Cambridge University Press, 2012), chapter 2, "On Capacity: Can the Patient Decide?"。

43. Grisso and Appelbaum, *Assessing Competence to Consent to Treatment*, p.139.

44. Allen Buchanan and Dan Brock, *Deciding for Others* (Cambridge: Cambridge University Press, 1989), pp. 51-70; Willard Gaylin, "The Competence of Children: No Longer All or None," *Hastings Center Report* 12 (1982): 33-38, esp. 35; Eric Kodish, "Children's Competence for Assent and Consent: A Review of Empirical Findings," *Ethics & Behavior* 14 (2004): 255-295.

45. Buchanan and Brock, *Deciding for Others*, pp. 52-55. 用于阐述和辩护，参见 Brock, "Decisionmaking Competence and Risk," *Bioethics* 5 (1991): 105-112。

46. NBAC, *Report and Recommendations of the National Bioethics Advisory Commission, Research Involving Persons with Mental Disorders That May Affect Decision Making Capacity*, vol. 1 (Rockville, MD: National Bioethics Advisory Commission, December 1998), p. 58.

47. 简要说明知情同意如何在美国的法律、法规和政策中演化和发展，参见 Alexander M. Capron, "Legal and Regulatory Standards of Informed Consent in Research," in *The Oxford Textbook of Clinical Research Ethics*, ed. Ezekiel Emanuel, Christine Grady, Robert Crouch, et al. (New York: Oxford University Press, 2008), pp. 613-632; Presidential Commission for the Study of Bioethical Issues, "Informed Consent Background" (as up- dated September 30, 2016), 可在 https://bioethicsarchive.georgetown.edu/pcsbi/sites/default/files/1% 20Informed%20Consent%20Background%209.30.16.pdf 上找到（2018 年 5 月 6 日访问）; Faden and Beauchamp, *A History and Theory of Informed Consent*, chaps. 2, 4。

48. 参见 Neal W. Dickert, Nir Eyal, Sara F. Goldkind, et al., "Reframing Consent for Clinical Research: A Function-Based Approach," *American Journal of Bioethics* 17 (2017): 3-11。参见 Tom L. Beauchamp 对这些作者的回复，"The Idea of a 'Standard View' of Informed Consent," *American Journal of Bioethics* 17 (2017): 1-2 (editorial)。有关对研究中

知情同意合理性的分析，参见 Dan W. Brock, "Philosophical Justifications of Informed Consent in Research," in *The Oxford Textbook of Clinical Research Ethics*, ed. Emanuel, Grady, Crouch, et al., pp. 606-612。Brock 是 "Reframing Consent for Clinical Research: A Function- Based Approach" 的共同作者，他的著作含蓄地表明了基于功能的方法与基于规范哲学论证的方法的兼容性。

49. Onora O'Neill, *Autonomy and Trust in Bioethics* (Cambridge: Cambridge University Press, 2002); O'Neill, "Autonomy: The Emperor's New Clothes," *Proceedings of the Aristotelian Society*, supp. vol. 77 (2003): 1-21; O'Neill, "Some Limits of Informed Consent," *Journal of Medical Ethics* 29 (2003): 4-7; and Manson and O'Neill, *Rethinking Informed Consent in Bioethics*.

50. O'Neill, "Some Limits of Informed Consent," p. 5.

51. 参见 Jay Katz, *The Silent World of Doctor and Patient* (New York: Free Press, 1984), pp. 86-87 (Reprint ed. Baltimore, MD: Johns Hopkins University Press, 2002); President's Commission for the Study of Ethical Problems in Medicine and Biomedical and Behavioral Research, *Making Health Care Decisions*, vol. 1 (Washington, DC: US Government Printing Office, 1982), p. 15。

52. 参见 James F. Childress, "Needed: A More Rigorous Analysis of Models of Decision Making and a Richer Account of Respect for Autonomy," *American Journal of Bioethics* 17, no. 11 (2017): 52-54, 为了回应 Peter A. Ubel, Karen A. Scherr, and Angela Fagerlin, "Empowerment Failure: How Shortcomings in Physician Communication Unwittingly Undermine Patient Autonomy," *American Journal of Bioethics* 17, no. 11 (2017): 31-39。以上文章主要将共同决策模式与患者授权结合起来。而 Ubel, Scherr, and Fagerlin, "Autonomy: What's Shared Decision Making Have to Do with It?" *American Journal of Bioethics* 18, no. 2 (February 2018): W11-W12 这篇文章承认 "共同决策" 存在问题，但它强调这指的是决策的过程，可以被称为 "辅助决策"，它不太令人信服地指出，如果在这一点上挑战日益被大家接受的术语的合法性，可能会在实际上损害患者的自主性。

53. 对于此论题的扩展，参见 Simon Whitney, Amy McGuire, and Laurence McCullough, "A Typology of Shared Decision Making, Informed Consent, and Simple Consent," *Annals of Internal Medicine* 140 (2004): 54-59。

54. 本小节的分析主要基于 Faden and Beauchamp, *A History and Theory of Informed Consent*, chap. 8。

55. *Mohr v. Williams*, 95 Minn. 261, 265; 104 N.W. 12，at 15 (1905).

56. Franklin G. Miller and Alan Wertheimer, "The Fair Transaction Model of Informed Consent: An Alternative to Autonomous Authorization," *Kennedy Institute of Ethics Journal*

21 (2011): 201-218. 在 pp. 210-212 这些作者承认我们的"知情同意"的第二层含义的重要性，并且同意对它的限定，但他们没有面对我们所认为的第一层含义的知情同意是至关重要的模型。进一步参阅他们的 "Preface to a Theory of Consent Transactions: Beyond Valid Consent," in *The Ethics of Consent*, ed. Miller and Wertheimer, pp. 79-105。有关上一篇文章的扩展和修订版本，参见 Alan Wertheimer, *Rethinking the Ethics of Clinical Research: Widening the Lens* (New York: Oxford University Press, 2011), chap. 3。

57. 例如，参见 National Commission for the Protection of Human Subjects of Biomedical and Behavioral Research, *The Belmont Report* (Washington, DC: DHEW Publication OS 78-0012, 1978), p. 10; Alexander M. Capron, "Legal and Regulatory Standards of Informed Consent in Research," pp. 623-632; Dan W. Brock, "Philosophical Justifications of Informed Consent in Research," pp. 607-611; Alan Meisel and Loren Roth, "What We Do and Do Not Know about Informed Consent," *JAMA: Journal of the American Medical Association* 246 (1981): 2473-2477; President's Commission, *Making Health Care Decisions*, vol. 2, pp. 317-410, esp. p. 318, and vol. 1, chap. 1, esp. pp. 38-39。

58. 一个典型的案例是 United States Supreme Court, *Planned Parenthood of Central Missouri v. Danforth*, 428 U.S. 52 at 67 n.8 (1976)。

59. 参见 Capron, "Legal and Regulatory Standards of Informed Consent in Research," pp. 623-628。

60. Moore v. Regents of the University of California, 793 P. 2d 479 (Cal. 1990) at 483.

61. 例如，参见 Clarence H. Braddock et al., "How Doctors and Patients Discuss Routine Clinical Decisions: Informed Decision Making in the Outpatient Setting," *Journal of General Internal Medicine* 12 (1997): 339-345; John Briguglio et al., "Development of a Model Angiography Informed Consent Form Based on a Multiinstitutional Survey of Current Forms," *Journal of Vascular and Interventional Radiology* 6 (1995): 971-978。

62. 主观标准要求医生在合理的范围内披露特定患者需要知道的信息，以期望医生能够确定患者的信息需求。The Oklahoma Supreme Court supported this standard in *Scott v. Bradford*, 606 P.2d 554 (Okla. 1979) at 559 and *Masquat v. Maguire*, 638 P.2d 1105, Okla. 1981. 为作为规范伦理理想的主观标准辩护，参见 Vilius Dranseika, Jan Piasecki, and Marcin Waligora, "Relevant Information and Informed Consent in Research: In Defense of the Subjective Standard of Disclosure," *Science and Engineering Ethics* 23, no. 1 (2017): 215-225。主观标准要求，医生能够确定患者的信息需求，并向特定患者告知其需求范围内信息。俄克拉何马州最高法院在 Scott v. Bradford 案，606 P.2d 554 (Okla. 1979) at 559 和 Masquat v. Maguire 案，638 P.2d 1105, Okla. 1981 中支持这一标准。有关主观标准作为规范的伦理理念的辩护，参见 Vilius Dranseika, Jan Piasecki, and Marcin Waligora，"Relevant

149

Information and Informed Consent in Research: In Defense of the Subjective Standard of Disclosure," *Science and Engineering Ethics* 23，no. 1 (2017)：215-225。

63. Robert D. Truog, Walter Robinson, Adrienne Randolph, and Alan Morris, "Is Informed Consent Always Necessary for Randomized, Controlled Trials?" Sounding Board, *New England Journal of Medicine* 340 (March 11, 1999): 804-807; Ruth R. Faden, Tom L. Beauchamp, and Nancy E. Kass, "Informed Consent, Comparative Effectiveness, and Learning Health Care," *New England Journal of Medicine* 370 (Feb. 20, 2014): 766-768.

64. 在支持性研究中有关知情同意的伦理争论的文献非常广泛。对于这些问题的介绍，参见 *American Journal of Bioethics* 13, no. 12 (2013): 1526-1561，特别是 David Magnus, "The SUPPORT Controversy and the Debate over Research within the Standard of Care"; David Wendler, "What Should Be Disclosed to Research Participants?"; Ruth Macklin and Lois Shepherd, "Informed Consent and Standard of Care: What Must Be Disclosed"; Benjamin S. Wilfond, "Quality Improvement Ethics: Lessons from the SUPPORT Study," 以及一些回答。

65. *Canterbury v. Spence*, 464 F.2d 772 (1977), at 785-789; 参见 Nathan A. Bostick, Robert Sade, John W. McMahon, and Regina Benjamin, "Report of the American Medical Association Council on Ethical and Judicial Affairs: Withholding Information from Patients: Rethinking the Propriety of 'Therapeutic Privilege,'" *Journal of Clinical Ethics* 17 (Winter 2006): 302-306, pdf 可在 https://www.researchgate.net/publication/6475405_Report_of_ the_American_Medical_Association_Council_on_thical_and_Judicial_Affairs_withholding_ information_from_patients_rethinking_the_propriety_of_therapeutic_privilege 上找到（2018 年 5 月 7 日访问）。有关由知情同意的告知而产生的焦虑和压力水平的研究，参见 Jeffrey Goldberger et al., "Effect of Informed Consent on Anxiety in Patients Undergoing Diagnostic Electrophysiology Studies," *American Heart Journal* 134 (1997): 119-126; Kenneth D. Hopper et al., "The Effect of Informed Consent on the Level of Anxiety in Patients Given Ⅳ Contrast Material," *American Journal of Roentgenology* 162 (1994): 531-535。

66. *Thornburgh v. American College of Obstetricians*, 476 U.S. 747 (1986) (White, J., dissenting).

67. 有关与我们的结论相符的报告，参见 Bostick, Sade, McMahon, and Benjamin, "Report of the American Medical Association Council on Ethical and Judicial Affairs: Withholding Information from Patients: Rethinking the Propriety of 'Therapeutic Privilege,'" pp. 302-306。*治疗特权*的术语没在美国医学会当前的规范中出现，参见 *Code of Medical Ethics of the American Medical Association*, 2016-2017 Edition (Chicago: AMA, 2017), 2.1.3, "Withholding Information from Patients."《美国医学会伦理准则》强调根据患者的偏好和

他们的自主选择来提供信息。

68. Asbjørn Hróbjartsson and Peter C Gøtzsche, "Placebo Interventions for All Clinical Conditions (Review)," The Cochrane Collaboration (Chichester, UK: John Wiley, 2010), 可在 https://nordic.cochrane.org/sites/nordic.cochrane.org/files/public/uploads/ResearchHighlights/Placebo%20interventions%20for%20all%20clinical%20conditions%20(Cochrane%20review). pdf 上找到（2018 年 10 月 11 日访问）。

69. Howard Brody, *Placebos and the Philosophy of Medicine: Clinical, Conceptual, and Ethical Issues* (Chicago: University of Chicago Press, 1980), pp. 10-11.

70. Ted J. Kaptchuk, Elizabeth Friedlander, John M. Kelley, et al., "Placebos without Deception: A Randomized Controlled Trial in Irritable Bowel Syndrome," *PLOS One* 5 (2010), 可在 http://www.plosone.org/article/info:doi/ 10.1371/journal.pone.0015591 上访问（2018 年 10 月 11 日访问）。

71. Michael E. Wechsler, John M. Kelley, Ingrid O. E. Boyd, et al., "Active Albuterol or Placebo, Sham Acupuncture, or No Intervention in Asthma," *New England Journal of Medicine* 365 (July 14, 2011): 119-126.

72. Jon C. Tilburt, Ezekiel J. Emanuel, Ted J. Kaptchuk, et al., "Prescribing 'Placebo Treatments': Results of National Survey of US Internists and Rheumatologists," *BMJ* 337 (2008): a1938. 其他国家的研究也报告了类似的结果，参见 Corey S. Harris, Natasha K. J. Campbell, and Amir Raz, "Placebo Trends across the Border: US versus Canada," *PLOS One* 10, no. 11 (2015): e0142804; J. Howick, F. L. Bishop, C. Heneghan, et al., "Placebo Use in the United Kingdom: Results from a National Survey of Primary Care Practitioners," *PLOS One* 8, no. 3 (2013): e58247.

73. Sara Chandros Hull, Luana Colloca, Andrew Avins, et al., "Patients' Attitudes about the Use of Placebo Treatments: Telephone Survey," *BMJ* 347 (2013); f3757. 大多数人赞成透明和诚实。安慰剂在医学中的地位和伦理问题受到了大众杂志的极大关注，参见 Michael Specter, "The Power of Nothing: Could Studying the Placebo Effect Change the Way We Think about Medicine?" *New Yorker*, December 12, 2011; Elaine Schattner, "The Placebo Debate: Is It Unethical to Prescribe Them to Patients?" *Atlantic*, December 19, 2011。

74. 关于这些论点的价值，参见 Anne Barnhill, "What It Takes to Defend Deceptive Placebo Use," *Kennedy Institute of Ethics Journal* 21 (2011): 219-250。也见 Sissela Bok, "Ethical Issues in Use of Placebo in Medical Practice and Clinical Trials," in *The Science of the Placebo: Toward an Interdisciplinary Research Agenda*, ed. Harry A. Guess, Arthur Kleinman, John W. Kusek, and Linda W. Engel (London: BMJ Books, 2002), pp. 53-74。

75. 有关相同的提法，参见 Armand Lione, "Ethics of Placebo Use in Clinical Care"

150

(Correspondence), *Lancet* 362 (September 20, 2003): 999。有关同意的不同诉求的案例，参见 P. Lichtenberg, U. Heresco-Levy, and U. Nitzan, "The Ethics of the Placebo in Clinical Practice," *Journal of Medical Ethics* 30 (2004): 551-554; "Case Vignette: Placebos and Informed Consent," *Ethics and Behavior* 8 (1998): 89-98, with commentaries by Jeffrey Blustein, Walter Robinson, Gregory S. Loeben, and Benjamin S. Wilfond。

76. *Code of Medical Ethics of the American Medical Association*, 2016-2017 Edition, 2.1.4, "Use of Placebo in Clinical Practice." 对于该政策早期的但有些相似的批评，参见 Bennett Foddy, "A Duty to Deceive: Placebos in Clinical Practice," *American Journal of Bioethics* 9, no. 12 (2009): 4-12（他对评论的回应也在杂志同一期上）; Adam Kolber, "A Limited Defense of Clinical Placebo Deception," *Yale Law & Policy Review* 26 (2007): 75-134。对于早期政策的辩护，参见 Kavita R. Shah and Susan Door Goold, "The Primacy of Autonomy, Honesty, and Disclosure—Council on Ethical and Judicial Affairs' Placebo Opinions," *American Journal of Bioethics* 9, no. 12 (2009): 15-17。对安慰剂治疗的科学和伦理分析，参见 Franklin G. Miller and Luana Colloca, "The Legitimacy of Placebo Treatments in Clinical Practice: Evidence and Ethics," *American Journal of Bioethics* 9, no. 12 (2009): 39-47; Damien G. Finnis, Ted J. Kaptchuk, Franklin G. Miller, and Fabrizio Benedetti, "Biological, Clinical, and Ethical Advances of Placebo Effects," *Lancet* 375, no. 9715 (February 20, 2010): 696-695。也参见 N. Biller-Andorno, "The Use of the Placebo Effect in Clinical Medicine—Ethical Blunder or Ethical Imperative?" *Science and Engineering Ethics* 10 (2004): 43-50。

77. Kaptehuk, Friedlander, Kelley, et al., "Placebos without Deception"; Brody, *Placebos and the Philosophy of Medicine*, pp. 110, 113, et passim; Brody, "The Placebo Response: Recent Research and Implications for Family Medicine," *Journal of Family Practice* 49 (July 2000): 649-654. 对于使用安慰剂的广泛辩护，参见 Howard Spiro, *Doctors, Patients, and Placebos* (New Haven, CT: Yale University Press, 1986)。

78. 参见 Fabrizio Benedetti, "Mechanisms of Placebo and Placebo-Related Effects across Diseases and Treatments," *Annual Review of Pharmacology and Toxicology* 48 (2008): 33-60, 更进一步的阐述和论证在他的论文——*Placebo Effects: Understanding the Mechanisms in Health and Disease* (New York: Oxford University Press, 2009)。Benedetti 主要阐述了"社会心理因素对人的大脑和身体所导致的生物化学的变化"。

79. 参见 Yael Schenker, Alicia Fernandez, and Bernard Lo, "Placebo Prescriptions Are Missed Opportunities for Doctor-Patient Communication," *American Journal of Bioethics* 9 (2009): 48-50; Howard Brody, "Medicine's Continuing Quest for an Excuse to Avoid Relationships with Patients," *American Journal of Bioethics* 9 (2009): 13-15。

80. Sally E. McNagy and Ruth M. Parker, "High Prevalence of Recent Cocaine Use and the Unreliability of Patient Self-Report in an Inner-City Walk-in Clinic," *JAMA: Journal of the American Medical Association* 267 (February 26, 1992): 1106-1108.

81. Sissela Bok, "Informed Consent in Tests of Patient Reliability," *JAMA: Journal of the American Medical Association* 267 (February 26, 1992): 1118- 1119.

82. Barbara A. Bernhardt et al., "Educating Patients about Cystic Fibrosis Carrier Screening in a Primary Care Setting," *Archives of Family Medicine* 5 (1996): 336-340; Leanne Stunkel, Meredith Benson, Louise McLellan, et al., "Comprehension and Informed Consent: Assessing the Effect of a Short Consent Form," *IRB* 32 (2010): 1-9; James H. Flory, David Wendler, and Ezekiel J. Emanuel, "Empirical Issues in Informed Consent for Research," in *The Oxford Textbook of Clinical Research Ethics*, ed. Emanuel, Grady, Crouch, et al., pp. 645-660.

83. Steven Joffe, E. Francis Cook, Paul D. Cleary, et al., "Quality of Informed Consent in Cancer Clinical Trials: A Cross-Sectional Survey," *Lancet* 358 (November 24, 2001): 1772-1777. 详见 Joffe, Cook, Cleary, et al., "Quality of Informed Consent: A New Measure of Understanding among Research Subjects," *Journal of the National Cancer Institute* 93 (January 17, 2001): 139-147; Michael Jefford and Rosemary Moore, "Improvement of Informed Consent and the Quality of Consent Documents," *Lancet Oncology* 9 (2008): 485-493。

84. *Bang v. Charles T. Miller Hospital*, 88 N.W. 2d 186, 251 Minn. 427, 1958 Minn.

85. 详见 Gopal Sreenivasan, "Does Informed Consent to Research Require Comprehension?" *Lancet* 362 (December 13, 2003): 2016-2018。

86. C. K. Dougherty et al., "Perceptions of Cancer Patients and Their Physicians Involved in Phase I Clinical Trials," *Journal of Clinical Oncology* 13 (1995): 1062-1072; Paul R. Benson et al., "Information Disclosure, Subject Understanding, and Informed Consent in Psychiatric Research," *Law and Human Behavior* 12 (1988): 455-475.

87. 详见 Edmund G. Howe, "Approaches (and Possible Contraindications) to Enhancing Patients' Autonomy," *Journal of Clinical Ethics* 5 (1994): 179-188。

88. 参见 Michael B. Rothberg, Senthil K. Sivalingam, Javed Ashraf, et al., "Patients' and Cardiologists' Perceptions of the Benefits of Percutaneous Coronary Intervention for Stable Coronary Disease," *Annals of Internal Medicine* 153 (2010): 307-313。参见评论 Alicia Fernandez, "Improving the Quality of Informed Consent: It Is Not All about the Risks," *Annals of Internal Medicine* 153 (2010): 342-343。

89. 这个标签显然是由 Paul S. Appelbaum、Loren Roth 和 Charles W. Lidz 贴上的：

"The Therapeutic Misconception: Informed Consent in Psychiatric Research," *International Journal of Law and Psychiatry* 5 (1982): 319-329。详见 Appelbaum, Lidz, and Thomas Grisso, "Therapeutic Misconception in Clinical Research: Frequency and Risk Factors," IRB: *Ethics and Human Research* 26 (2004): 1-8; Walter Glannon, "Phase I Oncology Trials: Why the Therapeutic Misconception Will Not Go Away," *Journal of Medical Ethics* 32 (2006): 252-255; Appelbaum and Lidz, "The Therapeutic Misconception," in *The Oxford Textbook of Clinical Research Ethics*, ed. Emanuel, Grady, Crouch, et al.; Rebecca Dresser, "The Ubiquity and Utility of the Therapeutic Misconception," *Social Philosophy and Policy* 19 (2002): 271-294; Franklin G. Miller, "Consent to Clinical Research," in *The Ethics of Consent: Theory and Practice*, ed. Miller and Wertheimer, chap. 15。也见 Inmaculada de Melo-Martín and Anita Ho, "Beyond Informed Consent: The Therapeutic Misconception and Trust," *Journal of Medical Ethics* 34 (2008): 202-205。

90. 一个较为普遍而又难以解决的问题是研究人员和潜在受试者之间互动话语交流可能包含治疗性误解。参见 Philip J. Candilis and Charles W. Lidz, "Advances in Informed Consent Research," in *The Ethics of Consent*, ed., Miller and Wertheimer, p. 334; David E. Ness, Scott Kiesling, and Charles W. Lidz, "Why Does Informed Consent Fail? A Discourse Analytic Approach," *Journal of the American Academy of Psychiatry and the Law* 37 (2009): 349-362。

91. Sam Horng and Christine Grady, "Misunderstanding in Clinical Research: Distinguishing Therapeutic Misconception, Therapeutic Misestimation, and Therapeutic Optimism," *IRB: Ethics and Human Research* 25 (January- February 2003): 11-16; 也见 Horng, Ezekiel Emanuel, Benjamin Wilfond, et al., "Descriptions of Benefits and Risks in Consent Forms for Phase 1 Oncology Trials," *New England Journal of Medicine* 347 (2002): 2134-2140。

92. 开创性的工作是由 Amos Tversky 和 Daniel Kahneman 做的。参见"Choices, Values and Frames," *American Psychologist* 39 (1984): 341-350; "The Framing of Decisions and the Psychology of Choice," *Science* 211 (1981): 453-458。也见 Daniel Kahneman and Amos Tversky, eds., *Choices, Values, and Frames* (Cambridge: Cambridge University Press, 2000)。特别是关于知情同意，参见 Dennis J. Mazur and Jon F. Merz, "How Age, Outcome Severity, and Scale Influence General Medicine Clinic Patients' Interpretations of Verbal Probability Terms," *Journal of General Internal Medicine* 9 (1994): 268-271。

93. S. E. Eraker and H. C. Sox, "Assessment of Patients' Preferences for Therapeutic Outcomes," *Medical Decision Making* 1 (1981): 29-39; Barbara McNeil et al., "On the Elicitation of Preferences for Alternative Therapies," *New England Journal of Medicine* 306

(May 27, 1982): 1259-1262.

94. 参见 A. M. O'Connor, C. L. Bennett, D. Stacey, et al., "Decision Aids for People Facing Health Treatment or Screening Decisions," *Cochrane Database of Systematic Reviews*, no. 3 (2009), Art. No. CD001431; Philip J. Candilis and Charles W. Lidz, "Advances in Informed Consent Research," chap. 13; Barton W. Palmer, Nicole M. Lanouette, and Dilip V. Jeste, "Effectiveness of Multimedia Aids to Enhance Comprehension of Research Consent Information: A Systematic Review," *IRB: Ethics & Human Research* 34 (2012), 可在 https://www.thehastingscenter.org/wp-content/uploads/nov-dec12irb- palmer-tables.pdf 上找到（2018年 5 月 8 日访问）。

95. Ruth Faden and Alan Faden, "False Belief and the Refusal of Medical Treatment," *Journal of Medical Ethics* 3 (1977): 133-136.

96. Neil C. Manson 和 Onora O'Neill 将所有同意解释为放弃权利。这种解释在某些方面是正确的，但在大多数情况下，将知情同意描述为权利的行使而不是权利的放弃更具启发性。此外，同意并不意味着放弃所有权利。例如，医生如果因疏忽提供给患者有伤害的治疗，患者是不会放弃对医生提起诉讼的权利的。在真正的知情同意中，如果有放弃权利，应该具体说明放弃哪些权利。参见 Manson and O'Neill, *Rethinking Informed Consent in Bioethics*, esp. pp. 72-77, 187-189。质疑 Manson 和 O'Neill 观点的论文，参见 Emma Bullock, "Informed Consent as Waiver: The Doctrine Rethought?" *Ethical Perspectives* 17 (2010): 529-555, 可在 http://www.ethical-perspectives.be/viewpic.php?LAN=E&TABLE=EP&ID=1277 上找到（2018 年 5 月 8 日访问）。

97. 这三种情形，在此我们不做进一步的讨论。参见 Alexander M. Capron, "Legal and Regulatory Standards of Informed Consent in Research," pp. 620-622。

98. *Cobbs v. Grant*, 502 P.2d 1, 12 (1972).

99. Baruch Brody, *Life and Death Decision Making* (New York: Oxford University Press, 1988), p. 22. 知情同意权总是可以放弃的主张受到质疑，参见 Rosemarie D. C. Bernabe et al., "Informed Consent and Phase Ⅳ Non- Interventional Drug Research," *Current Medical Research and Opinion* 27（2011）：513-518。

100. The Nuremberg Code, in *Trials of War Criminals before the Nuremberg Military Tribunals under Control Council Law no. 10* (Washington, DC: US Government Printing Office, 1949).

101. 参见 Joel Feinberg, *Social Philosophy* (Englewood Cliffs, NJ: Prentice Hall, 1973), p. 48; *Harm to Self*, pp. 112-118。关于自愿的概念及其与同意的联系，有明显不同的看法，它受法律的影响很大。参见 Paul S. Appelbaum, Charles W. Lidz, and Robert Klitzman, "Voluntariness of Consent to Research: A Conceptual Model," *Hastings Center Report* 39

(January-February 2009): 30-39, esp. 30-31, 33; 对 Appelbaum, Lidz, and Klitzman 观点的批评，参见 Robert M. Nelson, Tom L. Beauchamp, Victoria A. Miller, et al., "The Concept of Voluntary Consent," *American Journal of Bioethics* 11 (2011): 6-16, esp. 12-13。

102. 我们此处的阐述需归功于 Robert Nozick, "Coercion," in *Philosophy, Science and Method: Essays in Honor of Ernest Nagel*, ed. Sidney Morgenbesser, Patrick Suppes, and Morton White (New York: St. Martin's, 1969), pp. 440-472; Bernard Gert, "Coercion and Freedom," in *Coercion: Nomos XIV*, ed. J. Roland Pennock and John W. Chapman (Chicago: Aldine, Atherton, 1972), pp. 36-37。另见 Alan Wertheimer, *Coercion* (Princeton, NJ: Princeton University Press, 1987)。

103. 参见 Jennifer S. Hawkins and Ezekiel J. Emanuel, "Clarifying Confusions about Coercion," *Hastings Center Report* 35 (September-October 2005): 16-19。

104. 关于操纵的概念和伦理问题的不同观点，参见 Christian Coons and Michael Weber, eds., *Manipulation: Theory and Practice* (New York: Oxford University Press, 2014); Mark D. White, *The Manipulation of Choice: Ethics and Libertarian Paternalism* (New York: Palgrave Macmillan, 2013); Robert Noggle, "Manipulation, Salience, and Nudges," *Bioethics* 32, no. 3 (2018): 164-170; Noggle, "The Ethics of Manipulation," *The Stanford Encyclopedia of Philosophy* (Summer 2018 Edition), ed. Edward N. Zalta, 可在 https:// plato.stanford.edu/ archives/sum2018/entries/ethics-manipulation/上找到（2018 年 10 月 8 日访问）。

105. 参见 James H. Jones, Bad Blood, rev. ed. (New York: Free Press, 1993); David J. Rothman, "Were Tuskegee & Willowbrook 'Studies in Nature'?" *Hastings Center Report* 12 (April 1982): 5-7; Susan M. Reverby, ed., *Tuskegee's Truths: Rethinking the Tuskegee Syphilis Study* (Chapel Hill: University of North Carolina Press, 2000); Reverby, *Examining Tuskegee: The Infamous Syphilis Study and Its Legacy* (Chapel Hill: University of North Carolina Press, 2009); Ralph V. Katz and Rueben Warren, eds., *The Search for the Legacy of the USPHS Syphilis Study at Tuskegee: Reflective Essays Based upon Findings from the Tuskegee Legacy Project* (Lanham, MD: Lexington Books, 2011)。

106. 参见 Sarah E. Hewlett, "Is Consent to Participate in Research Voluntary," *Arthritis Care and Research* 9 (1996): 400-404; Victoria Miller et al., "Challenges in Measuring a New Construct: Perception of Voluntariness for Research and Treatment Decision Making," *Journal of Empirical Research on Human Research Ethics* 4 (2009): 21-31; Nancy E. Kass et al., "Trust: The Fragile Foundation of Contemporary Biomedical Research," *Hastings Center Report* 26 (September-October 1996): 25-29。

107. 参见 Charles W. Lidz et al., *Informed Consent: A Study of Decision Making in Psychiatry* (New York: Guilford, 1984), chap. 7, esp. pp. 110-111, 117-123。

108. 美国联邦法对涉及人类受试者的研究，要求"有额外的保障措施……以保护易于受到胁迫或不当影响的受试者的权利和福祉"，例如"儿童、囚犯、决策能力受损的个人，或经济或教育上处于不利地位的人"，但法规对关键概念的分析不充分，对其所列出的脆弱群体也有争议。参见 Code of Federal Regulations, title 45, Public Welfare, Department of Health and Human Services, Part 46, Protection of Human Subjects, Subpart A ("Common Rule"), 2017 年修正，2019 年 7 月 21 日正式实施。对于在涉及人类受试者的研究中可能涉及的脆弱人群的考察，参见 Kenneth Kipnis, "Vulnerability in Research Subjects: A Bioethical Taxonomy," in National Bioethics Advisory Commission, *Ethical and Policy Issues in Research Involving Human Participants*, vol. 2 (Bethesda, MD: National Bioethics Advisory Commission, 2001): G1-13; James DuBois, "Vulnerability in Research," in *Institutional Review Board: Management and Function*, 2nd ed., ed. Robert Amdur and Elizabeth Bankert (Boston: Jones & Bartlett, 2005), pp. 337-340。

109. 对于决策自主力和执行自主力的区别，参见 Bart J. Collopy, "Autonomy in Long Term Care," *Gerontologist* 28, Supplementary Issue (June 1988): 10-17. 对于有行为能力和无行为能力的认识不足，参见 C. Dennis Barton et al., "Clinicians' Judgement of Capacity of Nursing Home Patients to Give Informed Consent," *Psychiatric Services* 47 (1996): 956-960; 154 Meghan B. Gerety et al., "Medical Treatment Preferences of Nursing Home Residents," *Journal of the American Geriatrics Society* 41 (1993): 953-960。

110. *Superintendent of Belchertown State School v. Saikewicz*, Mass. 370 N.E. 2d 417 (1977)。

111. 对于代位判断的研究综述，参见 Daniel P. Sulmasy, "Research in Medical Ethics: Scholarship in 'Substituted Judgment,'" in *Methods in Medical Ethics*, 2nd ed., ed. Jeremy Sugarman and Daniel P. Sulmasy (Washington, DC: Georgetown University Press, 2010), pp. 295-314。最近关于代位判断的概念和具体实施的争论，有好几篇文章发表在 *Journal of Medical Ethics* 41 (September 2015)上。

112. 参见 Rohit Devnani, James E. Slaven, Jr., Gabriel T. Bosslet, et al., "How Surrogates Decide: A Secondary Data Analysis of Decision-Making Principles Used by the Surrogates of Hospitalized Older Adults," *Journal of General Internal Medicine* 32 (2017): 1285-1293。

113. 例如，参见 John Evans 起诉 Bellevue Hospital 一案，Supreme Court of the State of New York, Index No. 16536/87 (1987)。

114. A. D. Firlik, "Margo's Logo" (Letter), *JAMA: Journal of the American Medical Association* 265 (1991): 201.

115. Ronald Dworkin, *Life's Dominion: An Argument about Abortion, Euthanasia, and*

Individual Freedom (New York: Knopf, 1993), pp. 221-229.

116. President's Council on Bioethics, *Taking Care: Ethical Caregiving in Our Aging Society* (Washington, DC: President's Council on Bioethics, September 2005), p. 84. 总统委员会借鉴了其一位成员的工作, Rebecca Dresser, "Dworkin on Dementia: Elegant Theory, Questionable Policy," *Hastings Center Report* 25 (November-December 1995): 32-38.

第五章　不伤害原则

不伤害原则要求避免伤害他人。在医学伦理学中，它常受到与"*首要的 [或首先] 是不伤害*"（primum non nocere）这一著名箴言同等的对待。尽管不伤害原则常常被称为希波克拉底医学伦理学传统的基本原则，但它并未出现在希波克拉底的著作中，并且一个备受推崇的表述有时与之相混淆——"至少，不伤害"——这是对希波克拉底只言片语的牵强翻译。[1] 尽管如此，希波克拉底誓言还是综合表达了不伤害义务和有利义务："我将尽我的能力和判断力，用医术帮助患者，而绝不伤害或不公正对待患者。"

在本章中，我们将探讨不伤害原则，以及不伤害原则在生命医学伦理学上伤害可能出现的几个领域的潜在作用。我们将考察杀死与任其死亡、意欲的有害后果与预见的有害后果、保留生命维持治疗与撤除生命维持治疗之间的区分；我们也将考察容许医生协助重病患者自主死亡这一方面的分歧。在我们的多项讨论中，临终患者、重症患者和严重受伤的患者将是焦点。我们将辩护有关生命维持治疗和协助死亡的决策框架，它将改变传统医疗实践中某些对有行为能力和无行为能力患者来说都堪为主要的特色。该框架的核心，是坚持而不是压制对生命质量的判断。本章也会提到在通过预嘱和代理决策者决策保护无行为能力病患时的道德问题，还有相关儿童的特殊议题。最后，本章将考察公共及体制政策对研究受试者的保护不及与过度保护问题；我们也将考察对储存的生物样本作科研时过于宽泛的同意形式会给个人和群体带来的伤害。

不伤害概念及原则

不伤害原则与有利原则的区别

许多伦理学理论都承认某种不伤害原则。[2] 有些哲学家把不伤害原则和有利原则合并成一个原则。例如，威廉·弗兰克纳（William Frankena）把有利原则划分为四个一般义务，其中第一个义务被我们定义为不伤害原则，其他三个义务被我们称为有利原则：

（1）不应当作恶或施害。

（2）应当防恶或避害。

（3）应当去恶或去害。

（4）应当行善或增利。[3]

如果我们把增进他人利益和不伤害他人合并成一个原则，那么我们将不得不像弗兰克纳那样把包含在这个一般原则中的几个不同义务区分开来。在我们看来，把不伤害原则和有利原则合并成一个原则将使关键性的道德区分变得模糊，不同类型的道德理论也会混为一体。不伤害他人的义务（比如禁止偷盗、致残和杀害的义务）与帮助他人的义务（比如提供利益、保护利益和增进福利的义务）是不同的。

不伤害他人的义务有时比帮助他人的义务更严格，而帮助他人的义务有时又比不伤害他人的义务更严格。如果在一个特定案例中，医护引致了一个微小伤害（比如说，针刺引起肿胀），但同时带来重大利好（比如挽救了患者生命），那么我们可以合理地认为，在这一案例中，有利义务优先于不伤害义务。[4] 在许多情形中，为了改善患者的生存概率而手术致创、为了保护公众健康而加以社会负担，以及为了产生有价值的知识而加诸研究受试者风险，这些都是可以因为预期的福利而得到合理辩护的。

有人或许试着把不伤害原则日渐增长的（普遍但最终有缺陷的）严格性重新表述如下：一般而言，不伤害义务比有利义务更严格；在某些情况下，不伤害义务可以压倒有利义务，即使有利行为会带来最大的效用后果。例如，如果一名外科医生可以通过杀死一个死刑犯，摘取其心脏和肝脏用于移植，从而救活两个无辜的生命，那么在这种情况下，这个结果将拥有最大的净效用，但是，外科医生的行为在道德上是不正当的。

这种不伤害原则的严格表述初看起来似乎很有道理，但是，我们在构建优先规则时应当特别谨慎。与不伤害行为相比，有利行为并不必然屈居其次。在存在冲突的情况下，不伤害原则一般是压倒性的，但是，像所有的道德原则一样，这些道德原则的权重因情况不同而不同。在我们看来，伦理学中没有一个规则赞同在所有情况下避害优先于增利。因此，声称弗兰克纳理论中自第一个义务到第四个义务存在某种绝对的优先次序是站不住脚的。

与其试图按某种等级排序，我们不如把不伤害原则和有利原则放在一起，没有优先序列地组合四个规范：

不伤害原则

（1）不应当作恶或施害。

有利原则

（2）应当防恶或避害。

（3）应当去恶或去害。

（4）应当行善或增利。

有利原则的三个规则都要求采取行动帮助他人——防恶、去害和增利，而不伤害原则仅仅要求*有意避免*会导致伤害的行为。因此，不伤害规则采取"不得做 X"的形式。有些哲学家只接受这种采取禁止形式的原则或规则。他们甚至把尊重自主的规则限定为这种形式："不得干涉他人的自主选择。"这些哲学家反对所有要求帮助、协助或抢救他人的原则或规则，尽管他们承认这些规范是合理的*道德理想*[5]。然而，道德哲学主流不接受在禁止性的道德*义务*与帮助性的道德*理想*之间做一种决然的区分，而是通过区分禁止施害的义务与帮助的义务，来承认和保留相关区别。我们将采取同样的方式，在第六章进一步解释这一区分的本质。

于是，产生了关于如下两个问题的合理分歧：如何把各种行为归为第一个义务至第四个义务中的哪一类，以及各种情境所涉及的义务的严格性和性质如何。例如，看看下面这个案例：罗伯特·麦克福尔（Robert McFall）患再生障碍性贫血，濒临死亡，他的医生建议利用基因匹配的供体骨髓进行骨髓移植，这样可以使他再存活一年的概率从 25%提高到 40%～60%。患者的堂兄大卫·森普（David Shimp）同意接受检测，以决定他是否适合成为捐献者。但是，在完成组织配型的检测后，他拒绝进行基因配型检测。他改变了捐献的想法。麦克福尔的律师请求法院要求森普进行第二项检测，且如果检测表明配型成功，则要求他捐献骨髓。[6]

公众的讨论集中在森普对麦克福尔是否有防恶、去害或增利的有利义务。麦克福尔的律师主张（但未成功），即使森普没有拯救堂弟的增利法律义务，他也有不伤害的法律义务，这就要求他不得使麦克福尔的境遇更糟糕。律师辩护道，森普同意进行第一项检测，尔后又退出，他造成了一个"关键部分的拖延"，从而违背了不伤害义务。法官判决森普没有违反任何法律义务，但认为他的行为"在道德上得不到辩护"[7]。

158

这一案例表明，辨别有利原则和不伤害原则下面的具体义务是比较困难的，也显示，*明确化*这些原则（我们在第一章和第十章所讨论的）在处理某些境况时很重要，如器官或组织捐献、撤除生命维持治疗、加速垂死患者的死亡，以及同时涉及人类和动物的生命医学研究。

伤害概念

借助*伤害*和*损伤*两个术语，不伤害这个概念得到了阐明，但是，我们将把我们的分析限定于"伤害"。这个术语兼有规范性的和非规范性的用法。"X 伤害了 Y"有时是指 X 对 Y 做了错事或不公正地对待 Y，但有时仅指 X 的举动对 Y 的利益造成了不利影响。当我们使用这些概念时，*错误*行为是指侵犯了他人的权利，而*伤害*并不一定涉及这样的侵犯。人们遭遇疾病、天灾、霉运和经受害者同意的他人行为[8]，可以是没有遭受错误行为却受到伤害。同样，人们也可能遭受错误行为但没有受到伤害。例如，如果保险公司不恰当地拒绝支付患者住院费用，而医院承担了全部费用，那么，保险公司对患者施以了错误的行为，却没有伤害他或她。

我们把"伤害"一词理解如下：伤害是阻挠、侵犯或妨碍他人利益，但伤害性行为并不总是错误或不合理的。[9] 涉及对他人利益造成合理妨碍的伤害行为不是错误的——比如，对知情同意患者的合理截肢手术、对不称职或渎职医生的合理惩罚、对不称职雇员的正当降职，以及关乎动物的某些研究形式。尽管如此，不伤害原则还是一种初步的原则，它要求伤害行为的可辩护性。这种辩护可能来自伤害行为没有触犯特定的不伤害义务，或可能来自其他伦理原则与规定的重要性远大于对不伤害义务的触犯。

*伤害*的有些定义如此宽泛，以至于包括妨碍名誉、财产、隐私、自由，或在某些文书中所称的不适、羞辱及骚扰。如此宽泛的定义根据受损利益的量区分了轻微伤害和严重伤害。其他比较狭义的定义把伤害仅仅看作对身体或心理利益的损害，如健康和生存的利益。

广义的定义和狭义的定义哪个更好，我们无须在此做决定。虽然伤害是一个有争议的概念，但每个人都赞同显著的身体伤害和其他重大利益的损害是典型的伤害实例。我们承认其他利益受损的同时，更关注的是身体和精神伤害，特别是疼痛、残障、受难和死亡。特别是，我们将集中讨论求死、致死和任其死亡或死亡风险等问题。

明确不伤害原则的规则

不伤害原则支持许多更具体的道德规则（尽管在某些情况下，除不伤害原则之外，其他原则也有助于论证这些规则）。[10]典型的规则包括[11]：

（1）不杀害。

（2）不致疼或不致痛苦。

（3）不致残。

（4）不冒犯。

（5）不剥夺他人的幸福。

对于不伤害原则及其细化而成的道德规则，二者都是被初步认定的，而非绝对的。

疏忽与适当照护的标准

不伤害义务不仅指不施害的义务，也包括不增加伤害*风险*的义务。人们可能在没有恶意或伤害意图的情况下伤害他人或置他人于风险之中，而施害者可能或可能不对伤害负道德责任或法律责任。在某些情况下，施害者不是有意施加伤害，或者没有意识到会导致伤害，但施害者对伤害负有因果责任。例如，某化工厂的癌症发病率上升，是因为工人们暴露在一种先前未被怀疑为致癌物的化学物质中，那么，即使雇主不是有意导致伤害，或者没有意识到会导致伤害，也是雇主的行动或决定将工人们置于风险之中的。

在施加风险的案例中，法律和道德都认可*适当照护*（due care）的标准，这一标准决定对风险负有因果责任的当事人是否也负有法律责任或道德责任。这一标准是对不伤害原则的细化。适当照护是指根据一个理性的、谨慎的人对情况的判断，为避免造成伤害而采取适当的处理。这一标准要求所追求的目标能够论证要达成目标所冒的风险的合理性。巨大的风险需要有与之相称的重大目标才是正当的。紧急状况可以论证非紧急状况中不合理风险的合理性。例如，重大事故后抢救生命的行为，可以论证救护车超速行驶带来的（在一定限度内的）危险是正当的。在这种情境中，即使伴随拯救行动而置他人于巨大风险中，提供适当照护的人也没有违反道德规则或法律规则。

疏忽是指没有给予适当照护。在职业领域中，疏忽是指在特定情境中疏离了确定适当照护的职业标准。*疏忽*这一术语涵盖两类情形：①故意施加不

160

合理的伤害风险（故意的疏忽或疏忽大意）；②无意但疏忽大意地施加伤害风险（无意的疏忽）。在第一类情形中，当事人明知故犯，施加不合情理的风险：例如，护士明知应当按期更换绷带，但没有这么做，这就增加了感染的风险。在第二类情形中，当事人不自觉地施行了他或她应该知道且应该避免的有害行为。例如，如果医生忘了患者不愿接收某些病情信息，而向他透露了这些信息，导致患者感到恐惧和羞辱，那么，医生的行为就是疏忽大意的。这两种类型的疏忽被认为是应受谴责的，尽管有些情形可以减轻这种谴责。[12]

关于疏忽，我们将主要关注没有达到适当照护标准的行为，这些标准是法律或道德为保护人们免受疏忽或不合理的风险而确立的。法院常常必须判定与伤害相关的责任和义务，因为患者、当事人或消费者因利益受损而要求赔偿或惩罚责任人，或要求既赔又罚。在此，我们不讨论法律责任，但可以对为有害行为确定责任的法律模式进行部分修正，用来为医疗专业人员造成的伤害确定道德责任。下面是适当照护专业模式的几个基本要素：

（1）专业人员必须对受影响方负有某种责任；

（2）专业人员必须违背了这一责任；

（3）受影响方必须经受了伤害；

（4）这一伤害必须是违背责任引起的。

专业人员的玩忽职守就是涉及没有遵守专业照护标准的疏忽行为的例子。[13]只要进入了医疗行业，医生就接受了遵守医疗职业标准的责任。当一段治疗关系被证明是伤害性的或毫无益处的，也当且仅当没有达到医疗专业标准时，才是玩忽职守。例如，在*阿德金斯诉罗普*（Adkins v. Ropp）一案中，印第安纳州最高法院针对一位患者的申诉"医生在移除眼中异物时玩忽职守"中指出：

> 当内科医生和外科医生开始诊治一位患者时，尽管没有特别的协议，但他在法律上受一个隐性契约的约束，即他必须拥有适当的、常规的专业资格，在治疗患者的过程中他至少要运用适当的技术，细心、勤奋地对待。就医生一方来说，这一隐性契约并不隐含治愈承诺，也不隐含"没有治愈就归罪于疏忽"。但是，他确实隐含地承诺在诊治患者时将比较敬业，运用常规技术，并用这种关心和技术治疗患者，而随之有治愈的可能。这种照护和技术的水准是他必须达到的，不管是在做手术

或首诊中，还是在必需的后续治疗中；除非患者自己要求医生不必为他提供进一步的医疗服务，或者内科医生或外科医生提前适当长的时间预先通知后拒绝对这个患者实施进一步的治疗。[14]

适当照护与低于或超过适当照护之间的界限常常难以划定。通过增强安全措施、开展流行病学和毒理学研究、各种教育或健康推广计划以及培训项目等，有时可以降低医疗风险。但是，一个实质性的问题依然存在，即医生、雇主以及其他人必须尽多大努力才能避免或降低风险——这是一个确定不伤害义务之范围的道德难题。

决定不予治疗的区分及其规则

在宗教传统、哲学话语、职业准则、公共政策和法律中，已提出许多指南来细化不伤害原则在医疗中的要求，尤其在关于治疗和不予治疗的决定方面。其中有些指南有帮助，但是，有些需要修订或替换。许多指南至少依据了下列区分中的一种：

（1）*不予生命维持治疗*与*撤除生命维持治疗*；
（2）*医学治疗*与*人工营养及补水*；
（3）*意欲的结果*与*仅可预见的结果*。

尽管这些区分在医学和法律中影响巨大，但我们认为这些区分是过时的，需要被替换。尽管这些传统的区分在职业准则、机构政策和生命医学伦理学著述中占有举足轻重的地位，但当它们已过时、不再有助益，且有时在道德上极其危险时，我们不必固守。

不予治疗与撤除治疗

关于不伤害原则和撤除生命维持治疗的争论集中在不作为-作为的区分上，尤其是不予（不启动）治疗与撤除（停止）治疗之间的区分。许多专业人员和家庭成员觉得，不给予从未启动的治疗是合理的，但撤除已启动的治疗是不合理的。他们觉得，停止治疗的决定比不启动治疗的决定更重大、更导致直接后果、道德上更令人担心。例如，关掉呼吸机在许多人看来会导致人的死亡，但一开始就不启用呼吸机似乎就不是同样的致死因了。[15]

看看下面这个案例：一位老人罹患多种重病，没有康复的希望。他昏迷不醒，无交流能力，他一直靠抗生素防止感染，通过静脉输液获得营养和水分来存活。没有证据表明当他有行为能力时他表示过对生命维持治疗的愿望，他也无家庭成员可做代理决策者。医务人员很快一致同意签署"不抢救"（no code）或"不复苏"（DNR）的医嘱，即如果出现心跳或呼吸停止，不尝试心肺复苏术。一旦出现心跳或呼吸停止的情况，可以允许患者死亡。由于考虑到了患者的整体状况和预后情况，也由于把不复苏患者视为不予治疗而非撤除治疗，医务人员对这个决定感到心安理得。

引发的问题是：是否应当继续正在进行的医疗干预。有些医疗专业小组的成员认为，所有的医疗措施，包括人工喂饲和水分，以及抗生素，都应当停止，因为这些是"超常规的"或"英雄式的措施"。[16] 其他人认为，这些医疗措施一旦启动了，停止它们就是错误的。引发的意见分歧在于：如果静脉输液管已发生渗透，即血管已被刺破，溶液开始渗入周围组织，是否允许不再插入静脉输液管。有些反对停止治疗的人对不再插入静脉输液管不会感到不安，因为他们把该行为看作不予治疗而非撤除治疗。如果需要做一个切口（便于连通体内深处大血管的切口）或连接心脏的中央管，他们就会极力反对再次插入静脉输液管。其他一些人则把提供人工营养和水分看作一个单一的程序，觉得再次插入静脉输液管不过是继续进行已被中断的治疗而已。在他们看来，不重新启动治疗等于撤除治疗，因此（与不予治疗不同）在道德上是错误的。[17]

在大量类似的案例中，医务人员对撤除维生治疗感到不安，这似乎反映了如下观点：这样的行为使他们对患者的死亡负有因果责任，因而他们对患者的死亡难辞其咎；但如果他们从未启动生命维持治疗，他们就不用承担责任。令医务人员感到不安的另一个原因是他们相信启动治疗常常会产生"继续治疗"的要求或期待。只有当此要求被患者放弃了，医务人员停止治疗似乎才显得合法；否则停止治疗似乎显得是违背了期望、承诺或对患者、家属或代理决策者的契约义务。没有启动治疗的患者似乎没有这样的要求。[18]

163　　不愿撤除治疗的情感是可以理解的，但不予治疗与撤除治疗的区分是道德上不相关，也是危险的。撤除治疗可以通过"不作为"（不予治疗）发生，如不给呼吸机充电或不给喂饲管注入营养液，因此，不予治疗与撤除治疗的区分是模糊的。在多阶段的治疗中，决定不启动下一个阶段的治疗计划其实就相当于停止治疗，即使前一阶段的治疗措施仍在继续。

不启动治疗和停止治疗可能都是正当的，因情况而异。二者都可能属于任其死亡的情况，也都可能是杀人的情况。法院认为，如果个人有作为的义务而不作为，就是犯罪，正如医生在医疗中不作为，就是犯错。这样的判断将取决于医生是否有不治疗或不撤除治疗的义务。如果医生有给予治疗的义务，那么，不管涉及的是不予治疗还是撤除治疗，医疗不作为就是违背义务。但是，如果医生没有给予治疗的义务，或者有不予治疗的义务，那么，不管是不予治疗还是撤除治疗，都没有违背道德。实际上，如果医生有不予治疗的义务，那么，启动治疗或继续已开始的治疗在道德上就是错误的。

在一个经典案例中（本章稍后将做进一步探讨），法院就为一个有多种疾病的老年患者厄尔·斯普林（Earle Spring）继续进行肾透析提出了如下法律问题："现代技术……引发的问题是，一旦实施，何时可以停止执行它被意图的功能？"法院认为"一旦治疗被证明是无效的，医生就没有义务继续治疗"。法院强调有必要权衡福利和负担，以确定总体效益。[19] 尽管在这样的案例中，法律责任不等同于道德责任，但是，法院的结论与我们正在论证的关于正当撤除治疗的道德结论是一致的。在美国大约有 1/4 的终末期肾病（end-stage renal disease，ESRD）患者的死亡是做了撤除肾透析的决定后发生的。[20] 这种操作很普遍，决定也常常被视为正当。[21]

让不予治疗优先于撤除治疗，在某些情况下也会导致*过度治疗*，即继续对患者进行不再有利或患者不想再要的治疗。不那么显见的是，这一区分可能导致*治疗不足*。患者和家属担心被生命医学技术所困，即治疗一旦开始就不能停止。为了避开这一问题，他们变得不愿同意使用医疗技术，即使这些技术对患者是有利的。医疗专业人员也经常表露出同样的不情愿态度。在一个案例中，一个患有严重疾病的新生儿在经过几个月的治疗后死亡。许多治疗都是违背患儿父母意愿的，因为医生不愿意关闭已接通的呼吸机。后来，据报道这位医生"现在不太乐意给婴儿上呼吸机了"[22]。

与撤除治疗的决定相比，不予治疗的决定的道德举证责任更重。在许多情况下，仅当治疗启动后，才可能做出恰当的诊断和预后，才能权衡可能的福利和负担。试用期可以减少治疗结果的不确定性。如果在治疗开始后患者及其代理决策者可以推翻或改变治疗决定，那么他们不会感觉那么紧张，而是感觉更有把握。据此，负责任的医疗保健可能要求提议有一个试用期，并进行周期性重估。这样，医务人员就有时间判断治疗的有效性，患者或其代理决策者有时间评估福利和负担。不提议或不允许试用比不尝试更不合道

164

德。在这些情况中，不予治疗可能比撤除治疗更糟糕。

在很大程度上，不予治疗和撤除治疗的区分塑造了一场相关心脏植入电子设备（CIEDs），包括心脏起搏器和植入型心律转复除颤器（ICDs）的激烈辩论。这些设备日渐普遍，常常也很有帮助，很有必要。医生们通常在患者或代理决策者不想安装这些设备时，不太反对；但是当要停掉这些设备（尤其是心脏起搏器）时就变得不自在了，即使这两种设备都可以不经手术无创地停掉。吓人的故事也有很多。在一个案例中，一位妇女描述当她年老的患有严重阿尔茨海默病而失去正常生活能力的父亲的电池驱动的心脏起搏器被关掉时，父亲如何艰难：安装心脏起搏器是因为如果没有它，心血管医生不会批准她父亲去做一个纠正很疼的肠疝问题的手术。后来他的家人才意识到一个临时性的心脏起搏器其实就满足手术要求了。当她父亲的健康状况恶化时，她母亲要求停掉心脏起搏器，但是医生拒绝了，因为"这就像拿枕头捂（他的）头"[23]。

许多医生（在一项研究[24]中，超过 60%），在撤销心脏起搏器与撤销 ICD 之间看到了伦理区别。对其中某些医生来说，关闭心脏起搏器无异于安乐死。这种道德上可疑的判断根基于此事实：心脏起搏器提供的是连续而非间断性的治疗，它的移除可能导致直接死亡，因此医生们对此的医学因果的职业敏感性和道德责任感都增强了。[25] 2010 年，好几个职业群体声明一项共识，正确地摒弃了就各心血管植入式电子设备而发生的任何伦理与法律的区分，而视所有器械为生命维持治疗，且患者和他们的代理决策者可以合法地请求撤除这种治疗而顺病程自然进展。[26] 这一共识承认了医生不参与撤除的权利而又同时强调了医生负有责任对患者引介其他医生或可以关闭设备的人。结果是，一半时候是设备行业代表来关闭心脏起搏器，而 ICD 被他们关闭的概率有 60%。[27]

我们的结论是：不予治疗与撤除治疗的区分是没有道德根据的，在道德上也是危险的。如果医务人员用这个不相干的区分来做医疗决定，或允许代理决策者（没有尝试劝阻）做这样的决定，那么，医务人员将因不良后果遭到道德谴责。我们所感觉到的区分不启动治疗与停止治疗的重要性，毫无疑问可以解释——尽管它不能论证——医院和医务人员接受"不抢救"或"不复苏"医嘱的坦然。有关心肺复苏术的政策常常独立于其他有关生命维持技术（如呼吸机）的政策，部分是因为许多医疗专业人员把不提供心肺复苏术看作不予治疗而非撤除治疗。医疗专业人员通过"不试图心肺复苏"（DNAR）

或"不做心肺复苏"的医嘱不提供心肺复苏术的决定，在没有事先与患者或其家属商量，或通常（但不经常）违背他们的请求的情况下就单方面决定了，这样的决定是有伦理问题的。[28]（见我们此后及在第六章中对无效干预的进一步讨论。）

医学治疗与人工营养及补水

我们是否可以合理地使用*医疗技术与人工营养及补水（AN&H）*（可以称作*维持*技术）的区分来判断撤除生命维持治疗正当与否，存在广泛的争议。有人认为，营养技术使用针头、管道、导管等来提供营养和水分，应当与医疗性的生命维持技术如呼吸机和透析机做一个显著区分。有人对此有争议，认为营养维持技术与其他医疗技术[29]是相似的，因此应当放在同一伦理分析与评估框架中。[30]

为了确定这一区分是否合理有用，让我们下面几个案例着手。从这个案例着手：一位 79 岁的寡妇，住进疗养院有几年了，她的女儿和孙辈经常来探望她，深深地爱着她。她以前经历过反复的短暂性脑缺血发作，这是由流向脑部血流的减少或停顿引起的。因为器质性脑综合征，她已丧失了大部分智力，神志不清。她还患有血栓性静脉炎（静脉发炎伴有血栓）和充血性心力衰竭。一天，她突发重度中风。此后，她没有复原，且丧失了语言能力，但是，她仍能对疼痛刺激表现出退缩反应，并有一些刻意行为的表现。她强烈反对插入输送营养液和水分的鼻饲管。每次插管，她都强烈地挣扎，并推开管子。管子终于插入后，她也会设法拔掉它。几天后，医务人员再也找不到可插管的地方了，于是争论是否应当为这个病情已无改观且重度昏迷、无刺激反应的老年患者采取进一步的"非常规的"措施，来维持水分和营养摄入。经过与护士以及患者家属长时间的商议，主治医生做出决定：不应当再提供静脉、切入或饲管喂养。此后，患者有少量口腔进食，第二周她安静地死去。[31]

案例二，一个发生在 1976 年的轰动性案例。新泽西州最高法院判决允许监护人切断凯伦·安·昆兰（Karen Ann Quinlan）的呼吸机，任其死亡。[32]呼吸机被撤除后，她还存活了将近十年，依靠抗生素和鼻饲管供给营养和水分维持生命。她不能与人交流，像个胎儿昏迷不醒地躺在病床上，并伴有越来越严重的呼吸问题、褥疮和体重下降（从 115 磅①下降到 70 磅）。在那十

166

---

① 1 磅=0.45 千克。

年中，引发了一个道德问题：如果允许撤除呼吸机，那么以同样的理由是否允许撤除鼻饲管呢？几位罗马天主教道德宗教学家给家长的意见是：在道德上他们没有必要继续提供医疗人工营养及补水，或使用抗生素防止感染。然而，昆兰的父母还是继续给昆兰提供人工营养及补水，因为他们相信鼻饲管并不引起疼痛，而呼吸机会引起疼痛。[33]

美国法院自此通常把人工营养及补水置放在与其他医学治疗（如呼吸机[34]）所应遵循的同样实质性和程序性标准之下。在被广泛讨论过的特里·夏沃（Terri Schiavo）案例中，一陷入持续性植物状态（PVS）的女性患者的丈夫和父母，就撤掉她的鼻饲管是否合理而意见不一。尽管面临法律上的争议和政治上的冲突，法院采用了佛罗里达州的法律，允许患者丈夫（如他表示，这是特里·夏沃的愿望）撤除人工营养及补水，允许她死亡，此时距她进入持续性植物状态已将近十五年时间。[35]

一些家庭成员照顾者和专业护理人员觉得对患者不给予或撤除人工营养及补水，有文化上、宗教上、象征意义上或情感上的屏障[36]，这是可以理解的。他们有时把不给予或撤除人工营养及补水描述为"饿死"或让患者"挨饿"致死。[37] 有些州法律及公共机制政策也表达了这种情绪。然而，以我们的判断，在某些情况中护理人放弃患者的人工营养及补水，与放弃其他生命维持技术一样，都可能是正当的。各种生命维持技术之间并不存在道德差异，为自己或他人拒绝医疗的权利也并不因为治疗类别而定。毫无理由地去相信人工营养及补水总是安定疗护的必不可少的部分，或者它在所有情况中都必然构成一个有裨益的医疗。已有的证据表明，许多末期患者，包括那些重度阿尔茨海默病患者，在没有人工营养及补水的情况下，其实死得更舒适。——当然，当有安慰需要时，总是应该提供人工营养及补水。[38]

意图的结果与仅可预见的结果：双重效应规则

167　　另一种对不伤害原则进行细化的令人称道的尝试是双重效应规则（RDE），它也被称为"双重效应原则"或"双重效应论"。这一规则包含了一个意图的结果与仅可预见的结果的关键区分。

双重效应规则的功能和条件。RDE 是用来论证如下观点的：产生一个或多个好效应，或者一个或多个有害效应（如死亡）的单项行为，在道德上并不总是必须被禁止的。[39] 作为运用 RDE 的例子，我们来看看一位经受可

怕的疼痛和痛苦而请求医生帮助他结束生命的患者。如果医生通过注射化学物而导致患者死亡，来结束其疼痛和痛苦，那么医生的行为以 RDE 来审视，就是错误的，因为这里涉及了导致患者死亡的意图和直接手段。相比照地，假设医生冒着患者可能因为药物而亡的巨大风险，而提供药物去减轻患者的疼痛和痛苦。如果医生拒绝提供药物，患者将经受持续的疼痛和痛苦；如果医生提供药品，却可能加速患者的死亡。如果医生提供药物的意图是减轻巨大的疼痛和痛苦，而不是导致或加速死亡，那么，根据 RDE，加速死亡的行为就不是错误的。

RDE 的经典表述提出了一个正当的具有双重结果的行为必须满足的四个条件或要素。每一个条件都是必要条件，合在一起，这些条件就是道德上允许的行为的充分条件 [40]：

（1）*行为的性质*。行为必须是善的，或至少是独立于结果以外，在道德上中立的。

（2）*行为主体的意图*。行为主体仅意图好结果，而不是坏结果。坏结果是可以预见、容忍或容许的，但它必须不是意图的。

（3）*手段与结果的区别*。坏结果一定不是好结果的手段。如果好结果是坏结果的直接因果性结果，那么，行为主体是为了获得好结果而意图的坏结果。

（4）*好结果与坏结果的相称*。好结果必须大于坏结果。也就是说，当且仅当有一个相称的理由可以论证允许可预见的坏结果，坏结果才是容许的。

这四个条件都充满争议。我们首先通过分析四个被广泛称为治疗性流产（这些例子限于保护母亲的生命）的案例，探讨 RDE 的说服力：①一位孕妇患 168 宫颈癌（cervical carcinoma），要挽救其生命需要做子宫切除术（hysterectomy），但手术将导致胎儿死亡。②一位孕妇患异位妊娠（ectopic pregnancy，又称宫外孕）——在输卵管上着床不能成活的胚胎——为防止大出血，需要切除输卵管，切除输卵管将导致胚胎死亡。③一位孕妇患有严重的心脏病，如果她想坚持到妊娠期满，心脏病可能导致其死亡。④一位难产的孕妇将死，除非医生施行开颅术（craniotomy）（压碎未出生胎儿的头部）。在 RDE 盛行的某些罗马天主教诠释教义中认为，在前两个案例中，导致胎儿死亡的行为有时满足 RDE 的四个条件，因此在道德上是可以接受的；而在后两个导致胎儿死亡的案例，从未满足 RDE 的条件，所以在道德上总是不能被接受的。[41]

在前两个案例中，根据 RDE 的倡导者，医生实施合理的医疗措施，其目的在于挽救孕妇的生命，导致胎儿死亡是可预见的，但不是意图的。把胎儿死亡看作非意图的副结果（不是作为目的或手段），根据一个相称的重大理由（挽救孕妇），可以说胎儿死亡是可以得到辩护的。在后两个案例中，结束胎儿生命的行为是挽救孕妇生命的一种*手段*。因此，就要求意图胎儿死亡，即使这并不是想要的结果。因此，在这两个案例中，违背了 RDE 的条件（2）和条件（3），因而导致胎儿死亡的行为不能由相称性[条件（4）]获得正当辩护。

然而，并不见得根据极其抽象的 RDE 条件，在子宫切除术和开颅术之间能找出道德上相关的差异。在两个案例中，医生都不想或不希望胎儿死亡，关于这些案例中的行为的描述也没有表明"意图的"与"预见但非意图的"二者之间存在道德上的相关差异。尚不清楚为什么开颅术是杀死胎儿，而不是伴随胎儿死亡这一非意图的结果的胎儿颅骨的压碎。也不清楚为什么在子宫切除术案例中，胎儿死亡是可预见的而非意图的。RDE 的支持者必须有一个区分"意图的"与"仅可预见的"切实可行的方法，但是，他们在提出"意图"的观点，以在子宫切除术和开颅术案例之间划出有说服力的道德界限时，面临许多难题。

成问题的意图概念。 RDE 的支持者应当对意图的行为和意图的行为结果做出解释，以恰当地将它们与非意图行为和非意图的结果区分开来。就字面意义而言，意图的行为本身富有歧义，并且要考虑种种条件，如自愿、审慎、意志、推理和计划。不被广泛认同的一种观点认为：意图行为要求行为主体有一个计划——方案、规划，或关于行为的手段和目的的表述。[42] 因此，作为意图的行为，它必须与行为主体实施计划一致。

阿尔文·高曼（Alvin Goldman）试图用下面这个例子证明：行为主体并非意图仅可预见的结果。[43] 设想一下，G 先生正在参加证明其驾驶能力的驾照考试。他开到了一个交叉路口，需要右转，他于是伸出手臂打出转弯的手势——尽管他知道正在下雨，他的手臂会被淋湿。在高曼看来，G 先生打出转弯的手势是意图性行为，而他的手臂被淋湿是他打手势的非意图的后果或"附带的副产品"。RDE 的支持者选择了一个类似的狭义概念，是为了避免如下结论：行为主体有意图地带来了他所预见的所有行为后果。支持者将行为与结果区分开来，尔后将意欲的或想要的结果与可预见的但非意欲或想要的结果区分开来。RDE 把第二种结果看作是可预见的但非意图的。

我们建议，更佳的是摒弃"想要"这种语言，而说可预见但非意图的结果是"可以容忍的"。[44] 这些结果不是那么非意欲的，以至于行为主体选择不实施导致这些结果的行为，而这些结果是意图性行为计划的一部分。为了解释这一观点，让我们使用一个基于*意愿*而非*想要*的意图模式。在这一模式中，意图行为和意图结果包括所有根据计划明确的意愿的行为和结果，包括可以容忍的以及想要的结果。[45] 根据这一概念，医生可以期望不做他打算做的事，同样，我们可以愿意做某事但同时又可以不情愿甚或厌恶做此事。

根据这种意图行为和意图结果的概念，在一个计划的行为中何谓意图的与何谓仅可预见的之间的区分不是切实可行的。[46] 例如，某人进入房间，打开开关，他知道打开开关会同时启动灯和风扇，虽然他只想开灯；但是，他不能说他是无意地启动了风扇。虽然风扇会发出他知道的令人讨厌的嗡嗡声，他想避免听到这些声音，但说他通过打开开关无意地带来了令人讨厌的嗡嗡声，这是错误的。更普遍的是，一个人知情且自愿实施带来某种结果的行为，他就是在意图性地带来这一结果。这一结果是意图的，尽管这个人并不想要这一结果，并不因它自身之故而意愿产生这一结果，他也不意图将这一结果作为行为的目的。

借助意图模式，我们可以评估 RDE 的道德相关性及其区分。从道德上区分施行开颅术意图性地导致胎儿死亡与意图性地切除患有癌症的子宫而引起胎儿死亡，这是否有道理？在这两个行为中，其意图都是挽救母亲的生命，并知道胎儿会死亡。在这两个场景中，没有人期望消极的（因其本身特性）结果（即胎儿的死亡），也没有人会容忍这种消极结果——若避免它比其他结果在道德上更可取的话。各方接受这个坏结果，只是因为如果不牺牲好结果就不可能避免这个坏结果。

根据 RDE 的标准解释，在不可接受的案例中，胎儿的死亡是用来挽救妇女生命的一种*手段*，而在可接受的案例中，胎儿的死亡则只是一种*副效应*。也就是说，行为主体有意使用某种手段，但并不是想获得某种副效应。然而，这一观点似乎允许把几乎任何可预见的事看作副效应而非手段。尽管不能就此推导出我们可以随心所欲地制造或控制意图。例如，在开颅术案例中，医生可能并不想胎儿死亡，而只是想将它从产道中移开。胎儿会死亡，但这一结果难道不只是一个不想要的和（根据双重效果理论）不意图的结果吗？[47] 我们认为这个结果是不想要的，但是可以容忍和预期的。

RDE 在处理濒死患者方面的问题上显得更好一些，因为不同成员之间没有冲突。RDE 常常被拿来辩护医生给药来缓解疼痛和痛苦（首要意图与结果）的正当性，即使这可能加速患者的死亡（未意图的，连带结果）。临终镇静，作为相关的一项医疗措施，挑战了 RDE 的界限与应用。临终镇静

170

是医生引介深度睡眠或无意识来缓解疼痛与痛苦，并期望这种状态持续至患者死亡。有些评论同意一些临终镇静的例子能以 RDE 来合理辩护，而有些评论则认为，临终镇静直接地（尽管是缓慢地）杀死了患者，因此是安乐死的一种形式。[48] 到底如何主要取决于临终镇静所实施的特定情境，包括患者的总体状态、离死亡多近，以及是否有可替代手段来缓解疼痛与痛苦，还有医生及其他各方的意图。应用 RDE 来支持某些临死镇静，容许了会预见性加速死亡但缓解疼痛、痛苦和不适的同情行动。

经常起争议的是死亡对于某个特定的人是好的还是坏的，而 RDE 无法解决这个争议。RDE 只应用于兼有好坏结果的案例，而鉴定不同结果的好坏则是另外的判断。相应地，某个特定的人其死亡（无论它是直接发生的还是间接发生的）的好坏，必须基于独立的平台来评定和做辩护。[49]

RDE 的支持者最终可能找到途径解决这些如我们这样的批评者已发现的困惑和问题，但至今他们仍未成功。然而我们建议一个建设性的尝试：不完全抛弃或忽略 RDE 的要点——关注行为展示动机和品格的方式 [50]——又保留对意图的强调。在实施开颅术挽救孕妇生命的案例中，医生可能不想或不希望胎儿死亡，也许后悔实施开颅术，正如切除癌变子宫的案例一样。关于医生的动机和品格的这些事实，在对行为和行为主体进行道德评价时，会造成决定性的差异。但是，这一道德结论也可以独立于 RDE 而得出。

171

选择性治疗与义务性治疗

我们已经驳斥了各种医学伦理学传统认可的关于放弃生命维持治疗的几种占主导地位的区分和规则。作为替代，我们提出义务性治疗与选择性治疗这一区分。我们将主要立足于一种关于生命质量的分析，它通常与我们上面所驳斥的几种区分和规则是不相容的。下面的分类是我们观点的基础：

（1）治疗义务（不治疗是错误的）；

（2）不治疗义务（治疗是错误的）；

（3）治疗与否是选择性的（不要求也不禁止）。

类别（3）的问题是，放弃生命维持治疗是否在道德上是中立的，因而提供或不提供治疗是可选择的。

人们经常明确规定不伤害原则和有利原则，以确立有利于为生病和受伤的患者提供生命维持治疗的假定。然而，这一假定极少被认为衍生出"有义务总是提供治疗"。使用生命维持治疗有时侵犯了患者的利益。例如，疼痛是如此剧烈，身体行动的限制是如此沉重，以至于这些不利因素超过了预计的好处，如生命的短暂延长。在这些情况下，提供治疗有时是不人道的或是残酷的。对无行为能力的患者和陷入痛苦中的患者来说，如果治疗的负担远远大于福利，那么这种治疗就是错误的，而非选择性的。

压倒治疗初始义务的条件

有几个条件可以为患者、代理决策者或医疗专业人员做出不予治疗或撤除治疗的决定提供辩护。在本节中，我们将提出这些条件（除了"有效拒绝治疗"以外）。

无效或无意义的治疗。医生没有义务提供无意义、无效或者禁忌的治疗。在极端例子中，如果患者已经死亡但依然使用呼吸机，那么他或她再也不可能因为停止治疗而受到伤害，医生没有义务对其继续进行治疗。然而，某些宗教信仰和个人信仰体系认为，根据医疗机构认可的标准判断为死亡的人并没有死亡。例如，如果心肺功能还存在（即使只是由技术维持着），某些宗教传统就认为患者尚未死亡，治疗不是无效的，即使医疗专业人员认为治疗是无效的、无用的，或者是一种浪费。这不过是关于无效这一概念之分歧的冰山一角而已。

无效一词典型地指这样一种情境：进入不可逆转的死亡过程的患者已经到达这样的时刻：进一步的治疗再也不能提供任何生理好处或者是没有希望的，因而从医学观点和道德角度来看，是选择性的。安宁疗护可能且通常应该继续来缓解疼痛、痛苦和不适。这一无效模式只涵盖一些注定无效的治疗。有关无效的不那么典型的文本把所有如下情况标记为无效：①不能产生生理结果的（比如用抗生素去治病毒感染）；②因未经临床"实验"而完全是猜测性的所提议的干预；③不太可能有好结果的；④可能只产生低级的、微不足道的结果的（也即预期结果将非常差）；⑤很有可能负担远大于益处的；⑥经过效率、潜在受益与潜在风险和负担各方平衡，有必要撤除或不予治疗的。[51] 相应地，无效这一术语被拿来掩盖不可能的结果、不可能的成功，以及不可接受的利益-负担比率等各种不同情况。我们的观点是，前三项甚而第四项可以合情合理地被判为无效，而第五和第六项我们最好是把它们理解为有用或恰当，因为它们涉及对患者的利益、负担及风险作一个平衡。

在*无效*的讨论中，过多的概念相冲突及含义不确定向我们表明，医疗团队在与病患及其家属之间进行商议或交流时，应该尽可能避免使用更精确的术语。无效判定预设了一个被接受的目标，与此相关的干预注定是无用的。因为缺乏一个对"医学无效"的共识，"不合适"或"潜在地不合适"这样的话语获得了青睐和更广泛的接受。[52]美国和欧洲几个主要的重症医护专家组织做出的推荐在这些改变中扮演了重要角色。[53]美国的一个报告提议，当干预能达到病患期许目标（"但医生相信相争的伦理考量认为不提供它是合理的"）的机会只是最微小情况时，用"潜在性的不合适"这一术语来取代"无效"。这一提议并没有取消掉*无效*，而不如说，它的含义和使用被严格限制在"罕见情形"中，即患者或代理决策者"要求了不可能达到他们意图的生理学目标的干预"。在这些情形中，医生出于好的伦理和好的临床判断，不应当提供徒劳的干预。[54]*无效*术语的这种使用，较我们的用法更狭隘，但是比应用"不合适"这个模糊而无益的语言来涵盖下述情况问题要小得多。在这些情况下，干预可以实现一些患者寻求的目标，但这些目标却被相互竞争的伦理考量所超越。缺乏更好的明晰度和精确度，那在医疗团队之间，或与患者及家属所做的商议或沟通中，就很难成功地描述是什么使某一特定干预"不合适"。[55]若针对此所做的伦理考量，发现对患者来说可能利益与可能负担及伤害之间的平衡不佳，那么就需要对这一判断做精确说明和辩护。"不合适"或"潜在地不合适"这种模糊的语言不足以说明问题。若这些伦理考量涉及资源公平与正义，对这一判断亦需给予精确说明和辩护。

173 理想地看，要得出我们所谓意义上的无效这一判断，医护人员在做出有关死亡和不可逆死亡的决定时，着重点在客观的医学因素。然而，现实地看，这一理想难以实现。医疗专业人员之间常常存在分歧，家属源于对可能奇迹的信仰、在此种情况下万般坚持的宗教传统等，而可能生起冲突。有时，难以知道关于无效的判断到底是基于对失败的可能性预测还是基于更接近医学必然性的判断。如果一位老年患者有百分之一的机会从艰难痛苦的折磨中存活下来，一个医生可能把这种医治称作无效，而另一个医生可能把存活看作不太可能但仍应值得一试的目标。在此，我们碰到了一个关于什么是值得努力的价值判断问题，以及科学知识、证据的价值判断。*无效*这一术语，典型地表达了一个集价值判断（比如，提议的干预就它要达到的目标而言，是无用的）与科学判断（比如，"有效的数据表明……"）于一体的综合判断。

从道德层面上来说，医生并不需要提供确实无效或禁忌的干预，在某些情形中，还可能被要求不提供干预。医生甚至会被要求不提及会确实无效的干预。这些情形常常涉及无行为能力的患者，尤其是处于持续性植物状态的患者，医生或医院政策有时会强行要求患者或代理决策者做出撤除生命支持的决定。医院越来越多地采用意在否定（医生判定无效的）干预的政策，尤其是当这样的干预已进行了相当一段时间。然而，医生的判断可能有误，这就要求制定这些政策时要谨慎。患者及其家属不合理的要求不应当优先于医疗机构合理的政策及评估。尊重患者或决策代理者的自主权，并不是让他们在没有医疗协助与协议的情况下，独自决定治疗是必要的还是无效的。拒绝某个提议的干预的权利并不能转化为请求或要求某项干预的权利。

我们的结论是，确实无效的医学干预——就可接受的医学目标来说，不可能成功达到——在道德上是可选的，但在许多案例中是不应该介入或继续的。然而，进行某种无效的干预，比如人工呼吸，对于一个濒危病患的为悲伤所据的家属来说，可能是富有同情心和照护心的行为，是可以得到辩护的，因为在合理范围内，可以赢得时间让其他家庭成员赶来，在患者临死前得以一见。[56] 就某项医学干预在特定情形下是否无效而生起的法律歧见，最好的解决方式是通过机构程序，譬如调停、伦理咨询，或伦理审查委员会审查，或者有时通过法庭审理。[57]

治疗负担超过福利。在医疗准则和机构政策中有时有一个错误假设，即仅当患者是临终患者时，医生可以对不同意或拒绝治疗的患者终止生命维持治疗。然而，即使患者不是临终患者，如果生命维持治疗带给患者的负担超过福利，生命维持治疗仍不是义务性的。给非临终患者的治疗有时是选择性的，即使它能无限期延长寿命或患者无行为能力，也没有留下预嘱。不伤害原则的道德考量并不要求维持生物性生命，也不要求不顾患者的疼痛、痛苦和不适，而去启动或继续治疗。

例如，先前我们提到的 78 岁的厄尔·斯普林这个案例：他患有多种疾病，包括慢性器质性脑综合征和肾衰竭。血液透析控制了后一个问题。尽管这一案例有几个方面存在争议，例如斯普林对自己的处境是否知情，是否能够表达自己的意愿，其中一个合乎情理的观点是，通过对一个精神状态受损和无论怎么治疗肾功能都会越来越恶化的患者进行福利和负担的权衡之后，家人和医疗专业人员在道德上没有义务继续为之进行血液透析。然而，与其他许多案例一样，这一案例由于家庭利益纠纷将局面复杂化了：经济已然拮据的家人必须支付巨额的医疗费用，同时又企图做出符合患者最佳利益的决定。

稍后在本章"无预嘱时的代理决策"小节中我们会回到讨论，来检视那些为困难情形中无行为能力患者提供保护而设计的程序。

生命质量判断

有关生命质量判断的争议。到现在为止，我们的观点都重在强调生命质量的判断，以决定治疗是选择性的还是义务性的。我们依据的前提是：当生命质量极其低下，医疗干预给患者带来的伤害大于福利时，不给予或撤除治疗是合理的。然而，这样的判断需要一个有说服力的关于福利和负担的判断标准，以防把生命质量判断降低到关于个人偏好和患者社会价值的武断判断。

在一个具有里程碑意义的涉及生命质量判断的案例中，68 岁的约瑟夫·萨克威茨的智商只有 10，心理年龄大概是两岁零八个月，他饱受急性粒-单核细胞白血病的折磨。化疗将引起巨大的痛苦，还可能引发严重的副作用。这样的病例接受化疗，症状缓解的可能性只有 30%～50%，而且一般只能活 2～13 个月。不做化疗，萨克威茨预计可活数周或数月，其间他不会经受剧痛或痛苦。在做出不治疗的指令时，下级法院考虑到了"他[萨克威茨]的生命质量——即使治疗确实可以缓解病痛。"

马萨诸塞州最高法院否决了下级法院将生命价值可以等同于一种生命质量的判断，也就是说，萨克威茨因智力迟钝而生命质量较低。相反，法院把"模糊的、或许错误择定的'生命质量'术语……解释为因化疗而加剧的持续性疼痛和神志不清状态的指标"[58]。这就对预期的利益与疼痛、痛苦进行了权衡，最后判定患者的利益支持不进行化疗的决定。

从道德的立场来看，我们同意这一法律意见的结论，但仍需对"生命质量"这一概念做进一步的分析。有些学者认为，我们应当摒弃关于生命质量的*道德*判断或者*评价性*判断，只依据医学指征做医疗决策。例如，保罗·拉姆齐（Paul Ramsey）认为，对无行为能力的患者而言，要分清哪种治疗是义务性的，哪种治疗是选择性的，我们只需确定哪种治疗具有医学指征。对濒死患者而言，责任不是由提供仅延长死亡过程的治疗的义务来决定的，而是由为濒死患者提供适当关怀的义务来决定的。拉姆齐预言：除非我们使用这些医学指导原则，否则基于武断和不恰当的生命质量判断标准，我们将逐渐走向对无意识的或无行为能力的、非濒死的患者实施积极的、非自愿的安乐死政策。[59]

　　然而，公认的客观的医疗因素——如用于决定治疗的医学指征的一般标准——不能提供拉姆齐寻求的目标。这些标准会削弱他关于医学与道德的（或评估性的）根本区分。不预先确定生命质量的标准以及患者接受医疗干预后将存活的生命的某种概念，就不可能决定带给患者的福利是什么。准确的医疗诊断和预后是必不可少的，但是，关于是否使用生命延长手段的判断不可避免地要根据预期的生命质量，而不只是减至医学指征所提示的模糊和令人质疑的标准。[60]

　　拉姆齐坚持，生命质量的方法错误地将关注点从治疗对患者是否有利转换到了患者的生命对患者是否有利——这一转换打开了通向积极的、非自愿的安乐死的大门。[61]但是，真正的问题是，我们是否能够提出充分准确且有说服力的生命质量标准，来避免这样的危险。我们认为很多时候我们能做到，尽管*尊严*和*有意义的生命*等术语模糊不清令人担忧，而且有些案例基于有问题的论证使重症或残障新生儿"任其死亡"，也让我们有理由要谨慎从事。

　　我们应当将患者的几种情况从考虑因素中一并排除出去。例如，在确定治疗是否符合患者的最大利益时，智力残疾是不相关的。进一步地，委托人不应将患者的生命质量与患者生命之于他人的价值混为一谈。相反，无行为能力患者的最佳利益应当成为委托人的决定性判断标准，即使患者的利益与家庭利益或社会利益相冲突。

　　这一观点与医学、生命医学和行为研究的伦理问题总统委员会的观点相反。总统委员会赞同一个更为宽泛的"最佳利益"的概念，包括家庭的福利："在决定某人的最佳利益时，应当考虑决定对无行为能力患者的家人的影响，因为大多数人的利益与家人或亲属的福祉有重要的利害关系。"[62]患者常常在其家人的福祉中有一份利益，但从这一前提出发到得出谁的利益应当是首要的结论还有很长的一段路要走。如果无行为能力患者从来都没有行为能力，或当其有行为能力时却从未表达过其意愿时，将利他主义或任何其他动机强加给患者，牺牲患者的医疗最佳利益是不合适的。

　　有严重疾病或残障的儿童。关于生命质量和放弃治疗最为困难的一些问题涉及濒危的围产期胎儿、有严重疾病的新生儿和幼儿，尤其是因为生存或生命质量预后的不确定性。现在产前妇产科监测和新生儿重症监护可以挽救许多体质状况在几十年前是致命的异常胎儿和残障新生儿。在美国，新生儿死亡率下降很多，从 1960 年的每 1000 个活产死亡 25 个下降到了 2014 年的 5.74 个。[63]由于对一些幸存者面临的生活质量的严重担忧，对这一成功的庆祝活动在一定程度上减弱了。因为生存下来的生命有时质量如此低下，以致引发了关于侵入性的妇产科监测或重症监护给幼小患者带来的伤害和负担是否多于益处的问题。

我们在第四章结尾处论证了，对从未有过行为能力的患者包括严重疾病的新生儿和儿童等病患而言，最合适的标准就是最佳利益标准，即由理性人在权衡了不同治疗对患者可能的福利与可能的伤害和负担后，对所有可能的选择中的最高净利益是什么做出最佳的评估。这些从未有过行为能力患者的家长或其他代理决策者，可以合法地根据存活和生命质量的（根据患者利益来评估的）预期，来决定治疗是义务性的、选择性的，或者在极端情形中，是错误的。

当新生儿或幼儿在重症治疗后，预期生命质量将极其低下，治疗给患者带来的伤害多于益处时，家长和医疗团队可以不予治疗或撤除治疗。符合这一标准的导致极差的生命质量的状况包括：出生窒息引起的严重脑损伤、泰-萨克斯病（症状为发展性的麻痹和痴呆，通常在三四岁前死亡）、莱施-奈恩综合征（症状为不能控制的痉挛、智力迟钝、强迫性自残、早死）、严重的营养不良型大疱性表皮松解症（症状为小孩的皮肤不可阻挡地脱皮），导致难忍的疼痛，引发常常令孩子人生第一年就夭折的重大感染。在这些状况中，尤其是最后一种状况，治疗可能是错误的，因为预期短暂的生命其质量如此糟糕透顶，可以合乎情理地说是人为干预引起的，是"不可容忍的"。[64] 对严重的神经管畸形患者（新生儿缺少全部或大部分脑，死亡不可避免）做出不予治疗的决定，也是正当的。对不同孕阶段的早产儿也提出了类似的问题。一本关于新生儿伦理学的书将最佳利益标准与分级归类结合起来把这些不同的阶段（我们有义务治疗、可选择治疗，以及有义务不治疗）做了整理编排。[65]

最佳利益标准作为不伤害和有利原则下的一个细则，将医护的注意力集中在新生儿或幼儿的利益上，而不是其他利益，包括家庭或社会利益。然而，这一方法在做出伦理判断时，并没有排除对其他利益的关注。最终，伦理判断必须对各种重要的伦理考量做考虑和平衡，包括，比如说稀缺资源使用的公正，还有患者总体的最佳利益。尽管如此，最佳利益标准可作为*引导*标准，有助于家长（作为推定的决定者）做决定，医生或其他必须提供关于可能选项及其可能后果而必须给予建议给家长的人也可依据此标准。

最佳利益标准并不是假定对新生儿或幼儿总有一个最佳的方案。当存活或生命质量的预后非常不确定，或者用来决定、权衡和平衡患者不同利益（尤其是与生命质量相关）的价值也有合情合理的不同时，处在同一情境中的不同家长很可能合理地做出不同决定。家长们在为他们的孩子做决定时，通常有相当大的自行决定权，如怎样教育孩子、是否允许孩子参与风险高的运动等。最佳利益标准不但为目标（孩子）及决定内容（孩子的利益）提供了引导，在很多情形中也给家长自行决定的自由留有余地。

有些生命伦理学作者认为，在对无行为能力的患者（比如新生儿或婴儿）做治疗决定时，需要有一个"伤害标准"来取代或者来补充最佳利益标准。[66] 我们的判断是，这样的争辩是不适宜的。因为最佳利益标准本质上已把伤害标准结合了进去。[67] 如果一项干预被认为是符合患者的最佳利益，那么考虑到患者在延长生命、避免疼痛和痛苦、有足够的生命质量等方面的利益，它就有望提供净效益。这种判断基于对结果的可能性预测，也基于通过权衡不同利益后对这些结果的评估。如果干预不是患者的最佳利益，鉴于干预常常不仅是不能造福却是伤害患者，那违背或与患者整体利益相反的干预就会令患者的受益大打折扣，这种干预就成了一种伤害。当有争议说，在为围产期胎儿和新生监护室的婴儿做决定时，避免伤害（包括医源病）是最适合的引导标准[68]，通常我们应当把这种评估理解为避免*净伤害*。绝大多数的干预给患者带来某些伤害、负担诸如此类，但还是可能照顾到了患者的整体最佳利益。

伤害标准作为最佳利益标准的子集，与其说是医护人员在商议时使用的综合性纲领，不如说它主要为政府干预提供了一个门槛。当家长拒绝医护认为出于婴儿最佳利益应当的治疗而医护寻求法院命令来推翻家长的拒绝时，伤害标准要而且应当被援引。在这些情形中，家长拒绝为婴儿的最佳利益批准治疗，是对患者的总体利益的倒退，因而是一种净伤害。类似的结论我们也可以在家长要求不是患者最佳利益的治疗时得出。伤害标准不取代、替代或补充最佳利益标准。最佳利益标准，合理地理解是包含综合了伤害标准的。（本章稍后我们会讨论何时可正当地取消家长或其他代理决策者的决定权。）

关于新生儿或婴儿的最佳利益的争论，常常围绕着家长对治疗的*拒绝*。以下案例可以表明在使用最佳利益标准时，会有多复杂、模棱两可、不确定和困难重重。[69] 一名孕妇产前检查查出了胎儿三尖瓣闭锁（TA），该病症特点是患者三尖瓣缺失或异常，两种情况都造成血液无法从右心房流向右心室。此一特定案例中，诊断得出时已是孕晚期而不适合终止妊娠。讨论集中于生产后该做什么。心脏专家给夫妇解释了这种情况的性质：通过即刻及长期的手术和医学干预，可以减轻但不能治愈，而且要长期预后。心脏专家也讨论了可能及会有的发病率及对生命质量的影响。孕妇与她丈夫示意，宝宝出生后，他们只想生命末期护理。他们是在做了网上搜索后才做这一决定的，因为他们看到许多家长在这一情况中拒绝为婴儿做手术。

与胎儿三尖瓣闭锁类似的是左心发育不良综合征（HLHS），这二者都不能治愈。在治疗左心发育不良综合征的这家医疗机构（而且在几乎所有美国的医疗机构），新生儿的父母可以在手术（治疗也需要额外的后续手术）与生命末期护理之间抉择。相一致地，新生儿专家争论，为了平等相待患者，患三尖瓣闭锁的婴儿父母也应该可以在手术与安宁疗护之间做选择。伦理争辩复杂起来，因为多至 50%没有接受早期手术的三尖瓣闭锁婴儿，活过了第一年，有些甚至活了数年——在死亡阴影的长期笼罩下受苦受难。这样的伤害风险使一些人认为，违背家长的拒绝治疗决定而寻求法院命令得到治疗在这种情形中是正当的。[70] 一个替代方式是允许家长在全面咨询过了可能的结果后，可以拒绝手术，但如果婴儿活过了六个月，要跟进重新评估应该做什么。[71]

家长*要求*给婴儿治疗，也可能不符合婴儿的最佳利益，若提议的治疗是（a）无效的（此前讨论过）或（b）福利的可能性极低而伤害的可能性极高，包括疼痛和痛苦。被广泛讨论的英国查理·加德（Charlie Gard）的例子就是（a），而且根据法院意见，也是（b）。十一个月大的查理·加德患有罕见的线粒体 DNA 耗竭综合征，这是一种致命的疾病。他经受癫痫折磨，还有因重症监护包括呼吸机、食管饲喂、吸痰机等引起的诸种不适——而这些不适全都要依靠比如说镇静或止痛此类医学手段来控制。目前还不清楚，或许也不可能知道他是否体验过疼痛、愉悦或有意义的社会性互动。查理·加德的父母还想去美国尝试一种高度实验性（还从未在他这类特定状况的患者身上试过）的疗法，他们筹集了足够的经费来支付费用。尽管如此，伦敦高级法院还是做了否决裁定，认为停止治疗，让他们的儿子死去是他的最佳利益。[72]

朱利安·瑟武列斯库（Julian Savulescu）反对法院的裁定，并不表示他认为这一实验性治疗是本着查理·加德的最佳利益的，而只是认为"我们不知道生命是否原来对他来说是好的、值得一活的"已足矣。[73] 即使成功的概率非常小，但瑟武列斯库认为还没有一个可接受的理由剥夺他过上体面生活的机会。相反地，多米尼克·威尔金森（Dominic Wilkinson）认为，经过正规训练的医疗人员如果认为实验性的治疗不值得一试，那么家长的治疗要求不应得到许可。在此案例中，就连愿意提供实验性疗法的美国医生都认为福利"很不可能"。[74] 瑟武列斯库和威尔金森都同意（我们也同意），如果需要使用公共资源，分配正义或许是否决治疗选项的理由。

法院在这一案例中误用或滥用最佳利益标准的事实，不应当被拿来当作反对这一标准的论证。有些批评家认为这种误用或滥用在应用于价值判断及主观性上时，对展现最佳利益标准的脆弱性成了决定性的证据。[75] 无可否认，这一标准涉及价值判断——利益、最佳利益、伤害、负担及类似价值性的概念，对主观性也应当通过要求判断要合情合理来有所控制或限制。尽管最佳利益标准有时显得模糊且难以操作，但当家长和医护商议决定是否要为病危新生儿及儿童做治疗、不治疗或撤除治疗时，它目前仍然是最佳标准。这一标准在某些困难并难以解决的冲突中援引来寻求法院裁决，来否决家长们做出的与新生儿利益或儿童总体利益相违背而构成了净伤害的决定。

因为最佳利益标准只涵盖了与不伤害和有利原则相关的道德考量中的一套初步原则，其他考量比如分配正义，也进入关于行动的正确处理方法（第七章我们会对此做考察）的讨论中。

杀死和任其死亡

杀死与任其死亡（或者允许死亡）的区分是所有用来决定关于对重病患者或重伤患者治疗的可接受性决定和职业行为的可接受性形式中，最为困难又最重要的区分。这一区分长久以来在公共讨论、法律、医学及道德哲学中被援引来区分死亡发生的适当方式和不适当方式。杀死在道德上被广泛地看作是错误的，而任其死亡在道德上被看作是可以接受的。相关生命维持治疗的大量区分与规范，都是从杀死-任其死亡之区分而衍生出来的，相应地，它也动用行动-不作为、积极-消极这些区分。[76] 例如，杀死-任其死亡区分影响了自杀（包括协助自杀）与放弃治疗、谋杀与自然死亡的区分。[77]

要考察这一区分在道德引导上是否清晰、合理而有用，本节将讨论三种形式的问题：① *概念性问题*：杀死与任其死亡的不同在概念上是怎样的？② *道德问题*：杀死就其本身在道德上是错误的，而任其死亡就其本身在道德上不是错误的？③ *概念性与因果性相结合的问题*：放弃生命维持治疗有时是一种杀死方式吗？如果是，是否有时它是自杀，有时它是谋杀？

关于杀死和任其死亡的概念问题

我们能够给*杀死*和*任其死亡*下定义，使它们在概念上界限分明、没有重叠吗？下面两个案例表明我们不能：①一个患有唐氏综合征的新生儿需要做手术，纠正气管食管瘘（一种先天性畸形，食道与气管相连，而使食物能够进入肺部）。父母和医生认为存活不是婴儿的最佳利益，于是决定不做手术而任其死亡。然而，公众对该案例表示强烈抗议，批评者指控家长和医生玩忽职守，任婴儿死亡从而杀死了婴儿。②皮肤病医生格雷戈里·梅森格（Gregory Messenger）博士在密歇根州兰辛市新生儿重症监护治疗病房，单方面终止了他早产（孕 15 周，重 1 磅 11 盎司①）儿子的生命维持治疗系统，之后他被指控犯过失杀人罪。梅森格认为，在新生儿科专家未能遵守不复苏婴儿的承诺后，他不过是出于同情采取行动任儿子死亡。[78]

我们能够合理地将涉及故意不治疗患者的行为描述成"允许其死亡"或"任其死亡"而不是"杀死"吗？这些行为中至少有一些既涉及杀死又涉及任其死亡吗？在某些案例中，"任其死亡"是"可以接受的杀死"或"可以接受的结束生命"的委婉说法吗？这些概念性的问题具有道德意蕴。不幸的是，日常语言和法律概念都含糊其辞、模棱两可。在日常语言中，*杀死*是导致死亡的原因性行为，而*任其死亡*是故意避免因果性干预，而让疾病、系统衰竭或损伤引起死亡。杀死可延伸至动植物生命。无论是在日常语言中还是在法律中，*杀死*一词都不具有错误行为或犯罪的含义，或甚至是一种故意行为。例如，即使没有出现有意识、故意或疏忽大意等因素，我们仍可以正确地说驾驶者在车祸中杀死了一个人。

这样，传统的定义无法对杀死与任其死亡做出明确的区分。这些定义将许多任其死亡的行为算作杀死，从而摧毁了二者区分的关键点。例如，根据这些定义，如果医疗专业人员在有责任保证其存活的情况下故意让患者死亡，那么他们就杀死了患者。如何将杀死与任其死亡区分开来，以避免出现既符合杀死条件又符合任其死亡条件的简单案例，这在关于这一问题的文献中尚不明了。"杀死"和"任其死亡"含义模糊及固有争议，试图精确化其含义很可能会导致永无休止的争议。我们使用这些术语，只是因为它们在主流话语中占主导地位，但我们将尽可能避免在以下的讨论中过度地倚赖它们。

---

① 1 盎司=28.35 克。

将对与错的判断与杀死及任其死亡联系起来

在医学上，以下两种情况，"任其死亡"是（初始）可以接受的：①如本章前述，医疗技术是*无用的*（严格意义上的医学无效）；②患者（或其代理决策者）已经*有效地拒绝*了医疗技术。也就是说，当且仅当满足无用这一条件或满足有效拒绝治疗这一条件，让患者死亡才是可以接受的。如果不符合任一条件，那么，让患者死亡就构成谋杀（可能因为玩忽职守）。

在医学和医疗中，"杀死"传统地在概念上和道德上与不可接受的行为是联系在一起的。医疗实践的状况使这种联系易于理解，但是在传统医学界之外，杀死的绝对不可接受性就不是理所当然的。*杀死*一词不一定包含错误行为或犯罪的意思，"不杀生"规则也不是一条绝对规则。关于杀人的标准辩护理由，比如自卫杀人，营救一个因他人不道德行为处于危险境地的人的杀人，以及意外杀人（在执法行动中意外地、非过失地杀人），等等，可以使我们避免一种偏见，即仅仅因为杀了人就认为这种行为是错误的。因此，即使能够对一系列事件（传统医学观点之外）正确无误地贴上"杀死"或"任其死亡"的标签，也无法确定一个行为是可以接受的还是不可以接受的。既有可接受和不可接受的杀死，也有可接受和不可接受的任其死亡。[79]

可能杀死通常是错误的，而任其死亡只有极少数是错误的。但是，即便如此，这一结论也依具体案例的特征而定。杀死很少获得合适的当事人的授权（除了战争和死刑的情况），而任其死亡通常是获得了有效授权的。尽管如此，一种行为是正当的，而相对照另一种行为是不正当的，这种情况发生的*频率*与这两种行为在特定案例中法律上或道德上的正当性是不相干的。放弃治疗而允许患者死亡，正如以某些更直接的方式剥夺患者生命的行为，可能既是故意的又是不道德的（二者都是杀人的方式）。

简而言之，给某一行为贴上"杀死"或"任其死亡"的标签，即使贴得正确，也并不能决定某种行为形式比另一种是更好还是更糟，是可以获得更多的辩护还是更少的辩护。有些杀死的特例（如残忍的谋杀）可能比某些任其死亡的特例（如撤除处于持续性植物状态的患者的治疗）更糟。但是，某些任其死亡的特例（如不复苏可以抢救过来的患者）也可能比某些杀死的特例（如应患者要求仁慈地杀死）更糟。杀死或任其死亡二者都不能推出关于实然错误或实然正确的判断。正确性和错误性取决于行为背后的正当性价

183

值，而不取决于行为的类型。因此，无论杀死还是任其死亡，二者本身都不是错误的，在这一点上，它们与谋杀区别开来了，谋杀本身是错误的。

相应地，判断杀死或任其死亡的行为是正当的还是不正当，要求我们对行为做除了特征之外的理解，我们还需要了解情境、行动者的动机（例如，是出于善意还是恶意）、患者偏好，以及行动的结果。这些额外因素使我们能够把行为置于道德原则之下，对行为是不是合理地做出规范的判断。

撤除生命维持治疗：杀死还是任其死亡？

许多医学、法律和伦理学专家将医生故意撤除生命维持治疗解释为任其死亡而非杀死，当且仅当某种严重疾病或损伤引起死亡。根据这一诠释，当医生不予或撤除医疗手段时发生的死亡是自然死亡，因为这是医生从未启用过医疗手段时，自然状况就是本来如此的状况。相反，如果是人的行为而非自然的状况导致死亡，那么发生的死亡就是杀死。从这一角度来看，任其死亡是无害的行为，而杀死是有害的行为（不管动机为何）。

虽然这一观点在法律界和医学界颇具影响，但它是有缺陷的。为了得到令人满意的陈述，我们必须补充一点：撤除医疗手段是*有效授权的，因此是正当的*。如果医生撤除医疗手段是不正当的，患者死于损伤或疾病等"自然"因素，那么其结果是不正当的杀死，而非正当的任其死亡。授权的有效性，而非某些关于死因的独立评估，*决定行为的道德可接受性*。比如，撤除对一个有行为能力患者的治疗是不合道德的，除非患者做了知情决定而授权撤除。如果医生移除一个有行为能力患者的呼吸机，而患者需要且想继续呼吸机的使用，那医生的行为就是错误的，即使医生只是移除了人工生命支持，让自然主宰。患者授权的缺失，而不是任其死亡与杀死的区分，才是在评估不可接受行为时的相关考量。

即使从法律的角度来看，我们也可以提供一个比"先前存在的疾病导致死亡"更好的因果解释。这个更好的解释是：法律责任不应强加于医生和代理决策者，除非他们有提供或继续提供治疗措施的义务。如果不存在治疗义务，那么因果问题和责任问题就不会出现。如果义务性治疗和选择性治疗的区分是首要的，那么我们就有理由不把杀死和任其死亡放在一起讨论，而是重点关注医疗专业人员的道德义务，以及道德责任和法律责任的问题。

我们的结论是，杀死与任其死亡的区分处于含糊不清和道德混乱之中。

明确地说，杀死这一语言及其在生命医学伦理学中的应用已足够含糊了——因果方面、法律方面和道德方面——它对关于协助死亡的讨论没有什么帮助。在下一节中，我们会对这一结论做进一步的支持论证。

故意安排死亡的论证：何时（如果可能）正当？

我们现在要解决的是一系列关于死亡原因的道德问题，这些问题在很大程度上与"杀戮"的语言无关。一般的问题是："在什么情况下（如果存在这些情况的话），可以允许患者和医疗专业人员安排专业协助，意图性地结束患者的生命？"

不予或撤除治疗只会加速那些可以或正被技术维持的个体的生命。许多其他个体，包括一些癌症患者，在呼吸机和其他生命维护技术没有被使用时，面临一个拖延的死亡过程。安宁疗护的进步和扩大可以充分说明许多（或许是绝大多数）患者的需要。[80] 然而，对于许多其他患者，安宁疗护及对特定治疗的拒绝，不能充分地表达他们的关切。在漫长的死亡过程中，他们可能忍受功能性能力丧失、持续性疼痛和痛苦、无法体验最简单的愉悦，以及长时间地对自己无望状态的无意识。一些患者觉得这种前景（或其现实性）无法忍受，而希望以一种无痛方式来加速死亡。

除了不予或撤除治疗或技术，还有开处方药来缓解疼痛及痛苦而间接地加速死亡（参见我们关于 RDE 的讨论），医生们有时采用被视作是更积极的方式来导向患者的死亡。有人认为在医学上采用积极的方式来引起死亡总是构成不合适的杀死，但是认为我们能根据是否有积极的方式被涉入而去确定行为的合适和不合适，这样的想法是有问题的。

一个例子就是《俄勒冈州尊严死法案》（ODWDA）[81]，它不采用"任其死亡"与"杀死"之区分，在这一法案下讨论特定案例采用二者区分也无助益。医生根据《俄勒冈州尊严死法案》的条例行事，有法律的同意就不属"杀死"，而是应患者的请求，开出了致命药物处方。患者必须就是否使用药物做出慎重的决定。有多至 1/3 拿到了处方的患者从未摄入致命药物。至于那些服了药的患者，医生写下的处方在导向一些患者的死亡过程中是必要的一步，但不是决定性或最后一步，所以不是导致患者死亡的原因。在所有合理的术语诠释之下，俄勒冈医生没有"杀死"患者，也没有"让患者死"。这里的术语*任其死亡*与*杀死*既不阐明也不帮助评估当医生帮助患者逃离致命疾病的摧残时，发生了什么。

生命伦理学文献资料通常将相关积极的医生协助诸议题置于"死亡权利"这一法律保护的大伞之下。[82] 但是，在法律问题的背后是法律、医学和伦理学关于死亡方式选择权的本质、范围和基础的激烈争论。以下我们将讨论立法、公共政策或机构政策，当我们的主要兴趣是：医疗专业人员协助死亡的行为是不是*道德上正当*的。我们将从一个行为与政策的重要区分着手，然后再回头来讨论更基础的道德问题。

行为、实践和滑坡问题

论证一个行为的正当性与论证允许甚或合法化实施该行为的实践或政策，二者是截然不同的。医学中禁止各种形式的协助死亡的实践规则或公共政策可能是正当的，尤其当它排除了本身*在道德上*是正当的导致死亡的某些行为时。例如，充分的理由可能使一个行政区的法律禁止医生开出致命药物处方。但是，在同一行政区对某一特定案例，如果患者遭受剧痛、很可能在几周内死亡，并请求了仁慈助死，法律可能判定提供药物在伦理上是可辩护的。简而言之，一项有效而伦理上正当的法律也许禁止某些个别案例中道德上正当的行为。

一个被多次讨论的问题是：允许医生干预而引起死亡或开致命处方药的实践或政策存在被滥用的风险，而且或许带来的害处多于益处。争论不在于严重的滥用会立即发生，而在于随着时间的推移滥用会逐渐增多。社会刚开始可能严格限制符合协助死亡条件的患者人数，但到后来社会可能会修改和放松这些限制，于是，不正当杀死的案例就开始出现。不讲道德的人将学会如何滥用这一机制，正如他们现在行走在合法避税机制边缘使用逃税方法的所作所为一样。简言之，不正当的剥夺生命之路的斜坡是如此滑溜和陡峭，我们永远也不应踏上此路。

许多人驳斥这种滑坡论证或楔子论证，认为这些论证缺乏经验性的证据支持其主张，并且带有浓厚的比喻色彩（"楔子的边锋""滑坡上的第一步""迈进门的第一步""帐篷下的骆驼鼻子"）。然而，在某些语境中，我们应当极其严肃地对待这些滑坡论证。[83] 这些论证迫使我们仔细思考不可接受的伤害或错误是否来自诱人的、显然无足轻重的第一步。如果社会废除反对导致死亡的医疗干预的某些限制，那么在各种心理和社会的压力下，在实践中坚持有关区分将很可能变得更加困难。

合法化医助死亡的反对者经常坚持认为：这一实践会无可避免地扩张至包括安乐死，面向全部患者的安宁疗护质量会下降，患者会被操控或者胁迫去请求协助加速死亡，无健全判断能力的患者会被允许请求这样的协助，弱势群体成员（残疾人、经济上弱势者、老人、移民、少数族裔等）数量不成比例地受不利影响。这些滑坡论证是可信的，如果我们看到基于残疾、医疗基金的削减成本措施，以及日渐增长的老年患病群体对家庭或公共金融资源愈来愈大比例的需求而产生的社会歧视效应。如果允许医生协助死亡的规则成为公共政策，那么这些群体中的人们被忽视或被滥用的风险就会增加。比如，家人和医疗专业人员为减轻社会和家庭的负担而放弃治疗残疾新生儿和严重脑损伤成人患者的风险就会增加。此外，如果代理决策者可以认定有些新生儿和成人带来的负担过重或其生命没有价值，那么，同样的逻辑也可扩展到其他给家庭和社会带来经济负担和情感负担的脆弱体衰的重病患者。

这些担心是可以理解的。道德准则中反对消极地或积极地导致他人死亡的规则，并不是孤立的片断。它们是支撑尊重人类生命的规则纺布上的丝线。抽出的丝线越多，布匹就会变得越脆弱。如果我们关注的是态度和理念的改变，而不仅仅是规则，那么，公共政策的改变可能也会侵蚀尊重生命的一般态度。禁令常常兼具工具性和象征性两方面重要的意义，撤销禁令会削弱批判性态度、实践和限制。

反对导致他人死亡的规则也为患者与医疗专业人员之间的信任提供了基础。我们期望医疗专业人员在任何情况下都促进我们的福利。如果医生除了是治疗者和照料者之外，还成了积极安乐死的实施者，他们就可能冒着失去公众信任的风险。尽管如此，如果患者和其家人相信由于医生缺乏勇气，不愿提供他们生命最黑暗时期需要的帮助，而抛弃处于痛苦之中的他们，那么，医生也可能冒着失去信任的风险。[84]

滑坡论证最终是成功还是失败，取决于对逐步消解道德约束的风险的预测。如果协助自杀或积极自愿安乐死的合法化确实会带来可怕的后果，那么这种论证是令人信服的，禁止这样的实践是正当的。但是，证明将出现可怕后果的证据充分吗？这些证据是否表明，我们不能在公共政策中对患者请求的死亡与非自愿安乐死进行严格的区分吗？[85]

鲜有证据支持许多关于这些问题的答案。包括本书作者在内的认真对待几种版本的滑坡论证的人应当承认，这种论证需要有一个类似于"防患于未然"（参见我们在第六章中所做关于预警方式和程序的讨论）这种预防性原则的前提。预计道德侵蚀的可能性，不是我们可以轻易估计的。各方面的论证都是推测性的，且大同小异，不同的评估者针对相同的证据可能得出不同的结论。难以消除的争论也主要集中于何谓充分的证据。俄勒冈州怎样保障法案有用，或法案失败，我们继续密切关注。那个州的经验已经影响到了其他州和国家后来的步子。如果《俄勒冈州尊严死法案》失败，将会对使用处方药来支持死亡权利的支持者造成一个重大挫败。

188

然而，《俄勒冈州尊严死法案》实施 20 年以来，先前有人预言的法案被滥用的现象并未发生。[86] 俄勒冈州法规的限制规定并没有被放松或放宽。没有证据表明哪个患者不是按照自己的意愿去世的。虽然法案之下接受处方药的患者数量有了显著增长（从 1998 年的 24 个到 2008 年的 88 个，再到 2017 年的 218 个），但这一法案的主要使用者不是那些大家想来觉得是容易被恐吓或被虐待的个体。选择协助死亡的患者较之未寻求协助死亡的俄勒冈州末期患者，平均教育水平更高、医保更好。女性、残疾人，还有弱势少数族裔，并没有不成比例地寻求协助死亡。请求死亡协助的人群绝大多数是白人，请求者的性别没有倾向性，而跟群体人数相关。（译者注：即性别与请求死亡协助的倾向没有正相关关系，反映的只是在人群中的占比值，比如，请求死亡协助的有 10 个人，如果都是女性，请求率就是 100%；如果 3 个女性、7 个男性，请求率就是女性 30%，男性 70%。）同时，报告表明，俄勒冈州的安宁疗护质量也提高了。2017 年 218 个开到致命处方药患者中的约 20%决定不用药（至少 2017 年期间如此）；额外的 20%是使用或不使用，（出年度报告时）数据还未得到确定。[87]

俄勒冈州在医助死亡上的实验，在许多方面是指导性的，也令人感到宽慰；但不可避免地会生发疑问，是否它能作为一种模型在全美国及其他国家普及化？这正如荷兰、比利时、加拿大及瑞士这些国家做的相关协助死亡的实验所引发的疑问一样。[88]

协助死亡的有效请求

现在我们要来讨论中心问题：协助死亡行为中是否有些是可以得到道德辩护的，而有些不能得到道德辩护。在 20～21 世纪之交，死亡控制权扩张的前沿已从*拒绝*治疗转变到了*请求*协助死亡。[89] 假如尊重自主原则和不伤害原则可以论证放弃治疗的正当性，那么同样的论证模式与有利原则一起，也可以延伸至应重症患者请求开巴比妥类药方或提供其他形式帮助的医生。这种策略倚赖的前提是，职业伦理和法律规则应当避免这两种情况的显而易见的矛盾：①允许处于严酷情况中的患者拒绝治疗以致死亡的强有力的自主权；②明确否定根据处于同样严酷情况中的患者与医生双方的协议安排死亡的类似的自主权。当患者的负担变得极其沉重、疼痛无法得到有效控制，有且只有一个医生愿意帮助解脱时，需要进行改革的论证特别具有说服力。目前，美国绝大多数管辖区的医学和法律正处于不得不对患者如是说的尴尬境地："如果你已经开始生命维持治疗，你就有撤除治疗的权利，然后我们可以让你死亡。但是，既然你没有开始生命维持治疗，我们只能允许你拒绝营养和水分，或为你提供姑息治疗，直到你自然死亡，尽管那很疼痛、无尊严、花费巨大。"[90]

拒绝治疗和请求协助死亡，这两种自主性行为并不完全相似。医疗专业人员肯定有义务尊重对延长生命技术的自主拒绝，但是在一般情况下，他或她没有义务尊重对协助死亡的自主请求。问题的关键不在于医生在道德上是否有*义务*提供协助，而是有效的请求是否表示*允许*医生（或其他人）可以提供死亡协助。在医疗环境中，拒绝有请求所缺乏的道德力量，但请求并不缺乏赋予他人做回应的权利的力量。

医生对患者的确切责任取决于患者请求的性质，以及先前所建立的医患关系的性质。在医生遵照患者请求的某些案例中，患者和医生根据"医生不得放弃患者或拒绝履行为患者谋取最佳利益的共同约定"的协议，为患者谋求最佳利益。在有些案例中，与医生关系密切的患者既可以拒绝医疗技术，也可以请求加速死亡，以减轻疼痛或痛苦。拒绝和请求都是一个方案的组成部分。如果医生接受这个方案，某种形式的协助自杀就从先前建立的医患关系中产生出来了。从这个角度看，对协助死亡的有效请求使回应者免于对死亡负道德责任，正如有效拒绝防止了这种道德责任。

这些争论表明，如果导致他人死亡是错误的，那么它在道德上就是错误的，因为未经授权的干预威胁或损害了此人的利益。如果它剥夺了死者的机会和利益，它就是不正当的行为。[91] 然而，如果某人自主判断，因为需要减灭疼痛与痛苦、不能参与使生命愉悦的活动、自主权或尊严下降了、丧失了对身体功能性的控制，或成为家庭负担，而选择死亡并授权他人这么做，并且这么做是给自己带来福利而非利益损失的判断，那么，应患者请求的积极协助死亡是无害的，或者没有道德过错。[92] 应一个自主患者的请求积极协助死亡，从这个角度看，是尊重其自主选择的一种表现方式。类似地，阻止一个人获得愿意且有能力满足其请求的人的协助，是根本不尊重其自主选择的表现。

不正当的医助死亡

在某些情况下应当尊重患者自主请求协助死亡这一事实，并不表明*所有的*医助死亡的案例都是正当的。在被广泛报道的杰克·凯沃基安（Jack Kevorkian）医助死亡案例中，就有一个重要的、社会应当阻止甚而禁止的*不正当*医助死亡的历史性案例。在他的第一例协助自杀中，俄勒冈州一位为人祖母的妇女珍妮特·阿德金斯（Janet Adkins）患有阿尔茨海默病，她决定宁可要命也不愿丧失认知能力，她深信自己的认知能力正慢慢受损。阿德金斯在新闻报道上读到凯沃基安发明了"死亡机器"的消息后，通过电话联系了他，然后从俄勒冈州飞往密歇根州与他见面。简短讨论后，她和凯沃基安驱车前往北奥克兰郡的一个公园。他将一根管子插入她的胳膊，开始滴生理盐水。他的机器是这样设计的，阿德金斯只需按一个按钮，就可以注射其他药物，最后是氯化钾，这就会物理地导致她死亡。最终她按下了那个按钮。[93]

这个案例引发了几种担忧。珍妮特·阿德金斯尚处于阿尔茨海默病相当早期的阶段，还没有极度衰竭。54 岁时，她还能够和丈夫在一起尽情地享受各种活动，能够和儿子一起打网球，她应该还能够有意义地再活几年。还存在一种微小的可能性：她的阿尔茨海默病诊断是错误的，以及她的心理可能比凯沃基安诊断的更抑郁。在他们就她的死亡一事合作之前，她与他的联系很有限，他没做检查确认她的病情和她自杀的行为能力。此外，他也缺乏评估她的医学或心理学方面的专业知识。媒体的聚焦也引出了如下问题：为了引起公众对他的社会目标和即将出版的书的关注，凯沃基安的行为是不是轻率的。

律师、医生和生命伦理学学者几乎都普遍谴责凯沃基安的行为。这一案例引出了前面提到的所有关于医助死亡的担忧：缺乏社会控制、不充分的医学知识、不确定的医学诊断和预后、不负责任地行动，以及不核实患者死亡的境况。尽管凯沃基安协助患者自杀的方法令人遗憾，但他的一些"患者"

引发了医疗系统缺乏支持来解决他们问题的令人苦恼的问题。经过对自己未来一年多的考虑，珍妮特·阿德金斯认为继续活下去带来的痛苦超过了福利。她的家人支持她的决定。从一个在身心两方面都有着生机勃勃生命的人的眼光来看，她的未来暗淡凄凉。她相信自己的大脑功能将逐渐丧失，并将伴随进行性的、毁灭性的认知混乱和丧失、记忆力消逝、异常沮丧、失去所有照顾自己的能力。她也相信照顾她的责任负担将全部落在家人身上。在她看来，与其他医生能提供的办法（一致地拒绝帮助她如愿而死）相比，凯沃基安提供的办法是更可取的。

191

正当的医助死亡

凯沃基安的策略是*不正当*协助自杀的一个例子。相对照地，我们来考察蒂莫西·奎尔医生一案。应一位 45 岁的患者的要求，奎尔为她开了巴比妥类药物。这位患者拒绝一种有风险的、疼痛的且常常无效的白血病治疗措施。她是奎尔医生多年的患者，她的家人在听取这位医生的建议后，集体做出了这一决定。这位患者有行为能力，已讨论过并拒绝所有解除其痛苦的合理措施。这一案例符合我们足以认为是正当医助死亡的总体状况。这些条件包括：

（1）有行为能力患者的自愿请求；

（2）正在进行中的医患关系；

（3）患者和医生共同地和知情地决策；

（4）决策环境富有支持性、批评性和探索性；

（5）患者对备选方案的否决是经过深思熟虑的；

（6）向医学界其他方面做过正式咨询；

（7）患者表达了坚定不移选择死亡的决心；

（8）患者遭受无法忍受的痛苦；

（9）使用尽可能无痛的、舒适的手段。

即使奎尔的行为符合这些条件的绝大部分，但批评者发现，奎尔作为一个医生，他的行为是令人不安的，是不正当的。几个批评者援引了滑坡论证，因为像奎尔这样的行为，如果是合法的话，那么许多的患者，尤其是老年患者，可能会受到潜在影响。令其他人感到困惑的事实是，奎尔实际上违反了纽约州一项反对自杀的法律。此外，为降低承担刑事责任的风险，奎尔对医疗检察官撒谎，说一位临终关怀的患者死于急性白血病。[94]

尽管存在这些问题，但我们并不批评奎尔在回应患者、回应患者决定以及与他们之间关系方面的基本意图。痛苦和认知能力的丧失如此严重地摧残患者，使患者生不如死，以至于死亡是他们的最佳利益。在这些悲惨的情况下——或对这些悲惨情况的预期（如在此案例中），像奎尔这样的医生应请求协助有行为能力的患者死亡并没有错。如何避免滥用、防止不正当行为等公共政策问题应当纳入我们关于适当医生协助死亡形式的中心讨论，但这些问题并不最终决定影响医生在治疗患者时协助患者死亡行为的正当性。

这种助人为乐性质的医生协助加速死亡，最多只能看作是医疗的连续体部分。面对患者，医生首要的（如果可能的话）是治愈患者身上的病。如果有合理的成功率，患者也有钱治病，恢复健康就是道德上必须达成的目标。然而，把医学实践限定在只是治愈疾病或修复受损的措施上，就太狭隘了——医生能为患者做的，不止于此。当患者评估继续治疗带来的负担远超过可能的福利时，医生应可以改变治疗方向，首要关注缓解疼痛与痛苦。对许多患者来说，安宁疗护中镇痛剂的积极使用就足以实现这个目标。对于另外一些患者来说，只有死亡（有些人会寻求加速它）才可从难以忍受的痛苦中解脱。

医生应请求同意通过开致死药物*加速*死亡，与通过撤除生命延长技术或使用使人昏迷的药物而*平缓*进入死亡，并没有太大区别。只要案例中没有其他道德差异很大的因素，两种医生协助在道德上是同等的。也即是说，如果在这两种情况中，疾病类似、患者请求相似、患者情况的绝望程度相似，那么应请求提供途径加速死亡的回应，与应请求撤除治疗、镇静至昏迷，诸如此类而缓和进入死亡的回应，在道德上是等同的。

加以适当的谨慎，我们应当能设计出在正当与不正当医助死亡之间维持一条红线的社会政策和法律。尊重自主原则、有利原则，以及关怀与同情之德性都为承认医助死亡的合法性提供强有力的理由。主要的反对源自对不伤害原则的诠释及对这一原则各种区分和规则的细化上。我们已经论证了，绝大多数重要的区分和规则，都经不起细究。我们提出要有法律和政策上的改变来允许特定情境下的医助死亡，不是坚持认为这些改变会解决治疗临死患者及重病患者遇到的所有重大问题。我们推荐的改变主要是针对最后手段的情况——它往往是可以被避免的，如果有更好的社会政策和实践（包括已大为改善的安宁疗护——我们强烈推荐）的话。

一些临床工作者在一次"残疾与康复中的伦理议题"的国际会议上，提呈了一个案例，涉及中断一位患有肌萎缩侧索硬化（ALS，或称卢伽雷病）

的患者的维持生命的呼吸机，其中是"患者"决定中断呼吸机。他们把它定性为"生命末期案例"。出乎他们意料的是，与会听众——许多自身残疾，且经历过呼吸机的长期使用——不认可这一分类，并争议道这属于"残疾"，临床医生本应提供更好的照护、更详尽的信息，并提供给"消费者"更多的选择，尤其是在他的配偶新近逝世后，应该帮助他克服孤立感："临床医生把它只看作是教科书版本的'生命末期'决定，而对于他们的听众，这是一个因为呈案者本身未积极提供信息和协助而令一个生命被结束的故事。"⁹⁵

毫无疑问，我们在对罹患重病患者的支持方面需要更多改进。控制疼痛与痛苦是一种道德命令。然而，控制疼痛与痛苦方面的重大进展并不是说我们就排除最后手段，即患者合乎情理地寻求以前往往是被拒绝的方式去控制自己的死亡。

保护无行为能力的患者免受伤害

准许医助死亡的法律应当只应用于那些能做自主选择的有行为能力的患者身上。相应的法律是否可以延伸至那些曾经有行为能力并提供了明晰预嘱的患者，还很有争议。除了医助死亡，我们也提到了对无行为能力患者——包括新生儿与儿童——可能要做的其他决定。在第四章中，我们讨论了为无行为能力患者做代理决策的*标准*。我们现在来讨论*谁*应当为无行为能力患者做决定。中心问题是决定哪个机制在保护此类患者免遭玩忽职守和伤害时，是最佳的。⁹⁶我们首先想到的是家人，认为他们是最合适的决策者，因为他们通常都最大限度地保护无行为能力的亲人。然而，这一看法的视角有时未免太窄。我们需要一种体制，庇护那些家人陷入利益冲突的无行为能力的人，保护那些极少见到（如果见到的话）家人的人，包括住在养老院、精神病院、残疾人和智力迟钝者中心的人。家人、法院、监护人、保护人、医院委员会和医疗专业人员所扮演的适当角色，都值得考虑。

预嘱

在一个日渐盛行的主要以尊重自主原则而非不伤害原则为基础的程序中，一个人在有行为能力时，或者对医疗专业人员写下指令，或者选择一个

194 代理决策者在其丧失行为能力期间做有关生命维持治疗的决定。[97]有两种旨在规定未来决策的*预嘱*：①*生前预嘱*，这是关于在特定情况下有关医疗措施的实质性或指导性指令；②*医疗持久授权书*（DPA），是一种法律文书，签署人指定一个经纪人（受托人或代理决策者）在他/她失去行为能力期间为其做出医疗决定。与通常的代理权不同，这个权力是持久的，在签署人丧失行为能力后它继续有效。

然而，这些文件也产生了一些现实的和道德方面的问题。[98]第一，相当少的人写下预嘱或 DPA，而且很多人没有留下明确的指令。第二，需要时，代理决策者可能不在场，或者代理决策者可能没有能力为患者做出最佳决定，或者可能卷入了利益冲突（例如，因为可能继承的遗产或在家族企业中职位的升迁）。第三，有些患者改变了他们对治疗的偏好，但没能变更预嘱，还有少数合法但无行为能力的患者反对代理决策者的决定。第四，有些地方的法律常常严格限制预嘱的使用。例如，规定当且仅当患者处于临终状态，死亡迫在眉睫时，预嘱才有法律效力。然而在有些案例中，即使死亡并非迫在眉睫或病况不能被诊断为末期疾病时，困难的决定也必须做出。第五，预嘱没有依据令医疗专业人员推翻后来被证明没有维护患者最佳医疗利益的指令。患者在有行为能力时不可能合理地预计到他们失去行为能力后要实际面临的具体情况。代理决策者也可能做出医生很不同意的决定，某些案例中甚而要求医生昧着良心或违反医疗实践标准操作。

尽管存在这些问题，但预嘱仍不失为一个有行为能力的人行使其自主权的一个有效办法，而且通过实施第四章中讨论过的知情同意的程序，我们可以解决很多实际问题。就知情同意这一块，我们应当区别*过程*与*结果*（这里即预嘱）。目前正努力提高治疗预先计划的总体过程，例如，通过深度对话、改善交流、重视历史，以及利用各种场景与决定辅助。[99]

早期研究发现，预先指令对随后的决策和护理[100]的影响极少（如果有的话），与此对比，后来的研究表明，那些失去行为能力做决定，但做了预嘱的年老患者，更可能得到与其所表偏好更符合的治疗。然而，一些研究表明，预嘱还没有显著地增进医患交流，以及对诸如复苏这类手段的决定。[101]

195　## 无预嘱时的代理决策

当无行为能力的患者没有留下预嘱时，谁应当做决定，决定人应当与谁商议？

代理决策者的资格。 我们提出以下无行为能力患者（包括新生儿）的代理决策者的资格条件：

（1）有能力做出理性判断（有行为能力）；

（2）掌握充分的知识和信息；

（3）情绪稳定；

（4）承诺为无行为能力患者谋福利，没有任何利益冲突，不受可能不为患者谋取最佳利益的人的控制性影响。

前面三个条件是我们在第四章中所做关于知情同意及行为能力讨论而衍生的。唯一存有争议的是第四个条件。在此，我们支持*偏袒*标准，即作为一个支持者，根据无行为能力患者的最佳利益行动；而不是支持*中立*标准，即要求在考虑受影响各方的利益时保持中立。中立性考量各方的利益并不适合作为患者的支持者这样一个角色。

在不予或撤除治疗无行为能力患者的案例中，我们提出了四类决定者：家人、医生及其他医疗专业人员、机构委员会，以及法院。如果有法院指定的监护人，那么这个人将是首要责任人。以下分析是为了在当患者不能做决定，事先也没有指定决定人时，提供一个将有爱心的家人作为假定代理决策者的决策授权机制。

家属的角色。 人们广泛赞同患者最亲的家属是代理决策者的首选。许多患者强烈偏向于请家属作为其医学命运的决定者与医生打交道。[102] 家属的角色应当被假定是最首要的，因为家属与患者的利益推定一致，家属最深切关怀患者，家属最熟知患者的愿望，也因为家属在社会中的传统位置。

不幸的是，家属一词含义并不确切，特别是如果它还包括大家庭成员的话。授予患者最亲的家属假定优先权的理由，也支持授予其他家庭成员相对优先权。然而，即使是患者最亲的家庭成员，有时也做出不可接受的决定，而且家属的权威并不是最终或最后的。[103] 最亲的家庭成员也可能存在利益冲突，可能知情不够，或者关系太疏远，甚至与患者关系很僵。[104]

来看这个案例：57 岁的男性患者拉扎勒斯（Lazarus）先生，在踢触式橄榄球时中风而被送至医院。他陷入昏迷，要靠呼吸机维持生命。24 小时后，他的妻子要求撤除呼吸机，停止透析，允许他死亡。当班医生对这一要求感到为难，因为他认为拉扎勒斯先生有很大机会可以完全恢复健康。拉扎勒斯夫人坚持要求撤除治疗，而且她有医疗持久授权书，是指定代理决策者。

196

当医疗团队表示不情愿撤除治疗时，她很愤怒，并威胁如果她的决定没有得到尊重，她要告医院。当班医生及医务人员不愿执行她的愿望，于是叫来了一个伦理咨询师。伦理咨询师阅读了医疗持久授权书，发现拉扎勒斯先生指定只在他无望脱离持续性植物状态时，他的妻子才可为代理决策者。更进一步地，拉扎勒斯先生还在医疗持久授权书上明确要求，如果他没有陷入持续性植物状态，他想要"一切试过"。三天后他苏醒了，当被告知他妻子所做的要求后，他立即收回了他的医疗持久授权书。[105]

医疗专业人员应该设法取消没有充分行为能力、无知、信仰错误，或有利益冲突的代理决策者的资格。亲属之间严重的利益冲突，可能比医生或法院通常估计得更普遍。[106] 医疗专业人员也应当注意到并去帮助解决家属及其他代理决策者做决定中所承受的压力。根据一项相关研究的报告，涉及为卧床不起成人做治疗决定的代理决策者中至少有 1/3 经历到情感负担，比如紧张、罪过，以及怀疑他们是否做了最佳决定。不过，当代理决策者确信治疗决定符合患者的偏好时，他们的情感负担就减轻了。[107]

医疗专业人员的角色。 医生以及其他医疗专业人员能够帮助家庭成员成为更合格的决定者，能够通过监督代理决策者的决策质量来维护患者的利益和偏好（如果知道的话）。有时候，医生对家属和患者最好的帮助就是帮助代理决策者看到患者的身体功能急速下降开始发生，已经到了从生命延长措施转换到以提高舒适度和减少医疗负担的安宁疗护的时候了。[108] 这样的重新定位，对医生、护士及家庭成员可能是极其困难的，并且在感情上极具挑战性。

相对鲜见的情况是医生不同意代理决策者的决定，意见迟迟不能统一，那么他们将需要一个独立的评审机构，如医院伦理审查委员会或司法系统。如果代理决策者、医疗小组成员或独立评审人要求医务人员实施他们认为无效的或不合理的治疗行为，那么医务人员没有义务实施该治疗行为，但是可能仍有义务帮助代理决策者或患者做好其他照护安排。

机构伦理审查委员会。 代理决策者有时会拒绝符合他们应当保护的患者的利益的治疗，医生有时太欣然默许这一点。在其他一些案例中，这些决定人可能需要帮助才能做出艰难的决定。在这种情况下，需要有一种机制或程序来帮助做出决定或打破封闭的、私密的拒绝和默许的圈子。在帮助住在养老院、临时关怀医院、精神病医院和许多其他居住设施中的人员做医疗决定时，也需要类似的援助，其中家庭的作用很小（即使有的话）。

机构伦理审查委员会能够在这些情况中提供帮助，尽管这些委员会在组成、功能及职责上存在很大差异。许多委员会制定或推荐明确的政策以管理各种行为，如不予及撤除治疗，许多在医院或其他机构发挥教育功能。争议主要集中在各种附加功能上，例如，委员会是否应当做出、协调或监督对特定案例中患者所做的决定。委员会在特定情境下做的决定需要被审计者或中立机构做出评估或批评。

尽管如此，良好的机构伦理审查委员会审查带来的利益往往大于风险。当家长、家属或监护人违背代理决策者应当维护的患者最佳福利而医生欣然默许家长、家属或监护人的意愿，在这种情况下，这些机构伦理审查委员会可以扮演格外强悍的角色。

司法系统。作为最终的裁决者，法院有时干涉过度，但在许多案例中，它们代表着最终且最公正的依靠。为了保护无行为能力患者的利益，当有好的理由需要指定监护者，或者取消家属或医疗专业人员决定资格时，法院可以合法介入。有时法院也有必要干预对精神病机构和疗养院等机构的无行为能力患者的非治疗性决定。如果找不到家庭成员，或者家庭成员不愿意介入，如果患者被限制在州精神病机构或疗养院内，那么，要适当地在医疗团队和机构伦理审查委员会之外建立保护机制。[109]

谁之风险和谁之福利？研究中的保护不足和保护过度问题

我们一直聚焦于临床治疗的伤害问题上，现在让我们转向研究中伤害的伦理议题。

保护不足的历史性问题

198

历史上，医学研究中遭遇人体伤害风险比较多的常常是经济上处于劣势、病很重、易受伤害的这些人群，因为他们是现成可利用的。在生命医学伦理学中，不公正的过度利用这些群体已经成为道德伦理学中一个很深刻的道德问题。即使我们已有一种共识，即需要一个研究伦理学体系，有充分的内部控制来保护受试者不被剥削，我们在围绕哪些情况需要保护及怎样保障那些保护种种问题上还有分歧。20 世纪的最后 30 年，最令人担忧的问题是我们对人体受试者保护不足，特别是易受伤害群体，如儿童、精神障碍者及被收容者。由于对研究受试体的保护不足造成的伤害，已被详尽记录，并得到了生命医学伦理学界的仔细审视，并且在公共政策和规范中也被经常提到。[110] 然而，对受试者保护过度引起的伤害，关注还不多，即使这些伤害会造成研究进度严重延误而对没能享有如期完成研究可带来福利的患者造成伤害。我们将在下面小节强调这个问题。

最近的保护过度问题

这些问题的一个让人眼界大开的案例起始于一项对导管引起的血流感染的人体实验研究的不恰当性指控——因其可能引起重症监护治疗病房每年上千名患者的死亡。[111] 当时在约翰斯·霍普金斯大学的彼得·普罗诺沃斯特（Peter Pronovost）博士，协同密歇根州 67 家医院的 103 个重症监护治疗病房在实施和评估一项已由约翰斯·霍普金斯大学和其他一些重症监护治疗病房共同建立起来的很有成效的感染控制措施。这项工作被中断了，因为人体研究保护办公室（OHRP）的联邦监管员接到了投诉，称普罗诺沃斯特和医院的人体研究未经过患者知情同意。

普罗诺沃斯特的活动是由密歇根医院联合会资助的一项旨在提高医疗的研究之一。目标是通过严格实施已被疾病控制与预防中心推荐的预防性程序，比如洗手、使用感染预防措施等，来控制重症监护治疗病房的感染。团队对遵照清单严谨执行所推荐程序后的感染率的效果做了研究。发现当清单被一丝不苟地执行时，感染率显著下降。

研究报道被公布后，随之而来提交至 OHRP 的投诉，说研究违反了美国联邦法规。调查后，OHRP 要求约翰斯·霍普金斯大学和密歇根医院改正它们的"错误"，并对研究进行全面的伦理审查。约翰斯·霍普金斯大学机构伦理审查委员会（IRB）已检查项目，发现这个个案并不必需机构伦理审查委员会的全面审查及取得知情同意。机构伦理审查委员会对联邦法规及研究伦理的理解与 OHRP 不同——这一不同很有可能是用模糊且不明确的法规解释的。举例说，"涉及人体的研究"这个概念就缺乏清晰度。如果机构伦理审查委员会是一种解释，法规监管办公室是另一种解释，研究及实践中的进展就会被阻滞，如果判断错误，甚至会导致灾难性的联邦惩罚。

在普罗诺沃斯特的案例中，研究活动没有引入新的干预措施，也没有对患者加诸风险。研究与医学实践是全面结合的，医生在没有引进新的研究活动情况下，遵循了可知的最安全的操作。OHRP 官员因为感染率是就*患者*而研究的，就判断这项研究需要全面的委员会审查及*对象*的知情同意。但这一研究其设计本身是为了改进医疗。援引法规本来意图是保护研究对象，但却导向了延迟在医院使用有效的预防措施，这可能导致很多患者死亡，也可能导向对参与研究的医学研究机构及医院的不公正惩罚。

最终，OHRP 发布了一项声明，实际上是承认它错了。它承认这一工作"用来唯一服务于临床目的，而不是医学研究或实验"。OHRP 更进一步承认，这一活动从一开始"有资格只需机构伦理审查委员会快速审查及特许不需履行知情同意要求" [112]。虽然值得称道，但这种对错误的承认却使人迷惑。普罗诺沃斯特的工作是实验性的，因而是研究。也许 OHRP 想说的是这一研究是研究，但是未"涉及人类受试者的研究"。这种估计可能是正确的判断，但也表明涉及人类受试者的研究概念有系统性的不清晰，导致过度保护——就如在这一案例发生的——引起伤害。

政府法规通常需要某种形式的诠释，但如果一个系统，因为对人体研究的过时概念而阻碍旨在改进医疗实践的无风险研究，而导致生命的可能因此丧失，我们就不应该容忍这样的系统。当对研究的调查，因为法规和审查的要求被过度受限时，我们就需要调整这些要求。在普罗诺沃斯特的研究案例中，最开始的机构伦理审查委员会审查是正确的，它的结论是研究不需要机构伦理审查委员会的全面审查及患者的知情同意，但后来的系统监管带给现在和未来患者的风险更多于保护。

研究中的群体伤害问题

200

在第四章中，我们陈述了有效知情同意理论。除了具体范例、明确的知情同意，我们也检视了其他各种同意，包括普遍同意、默示同意、默许同意、推定同意。现在我们转向"普遍同意"的一种版本，即在使用生物学样本的研究情境下，经常被称作"广泛同意"、"全球同意"或"地毯式同意"。这种形式的同意，由于信息及理解不充分，造成对个人及群体的伤害。当生物学样本被储存，尔后被以一种未预知的方式而使用，伤害到个人或群体，那么问题会十分严重。有效知情同意是一种保护性措施，但它本身并不足够。也需要改进对生物学样本储存的管理形式。[113]

对储存的生物样本的研究。科学的进步带来了困惑：我们该如何有效地推进研究，同时保护样本捐献者的权利？当样本采集发生时，为未来研究而采集的样本可能没有在实验计划或知情同意书中被充分地描述。同意书的用词对样本的未来使用也许是模糊的、预计的，对可能的伤害性后果未着力解释。这里的挑战不是对个人和群体的利益造成损害，以及不侵犯隐私和保密性。道德难题是，是否可能迎接这一挑战，以及如果可能，怎样去迎接？[114]

样本和数据经常是从一个外在于研究机构的资源处，如工业、政府及大学传承而来的，可能很难确定：①是否对样本及数据的使用取得了充分的知情同意；②谁的利益可能处在风险当中。使用样本或数据来获取与当初透露给受试者的目标不同的目标，这样做就连最初有效的知情同意过程都变得失效，也对受试者与调查者之间的信任造成威胁。即使用的是匿名样本，也可能损害某些个人及群体利益，并且侵犯调查者-受试者的关系。此外，人所共知，也如各种对隐私的泄密所展示的，可靠的匿名极难达到。

我们不会去尝试解决所有这些复杂的问题，取而代之的是我们会展呈一个范例，来例示一个允许广泛同意的研究会有的伤害隐患和风险。

对哈瓦苏派印第安人的糖尿病研究。这个案例涉及的是在亚利桑那州立大学进行的一项研究，研究对象是大峡谷地带的哈瓦苏派印第安人。调查研究者使用的是广泛同意，并没有经过应当有的大学伦理审查委员会的谨慎审查。故事始于1990年，当时在快速消失的哈瓦苏派印第安部落交给了大学研究员 DNA 样本，以期为部落令人担忧——实际上令人恐慌的糖尿病患病率提供基因信息。从1960年开始，哈瓦苏派印第安人患 II 型糖尿病的比率增高导致截肢，迫使许多部落成员离开他们位于大峡谷地带的村庄，搬到离透析中心近一些的地方。

从1990年到1994年，部落大约有100名成员与亚利桑那州立大学签了广泛同意书，声明研究是"研究行为/医学障碍的成因"。因为英语是很多哈瓦苏派印第安人的第二语言，而部落余下的650名成员只有少数人高中毕业，所以这份知情同意书被有意限制在简单明了的基本信息上。从研究者的角度看，部落成员已经同意了血液采集和在基因研究（远超过对他们特定疾病的研究）中的使用。相反地，哈瓦苏派印第安受试者否认他们同意任何与糖尿病无关的研究，并坚持在他们同意参与研究之前，他们并未接收到充分的信息，也并未充分理解研究会带来的风险。

在研究过程中，糖尿病是被研究了，但大约有 200 份血液样本也被用于与糖尿病无关的基因研究中。一项使用是研究精神疾病，尤其是精神分裂症；另一项使用是检查部落的近亲繁殖。近 20 篇基于样本研究的学术性论文公开发表了。对哈瓦苏派印第安人来说，这项研究中的某些部分是冒犯性的、侮辱性的、耻辱的，并给他们带来了伤害，且是对禁忌的挑衅性检验。他们诉诸法律，指控研究者未取得知情同意、未经批准使用数据、施加情感痛苦，以及侵犯医学保密原则。指控包括欺诈、违反信托义务、渎职、侵犯公民权，以及侵入。[115]

显然，研究者和大学的伦理审查委员会都没有注意到他们在获得广泛同意之后施行的研究，存在着伤害、不尊敬和滥用的严重风险。最终由调查人员发表的一篇文章推断，该部落的祖先穿过冰冻的白令海到达北美。这直接与部落的传统故事及宇宙观（它们对于部落有着半宗教的意义）相冲突。根据传统，部落起源于大峡谷地带，被指派为大峡谷的守护者。被告知部落反而可能有着亚洲起源，而且这一猜测是根据对他们血液（对哈瓦苏派印第安人来说也有着特别的意义）的研究发展而来的，这对哈瓦苏派印第安人来说，是令人茫然且令人憎恶的。这一理论也在社群中拉响了法律方面的警铃，因为哈瓦苏派印第安人以前就以他们的大峡谷源头作为土地所有者的法律基脚。美国印第安人国民大会就指出，许多土著印第安部落的处境与哈瓦苏派印第安部落相似。[116]

这一案例呈现了范例式的伤害风险问题、不充分的同意，以及对人权的侵犯，尤其是它强调了需要对个人伤害还有群体伤害的关注，还有它也异乎寻常地关注在研究中一个内涵更为丰富的伤害概念。对样本的研究，尤其是基因研究，对样本的个体来源可能在不造成机体伤害的情况下造成社会心理风险。在这一案例中，部落由于它传统性的自我认知受到毁害而受到伤害。这一案例也向我们提问，科学家是否可以因为一个脆弱群体的认知缺乏而利用他们。 202

最终，大学付了 70 万美元赔偿金给受影响的部落成员，给学校和诊所提供资金，并返回了 DNA 样本。大学承认，整个赔偿计划是为了"纠正已犯下的错误"[117]。这一大学多年来一直与亚利桑那州的印第安部落建立良好的关系，但这一信任蓄池被这些事件严重地损毁了。

结　　论

　　我们在本章集中讨论了不伤害原则及其对拒绝治疗的影响，或患者很可能或肯定死亡或者生命质量很差时请求死亡协助的可能影响，以及在临床及研究中保护个人及群体免受伤害的影响。从我们应当避免给人们造成伤害，到得出我们有提供福利（如医疗福利）及各种不同协助的积极义务的结论，还没有直接的步骤。本章主要内容为不伤害，所以我们还未涉入提供积极福利的义务这一领域，因为这一领域关乎有利与公平。我们将在第六章和第七章讨论这些问题。

注　　释

　　1. W. H. S. Jones, *Hippocrates*, vol. I (Cambridge, MA: Harvard University Press, 1923), p. 165. 也参见 Albert R. Jonsen, "Do No Harm: Axiom of Medical Ethics," in *Philosophical and Medical Ethics: Its Nature and Significance*, ed. Stuart F. Spicker and H. Tristram Engelhardt, Jr. (Dordrecht, Netherlands: D. Reidel, 1977), pp. 27-41; Steven H. Miles, *The Hippocratic Oath and the Ethics of Medicine* (New York: Oxford University Press, 2004）。

　　2. W. D. Ross, *The Right and the Good* (Oxford: Clarendon, 1930), pp. 21-26; John Rawls, *A Theory of Justice* (Cambridge, MA: Harvard University Press, 1971; rev. ed., 1999), p. 114 (1999: p. 98).

　　3. William Frankena, *Ethics*, 2nd ed. (Englewood Cliffs, NJ: Prentice Hall, 1973), p. 47.

　　4. 关于避免伤害优先级的观点，参见 N. Ann Davis 的评论，"The Priority of Avoiding Harm," in *Killing and Letting Die*, 2nd ed., ed. Bonnie Steinbock and Alastair Norcross (New York: Fordham University Press, 1999), pp. 298-354。

　　5. Bernard Gert 提出了这类理论。他接受了许多无恶意的义务，同时认为慈善完全是在道德理想的领域，而不是义务的领域。参见第十章我们对他理论的解释和批判。

　　6. *McFall v. Shimp*, no. 78-1771 in Equity (C. P. Allegheny County, PA, July 26, 1978); Barbara J. Culliton, "Court Upholds Refusal to Be Medical Good Samaritan," *Science* 201 (August 18, 1978): 596-597; Mark F. Anderson, "Encouraging Bone Marrow Transplants from Unrelated Donors," *University of Pittsburgh Law Review* 54 (1993): 477ff.

7. Alan Meisel and Loren H. Roth, "Must a Man Be His Cousin's Keeper?" *Hastings Center Report* 8 (October 1978): 5-6. 关于这个案例的进一步分析，参见 Guido Calabresi, "Do We Own Our Bodies?" *Health Matrix* 1 (1991): 5-18，可在学院奖学金系列中获取。Paper 2011, Yale Law School Legal Scholarship Repository，可在 http://digitalcommons.law.yale.edu/fss_papers/2011 上找到（2018 年 9 月 4 日访问）。

8. Joel Feinberg, *Harm to Others, vol. I of The Moral Limits of the Criminal Law* (New York: Oxford University Press, 1984), pp. 32-36, 51-55, 77-78.

9. *伤害*的最佳定义在哲学上是有争议的。由于不同的解释会修改我们的定义（这要感谢 Feinberg），参见 Elizabeth Harman, "Harming as Causing Harm," in *Harming Future Persons*, ed. Melinda Roberts and David Wasserman (New York: Springer, 2009), pp. 137-154; Seana Shiffrin, "Wrongful Life, Procreative Responsibility, and the Significance of Harm," *Legal Theory* 5 (1999): 117-148; Alastair Norcross, "Harming in Context," *Philosophical Studies* 123 (2005): 149-173。

10. 关于伤害和非伤害在生命伦理学中的许多作用，参见 Bettina Schöne-Seifert, "Harm," in *Bioethics* (formerly *Encyclopedia of Bioethics*), 4th ed., ed. Bruce Jennings (Farmington Hills, MI: Gale, Cengage Learning, 2014), vol. 3, pp. 1381-1386。

11. 关于非恶意原则及其在生命伦理学中的作用的有趣描述，参见 Bernard Gert, *Morality: Its Nature and Justification* (New York: Oxford University Press, 2005); Gert, Charles M. Culver, and K. Danner Clouser, *Bioethics: A Systematic Approach* (New York: Oxford University Press, 2006)。

12. H. L. A. Hart, *Punishment and Responsibility* (Oxford: Clarendon, 1968), esp. pp. 136-157; Joel Feinberg, *Doing and Deserving* (Princeton, NJ: Princeton University Press, 1970), esp. pp. 187-221; Eric D'Arcy, *Human Acts: An Essay in Their Moral Evaluation* (Oxford: Clarendon, 1963), esp. p. 121. 关于对生命医学伦理学有用的揭示性经验研究，参见 A. Russell Localio, Ann G. Lawthers, Troyen A. Brennan, et al., "Relation between Malpractice Claims and Adverse Events Due to Negligence—Results of the Harvard Medical Practice Study III," *New England Journal of Medicine* 325 (1991): 245-251。

13. 关于医疗过失、医疗错误、医生造成的伤害及其与医学伦理的联系，参见 Virginia A. Sharpe and Alan I. Faden, *Medical Harm: Historical, Conceptual, and Ethical Dimensions of Iatrogenic Illness* (New York: Cambridge University Press, 1998); Milos Jenicek, *Medical Error and Harm: Understanding, Prevention, and Control* (New York: CRC Press/ Productivity Press of Taylor & Francis, 2011). 也参见 R. C. Solomon, "Ethical Issues in Medical Malpractice," *Emergency Medicine Clinics of North America* 24, no. 3 (2006): 733-747。

14. 引自 Angela Roddy Holder, *Medical Malpractice Law* (New York: Wiley, 1975), p. 42。

15. 参见 Arthur R. Derse 关于医生保留的结论，"Limitation of Treatment at the End-of-Life: Withholding and Withdrawal," *Clinics in Geriatric Medicine* 21 (2005): 223-238; Neil J. Farber et al., "Physicians' Decisions to Withhold and Withdraw Life-Sustaining Treatments," *Archives of Internal Medicine* 166 (2006): 560-565; Sharon Reynolds, Andrew B. Cooper, and Martin McKneally, "Withdrawing Life-Sustaining Treatment: Ethical Considerations," *Surgical Clinics of North America* 87 (2007): 919-936, esp. 920-923。关于在英国背景下出现的有关这一区别的医学伦理问题的全面审查，参见 Medical Ethics Department, British Medical Association, *Withholding and Withdrawing Life-prolonging Medical Treatment: Guidance for Decision Making*, 3rd ed. (Oxford: BMJ Books, Blackwell, John Wiley, 2007)。

16. 长期以来，非凡或英雄的治疗手段和普通的治疗手段之间的区别有时仍然出现在大众话语中，就像在这个例子中。它有着悠久的历史，特别是在罗马天主教的道德神学和哲学中，拒绝接受普通治疗构成自杀，拒绝或撤回普通治疗构成谋杀。相反，在各种情况下，拒绝或拒绝/撤销特殊待遇在道德上是合理的。这一区别现在基本上已经被放弃了，因为这些条款被附加到通常的和不寻常的或习惯的和不习惯的治疗上，而不考虑接受这些治疗的患者的利益和负担的平衡，这种区别的支持者发展了各种其他的道德无关的标准，如简单与复杂，要解释这些概念。在罗马天主教的思想中，常见的替换术语是相称的和不成比例的。例如，参见 the United States Conference of Catholic Bishops (USCB), *Ethical and Religious Directives for Catholic Health Services*, 6th ed. (Washington, DC: USCB, issued June 2018), Part 5, 可在 http://www.usccb.org/about/doctrine/ethical-and-religious-directives/upload/ethical-religious-directives-catholic-health-service-sixthedition-2016-06.pdf 上找到（2018 年 9 月 11 日访问）。关于罗马天主教思想中该教义的性质和演变，参见 Scott M. Sullivan, "The Development and Nature of the Ordinary/Extraordinary Means Distinction in the Roman Catholic Tradition," *Bioethics* 21 (2007): 386-397; Donald E. Henke, "A History of Ordinary and Extraordinary Means," *National Catholic Bioethics Quarterly* 5 (2005): 555-575; Kevin W. Wildes, "Ordinary and Extraordinary Means and the Quality of Life," *Theological Studies* 57 (1996): 500-512。也参见 Jos V. M. Welie, "When Medical Treatment Is No Longer in Order: Toward a New Interpretation of the Ordinary-Extraordinary Distinction," *National Catholic Bioethics Quarterly* 5 (2005): 517-536。

17. 在协商期间，该案件已提交给其中一名提交人。

18. 对于这些或类似的区别的辩护，参见 Daniel P. Sulmasy and Jeremy Sugarman, "Are Withholding and Withdrawing Therapy Always Morally Equivalent?" *Journal of*

Medical Ethics 20 (1994): 218-222 (commented on by John Harris, pp. 223-224); Kenneth V. Iserson, "Withholding and Withdrawing Medical Treatment: An Emergency Medicine Perspective," *Annals of Emergency Medicine* 28 (1996): 51-54。关于扣留和撤回在道德上的等同性的对立立场，参见 Lars Øystein Ursin, "Withholding and Withdrawing Life-Sustaining Treatment: Ethically Equivalent?" *American Journal of Bioethics* 19 (2019): 10-20; Dominic Wilkinson, Ella Butcherine, and Julian Savulescu, "Withdrawal Aversion and the Equivalence Test," *American Journal of Bioethics* 19 (2019): 21-28，接着是几篇评论。

19. *In the Matter of Spring*, Mass. 405 N.E. 2d 115 (1980), at 488-489.

20. Lewis Cohen, Michael Germain, and David Poppel, "Practical Considerations in Dialysis Withdrawal," *JAMA: Journal of the American Medical Association* 289 (2003): 2113-2119. 一项对接受透析的法国人群的研究发现，20.4%的患者"在透析戒断后死亡"：Béatrice Birmelé, Maud François, Josette Pengloan, et al., "Death after Withdrawal from Dialysis: The Most Common Cause of Death in a French Dialysis Population," *Nephrology Dialysis Transplantation* 19 (2004): 686-691。作者认为，与欧洲其他地区相比，北美和英国的患者停止透析是更常见的死亡原因。澳大利亚和新西兰的一项回顾性研究发现，在1999～2008 年，透析戒断在终末期肾病患者中占死亡人数的 1/4 以上。参见 Hoi Wong Chan et al., "Risk Factors for Dialysis Withdrawal: An Analysis of the Australia and New Zealand Transplant (ANZDATA) Registry, 1999-2008," *Clinical Journal of the American Society of Nephrology* 7, no. 5 (May 7, 2012): 775-781。一些研究（但不是全部）区分了透析戒断引起的死亡和导致透析戒断的疾病引起的死亡。参见 Milagros Ortiz et al., "Dialysis Withdrawal: Cause of Mortality along a Decade (2004-2014)," *Nephrology, Dialysis, Transplantation* 32, issue supplement 3 (May 26, 2017): iii358-iii359。

21. 参见 Rebecca J. Schmidt and Alvin H. Moss, "Dying on Dialysis: The Case for a Dignified Withdrawal," *Clinical Journal of the American Society of Nephrology* 9, no. 1 (2014): 174-180。

22. Robert Stinson and Peggy Stinson, *The Long Dying of Baby Andrew* (Boston: Little, Brown, 1983), p. 355.

23. Katy Butler, "What Broke My Father's Heart," *New York Times Magazine*, June 18, 2010, 可在 http://www.nytimes.com/2010/06/20/magazine/ 20pacemaker-t.html?pagewanted= all 上找到（2018 年 7 月 4 日访问）。故事的更完整版本出现在 Butler, *Knocking on Heaven's Door: The Path to a Better Way of Death* (New York: Scribner, 2013)。关于临床医生的观点和伦理分析，参见 Michael B. Bevins, "The Ethics of Pacemaker Deactivation in Terminally Ill Patients," *Journal of Pain and Symptom Management* 41 (June 2011): 1106-1110; T. C. Braun et al., "Cardiac Pacemakers and Implantable Defibrillators in Terminal Care," *Journal*

205

of Pain and Symptom Management 18 (1999): 126-131; Daniel B. Kramer, Susan L. Mitchell, and Dan W. Brock, "Deactivation of Pacemakers and Implantable Cardioverter-Defibrillators," *Progress in Cardiovascular Diseases* 55, no. 3 (November-December 2012): 290-299; K. E. Karches and D. P. Sulmasy, "Ethical Considerations for Turning Off Pacemakers and Defibrillators," *Cardiac Electrophysiology Clinics* 7, no. 3 (September 2015): 547-555.

24. Paul Mueller et al., "Deactivating Implanted Cardiac Devices in Terminally Ill Patients: Practices and Attitudes," *Pacing and Clinical Electrophysiology* 31, no. 5（2008）: 560-568. 也参见由 Daniel B. Kramer, Aaron S. Kesselheim, Dan W. Brock, and William H. Maisel 报道的研究，"Ethical and Legal Views of Physicians Regarding Deactivation of Cardiac Implantable Electric Devices: A Quantitative Assessment," *Heart Rhythm* 7, no. 11 (November 2010): 1537-1542; A. S. Kelley et al., "Implantable Cardioverter-Defibrillator Deactivation at End-of-Life: A Physician Survey," *American Heart Journal* 157 (2009): 702-708。关于护士对心血管植入式电子设备停用的担忧和一般支持，参见 D. B. Kramer et al., "'Just Because We Can Doesn't Mean We Should': Views of Nurses on Deactivation of Pacemakers and Implantable Cardioverter-Defibrillators," *Journal of Interventional Cardiac Electrophysiology* 32, no. 3 (December 2011): 243-252。

25. Rachel Lampert et al., "HRS Expert Consensus Statement on the Management of Cardiovascular Implantable Electronic Devices (CIEDs) in Patients Nearing End of Life or Requesting Withdrawal of Therapy," *Heart Rhythm* 7, no. 7 (July 2010): 1008-1025, 可在 https://www.heartrhythmjournal. com/article/S1547-5271 (10) 00408-X/abstract 上找到（2018 年 7 月 4 日访问）。

26. Lampert et al., "HRS Expert Consensus Statement on the Management of Cardiovascular Implantable Electronic Devices (CIEDs)."

27. Mueller et al., "Deactivating Implanted Cardiac Devices in Terminally Ill Patients: Practices and Attitudes," p. 560. 需要更多地关注行业代表在停用这些设备方面的作用和责任。

28. 参见 Jeffrey P. Burns and Robert D. Truog, "The DNR Order after 40 Years," *New England Journal of Medicine* 375 (August 11, 2016): 504-506; Susanna E. Bedell and Thomas L. Delbanco, "Choices about Cardiopulmonary Resuscitation in the Hospital: When Do Physicians Talk with Patients?" *New England Journal of Medicine* 310（April 26，1984）: 1089-1093; Marcia Angell, "Respecting the Autonomy of Competent Patients," *New England Journal of Medicine* 310（April 26，1984）: 1115-1116. 在一项调查中，50%的医生反对单方面 DNR 命令；支持此类命令的医生更有可能在肺/重症监护医学中。参见 Michael S. Putnam et al., "Unilateral Do Not Resuscitate Orders: Physician Attitudes and Practices," *Chest* 152, no. 1 (July 2017): 224-225。

29. 参见 Evie G. Marcolini, Andrew T. Putnam, and Ani Aydin, "History and Perspectives on Nutrition and Hydration at the End of Life." *Yale Journal of Biology and Medicine* 91, no. 2 (June 2018): 173-176. 他们写道："ANH 被定义为一组提供给无法通过口服满足其日常需求的患者的医学治疗，这些患者会因此出现营养不良、电解质异常和/或代谢紊乱的情况。提供 ANH 的各种方式包括静脉水化和静脉外营养，鼻胃喂养，以及放置手术喂养装置以提供所需的水化和营养。"

30. 参见 Joanne Lynn and James F. Childress, "Must Patients Always Be Given Food and Water?" *Hastings Center Report* 13 (October 1983): 17-21; reprinted in *By No Extraordinary Means: The Choice to Forgo Life-Sustaining Food and Water*, ed. Joanne Lynn (Bloomington: Indiana University Press, 1986, expanded edition, 1989), pp. 47-60; Childress, "When Is It Morally Justifiable to Discontinue Medical Nutrition and Hydration?" in *By No Extraordi- nary Means*, ed. Lynn, pp. 67-83.

31. 这一案例经同意改编自 Dr. Martin P. Albert of Charlottesville, Virginia。关于疗养院的后续辩论及问题，参见 Alan Meisel, "Barriers to Forgoing Nutrition and Hydration in Nursing Homes," *American Journal of Law and Medicine* 21 (1995): 335-382; Sylvia Kuo et al., "Natural History of Feeding-Tube Use in Nursing Home Residents with Advanced Dementia," *Journal of the American Medical Directors Association* 10 (2009): 264-270, 该研究的结论是，大多数喂食管是在急性护理住院期间插入的，与生存率低和随后大量使用医疗服务有关。O'Brien 及其同事确定，在永久性脑损伤的情况下，接近 70%的养老院住户不愿意放置喂食管，而当他们得知可能需要物理约束时，许多人也有这种偏好: Linda A. O'Brien et al., "Tube Feeding Preferences among Nursing Home Residents," *Journal of General Internal Medicine* 12 (1997): 364-371. 研究表明，在美国的养老院中，晚期痴呆患者插入喂食管的比例从 2000 年的 12%大幅下降到 2014 年的 6%，黑人居民的使用率高于白人居民。参见 Susan L. Mitchell et al., "Tube Feeding in US Nursing Home Residents with Advanced Dementia, 2000-2014," *JAMA: Journal of the American Medical Association* 316, no. 7 (2016): 769-770。

32. 在昆兰（Quinlan）案中，70 N.J. 10, 355 A.2d 647, cert. denied, 429 U.S. 922 (1976). 新泽西州最高法院判定昆兰家人可以中断其呼吸机，以便让患者"有尊严地死去"。

33. 参见 Joseph Quinlan, Julia Quinlan, and Phyllis Battell, *Karen Ann: The Quinlans Tell Their Story* (Garden City, NY: Doubleday, 1977)。

34. 在 Cruzan 诉密苏里州卫生局局长一案[Cruzan v. Director, Missouri Dep't of Health, 497 U.S. 261（1990）]中，美国最高法院的结论是，有能力的人有宪法保护的权利拒绝救命的水和营养。它的意见反映了医疗和维持治疗之间没有区别。

35. 参见 Lois Shepherd, *If That Ever Happens to Me: Making Life and Death Decisions*

after Terri Schiavo (Chapel Hill: University of North Carolina Press, 2009); Timothy E. Quill, "Terri Schiavo—A Tragedy Compounded," *New England Journal of Medicine* 352, no. 16 (2005): 1630-1633; George J. Annas, "'Culture of Life' Politics at the Bedside—The Case of Terri Schiavo," *New England Journal of Medicine* 352, no. 16 (2005): 1710-1715; Tom Koch, "The Challenge of Terri Schiavo: Lessons for Bioethics," *Journal of Medical Ethics* 31 (2005): 376-378。详见 Thomas S. Shannon, "Nutrition and Hydration: An Analysis of the Recent Papal Statement in the Light of the Roman Catholic Bioethical Tradition," *Christian Bioethics* 12 (2006): 29-41。

36. M. I. Del Rio et al., "Hydration and Nutrition at the End of Life: A Systematic Review of Emotional Impact, Perceptions, and Decision-Making among Patients, Family, and Health Care Staff," *Psycho-oncology* 21, no. 9 (September 2012): 913-921.

37. 参见 C. M. Callahan et al., "Decision-making for Percutaneous Endoscopic Gastrotomy among Older Adults in a Community Setting," *Journal of the American Geriatrics Society* 47 (1999): 1105-1109。

38. 有关现有证据的总结，参见 Howard Brody et al., "Artificial Nutrition and Hydration: The Evolution of Ethics, Evidence, and Policy," *Journal of General Internal Medicine* 26, no. 9 (2011): 1053-1058。

39. RDE 有粗略的先例，早于 St. Thomas Aquinas 的著作 (e.g., in St. Augustine and Abelard)。然而，这段历史主要是从 St. Thomas 那里流传出来的。参见 Anthony Kenny, "The History of Intention in Ethics," in *Anatomy of the Soul* (Oxford: Basil Blackwell, 1973), Appendix; Joseph T. Mangan, "An Historical Analysis of the Principle of Double Effect," *Theological Studies* 10 (1949): 41-61; T. A. Cavanaugh, *Double-Effect Reasoning: Doing Good and Avoiding Evil* (New York: Oxford University Press, 2006), chap. 1。

40. 关于双重效应学说的概述，参见 Alison McIntyre, "Doctrine of Double Effect," *The Stanford Encyclopedia of Philosophy* (Winter 2014 Edition), ed. Edward N. Zalta, 可在 https://plato.stanford.edu/archives/win2014/entries/double- effect/上找到（2018 年 6 月 28 日访问）; Suzanne Uniacke, "The Doctrine of Double Effect," in *Principles of Health Care Ethics*, 2nd ed., ed. Richard E.Ashcroft et al. (Chichester, England: John Wiley, 2007), pp. 263-268。关于几个有代表性的哲学立场，参见 P. A. Woodward, ed., *The Doctrine of Double Effect: Philosophers Debate a Controversial Moral Principle* (Notre Dame, IN: Notre Dame University Press, 2001)。在一个有影响力的解释中，Joseph Boyle 将 RDE 简化为两个条件：意图和相称性。"Who Is Entitled to Double Effect?" *Journal of Medicine and Philosophy* 16 (1991): 475-494; "Toward Understanding the Principle of Double Effect," *Ethics* 90 (1980): 527-538.

207

关于意图加权的观点的批评，参见 Timothy E. Quill, Rebecca Dresser, and Dan Brock, "The Rule of Double Effect—A Critique of Its Role in End-of-Life Decision Making," *New England Journal of Medicine* 337 (1997): 1768-1771; Alison MacIntyre, "Doing Away with Double Effect," *Ethics* 111, no. 2 (2001): 219-255; Sophie Botros, "An Error about the Doctrine of Double Effect," *Philosophy* 74 (1999): 71-83。T. M. Scanlon 拒绝了 RDE，正如该理论声称，理由是不清楚代理决策者的意图如何决定代理决策者行为的可允许性；然而，在评估代理决策者认为影响其行动的原因时，它可能仍然是适当的。Scanlon, *Moral Dimensions: Permissibility, Meaning, Blame* (Cambridge, MA: Harvard University Press, 2008), esp. Introduction and chaps. 1-2.

41. 关于评估，参见 Daniel Sulmasy, "Reinventing the Rule of Double Effect," in *The Oxford Handbook of Bioethics*, ed. Bonnie Steinbock (New York: Oxford University Press, 2010), pp. 114-149; David Granfield, *The Abortion Decision* (Garden City, NY: Image Books, 1971); Susan Nicholson, *Abortion and the Roman Catholic Church* (Knoxville, TN: Religious Ethics, 1978)。也参见 Donald Marquis 对 RDE 的批评，"Four Versions of Double Effect," *Journal of Medicine and Philosophy* 16 (1991): 515-544, reprinted in *The Doctrine of Double Effect*, ed. Woodward, pp. 156-185。

42. 参见 Michael Bratman, *Intention, Plans, and Practical Reason* (Cambridge, MA: Harvard University Press, 1987)。

43. Alvin I. Goldman, *A Theory of Human Action* (Englewood Cliffs, NJ: Prentice Hall, 1970), pp. 49-85.

44. 参见 Hector-Neri Castañeda 的分析，"Intensionality and Identity in Human Action and Philosophical Method," *Nous* 13 (1979): 235-260, esp. 255。

45. 我们的分析摘自 Ruth R. Faden and Tom L. Beauchamp, *A History and Theory of Informed Consent* (New York: Oxford University Press, 1986), chap. 7。

46. 我们也遵循 John Searle 的观点认为，在许多情况下，我们无法可靠地区分行为、效果、结果和事件。Searle, "The Intentionality of Intention and Action," *Cognitive Science* 4 (1980): 65。

47. 这种双重效应的解释得到 Boyle 的辩护，"Who Is Entitled to Double Effect?"。

48. 参见 Joseph Boyle 的论点，"Medical Ethics and Double Effect: The Case of Terminal Sedation," *Theoretical Medicine* 25 (2004): 51-60; Boyle, "The Relevance of Double Effect to Decisions about Sedation at the End of Life," in *Sedation at the End-of-Life: An Interdisci-plinary Approach*, ed. Paulina Taboada (Dordrecht: Springer Science+Business Media, 2015), pp. 55-72; Alejandro Miranda, "The Field of Application of the Principle of the Double Effect and the Problem of Palliative Sedation," in *Sedation at the End-of-Life*, ed.

Taboada, pp. 73-90; Kasper Raus, Sigrid Sterckx, and Freddy Mortier, "Can the Doctrine of Double Effect Justify Continuous Deep Sedation at the End of Life?" in *Continuous Sedation at the End of Life: Ethical, Clinical and Legal Perspectives*, ed. Sigrid Sterckx and Kasper Raus (Cambridge: Cambridge University Press, 2017), pp. 177-201; Alison McIntyre, "The Double Life of Double Effect," *Theoretical Medicine and Bioethics* 25 (2004): 61-74; Daniel P. Sulmasy and Edmund D. Pellegrino, "The Rule of Double Effect: Clearing Up the Double Talk," *Archives of Internal Medicine* 159 (1999): 545-550; Lynn A. Jansen and Daniel Sulmasy, "Sedation, Alimentation, Hydration, and Equivocation: Careful Conversation about Care at the End of Life," *Annals of Internal Medicine* 136 (June 4, 2002): 845-849; Johannes J. M. van Delden, "Terminal Sedation: Source of a Restless Ethical Debate," *Journal of Medical Ethics* 33 (2007): 187-188。

49. 参见 Quill, Dresser, and Brock, "The Rule of Double Effect"; McIntyre, "The Double Life of Double Effect."。

50. Lawrence Masek, "Intention, Motives, and the Doctrine of Double Effect," *Philosophical Quarterly* 60, no. 240 (July 2010): 567-585, 其中认为，"一个行动的道德可允许性至少部分取决于它如何形成一个代理决策者的性格"。也参见 Masek, *Intention, Character, and Double Effect*（Notre Dame, IN: University of Notre Dame Press, 2018）。

51. 关于正确分析医学无用概念的争论在过去的几十年里一直很激烈。参见 Dominic James Wilkinson and Julian Savulescu, "Knowing When to Stop: Futility in the Intensive Care Unit," *Current Opinion in Anesthesiology* 24 (April 2011): 160-165; Ben White, Lindy Willmott, Eliana Close, et al., "What Does 'Futility' Mean? An Empirical Study of Doctors' Perceptions," *Medical Journal of Australia* 204 (2016), 可在 https://www.mjia.com.au/journal/2016/204/8/what-does-futility-mean-empirical-study-doctors-perceptions 上找到（2018 年 1 月 29 日访问）; James L. Bernat, "Medical Futility: Definition, Determination, and Disputes in Critical Care," *Neurocritical Care* 2 (2005): 198-205; D. K. Sokol, "The Slipperiness of Futility," *BMJ: British Medical Journal* 338 (June 5, 2009); E. Chwang, "Futility Clarified," Journal of Law, Medicine, & Ethics 37 (2009): 487-495; Baruch A. Brody and Amir Halevy, "Is Futility a Futile Concept?" *Journal of Medicine and Philosophy* 20 (1995): 123-144; R. Lofmark and T. Nilstun, "Conditions and Consequences of Medical Futility," *Journal of Medical Ethics* 28 (2002): 115-119; Loretta M. Kopelman, "Conceptual and Moral Disputes about Futile and Useful Treatments," *Journal of Medicine and Philosophy* 20 (1995): 109-121。这场辩论中的重要著作包括：Susan B. Rubin, *When Doctors Say No: The Battleground of Medical Futility* (Bloomington: Indiana University Press, 1998); Lawrence J. Schneiderman and Nancy S. Jecker, *Wrong Medicine: Doctors, Patients, and Futile*

Treatment, 2nd ed. (Baltimore: Johns Hopkins University Press, 2011)。价值观、政策和实践的跨国观点参见 Alireza Bagheri ed., *Medical Futility: A Cross-National Study* (London: Imperial College Press, 2013)。

52. 参见 Wilkinson and Savulescu, "Knowing When to Stop," 其中提出了"医学上不合适"的语言，以强调医疗专业人员正在进行价值判断，并强调一项干预措施对于实现某些治疗目标是合适或不合适的。关于提供所要求的"无益干预"的限制的讨论，参见 Allan S. Brett and Laurence B. McCullough, "Addressing Requests by Patients for Nonbeneficial Interventions," *JAMA: Journal of the American Medical Association* 307 (January 11, 2012): 149-150。

53. G. T. Bosslet et al., "An Official ATS/AACN/ACCP/ESICM/SCCM Policy Statement: Responding to Requests for Potentially Inappropriate Treatments in Intensive Care Units," *American Journal of Respiratory Critical Care Medicine* 191, no. 11 (2015): 1318-1330; J. L. Nates et al., "ICU Admission, Discharge, and Triage Guidelines: A Framework to Enhance Clinical Operations, Development of Institutional Policies, and Further Research," *Critical Care Medicine* 44, no. 8 (2016): 1553-1602.

54. Bosslett et al., "An Official ATS/AACN/ACCP/ESICM/SCCM Policy Statement: Responding to Requests for Potentially Inappropriate Treatments in Intensive Care Units," p. 1318.

55. 在特刊 *Perspectives in Biology and Medicine* 60, no. 3 (Summer 2017)中专门讨论了无效性问题，Lawrence J. Schneiderman、Nancy S. Jecker、Albert R. Jonsen 的"滥用无效性"回应了对医疗无效性的批评以及对发展"不适当"治疗概念的努力。为了回应这篇主要文章，还有 21 篇文章涉及这些问题。

56. 为偶尔的同情无效干预辩护，参见 Robert D. Truog, "Is It Always Wrong to Perform Futile CPR?" *New England Journal of Medicine* 362 (2010): 477-479。基于个人有尊严地死去的权利的反驳意见，出现在 J. J. Paris, P. Angelos, and M. D. Schreiber, "Does Compassion for a Family Justify Providing Futile CPR?" *Journal of Perinatology* 30 (December 2010): 770-772。

57. 详见 John Luce, "A History of Resolving Conflicts over End-of-Life Care in Intensive Care Units in the United States," *Critical Care Medicine* 38 (August 2010): 1623-1629。对于考虑到合法分歧的建设性建议，参见 Amir Halevy and Baruch A. Brody, "A Multi-Institution Collaborative Policy on Medical Futility," *Journal of the American Medical Association* 276 (1996): 571-575; Carolyn Standley and Bryan A. Liang, "Addressing Inappropriate Care Provision at the End-of-Life: A Policy Proposal for Hospitals," *Michigan State University Journal of Medicine and Law* 15 (Winter 2011): 137-176。自 1999 年以来，

209

"the Texas Advance Directives Act" 有时被错误地称为 "Texas Futile Care Law"，允许医生在某些情况下，在发出通知和等待 10 天后，单方面停止被认为无用的维持生命的治疗。参见下面的讨论: Robert L. Fine, "Point: The Texas Advance Directives Act Effectively and Ethically Resolves Disputes about Medical Futility," *Chest* 136 (2009): 963-967; Robert D. Truog, "Counterpoint: The Texas Advance Directives Act Is Ethically Flawed: Medical Futility Disputes Must Be Resolved by a Fair Process," *Chest* 136 (2009): 968-971, followed by discussion 971-973; Wilkinson and Savulescu, "Knowing When to Stop"; Robert M. Veatch, "So-Called Futile Care: The Experience of the United States," in *Medical Futility: A Cross-National Study*, ed. Bagheri, pp. 24-28。关于在 "无用" 案件中保留向法院上诉的选择的建议，因为它在社会层面上有好处，参见 Douglas B. White and Thaddeus M. Pope, "The Courts, Futility, and the Ends of Medicine," *JAMA: Journal of the American Medical Association* 307 (2012): 151-152。

58. *Superintendent of Belchertown State School v. Saikewicz*, Mass., 370 N.E. 2d 417 (1977), at 428.

59. Paul Ramsey, *Ethics at the Edges of Life: Medical and Legal Intersections* (New Haven, CT: Yale University Press, 1978), p. 155.

60. 参见 President's Commission for the Study of Ethical Problems in Medicine and Behavioral Research, *Deciding to Forego Life Sustaining Treatment: Ethical, Medical, and Legal Issues in Treatment Decisions* (Washington, DC: US Government Printing Office, March 1983), chap. 5; "The Persistent Problem of PVS" in *Hastings Center Report* 18 (February-March 1988): 26-47。

61. Ramsey, *Ethics at the Edges of Life*, p. 172.

62. President's Commission, *Deciding to Forego Life-Sustaining Treatment*.

63. 参见 John D. Lantos and Diane S. Lauderdale, Preterm Babies, *Fetal Patients, and Childbearing Choices* (Cambridge, MA: MIT Press, 2015), p. 150。关于新生儿护理中的伦理问题的概述，参见 Lantos, *The Lazarus Case: Life- and-Death Issues in Neonatal Care* (Baltimore, MD: Johns Hopkins University Press, 2001); Lantos and William L. Meadow, *Neonatal Bioethics: The Moral Challenges of Medical Innovation* (Baltimore, MD: Johns Hopkins University Press, 2006); Alan R. Fleischman, *Pediatric Ethics: Protecting the Interests of Children* (New York: Oxford University Press, 2016), chap.4; Dominic Wilkinson, *Death or Disability? The 'Carmentis Machine' and Decision-Making for Critically Ill Children* (Oxford: Oxford University Press, 2013)。

64. 关于这种情况的一个版本的讨论，参见 E. G. Yan et al., "Treatment Decision-making for Patients with the Herlitz Subtype of Junctional Epidermolysis Bullosa," *Journal of*

Perinatology 27 (2007): 307-311。根据 Julian Savulescu 的说法，这是一种使人"无法忍受、不值得活下去"的状况的"最佳例子"。参见 Savulescu, "Is It in Charlie Gard's Best Interest to Die?" *Lancet* 389 (May 13, 2017): 1868-1869。纳菲尔德生命伦理委员会（The Nuffield Council on Bioethics）使用"不可容忍"的概念来描述维持生命的治疗不符合婴儿的"最佳利益"的情况，因为"不可补救的痛苦"带来了负担。*Critical Care Decisions in Fetal and Neonatal Medicine: Ethical Issues* (London: Nuffield Council on Bioethics, 2006).

65. Lantos and Meadow, *Neonatal Bioethics*, pp. 16-17.

210

66. 对伤害标准的支持，作为对最佳利益标准的替代或补充，是建立在 Douglas S. Diekema 的工作之上的。Diekema, "Parental Refusals of Medical Treatment: The Harm Principle as Threshold for State Intervention," *Theoretical Medicine and Bioethics* 25, no. 4 (2004): 243-264; Diekema, "Revisiting the Best Interest Standard: Uses and Misuses," *Journal of Clinical Ethics* 22, no. 2 (2011): 128-133. 他认为，而且我们也同意，危害标准的功能主要是为了证明国家干预，而不是指导审议。

67. 关于最佳利益标准的几个辩护，在许多方面接近我们的标准，见 *American Journal of Bioethics* 18, no. 8 (2018)，其中主要是关于最大利益标准、伤害标准和其他竞争性方法：Johan Christiaan Bester, "The Harm Principle Cannot Replace the Best Interest Standard: Problems with Using the Harm Principle for Medical Decision Making for Children," pp. 9-19; Loretta M. Kopelman, "Why the Best Interest Standard Is Not Self-Defeating, Too Individualistic, Unknowable, Vague or Subjective," pp. 34-37; Thaddeus Mason Pope, "The Best Interest Standard for Health Care Decision Making: Definition and Defense," pp. 36-38; Peta Coulson-Smith, Angela Fenwick, and Anneke Lucassen, "In Defense of Best Interests: When Parents and Clinicians Disagree," pp. 67-69。在这个问题上，对伤害标准进行辩护的有 D. Micah Hester, Kellie R. Lang, Nanibaa' A. Garrison, and Douglas S. Diekema, "Agreed: The Harm Principle Cannot Replace the Best Interest Standard...but the Best Interest Standard Cannot Replace the Harm Principle Either," pp. 38-41。另见上一注中 Diekema 的文章。

68. 参见 Frank A. Chervenak and Laurence B. McCullough, "Nonaggressive Obstetric Management," *JAMA: Journal of the American Medical Association* 261 (June 16, 1989): 3439-3440 和他们的文章 "The Fetus as Patient: Implications for Directive versus Nondirective Counseling for Fetal Benefit," *Fetal Diagnosis and Therapy* 6 (1991): 93-100.

69. 这个案例和伴随的评论出现在 Alexander A. Kon, Angira Patel, Steven Leuthner, and John D. Lantos, "Parental Refusal of Surgery in an Infant with Tricuspid Atresia," *Pediatrics* 138, no. 5 (2016): e20161730。

70. 参见 Kon 在 Kon, Patel, Leuthner, and Lantos, "Parental Refusal of Surgery in an

Infant with Trisucpid Atresia"中的评论。

71. 参见 Patel's comments in Kon, Patel, Leuthner, and Lantos, "Parental Refusal of Surgery in an Infant with Tricuspid Atresia."。

72. 有关该病例的回顾，参见 John D. Lantos, "The Tragic Case of Charlie Gard," *JAMA Pediatrics* 171, no. 10 (2017): 935-936。

73. Savalescu, "Is It in Charlie Gard's Best Interest to Die?" 1868-1869.

74. Dominic Wilkinson, "Beyond Resources: Denying Parental Requests for Futile Treatment," *Lancet* 389 (May 13, 2017): 1866-1867. Wilkinson 和 Savulescu 在他们合著的 *Ethics, Conflict and Medical Treatment for Children: From Disagreement to Dissensus* (London: Elsevier, 2018) 一书中介绍了 Charlie Gard 的案例。

75. 这是 Seema K. Shah、Abby R. Rosenberg 和 Douglas S. Diekema 采取的策略，"Charlie Gard and the Limits of Best Interests," *JAMA Pediatrics* 171, no. 10 (October 2017): 937-938。然而，至少在国家干预的问题上，他们捍卫的损害标准取代了最佳利益标准，不能逃避价值判断。

76. 参见 Jeff McMahan, "Killing, Letting Die, and Withdrawing Aid," *Ethics* 103 (1993): 250-279; James Rachels, "Killing, Letting Die, and the Value of Life," in *Can Ethics Provide Answers? And Other Essays in Moral Philosophy* (Lanham, MD: Rowman & Littlefield, 1997), pp. 69-79; Tom L. Beauchamp, "When Hastened Death Is Neither Killing nor Letting-Die," in *Physician-Assisted Dying*, ed. Timothy E. Quill and Margaret P. Battin (Baltimore: Johns Hopkins University Press, 2004), pp. 118-129; Joachim Asscher, "The Moral Distinction between Killing and Letting Die in Medical Cases," *Bioethics* 22 (2008): 278-285; David Orentlicher, "The Alleged Distinction between Euthanasia and the Withdrawal of Life-Sustaining Treatment: Conceptually Incoherent and Impossible to Maintain," *University of Illinois Law Review* (1998): 837-859; 以及多篇文章在 Steinbock and Norcross, eds., *Killing and Letting Die*, 2nd ed。

77. 虽然"*协助自杀*"这个词经常被使用，但我们只有在不可避免的情况下才会使用它。我们喜欢更宽泛的语言，比如"医生协助的死亡"或"医生安排的死亡"，不是因为我们希望找到委婉语，而是因为更宽泛的语言能提供更准确的描述。虽然"*自杀*"一词的优点是表明导致死亡的人授权或执行了最后行为，但其他条件，如开处方和运送致命物质，可能与"最后行为"本身具有因果关系。有关相关的概念问题，参见 Franklin G. Miller, Robert D. Truog, and Dan W. Brock, "Moral Fictions and Medical Ethics," *Bioethics* 24 (2010): 453-460; Helene Starks, Denise Dudzinski, and Nicole White (原文作者是 Clarence H. Braddock Ⅲ with Mark R. Tonelli), "Physician Aid-in-Dying," *Ethics in Medicine*, University of Washington School of Medicine (2013), 可在 https://depts.washington.

edu/bioethx/topics/pad.html 上找到（2018 年 7 月 2 日访问）。

78. Howard Brody, "Messenger Case: Lessons and Reflections," *Ethics-in-Formation* 5 (1995): 8-9; Associated Press, "Father Acquitted in Death of His Premature Baby," *New York Times*, Archives 1995, 可在 https://www.nytimes. com/com/1995/02/03/us/father-acquitted-in-death-of-his-premature-baby.html 上找到（2018 年 7 月 3 日访问）; John Roberts，"Doctor Charged for Switching Off His Baby's Ventilator," *British Medical Journal* 309 (August 13, 1994): 430. 在这一案件之后，在几个国家出现了类似的案件。

79. 参考 James Rachels 的各种观点和结论, "Active and Passive Euthanasia," *New England Journal of Medicine* 292 (January 9, 1975): 78-80; Miller, Truog, and Brock, "Moral Fictions and Medical Ethics"; Roy W. Perrett, "Killing, Letting Die and the Bare Difference Argument," *Bioethics* 10 (1996): 131-139; Dan W. Brock, "Voluntary Active Euthanasia," *Hastings Center Report* 22 (March-April 1992): 10-22; Tom L. Beauchamp, "The Medical Ethics of Physician-assisted Suicide," *Journal of Medical Ethics* 15 (1999): 437-439 (editorial)。许多也许是大多数反对医生协助死亡合法化的书籍，其运作的前提是医生协助死亡的行为是错误的，因为人的生命是不可侵犯的，或以死亡为目标的内在邪恶，等等。例如，参见 Keown, *Euthanasia, Ethics and Public Policy*; Neal M. Gorsuch, *The Future of Assisted Suicide and Euthanasia* (Princeton, NJ: Princeton University Press, 2006); Nigel Biggar, *Aiming to Kill: The Ethics of Euthanasia and Assisted Suicide* (Cleveland, OH: Pilgrim Press, 2004)。相比之下，参见 Kevin Yuill, *Assisted Suicide: The Liberal, Humanist Case against Legalization* (Houndsmills, Basingstoke, Hampshire, UK: Palgrave Macmillan, 2013), 它特别关注医生协助死亡合法化的"胁迫性影响"。对于赞成辩论的人来说，参见 Emily Jackson and John Keown, *Debating Euthanasia* (Portland, OR: Hart, 2012)。

80. 参见 Joseph J. Fins, *A Palliative Ethic of Care: Clinical Wisdom at Life's End* (Sudbury, MA: Jones & Bartlett, 2006); Joanne Lynn et al., *Improving Care for the End of Life: A Sourcebook for Health Care Managers and Clinicians* (New York: Oxford University Press, 2007)。

81. Oregon Death with Dignity Act, Ore. Rev. Stat. § 127.800, 可在 https://www. oregon.gov/oha/PH/PROVIDERPARTNERRESOURCES/EVALUATIONRESEARCH/DEA THWITHDIGNITYACT/Pages/ors.aspx 上找到（2018 年 7 月 3 日访问）。该法案明确拒绝了"医生协助自杀"的语言。它更倾向于采用患者有权"请求用药物以人道和有尊严的方式结束自己的生命"的语言。

82. 参见 Lawrence O. Gostin, "Deciding Life and Death in the Courtroom: From Quinlan to Cruzan, Glucksberg, and Vacco—A Brief History and Analysis of Constitutional Protection of the 'Right to Die,'" *JAMA: Journal of the American Medical Association* 278

(November 12, 1997): 1523-1528; Yale Kamisar, "When Is There a Constitutional Right to Die? When Is There *No* Constitutional Right to Live?" *Georgia Law Review* 25 (1991): 1203-1242。

83. 有关讨论参见 Douglas Walton, *Slippery Slope Arguments* (Oxford: Clarendon, 1992); Govert den Hartogh, "The Slippery Slope Argument," in *A Companion to Bioethics*, 2nd ed., ed. Helga Kuhse and Peter Singer (Malden, MA: Wiley-Blackwell, 2009), pp. 321-331; Christopher James Ryan, "Pulling Up the Runaway: The Effect of New Evidence on Euthanasia's Slippery Slope," *Journal of Medical Ethics* 24 (1998): 341-344; Bernard Williams, "Which Slopes Are Slippery?" in *Moral Dilemmas in Modern Medicine*, ed. Michael Lockwood (Oxford: Oxford University Press, 1985), pp. 126-137; James Rachels, *The End of Life: Euthanasia and Morality* (Oxford: Oxford University Press, 1986), chap. 10; Penney Lewis, "The Empirical Slippery Slope from Voluntary to Non-Voluntary Euthanasia," *Journal of Law, Medicine & Ethics* 35 (March 1, 2007): 197-210。

84. 参见 Timothy E. Quill and Christine K. Cassel, "Nonabandonment: A Central Obligation for Physicians," in *Physician-Assisted Dying: The Case for Palliative Care and Patient Choice*, ed. Quill and Battin, chap. 2。

85. 参见 Franklin G. Miller, Howard Brody, and Timothy E. Quill, "Can Physician-Assisted Suicide Be Regulated Effectively?" *Journal of Law, Medicine & Ethics* 24 (1996): 225-232。在这种情况下，滑坡论证的捍卫者包括 John Keown, *Euthanasia, Ethics and Public Policy: An Argument Against Legislation* (Cambridge: Cambridge University Press, lst ed., 2002, 2nd ed., 2018)，该书认为，已经将医生协助死亡或自愿安乐死合法化的国家的经验显示了"逻辑的"和"经验的"滑坡的影响。J. Pereira, "Legalizing Euthanasia or Assisted Suicide: The Illusion of Safeguards and Controls," *Current Oncology* 18 (April 2011): e38-45; David Albert Jones, "Is There a Logical Slippery Slope from Voluntary to Nonvoluntary Euthanasia?" *Kennedy Institute of Ethics Journal* 21 (2011): 379-404; B. H. Lerner and A. L. Caplan, "Euthanasia in Belgium and the Netherlands: On a Slippery Slope?" *JAMA Internal Medicine* 175 (2015): 1640-1641; William G. Kussmaul Ⅲ, "The Slippery Slope of Legalization of Physician-Assisted Suicide," *Annals of Internal Medicine* 167, no. 8 (October 17, 2017): 595-596.

对滑坡论证持批评态度的人包括 L. W. Sumner, *Assisted Death: A Study in Ethics and Law* (New York: Oxford University Press, 2011); Stephen W. Smith, "Fallacies of the Logical Slippery Slope in the Debate on Physician-Assisted Suicide and Euthanasia," *Medical Law Review* 13, no. 2 (July 1, 2005): 224-243; Report of the Royal Society of Canada Expert Panel, *End-of-Life Decision Making* (Ottawa, ON: Royal Society of Canada, December 2011)，可在

http://rsc.ca/en/expertpan-els/rsc-reports/end-life-decision-making 上找到（2018 年 7 月 4 日访问）。在研究了世界各地授权在某些情况下进行协助性死亡的司法管辖区的法律和实际经验后，后者得出结论。"尽管反对者担心，但……很明显，人们担心的滑坡并没有在非刑事化后出现，至少在那些有证据的司法管辖区没有出现。"（p. 90）

86. 例如，参见 Timothy E. Quill, "Legal Regulation of Physician-Assisted Death—The Latest Report Cards," *New England Journal of Medicine* 356 (May 10, 2007): 1911-1913; Susan Okie, "Physician-Assisted Suicide—Oregon and Beyond," *New England Journal of Medicine* 352 (April 21, 2005): 1627-1630; Courtney Campbell, "Ten Years of 'Death with Dignity,'" *New Atlantis* (Fall 2008): 33-46; National Academies of Sciences, Engineering, and Medicine, *Physician-Assisted Death: Scanning the Landscape: Proceedings of a Workshop* (Washington, DC: National Academies Press, 2018)。

87. 这一段中的信息出现在俄勒冈州卫生局的年度报告中。《俄勒冈州尊严死法案》要求俄勒冈州卫生局公布有关参与该法的患者和医生的信息，包括公布年度统计报告。参见 Oregon Health Authority, *Oregon Death with Dignity Act* 2017 Data Summary, as published in February 2018, 可在 https://www.oregon.gov/oha/PH/PROVIDERPARTNERRESOURCES/EVALUATIONRESEARCH/DEATHWITHDIGNITYACT/Documents/year20.pdf 上找到（2018 年 6 月 29 日访问）。也见 *The Oregon Death with Dignity Act: A Guidebook for Health Care Professionals Developed by the Task Force to Improve the Care of Terminally-Ill Oregonians*, convened by The Center for Ethics in Health Care, Oregon Health & Science University, 1st ed. (print), March 1998; current ed. (2008 online), 可在 http://www.ohsu.edu/xd/education/continuing-education/center-for-ethics/ethics-outreach/upload/Oregon-Death-with-Dignity-Act-Guidebook.pdf 上找到（2018 年 6 月 29 日访问）。许多俄勒冈人反对俄勒冈州的法律，但也有许多人认为该法律走得不够远，因为它实际上将许多患有阿尔茨海默病、帕金森病、亨廷顿病、多发性硬化症和其他各种退行性疾病的人排除在外，至少在预测他们将在六个月内死亡之前是如此。

88. 参见 Udo Schüklenk et al., "End-of-Life Decision-making in Canada: The Report by 213 the Royal Society of Canada Expert Panel on End-of-life Decision-making," *Bioethics* 25 (2011) Suppl 1: 1-73。本专家小组研究了授权协助性死亡的法律的国际经验; Guenter Lewy, *Assisted Death in Europe and America: Four Regimes and Their Lessons* (New York: Oxford University Press, 2011); 以及英国网站上经常更新的关于各种国家政策的信息，"Assisted Dying in Other Countries," 可在 https://www.mydeathmydecision.org.uk/info/assisted-dying-in-other-countries/上找到（2018 年 7 月 3 日访问）。

89. 参见 Bernard Gert, James L. Bernat, and R. Peter Mogielnicki, "Distin-guishing between Patients' Refusals and Requests," *Hastings Center Report* 24 (July-August 1994):

13-15; Leigh C. Bishop et al., "Refusals Involving Requests" (Letters and Responses), *Hastings Center Report* 25 (July-August1995): 4; Diane E. Meier et al., "On the Frequency of Requests for Physician Assisted Suicide in American Medicine," *New England Journal of Medicine* 338 (April 23, 1998): 1193-1201; Gerald Dworkin, Raymond G. Frey, and Sissela Bok, *Euthanasia and Physician-Assisted Suicide: For and Against* (New York: Cambridge University Press, 1998)。

90. 截至 2018 年 7 月，医生协助死亡已在美国八个司法管辖区合法化，无论是通过立法、公投还是州最高法院的裁决，这些司法管辖区包括俄勒冈州、华盛顿州、蒙大拿州、佛蒙特州、加利福尼亚州、科罗拉多州、哥伦比亚特区和夏威夷州。有关概述参见 Ezekiel J. Emanuel et al., "Attitudes and Practices of Euthanasia and Physician-Assisted Suicide in the United States, Canada, and Europe," *JAMA: Journal of the American Medical Association* 316, no. 1 (2016): 79-90。关于不同角度的另一个概述，请参见 National Academies of Sciences, Engineering, and Medicine, *Physician-Assisted Death: Scanning the Landscape: Proceedings of a Workshop*。

91. 参考 Allen Buchanan, "Intending Death: The Structure of the Problem and Proposed Solutions," in *Intending Death*, ed. Beauchamp, esp. pp. 34-38; Frances M. Kamm, "Physician-Assisted Suicide, the Doctrine of Double Effect, and the Ground of Value," *Ethics* 109 (1999): 586-605; Matthew Hanser, "Why Are Killing and Letting Die Wrong?" *Philosophy and Public Affairs* 24 (1995): 175-201。

92. 许多道德上的论证都认为医生应该帮助患者摆脱痛苦。然而，俄勒冈州使用处方药物结束生命的人最常列出的是：参与使生活愉快的活动的能力下降（88.1%），丧失自主性（87.4%），丧失尊严（67.1%），增加家庭、朋友或照顾者的负担（55.2%），以及身体功能失控（37.1%）。只有 21%的人认为疼痛控制不足或对此感到担忧。*Oregon Health Authority, Oregon Death with Dignity Act 2017 Data Summary.*

93. *New York Times*, June 6, 1990, pp. A1, B6; June 7, 1990, pp. A1, D22; June 9, 1990, p. A6; June 12, 1990, p. C3; *Newsweek*, June 18, 1990, p. 46. Kevorkian 自己的描述在他的 *Prescription:Medicide* (Buffalo, NY: Prometheus Books, 1991), pp. 221-231。他后来被定罪并在监狱中服刑，不是因为他有一百多起协助他人自杀的行为，而是因为有一起主动杀害患者的案件（自愿安乐死）。参见 Michael DeCesare, *Death on Demand: Jack Kevorkian and the Right-to-Die Movement* (Lanham, MD: Rowman & Littlefield, 2015)。

94. Timothy E. Quill, "Death and Dignity: A Case of Individualized Decision Making," *New England Journal of Medicine* 324 (March 7, 1991): 691-694, 转载于 *Quill* 杂志，并做了补充分析。*Death and Dignity* (New York: Norton, 1993); Timothy Quill, *Caring for Patients at the End of Life: Facing an Uncertain Future Together* (Oxford: Oxford University Press,

2001)。

95. J. K. Kaufert and T. Koch, "Disability or End-of-Life: Competing Narratives in Bioethics," *Theoretical Medicine* 24 (2003): 459-469. 也参见 Kristi L. Kirschner, Carol J. Gill, and Christine K. Cassel, "Physician-Assisted Death in the Context of Disability," in *Physician-Assisted Suicide*, ed. Robert F. Weir (Bloomington: Indiana University Press, 1997), pp. 155-166。

96. 有关美国法律的审查，参见 Norman L. Cantor, *Making Medical Decisions for the Profoundly Mentally Disabled* (Cambridge, MA: MIT Press, 2005)。

97. 参见 Hans-Martin Sass, Robert M. Veatch, and Rihito Kimura, eds., *Advance Directives and Surrogate Decision Making in Health Care: United States, Germany, and Japan* (Baltimore: Johns Hopkins University Press, 1998); Nancy M. P. King, *Making Sense of Advance Directives* (Dordrecht, Netherlands: Kluwer Academic, 1991; rev. ed. 1996); Peter Lack, Nikola Biller-Andorno, and Susanne Brauer, eds., *Advance Directives* (New York: Springer, 2014); American Bar Association, "State Health Care Power of Attorney Statutes: Selected Characteristics January 2018," 可在 https://www.americanbar.org/content/dam/aba/administrative/law_aging/state-health-care-power-of-attorney-statutes.authcheckdam.pdf 上找到（2018 年 7 月 4 日访问）。

98. 例如，参见 the President's Council on Bioethics, *Taking Care: Ethical Caregiving in Our Aging Society* (Washington, DC: President's Council on Bioethics, 2005), chap. 2; Alasdair R. MacLean, "Advance Directives, Future Selves and Decision-Making," *Medical Law Review* 14 (2006): 291-320; A. Fagerlin and C. E. Schneider, "Enough: The Failure of the Living Will," *Hastings Center Report* 34, no. 2 (2004): 30-42; Dan W. Brock, "Advance Directives: What Is It Reasonable to Expect from Them?" *Journal of Clinical Ethics* 5 (1994): 57-60; Mark R. Tonelli, "Pulling the Plug on Living Wills: A Critical Analysis of Advance Directives," *Chest* 110 (1996): 816-822; David I. Shalowitz, Elizabeth Garrett-Mayer, and David Wendler, "The Accuracy of Surrogate Decision Makers: A Systematic Review," *Archives of Internal Medicine* 165 (2006): 493-497; Marcia Sokolowski, *Dementia and the Advance Directive: Lessons from the Bedside* (New York: Springer, 2018); Lesley S. Castillo, Brie A. Williams, Sarah M. Hooper, et al., "Lost in Translation: The Unintended Consequences of Advance Directive Law on Clinical Care," *Annals of Internal Medicine* 154 (January 2011), 可在 http://annals.org/aim/article-abstract/746727/ lost-translation-unintended-consequences-advance-directivelaw-clinical-care 上找到（2018 年 7 月 4 日访问）。

99. 例如，参见 Karen Detering and Maria J. Silveira (and Section Editor, Robert M. Arnold), "Advance Care Planning and Advance Directives," UpToDate (online), Wolters Kluwer,

214

2018，可在 https://www.uptodate.com/contents/advance-care-planning-and-advance-directie-s 上找到（2018 年 7 月 4 日访问）；Benjamin H. Levi and Michael J. Green, "Too Soon to Give Up: Re-Examining the Value of Advance Directives," *American Journal of Bioethics* 10 (April 2010): 3-22 (and responses thereafter); Bernard Lo and Robert Steinbrook, "Resuscitating Advance Directives," *Archives of Internal Medicine* 164 (2004): 1501-1506; Robert S. Olick, *Taking Advance Directives Seriously: Prospective Autonomy and Decisions near the End of Life* (Washington, DC: Georgetown University Press, 2001); Joanne Lynn and N. E. Goldstein, "Advance Care Planning for Fatal Chronic Illness: Avoiding Commonplace Errors and Unwarranted Suffering," *Annals of Internal Medicine* 138 (2003): 812-818。

100. 例如，参见 Joan M. Teno, Joanne Lynn, R. S. Phillips, et al., "Do Formal Advance Directives Affect Resuscitation Decisions and the Use of Resources for Seriously Ill Patients?" SUPPORT Investigators: Study to Understand Prognoses and Preferences for Outcomes and Risks of Treatments, *Journal of Clinical Ethics* 5 (1994）: 23-30。

101. Maria J. Silveira, Scott Y. H. Kim, and Kenneth M. Langa, "Advance Directives and Outcomes of Surrogate Decision Making before Death," *New England Journal of Medicine* 362 (April 1, 2010):1211-1218; Joan Teno, Joanne Lynn, Neil Wenger, et al., "Advance Directives for Seriously Ill Hospitalized Patients: Effectiveness with the Patient Self-Determinati-on Act and the SUPPORT Intervention," *Journal of the American Geriatrics Society*, published April 2015, 可在 https://onlinelibrary.wiley.com/doi/abs/10.1111/j.15325415. 1997. tb05178.x 上找到（2018 年 7 月 4 日访问）；Karen M. Detering, Andrew D. Hancock, Michael C. Reade, and William Silvester, "The Impact of Advance Care Planning on End of Life Care in Elderly Patients: Randomised Controlled Trial," *BMJ: British Medical Journal* 340 (2010): c1345, 可在 https://www. ncbi.nlm.nih.gov/pmc/articles/PMC2844949/上找到（2018 年 6 月 30 日访问）。关于预先指示是否对医疗费用有影响或应该有影响的争论仍在继续。参见 Douglas B. White and Robert M. Arnold, "The Evolution of Advance Directives," *JAMA: Journal of the American Medical Association* 306（October 5, 2011）: 1485-1486。

102. Su Hyun Kim and Diane Kjervik, "Deferred Decision Making: Patients' Reliance on Family and Physicians for CPR Decisions in Critical Care," *Nursing Ethics* 12 (2005): 493-506. 关于在生物伦理问题上对家庭的更全面审查，参见 Hilde Lindemann Nelson and James Lindemann Nelson, *The Patient in the Family: An Ethic of Medicine and Families, Reflective Bioethics* (New York: Routledge, 1995)。

215　　103. 参见 Judith Areen, "The Legal Status of Consent Obtained from Families of Adult Patients to Withhold or Withdraw Treatment," *JAMA: Journal of the American Medical Association* 258 (July 10, 1987): 229-235; Charles B. Sabatino, "The Evolution of Health Care

Advance Planning Law and Policy," *Milbank Quarterly* 88 (2010: 211-238; American Bar Association, Commission on Law and Aging, "Health Care Decision Making"; 参见有关代理决策的相关出版物，可在 https://www.americanbar.or-g/groups/law_aging/resources/health_care_decision_making.html 上找到（2018 年 7 月 4 日访问）。

104. Patricia King, "The Authority of Families to Make Medical Decisions for Incompetent Patients after the Cruzan Decision," *Law, Medicine & Health Care* 19 (1991): 76-79.

105. Mark P. Aulisio, "Standards for Ethical Decision Making at the End of Life," in *Advance Directives and Surrogate Decision Making in Illinois*, ed. Thomas May and Paul Tudico (Springfield, IL:Human Services Press, 1999), pp. 25-26.

106. 有一些重要的微妙之处，参见 Susan P. Shapiro, "Conflict of Interest at the Bedside," in *Conflict of Interest in Global, Public and Corporate Governance, ed. Anne Peters and Lukas Handschin* (Cambridge: Cambridge University Press, 2012), pp. 334-354。

107. David Wendler, "The Effect on Surrogates of Making Treatment Decisions for Others," *Annals of Internal Medicine* 154 (March 1, 2011): 336-346.

108. David E. Weissman, "Decision Making at a Time of Crisis Near the End of Life," *JAMA: Journal of the American Medical Association* 292 (2004): 1738-1743.

109. 关于法院的作用及其与有效同意的联系的分析，参见 M. Strätling, V. E. Scharf, and P. Schmucker, "Mental Competence and Surrogate Decision- Making towards the End of Life," *Medicine, Health Care and Philosophy* 7 (2004): 209-215。

110. 参见本书第三章和第七章的讨论。

111. 这个案例的事实和观察可以在 Peter Pronovost、Dale Needham、Sean Berenholtz 等的书中找到，"An Intervention to Decrease Catheter-Related Bloodstream Infections in the ICU," *New England Journal of Medicine* 355 (2006): 2725-2732; Mary Ann Baily, "Harming through Protection?" *New England Journal of Medicine* 358 (2008): 768-769。

112. US Department of Health and Human Services, Office for Human Research Protections, *OHRP Statement Regarding the New York Times Op-Ed Entitled "A Lifesaving Checklist,"* News, January 15, 2008, 可在 http://www. hhs.gov/ohrp/news/recentnews.html# 20080215 上找到（2011 年 12 月 5 日访问）。

113. 参见 Holly Fernandez Lynch, Barbara E. Bierer, I. Glenn Cohen, and Suzanne M. Rivera, eds., *Specimen Science: Ethics and Policy Implications*, Basic Bioethics (Cambridge, MA: MIT Press, 2017)。

114. Allen Buchanan, "An Ethical Framework for Biological Samples Policy," in National Bioethics Advisory Commission, *Research Involving Human Biological Materials: Ethical Issues and Policy Guidance*, vol. 2 (Rockville, MD: National Bioethics Advisory

Commission, January 2000); Christine Grady et al., "Broad Consent for Research with Biological Samples: Workshop Conclusions," *American Journal of Bioethics* 15 (2015): 34-42; Teddy D. Warner et al., "Broad Consent for Research on Biospecimens: The Views of Actual Donors at Four U.S. Medical Centers," *Journal of Empirical Research on Human Research Ethics* (February 2018), 可在 http://journals.sagepub.com/doi/abs/10. 1177/ 1556264617751204 上找到（2018 年 7 月 5 日访问）; Karen J. Maschke, "Wanted: Human Biospecimens," *Hastings Center Report* 40, no. 5 (2010): 21-23; Rebecca D. Pentz, Laurent Billot, and David Wendler, "Research on Stored Biological Samples: Views of African American and White American Cancer Patients," *American Journal of Medical Genetics*, published online March 7, 2006, http://onlinelibrary.wiley.com/doi/10.1002/ajmg.a. 31154/full. 从不同的角度对广泛同意以及生物样本研究中的其他伦理问题，如隐私、公正和管理，进行了全面的审查，参见 Lynch, Bierer, Cohen, and Rivera, eds., *Specimen Science: Ethics and Policy Implications*, 其中包括 Grady 等人的改良版本，"Broad Consent for Research with Biological Samples," pp. 167-184。

216   115. *Havasupai Tribe of Havasupai Reservation v. Arizona Bd. of Regents*, 204 P.3d 1063 (Ariz. Ct. App. 2008); Dan Vorhaus, "The Havasupai Indians and the Challenge of Informed Consent for Genomic Research," *The Privacy Report*,可在 http://www.genomicslawr-eport. com/index.php/2010/04/21/the-havasupai-indians-and-the-challenge-of-informed-consent-for-genomic-research/上找到（2018 年 6 月 3 日访问）; Amy Harmon, "Indian Tribe Wins Fight to Limit Research of Its DNA," New York Times, April 21, 2010, p. A1, 可在 http://www. nytimes.com/2010/04/22/us/22dna.html 上找到（2018 年 6 月 3 日访问）; Amy Harmon, "Havasupai Case Highlights Risks in DNA Research," *New York Times*, April 22, 2010, 可在 http://www.nytimes.com/2010/04/22/us/22dnaside.html 上找到（2018 年 6 月 30 日访问）。

      116. 参见 Michelle M. Mello and Leslie E. Wolf, "The Havasupai Indian Tribe Case—Lessons for Research Involving Stored Biological Samples," *New England Journal of Medicine* 363 (July 15, 2010): 204-207; American Indian and Alaska Native Genetics Resources, National Congress of American Indians, "Havasupai Tribe and the Lawsuit Settlement Aftermath," 可在 http://genetics. ncai.org/case-study/havasupai-Tribe.cfm 上找到（2018 年 7 月 4 日访问）; Nanibaa' A. Garrison and Mildred K. Cho, "Awareness and Acceptable Practices: IRB and Researcher Reflections on the Havasupai Lawsuit," *AJOB Primary Research* 4（2013）: 55-63。

      117. Amy Harmon, "Where'd You Go with My DNA?" *New York Times*, April 25, 2010, 可在 http://www.nytimes.com/2010/04/25/weekinreview/25 harmon.html?ref=us 上找到（2018 年 6 月 30 日访问）。

第六章 有利原则

在前两章中，道德不仅要求我们自主地对待他人，避免伤害他们，还要求我们增进他人的福利。有利原则（principles of beneficence）可能比不伤害原则（principle of nonmaleficence）要求得更多，因为主体必须采取积极的措施来帮助他人，而不仅仅是避免有害的行为。所有医疗和保健专业及其机构设置都隐含着有利的假设。例如，关注患者的福祉——不仅仅是避免伤害——是医学目标、基本原理和理由的核心。同样，预防医学、公共卫生和生命医学研究也具有公共慈善（public beneficence）价值。

在本章中，我们考察了*两个有利原则*：积极有利（positive beneficence）原则和效用（utility）原则。积极有利原则要求行为主体对他人有利。效用原则要求主体平衡利益、风险和成本，以产生最佳的整体结果。我们也探讨了仁爱的美德、义务有利和非义务的有利理想。然后，我们展示了如何处理在家长式拒绝接受患者意愿和在旨在保护或改善个人健康的公共政策中发生的有利原则和尊重自主原则之间的冲突。此后，本章重点讨论通过旨在卫生政策和临床护理中实施效用原则的分析方法来平衡利益、风险和成本的建议。我们的结论是，尽管作用有限，但这些分析方法具有有益的作用，可作为决策的辅助工具。

有利和有利原则的概念

在英语常用语中，术语 beneficence 意指仁慈、善良、友谊、慷慨、慈善等行为或品质。我们在本章中使用这个术语来涵盖广义上的有利行为，包括所有以造福或促进他人福祉为目标的规范、情形和行为。仁爱（benevolence）是指倾向于为他人利益而行动的性格特征或美德。*有利原则* 是指为他人的利益而行动的一般道德义务的声明。许多道德上值得称赞的善举并非强制性的，但有些却是强制性的。

有利和仁爱在某些伦理思想中起着核心作用。例如，功利主义（utilitarianism）是建立在被称为效用原则的有利原则之上的。在苏格兰启蒙运动（Scottish Enlightenment）期间，包括弗兰西斯·哈奇森（Francis Hutcheson）和大卫·休谟在内的主要人物，都把仁爱作为他们共同的道德理论的核心。其中一些理论将造福他人与道德目标本身紧密联系在一起。我们一致认为，赋予利益、防止和消除危害、衡量一种行为的可能好处与其代价和可能危害的义务是道德生活的核心。然而，有利原则并不足以作为许多功利主义者所坚持的*所有其他*道德原则和规则的基础。（参见第九章对功利主义理论的进一步讨论。）

因此，本章所述的效用原则与经典的功利主义效用原则（classic utilitarian principle of utility）并不完全相同。功利主义者（utilitarians）把效用看作是伦理学中一个基本的、绝对的原则，而我们把它看作是许多同样重要的初始（prima facie）原则之一。我们所捍卫的效用原则，在很多情况下，被其他道德原则合法地凌驾于之上，同样地，在不同情况下，它也可以凌驾于其他初始原则之上。

义务性有利和理想性有利

一些人否认道德强加了积极的有利义务。他们认为，有利纯粹是一种道德理想或慈善行为，因此，即便人们不采取利他的行动，也不违反义务有利[1]。这些观点直接表明，尽可能地阐明有利在哪些方面是可选的，在哪些方面是必需的，是很有必要的。

关于这一问题的一个具有启发性和经典的例子出现在《新约》寓言故事《善良的撒玛利亚人》（Good Samaritan）中，它列举了解释有利的几个问题。在这个寓言中，强盗们殴打并抛弃了一个从耶路撒冷到耶利哥的"半死"人。两个旅行者经过受伤的人，没有提供帮助，一个撒玛利亚人看到他，感到同情，包扎好他的伤口，并把他带到一个旅店照顾他。这位好心的撒玛利亚人怀着怜悯之心，对受伤的人表现出了关心的态度，并照顾了他。撒玛利亚人的动机和行为都是善良的。对这则寓言的一般解释表明，积极的善行（positive beneficence）在这里是一种理想，而不是一种义务，因为撒玛利亚人的行为似乎超过了一般的道德。但即使撒玛利亚人的例子确实代表了一种理想的行为，有利的义务也仍然存在。

事实上，每个人都同意，公共道德不包含这样的有利原则，即需要做出重大的牺牲和极端的利他主义（altruism）——例如，冒着生命危险提供医疗服务，或者为了移植而捐献两个肾脏。只有理想的有利包含了这种极端的慷慨。同样地，道德也不要求我们在所有场合都要造福他人，即使我们有能力这样做。例如，道德并不要求我们做出所有可能有益于他人的慷慨或慈善行为。有利的行为是理想的行为，而非义务的行为；有利义务和有利的道德理想之间的界限常常是不明确的。（参见第二章我们对这个主题的处理。）

积极有利原则支持一系列初始原则的义务，包括：

（1）保护和捍卫他人的权利；

（2）防止他人受到伤害；

（3）排除会对他人造成伤害的情况；

（4）帮助残疾人；

（5）救助遇险人员。

不伤害原则与有利原则的区别

有利原则在几个方面不同于不伤害原则。在第五章中，我们讨论了不伤害原则：①是对行为的消极禁止；②必须公正地遵守；③为法律禁止某些行为形式提供道德理由。相比之下，有利原则：①提出了积极的行动要求；②不需要总是公正地遵守；③当主体未能遵守这些规则时，通常没有予以法律惩罚的理由。

公正地遵守的第二个条件是，在道德上，不伤害原则要求我们禁止对任何人造成伤害。在任何时候我们都有义务对所有人采取不伤害的行为（尽管不伤害原则有时在与其他原则发生冲突时会被合理地推翻）。相比之下，有利义务往往允许我们帮助或使与我们有特殊关系的人受益，而不要求我们帮助或使与我们没有这种关系的人受益。对于家人、朋友和其他我们选择的人，道德通常允许我们以偏袒的态度有利。尽管如此，我们有义务不偏不倚地遵守一些有利规则，如要求在冒着最低风险的情况下努力援救陌生人的规则。

普遍有利和特殊有利

对特殊有利和普遍有利（general beneficence）的区分，可以消除区分义务性有利和非义务性道德理想所引起的一些混淆。特殊的有利通常建立在道德关系、契约或特殊的承诺之上，并针对特定的当事人，如儿童、朋友、合约商或患者。例如，卫生保健中的许多具体有利义务——通常称为责任——取决于卫生专业人员通过进入某一职业和承担专业角色而承担的义务。相比之下，普遍有利针对所有人，超越了有特殊关系的人群。

几乎每个人都同意，所有人都有义务为他们的孩子、朋友和其他特殊关系中的各方的利益行事。卫生从业人员照顾患者和受试者的角色责任提供了许多例子。然而，*普遍*有利义务的概念更具争议性。罗斯认为，普遍有利的义务"恰恰建立在这样一个事实之上：世界上还有其他人，我们可以使他们的境况变得更好"[2]。从这个角度来看，普遍有利使我们有义务使我们不认识的人或我们不赞同他们的观点的人受益。这种概念认为我们对无数我们不认识的人负有同样公正的有利义务，就像我们对我们的家庭负有同样的义务，这种想法过于苛刻和不切实际。它同样也是危险的，因为这个标准可能会把注意力从我们的义务转移到那些与我们有特殊道德关系的人，以及那些我们的责任是明确而不是不确定的人身上。我们对有利义务的推行越广泛，我们越不可能去履行主要责任。出于这个原因，我们相信公共道德确实对义务性有利规则的要求设定了重要限制。

有些学者试图通过区分消除伤害、防止伤害和促进利益来设定这些限制。在制定"帮助的义务"原则时，彼得·辛格（Peter Singer）在其职业生涯中一直对如何以最有效的方式减少全球危害和苦难的罪恶感兴趣。他把防止恶与促进善区分开来，并主张"如果我们有能力阻止坏事发生，而不因此牺牲任何具有同等道德重要性的东西，从道德上说，我们就应该去做"[3]。他的主要论点是，食物、住所和医疗保健的严重短缺威胁到人类的生命和福利，但这些是可以预防的。如果任何一个特定的人有能力采取行动来防止这些罪恶而不损失同等重要的物品，例如，通过捐赠给援助机构，那么如果这个人不为缓解这些短缺做出贡献，就是不道德的。辛格的主要观点是，面对可预防的疾病和贫困，我们在道义上有义务捐赠时间或资源来根除它们，直到我们达到这样的水平，即如果捐赠更多，我们会给自己造成与捐赠减轻痛苦一样多的痛苦。这一要求很高的有利原则要求所有有能力这样做的人都应该拯救世界上有需要的人。

　　辛格的同等重要性标准为牺牲设定了一个限度：我们应该捐赠时间和资源，直到我们达到这样的水平，即通过捐赠更多，我们将牺牲具有同等道德重要性的东西。这种程度上的牺牲意味着我们可能会给自己造成和我们通过礼物所能减轻的一样多的痛苦。虽然辛格没有回答什么才是道德上比较重要的问题，但他的论点暗示，道德有时要求我们做出巨大的个人牺牲来拯救世界各地的穷人。从公共道德标准来看，这种观点过于苛刻，尽管它提出了一个令人却步的道德理想。为了使生病、受教育程度低或挨饿的人受益而严重打乱合理的生活计划的要求超出了基本义务的限度。简而言之，辛格的原则表达了一种值得称赞的有利的道德理想（moral ideal of beneficence），但值得怀疑的是，该原则是否可以被合理地称为有利的一般义务。

　　辛格反对这种评价。他将普通的道德看作是支持严格的伤害预防原则。他认为，几乎普遍缺乏对贫困救济做出贡献的承诺，是未能从所有有道德的人都接受的有利道德原则中得出正确的含义。我们将在下一节中对这一论点做出建设性的回应，在这一节中，我们将讨论救助义务的限制。我们认为，辛格式的有利原则提出了过高的要求，这种说法在这些救援案例中得到了最好的检验。我们对有利的五个条件进行分析，认为这比辛格的原则更令人满意。

　　辛格对那些说他的原则设定了一个过于苛刻的标准进行了反驳。尽管他仍然坚持他严格的有利原则，但他承认，*公开倡导*（publicly advocate）一个不那么苛刻的原则可能会最大程度地产生成效。他建议从收入中抽出一个百分比，比如 10%，这比小额捐赠要大得多，但还达不到圣人的高度[4]。这篇修改后的论文更恰当地对有利的义务的范围进行了限制——减少所需的成本和对主体的生活计划的影响的限制，使其满足某人的义务实现的可能性。

　　辛格还提出了更复杂的捐赠数量的公式，并试图找出促使人们捐赠的社会条件[5]。他在回应批评[6]时承认，我们应该公开倡导的捐赠水平的限度是一个人在缓解贫困和其他问题所需的"公平份额"。公平份额可能比他早些时候提出的方案更多，也可能更少，但辛格似乎将公平份额概念视为一个现实的目标。他对帮助他人的动机的关注，阐明了有利的本质和局限性的一个方面。当然，义务和动机是可区分的，而且正如辛格所承认的，在许多情况下，激励人们履行他们的义务（正如辛格所设想的那样）去拯救需要帮助的人将被证明是困难的。

特殊有利义务的援救义务

在某些情况下，我们不考虑有利受益人自由选择的权利。考虑一个常见的例子，一个路人看到某人溺水，但他与溺水的人没有特殊的道德关系。有利义务还不足以强烈到要求一个游泳技术很差的路人冒着生命危险游 100 码①去营救在深水中溺水的人。然而，那些能够在某种程度上帮助受害者，而又不会给自己带来重大风险的路人，在道德上有义务这样做。如果路人什么也不做——例如，没有通知附近的救生员或没有呼救——这种行为在道德上应被指责为未能履行义务。在主体没有重大风险或成本的情况下，提供帮助的义务限制了主体的自由选择。

除了密切的道德关系，如合同或家庭或友情，我们认为，一个人 X 对另一个人 Y 有援救的初始义务，当且仅当满足下列条件（假设 X 了解相关事实）[7]：

（1）Y 有生命、健康或其他基本利益遭受重大损失或损害的风险。

（2）为了防止这种损失或损害，X 的行动是必要的（单独或与他人协同）。

（3）X 的行动（单独或与他人一起）可能会防止这种损失或损害。[8]

（4）X 的行动不会给其带来严重的风险、代价或负担。

（5）Y 所获的收益超出了 X 可能产生的任何伤害、代价或负担。

虽然很难明确说明第四种情况中的"严重的风险、代价或负担"，但可以设置合理的阈值，而这一条件就像其他四种条件一样，基于有利原则足以让行为变成*义务性的*（与非义务有利行为相比）。

我们现在可以用三个测试案例来研究这五个义务性有利条件的优点。第一个是关于涉及救援的特殊义务性有利的临界个案，第二个是明确的特定义务性救济案例。第三个是一种假设情况，它使我们注意到有利义务，即有可能只帮助处于流行病风险中的某一群体的一些成员。在回应了这些案例之后，我们考虑在研究的背景下是否存在营救责任的可能性。

在第一个案例中，我们在第五章介绍过，罗伯特·麦克福尔被诊断患有再生障碍性贫血，这种病通常是致命的，但他的医生认为，从基因相容的捐赠者那里进行骨髓移植可以增加他的生存率。麦克福尔的堂兄大卫·森普是唯一愿意接受第一次测试的亲属，那次测试确定了组织相容性。森普随后出

---

① 1 码=0.9144 米。

人意料地拒绝进行第二次基因相容性测试。当麦克福尔上诉要求他的堂兄接受第二次检测，并在证实符合条件的情况下捐献骨髓时，法官裁定，法律不允许他强迫森普从事此类积极的有利行为。然而，法官也表示，他认为森普的拒绝"在*道德*上得不到辩护"。

　　法官的道德评估是存疑的，因为尚不清楚森普是否逃避了一项义务。在本案例中，对于特定有利（specific beneficence）的义务，满足了先前列出的条件（1）和条件（2），但不满足条件（3）。麦克福尔存活一年的概率（当时）只会从 25% 增加到 40%～60%。这些偶发事件使得很难确定是否可以有效地规定一项有利原则，以便在这种情况下要求采取特定的行动。虽然大多数医学界评论都认为，在这种情况下，对供者的风险是最小的，但森普担心的是第四种情况。他被告知，骨髓移植需要在骨盆骨上穿刺 100～150 次。这些穿刺可以在麻醉下无痛进行，当时的主要风险是有万分之一的概率他会死于麻醉。然而，森普认为风险是更大的（他问道："如果我成为一个跛子怎么办？"），而且这些风险超过了麦克福尔能够获益的可能性和量值。从各方面考虑，这个案例似乎是一个义务性特殊有利的临界案例。

　　在第一章讨论的*塔拉索夫*（Tarasoff）案例中，一名治疗师得知他的患者有意杀害一名已确认身份的妇女后，通知了警方，但由于保密（confidentiality）的限制，没有警告预定的受害者。假设我们修改了*塔拉索夫*案例中的实际情况，以创建以下假设的情况：一位精神病学家告知他的所有患者，如果患者严重威胁到其他人，那他可能不对信息保密。患者同意在这种情况下接受治疗，并随后显示出明确无误的意图，要杀害一名已确认身份的女性。精神科医生现在可能要么保持冷漠，继续保密，要么采取措施通过通知她或警察来保护她，或者两者兼而有之。在这种情况下，道德——特别是有利——对精神科医生的要求是什么？

　　只有非常狭隘的道德义务观会断言精神科医生没有义务通过联系该女性或警察或两者都做来保护该女性。精神科医生的风险并不大，他的生活计划几乎不会受到任何不便或干扰。如果道德不要求这么多的有利行为，就很难看出道德如何规定任何积极的义务。即使存在其他竞争性义务，如保守秘密，在我们所构建的假设案例中，有利的要求将超越保密义务。例如，如果 HIV 感染者拒绝透露其病情，或拒绝更安全的性行为，医疗专业人员有将其情况通知给其配偶或性伴侣的义务。

　　这些涉及个体的救援案例与前一节讨论的案例在道德上有什么不同？

我们之前指出，救助落水者涉及一种特殊的义务，而这种义务并不存在于全

224　球贫困之中，因为救助者"在那一刻处于帮助受害者的恰当位置"。然而，我们中的许多人都有条件通过捐赠适量的钱来帮助贫困的人。我们可以在对自己风险很小的情况下这样做，同时有机会给他人带来有限的好处。一种回应是，在溺水的情况下，我们有义务帮助某个特定的人，而在贫困的情况下，我们有义务帮助所有的人，只有其中小部分人我们可能希望通过礼物来帮助。

人们倾向于认为，只有当我们能够帮助特定的、可识别的个体而非是只能帮助更大群体中的一些成员时，我们才有义务采取行动。然而，这一论点的含义令人难以置信，尤其是在群体规模较小的时候。考虑这样一种情况：疫情在一个相当小的社区中暴发，要求立即隔离，如果被感染者在家中，则数百名未被感染的人不能返回他们的家中。他们也不允许离开城市，所有的酒店房间都住满了。政府提议，你可以通过在你的房子里为他们提供便携式的床（由城市提供）来防止大约 20 个未受感染的人死亡。如果超过 20 人住在一间房子里，环境就会变得不卫生，但如果社区的每间房子都能容纳 20人，那么就有足够的房子容纳每一个被困人员。似乎难以置信的是，即使没有人对任何被困人员负有特定义务，在控制疫情所需的数周时间里，没有人在道德上有义务向这些人开放自己的房屋。可以提出这样一种假设，即这种义务的产生仅仅是因为他们都是社区的成员，但这种假设是不合情理的，因为这会武断地排除被困的游客。

伦理理论和实践思考能否对有利义务的范围建立精确的限制是值得怀疑的。要做到这一点，需要设定一条修正线，即它们将为我们的义务划定一条比普通道德所承认的更清晰的界限。虽然有利的界限并不明确，但我们在这一节中认为，在某些情况下，我们仍然可以适当地确定或规定有利的义务。

我们现在将把这些关于拯救责任的结论与政策和研究项目中的一个困难的伦理问题联系起来。

扩大获取和继续获取研究

要检验我们对有利义务和救援义务的分析，最好是置其在扩大获取（expanded access）和继续获取（continued access）药品和医疗设备等调查（实验）产品的计划和政策中。

扩大了对研究产品的获取。在缺乏治疗严重疾病的有效方法的情况下，

225　许多患者及其家属对获得有前景的药物或设备非常感兴趣，即使这些药物或

设备正在进行临床试验，尚未获得批准。在过去的几十年里，社会对临床研究的看法发生了显著的变化。从 20 世纪 80 年代开始，特别是由于艾滋病活动人士的努力，增加参加临床试验的机会成为一个主要目标 9，但并不是每个有特定疾病的人都符合资格参加针对其疾病治疗的临床试验的标准。在美国，食品药品监督管理局（FDA）采取了几项措施，以加快生产新药的过程，治疗缺乏有效替代疗法的严重疾病。这些计划使用了诸如"快速通道""突破疗法""加速批准""优先审查"等名称。10

最主要的道德问题是，是否在一些时候为重症患者等危及生命的人提供临床试验的产品在道德上是可接受或者是一项义务，原本这些患者不能参加临床试验，也无法等到一个有前景的产品获得批准。这样做的政策通常被称为扩大获取或同情使用（compassionate use）项目。这两个术语并非同义，但它们都确定了同一类型的项目，即授权获得尚未获得监管部门批准但已通过基本安全测试（Ⅰ期）且仍在批准过程中的研究产品的项目。11

作为对其扩大获取计划过于烦琐和缓慢的抱怨的积极回应，FDA 简化了申请和准入程序。投诉和相关担忧导致联邦《尝试权法案》（Right to Try Act）在 2018 年获得通过（与一些州法律类似）。12 这项立法提供了临床试验或 FDA 明确的扩大获取计划之外的选择，预计将增加能够获得研究治疗的绝症患者的数量。然而，批评人士指责这项立法通常会制造虚假的希望，并可能推迟或破坏临床研究的进程，而临床研究是确定实验性治疗的安全性和有效性所必需的。一些批评人士还指责，这项立法是颠覆政府对制药行业监管的广泛努力的一部分。13

临床研究的主要目标是科学地认识并带来良好的临床干预。研究的目的通常是确保潜在的治疗是安全和有效的，而不是立即提供治疗。因此，对新产品的研究不承担医疗保健的临床义务，临床研究者和研究发起者在道义上没有义务提供临床试验之外的研究产品。然而，有时也会出现以下情况：基于现有数据的扩大治疗方案是相当安全的，可能会使一些患者受益；目前没有替代疗法；该产品的治疗性使用不会威胁到项目按时完成或临床试验的结果。在这些情况下，在道德上允许采用扩大获取的方案，在某些情况下，研究治疗对这些方案的患者有效。使用叠氮胸苷（AZT）治疗艾滋病是一个经典案例，如果有足够的药物供应，同情使用是合理的。（参见第八章对这个案例的讨论。）

"同情使用"这种基于美德的语言的部分原因是，尽管提供一些用于治

226

疗的研究产品显然是出于同情和正当理由，但通常不是强制性的。在某些情况下，因为对患者来说风险太高，或因为获取可能严重危及临床试验对象，甚至有义务不提供。大多数临床试验产品无法通过临床试验获得监管部门的批准，而且许多产品最终会产生有害的副作用。如果继续进行"同情使用"计划是正当的，那么正当的理由可能会诉诸第二章所分析的道德理想，而不是一种道德义务。只有在情况符合我们在前一节讨论的救援责任分析中的所有五个条件时，才有义务实施扩大获取计划。

在研究产品的正常过程中，不太可能在任何既定新病例中满足所有五个条件。在大多数潜在的同情使用计划中，条件（3）（可能会防止这种损失或损害）、条件（4）（不会给其带来严重的风险、代价或负担）或条件（5）（可能产生的任何伤害、代价或负担）都不会得到满足。对于创新疗法的预测和希望往往无法实现。一个恰当的例子是用大剂量化疗以及随后的骨髓移植对乳腺癌进行试验性治疗。在早期试验中积极应用可感知的前期获益导致许多患者要求试验扩大准入标准。大约 4 万名妇女获得了扩大获取这种研究方法的途径——尽管疗效证据薄弱——只有 1000 名妇女参加了独立的临床试验。完整的临床试验表明，这种研究策略与标准疗法相比没有任何益处，反而增加了死亡风险。简而言之，这项扩大获取计划增加了数千名患者的风险，但没有带来额外的好处。[14]

第三种情况可能涉及非常复杂的决策。然而，我们很容易想象一个特殊的情况，例如公共卫生紧急情况，在这种情况下，所有这些条件都得到满足，并产生了一种伦理义务去通过扩大获取来救援，而不仅仅是一种道德理想。罕见的抗病毒药物更昔洛韦（ganciclovir）的案例代表了一种有趣的同情使用的临床情况，因为它满足了独立于临床试验之外的拯救责任的所有五种条件，但它是否就此制造了制药公司有提供该产品的义务也是值得怀疑的。虽然更昔洛韦已被证明在实验室中对一种以前无法治疗的病毒感染起作用，但临床试验仍需数年时间。在一些紧急情况下批准初次使用这种药物。证明该*药物有效的证据*（evidence of a different nature）与临床试验中收集的信息性质不同。例如，视网膜照片显示治疗后眼睛感染的变化。[15]尽管更昔洛韦在这个同情使用项目中的提供从一开始就存在争议，但回顾起来，该项目显然是合理的，即使它在启动时不能被称为道德义务。开发这种药物的 Syntex 制药公司创建了一个为期五年的扩大获取计划。该公司陷入了继续该项目的困境，该项目原本计划只是短期的，因为美国 FDA 不会在没有科学试验的情况下批准使用更昔洛韦。

总之，扩大患者对研究产品的使用有时是允许的有利，有时是强制性的有利（当满足我们列出的条件时）。相比之下，*继续获取*实验性产品，这是一种相关但明显不同的做法，更有可能是一种特定有利的义务，正如我们现在将要看到的那样。

继续获取研究产品。继续获取的道德问题是，在临床试验结束后，如何确定在何种情况下，继续向在试验期间对该产品有良好反应的研究受试者提供研究产品。继续获取可能以几种方式发生。之前就参与研究的受试者可能继续作为试验延长期的受试者使用同一产品，或者他们可能只是由研究赞助商提供产品。当受试者在试验过程中对一种试验产品有积极的效果反应，而如果他们不再获得有效的干预，他们的福利利益将会受到折损，两种道德上的考虑将这种情况与扩大获取的情况区分开来。首先，我们在第五章中对不伤害原则的分析表明，赞助商和研究人员如果不让研究受试者进一步获得那种帮助他们解决严重健康问题或避免死亡的产品，就会对研究受试者造成伤害。其次，互惠义务（本章下一节讨论的一种道德观念）表明，在临床试验服务结束时，研究受试者有权获得一种明显成功的治疗，因为他们承担了一些风险去产生有关该产品的知识来帮助患者，这也是推动科学发展的知识，并使参与研究的赞助者和研究者受益。

这两个道德考量将继续获取与扩大获取区分开来。它们证明了一个结论，即有可能——我们认为经常有——为以前的研究受试者继续提供研究产品的道德义务。这些义务独立于我们对救助义务的五个条件分析所创造的义务。尽管在许多继续获取的情况下满足了这五个条件中的大多数，但条件（3）（可能会防止这种损失或损害）往往不满足。我们的观点是，即使条件（3）没有得到满足，仍然有足够的道德依据来建立一种义务，提供一个继续获取的项目，因为需要互惠（reciprocity）和不伤害。如果有充分的证据表明研究受试者目前正在受益，即使没有决定性的证据表明他或她将长期受益，这些道德依据也适用。

与普通的扩大获取情况不同，从患有严重疾病或面临重大死亡风险且对研究产品反应良好的研究受试者撤回有效的研究产品是不道德的。发起者和研究者应在试验开始前努力确保对所有被证明有效的试验产品的受试者有一个继续获取的计划。他们也有义务在研究方案中说明继续获取的条件，并告知所有潜在受试者如果他们对研究产品做出良好反应将会发生什么，这是同意过程的一部分。应披露继续获取方案的性质和持续时间，以及资金来源。如果协议和同意表格缺少这些信息，审查委员会应要求调查人员证明遗漏的理由。[16]

然而，这些结论需要附加条款。在某些情况下，正在研究的一种产品可能处于开发的早期阶段，关于其疗效和安全性的信息不足以评估其风险和潜在益处。在其他情况下，可能不清楚受试者是否真的对干预有积极反应。在这些条件下，对一些早期研究来说，继续获取项目可能不是强制性的。在一些困难的情况下，如果一种临床试验药物被证明对大多数患者来说是严重不安全的——也就是说，它具有不合理的高风险水平——那么即使有些患者的反应良好，也完全可以合理地停止使用。然而，由于受试者的风险和安全指标存在显著差异，对一组患者不安全可能对另一组患者并不存在过度风险。因此，一般的高水平风险可能不是一个充分的理由来停止提供给那些已经反应良好的特定受试者。

基于互惠的有利义务论证

普遍和特殊的有利义务可以用几种方式来证明。除了我们对基于特殊道德关系和角色的特定有利义务和特殊情况下的救助义务的观察之外，另一个论证是基于互惠的。这种方法非常适合生命医学伦理学的某些领域，正如我们在前面关于扩大获取途径的讨论中所看到的那样。大卫·休谟认为，在社会中造福他人的义务起源于社会互动："我们所有增进社会利益的义务似乎都暗示着某种互惠。我接受了来自社会的利益，因此应该促进社会的利益。"[17] 互惠是一种适当的、通常是相称的回报的行为或实践，例如，以相称的利益回报收益，造成的伤害与受到的刑事处罚相称，以及感谢与友谊相称。休谟的互惠论正确地主张，我们有义务帮助他人或使他人受益，至少部分原因是我们已经从他们那里接受了或将要接受或等待从他们那里得到有益的帮助。

互惠在社会生活中无处不在。坚持认为我们在很大程度上能够摆脱对父母、医学和公共卫生的研究人员以及教师的债务是不可能的。认为我们的生活独立于让我们受惠的人的说法，与认为我们总是可以自主行动而不影响他人的想法一样，都是不切实际的。[18] 医学道德准则有时不恰当地将医生视为独立的、自给自足的慈善家，他们的有利类似于慷慨的捐赠行为。希波克拉底誓言指出，医生对患者的义务代表着善意服务，而对他们的老师的义务则代表着成为医生过程中所欠下的债务。今天，许多医生和卫生保健专业人员在医院等地接受正规教育和培训，欠了社会一大笔债。许多人还感谢他们过去和现在的患者从研究和实践中获得的知识。由于这种负债，如果以慈善、利他主义和个人承诺为模型，医疗行业对患者的善意护理的角色就会被误解。这种关怀植根于接受和给予的道德互惠。[19]

美国国家医学院所称的"学习型医疗保健系统"，是一个引人注目的互惠性实例，在医学领域有着广阔的前景。该院的一份报告将这种类型的系统定义为："在这种系统中，知识生成如此深入到医学实践的核心，以至于它是医疗保健提供过程的自然产物，并导致护理的持续改进。"[20] 建立一个真正的学习型卫生系统，使专业人员有义务对患者进行护理，而患者有具体的互惠义务，以促进卫生系统中的学习，从而改善对所有患者的护理。在这个制度结构中——似乎注定在不久的将来日益成为世界各地的卫生机构设计的一个组成部分——患者在信息收益的接收端，其中他们的医疗质量取决于从其他患者和其他卫生保健系统接收到的快速和定期流动的信息。互惠的义务要求所有患者通过参与其他人过去为帮助他们而承担的相同类型的学习活动和负担来提供信息。在这种情况下，研究和实践融合在一个不断更新的学习环境中，旨在使机构中的每一个人受益。

一种以互惠为基础的有利方法也成为一种可能的方式，以克服用于移植的捐赠器官长期短缺的问题。对陌生人的义诊或理想的有利进行呼吁，远远达不到拯救器官衰竭晚期患者生命和提高其生活质量所需的器官数量，这些患者中有许多人在等待移植时死亡。一个基于互惠的系统将给予有需要的患者优先权，这些患者可能在几年前就同意在他们死后捐赠他们的器官。一些提案也将包括已宣布的捐献者的直系亲属。2012年，以色列成为第一个实施互惠制度的国家。

这类项目提出了两个模型：①纯互惠模型将潜在器官接受者限制在已公布的捐赠者中；②优先获取或优先状态模型为已公布的供方在分配点系统中提供额外访问点。这两种模式都遇到了公平对待因年龄或医疗条件不合格而没有资格宣布其捐赠者身份的需求者的困难问题，但以色列采用的第二种非排他性优先地位模式可以更容易地处理这些问题。然而，其他基于正义的道德关切关注的是，一项政策如何可能使那些对器官捐赠一无所知的人处于不利地位，以及应在多大程度上重视已宣布的捐赠状态的标准，以及多大程度上重视医疗需求的标准。[21]

家长主义：有利原则与尊重自主原则间的冲突

有利是医疗中的首要义务这一表述由来已久。在希波克拉底的著作《流行病学》（*Epidemics*）中就曾提到："对于疾病，要养成做两件事的习惯——帮助，或至少不伤害。"[22] 传统上，医生几乎只能依靠自己对患者关于治疗、信息和诊断的需求所做出的判断。然而，现代医学中越来越多地面临着患者对接受信息和独立判断权利的诉求。随着对自主权主张的增多，家长主义的道德问题也愈加凸显。

对患者自主权（autonomy）的尊重是否应该优先于针对这些患者的利益，即家长式的有利，仍然是临床伦理中的一个核心问题。我们现在将通过考虑关键的概念问题来着手解决这一问题。

家长主义的本质

231

在近期的生命伦理学中，家长主义在解决临床医学、公共卫生、卫生政策和政府政策中的问题时有支持者也有反对者。这些文献中的很多作者并不清楚什么是真正的家长主义。我们认为，其原因在于*家长主义*的概念是复杂而具有内在争议性的。《牛津英语词典》（*OED*）将"*家长主义*"一词追溯到 19 世纪 80 年代，将它的基本含义定义为"家长式管理的原则和实践；像由父亲管理的政府；主张或尝试以父亲对待子女一样的方式，满足一个国家或社群的生活之需，或管理一个国家或社群的生活"。这一定义依赖于与父亲的类比，并预设了父亲角色的两个特征：父亲的行为是有益的（按照他对孩子福利利益的观念），以及他做出了与子女利益有关的全部或至少部分决定，而不是让他们来做出决定。在医疗保健关系中，类似的说法是专业人员受过优秀的培训、拥有卓越的知识和洞察力，因此在确定患者最佳利益方面处于权威地位。

医疗中家长主义的例子包括：在患者拒绝输血时提供输血，非自愿地送进医疗机构接受治疗，采取干预措施阻止自杀，对要求不复苏的患者进行复苏，对患者要求的医疗信息不予提供，拒绝向希望尝试创新疗法的人提供创新疗法，以及一些政府促进健康的努力。

家长主义行为有时是欺骗、撒谎、操纵信息、隐瞒信息或胁迫等形式，但也可能只是拒绝执行他人的意愿。根据文献中的一些定义，家长主义行为只限制自主选择；因此，以有利的理由限制非自主的行为不是家长主义。尽管本书的一位作者更倾向于这种*自主*受限的概念 [23]，但我们接受并完善了《牛津英语词典》中提出的更广义的定义：家长主义包括故意不认可或干预他人的偏好、欲望，或旨在防止或减少对该人的伤害或使其受益的行动。即使一个人的意愿、故意行为等不是源于充分自主的选择，压制这些意愿或故意行为也仍然属于这一定义下的家长主义行为。[24] 例如，如果一个人不顾自己处于虚弱的、危及生命的病况且伴有高烧的疾病而企图离开医院，那么，阻止他离开将是家长主义的行为，虽然他离开医院的企图并非源于充分自主的选择。

因此，我们将"家长主义"定义为"一个人故意压制另一个人的偏好或行为，而压制者以有益于或避免伤害被压制者的目的，来证明其行为的正当性"。这个定义在规范性方面是中立的，因此它没有预设家长主义正当与否。尽管这个定义将有利行为类比于家长式的有利行为，但这个定义没有预设有利行为是不是正当的、义务的或错误的。

医疗中家长主义的问题

纵观医学伦理学的历史，不伤害原则和有利原则都为针对患者的家长主义行为提供了基础。例如，传统上，医生相信如下观点：透露某些形式的信息会给他们所照顾的患者造成伤害，而医学伦理要求他们不得造成这样的伤害。这是一个典型的例子：一名男性带着他近 60 岁的父亲去看医生，因为他怀疑他父亲在解释和应对日常事件方面的问题可能预示着患有阿尔茨海默病。这名男子还"强烈地请求"医生不要告诉他的父亲，如果测试表明父亲确实患有阿尔茨海默病的话。后来的检验结果表明他父亲可能确实患有这一疾病，这是一种进行性的大脑紊乱，会逐渐破坏记忆、思维和执行简单任务的能力。由于尊重自主的要求（假设父亲仍然拥有实质性的自主权，至少在某些时候有能力）和有利的要求之间的冲突，医生现在面临着一个两难境地。医生首先考虑到了现在被广泛认可的告知患者癌症诊断结果的义务。这一义务通常以诊断的准确性、相对清晰的病程和有行为能力的患者为前提，

232

而这些在本例中都不十分明确。医生还指出，他们也意识到，告诉患者患有阿尔茨海默病会对患者的应对机制产生负面影响，从而给患者造成伤害，尤其是造成进一步的病情恶化、抑郁、躁动和偏执。[25]（另请参阅第八章中关于真实性的讨论）。

有些患者——例如那些抑郁或对有害药物可能成瘾的患者——不太可能做出充分合理的决定。其他一些有行为能力且慎重的患者可能做出反对医生所推荐的治疗措施的糟糕选择。在这两类患者中，无论哪类患者，当他们选择有害的治疗措施时，有些医疗专业人员尊重患者的自主，除尝试说服之外不再进行干涉，而另一些医疗专业人员则采取有利的行为，试图保护患者免遭他们自己的选择可能带来的有害结果。如何细化这些原则，哪种情况适用哪个原则，当干预是正当的时候怎样干预这些患者的决定和事宜，这些问题都是有关医疗家长主义争论中的核心问题。

弱家长主义和强家长主义

233

弱家长主义和强家长主义之间存在着一个关键的区别。[26] 在弱家长主义模式中，行为主体根据有利原则或不伤害原则进行干预，只是为了防止实质性非自愿的行为。实质性非自愿或非自主行为包括没有充分知情的同意或拒绝，阻碍理性思考的严重抑郁，以及妨碍自由选择和行动的成瘾行为等情况。相反，强家长主义涉及旨在防止或减轻对一个人的伤害或好处的干预，即使这个人的风险选择和行动是知情的、自愿的和自主的。强家长主义通过限制一个人所能获得的信息或凌驾于他知情和自愿的选择之上，篡夺了他的自主权。例如，拒绝释放一名可能会死在医院外但在充分意识到可能后果的情况下仍然要求出院的、有能力的患者，是一种强家长主义的行为。如果阻止一个能够做出合理判断的患者收到会导致其陷入抑郁状态的诊断信息，那么这也是一种强家长主义的行为。要使干预措施符合强家长主义的条件，预期受益人的选择不需要完全知情或自愿，但必须是实质上自主的。

弱家长主义行为有时在道德上是复杂的，因为很难确定一个人的行为是否实质上是非自主的，也很难确定适当的保护手段。我们应该保护人们不受他们无法控制的情况所造成的伤害，这一点没有争议。因此，弱家长主义并不涉及尊重自主和有利原则之间的深刻冲突。弱家长主义只会试图防止患者行为的有害后果，而患者选择这些行为并不是出于真正的充分自主。

这一结论与我们先前对家长主义的定义并不矛盾，因为家长主义是指一个人故意凌驾于另一个人已知的偏好或行为之上。关键的问题是，一些表达偏好的行为并不是真正自主的。例如，一些正在服药或从手术中恢复的患者不希望某个医生触摸或检查他们，他们可能在陈述的时候出现了暂时的幻觉。一天之后，他们可能不知道为什么会这样说。一个人的偏好可以由许多状态和欲望驱动。

家长主义政策。 关于家长主义的争论已经出现在卫生政策和临床伦理中。通常卫生政策——例如，要求医生开处方让某人购买某种类型的医疗器械——目标是为人们避免伤害或提供利益，但并没有征求大多数受影响方是否同意该政策。政策制定者明白，有一部分人会反对这项政策，理由是这项政策剥夺了他们的自主权（或是不给他们选择权），也有人会支持这项政策。实际上，该政策旨在使人口中的所有成员受益，而无须咨询所有个体的自主偏好，也无须了解某些个体会拒绝该政策对其生活施加的控制。

234

所谓的新家长主义者或自由家长主义者，主要是合著者凯斯·桑斯坦（Cass Sunstein）和理查德·泰勒（Richard Thaler），他们主张政府和私人机构的政策应旨在通过塑造、引导或推动个人的选择来保护或造福个人，而不是通过拒绝或强迫。[27] 在临床护理中，类似的论据也支持医生对一些患者的操纵，使他们选择适当的护理目标。[28] 一些弱家长主义者建议采取那些追求目标受益人已经（至少是隐含地）持有的，但由于能力或自控力有限而无法实现的价值观的政策和行动。[29] 个人自己*声明的*偏好、选择和行动，与他所接受的*其他*标准相比，被认为是不合理的。

相反，在强家长主义中，意向受益人不接受用家长式的价值观来确定自己的最佳利益。强家长主义要求赞助者最佳利益的观念占上风，它可以禁止、规定或规范操纵个人行为的行为，以确保赞助者的预期结果。相比之下，弱家长主义反映了受益人对其最佳利益的概念，即使受益人由于不充分的自主性、承诺性或自制力而没有充分理解或认识到这些利益或没有完全追求这些利益。

这种弱家长主义的观念面临困境。我们对一个知情和有能力的人选择做什么的认识，通常是我们了解他/她价值观的*最好证据*。例如，如果一个笃信宗教的人没有遵守他所信仰宗教的饮食限制，尽管抽象地说，他坚定地致力于宗教的各个方面，但他对饮食条例的背离可能是我们所掌握的关于他对饮食限制这一特定问题真正价值观的最好证据。因为在缺乏反证的具体情况下，有能力的、知情的选择是一个人价值观的最佳证据，这似乎是正确的，因此，正当的家长主义必须有足够的证据证明这种设想在特定情况下是错误的。

一些著名的弱家长主义支持者得出结论，它与自主选择是兼容的，而不是相反的。凯斯·桑斯坦和理查德泰勒坚持认为，尽管"自由家长主义"的观点似乎是一个矛盾的说法，但"私人和公共机构在尊重选择自由的同时影响行为是可能的，也是可取的"[30]。"自由家长主义"确实有违直觉，但也是可以理解的。假设现有证据表明，由于"乐观偏见"（以及其他因素），吸烟者在心理上低估了吸烟的风险。这并不意味着政府会通过旨在纠正他们偏见的节目来侵犯他们的自主权，例如，通过电视广告生动地展示吸烟常常带来的痛苦。[31]

自由家长主义建立在认知科学的证据之上，这些证据表明，人们的理性或自控能力有限，削弱了他们自主选择和行动的能力。一个关键的假设是，所有自主的人都会重视健康，而不是吸烟造成的不良状态，从这个意义上说，一个人最深刻的自主承诺是成为一个非吸烟者。本书认为，基于自主性的理由，我们安排他们选择情境的方式可能会纠正他们的认知偏见和有限理性。然而，如果这一立场实际上认为我们应该利用我们对认知偏见的了解，不仅纠正理性的失误，而且还操纵实质上自主的人去做对他们有利的事情，那这就是*强家长主义*。简言之，根据操纵的性质和受影响选择的性质，可以对是强家长主义或是弱家长主义做出区分。

有充分的理由对自由家长主义持谨慎态度。[32]该理论假定的优势实际上可能是伦理上的劣势。这种家长主义在很大程度上依赖于这样一个论点：如果个人没有遇到理性和自制力的内在限制，他们就会认识到或实现自己的许多价值观。医疗保健专业人员、私人机构或政府所采用的手段，在不妨碍人们自由选择的情况下来塑造和引导人们。这些表面上看起来很有吸引力的家长主义政策和做法可能很少受到反对，并在没有公众评估所必需的透明度和公开性的情况下就予以实施。家长主义的政府政策或医疗保健做法，如果缺乏透明度、公众知名度和强有力的公众监督，很容易被滥用。

社会规范和污名化。弱家长主义政策有时会将吸烟等行为污名化。虽然在某些情况下，污名可以改变不良行为，但它往往有社会心理代价。支持者坚持他们的目标是行为，而不是人。然而，在实践中，污名化行为可能会转入污名化从事这种行为的人。例如，像对香烟征收禁止性"恶行税"这样的反吸烟措施，往往具有强迫改变不健康行为的家长主义目的。然而，他们有时会从对行为（吸烟）的污名化转入对人（吸烟者）的污名化，导致对人口

亚群体的敌意和反感。[33] 在一些国家，由于吸烟在社会经济地位较低的群体中更为普遍，因此，污名化会影响到社会弱势成员，并可能涉及歧视——从有利和公正的角度来看，这是一个道德问题。[34]

弱家长主义的干预可能会促进最终为强家长主义的干预铺路的社会价值观。反对吸烟运动的历史又一次具有启发意义。它从公开信息，到严厉警告，到采取弱家长主义措施来减少控制上瘾的不健康行为，再到强家长主义措施，如大幅提高香烟税。[35] 在这个例子中，家长主义的干预仍然是有利的，但他们越来越与尊重自主原则相背离，甚至可能违反这一原则。

家长主义和反家长主义的论证

关于家长主义的辩论，文献中出现过三种主要观点：①反家长主义；②一种主要诉诸尊重通过某种形式的同意表达出自主权的家长主义；③一种主要诉诸有利原则的家长主义。这三种立场都同意一些弱家长主义的行为是正当的，例如阻止一名受致幻药物影响的男子自杀。反家长主义者并不反对这样的干预措施，因为其实质性自主行为并没有受到威胁。

反家长主义。 反家长主义者反对强家长主义的干预有几个原因。一个令人振奋的关注点集中在将家长主义的权威赋予政府或医生等群体的潜在负面后果上。反家长主义者认为合法的权力是属于个人的。这一立场的论据基于第四章所讨论的尊重自主原则：强家长主义干预显示对自主的行为主体的不尊重，没有把他们作为道德地位平等的人来对待，而是把他们作为道德地位低于独立决定自身利益者的人来对待。如果别人把他们对善的观念强加于我们，他们就否认了对我们的尊重，即使他们可能比我们更了解我们的需要。[36]

反家长主义者还认为，家长主义的标准过于宽泛，在作为政策基础时，过多地通过授权和制度化干预。如果这一指控是正确的，家长主义行为就允许了一种不可接受的决定自由。举个例子，一位 65 岁的男子，他为自己的一个儿子捐献了一个肾脏，现在当另一个儿子需要移植时，他自愿捐献自己的第二个肾脏，尽管他声称自己可以靠透析存活，但大多数人认为这种行为并不符合他的最佳利益。我们是要赞扬他，无视他，还是拒绝他的要求呢？强家长主义表明，阻止他或至少拒绝执行他的请求是允许的，也可能是义务的，这一判决很容易成为一个体制或公共政策的问题。反家长主义者会认为，原则上应当允许政府制止道德英雄主义的公民，如果他们以"伤害"自己的方式行事。

236

237　　　然而，一些家长式的干预（在我们对家长主义的广义理解中）可以被反家长主义者接受。在最广泛的反家长主义的文献里有一个医学例子是非自愿住院。被收治的人既没有被他人伤害过，实际上也没有伤害过自己，但是，他们被认为处于伤害和被伤害的危险之中。在这种情况中，双重家长主义是常见的——这是为承诺和强制治疗的家长主义辩护。反家长主义者可以将这种干预视为有利意图的正当理由，强调有利与尊重自主并不冲突，因为预期受益者缺乏实质性的自主。

　　通过同意论证家长主义的正当性。有些人呼吁*同意*，以证明家长式干预的合理性——无论是理性的同意、后续的同意、假想的同意，还是其他类型的同意。正如杰拉尔德·德沃金所说的，"同意的基本概念很重要，在我看来，这是试图划定一个合理的家长主义领域唯一可以接受的方式"。他坚持认为，家长主义是一种"社会保险政策"，完全理性的人为了保护自己，会赞同这种政策。[37]例如，这些人知道，有时他们可能被诱惑做一些难以做到的、有潜在危险的和无法挽回的决定。有时他们又可能经历不可抗拒的心理或社会压力而做出具有不合理风险的行为。在另一些情况下，人们可能对自己行为的危险性没有充分的了解，例如关于吸烟后果的医学事实，尽管他们可能认为自己已经对此有充分的理解。那些以同意为理由的人得出结论，作为完全理性的人，如果我们的自主性出现缺陷，或者我们无法做出我们本应做出的审慎决定，我们将同意授予他人控制我们行为的有限权限。[38]

　　这种用理性同意来论证家长主义干预之正当性的理论是具有吸引力的，尤其是它试图协调了有利原则和尊重自主原则。然而，这种理论并没有将个人的实际同意纳入其中，因此不是基于真正的同意。最好使基于自主的论证与家长主义和假设理性的人的论证保持一定距离。有利原则本身就可以论证真正的家长主义行为的正当性，正如它论证家长压制子女偏好的行为的正当性一样。[39]儿童受到控制并不是因为我们相信他们随后会同意或理性地批准我们的干预措施。我们控制他们是因为我们相信他们的生活会更好，或者至少不那么危险。

　　通过预期的好处论证家长主义的正当性。因此，我们建议家长主义行为最可靠的论证是将利益和自主权置于天平两端，并权衡二者：随着一个人自
238 主权的增加而利益的减少，家长主义行为的论证变得越来越缺乏说服力；相反，随着一个人利益的增加而自主权的减少，家长主义行为的论证变得越来越可靠。因此，防止微小伤害或提供微薄利益而严重蔑视自主权，这不是家

长主义的可靠论证；但是，防止严重伤害或提供巨大利益而轻微地不尊重自主的行为，则是家长主义极其可靠的根据。正如我们现在要说的，在某些情况下，基于这些理由，即使是强家长主义行为也是存在正当性的。[40]

正当的强家长主义。 一个说明性的（也是实际的）案例提供了一个很好的出发点来反思正当的强家长主义作风的条件：医生在对患者进行检查后获得脊髓造影（脊柱区域的图形）的结果，尽管这一检查得出的结果不是决定性的，而且需要复查，但它也提示了一个严重的病理学结果。当患者询问检查结果时，医生根据有利原则决定隐瞒可能的负面信息，医生知道一旦透露病情，患者会紧张和焦虑。根据她治疗其他患者的经验和她对这位患者 10 年的了解，医生坚信此信息不会影响患者同意接受再一次脊髓造影的决定。她隐瞒信息的唯一动机是让患者免于处理负面但未完全确认的信息带来的、过早的和或许没有必要的情绪困扰。但是，医生打算完全如实地告诉患者第二次检查的结果，并且在患者需要做出手术决定之前，充分地告知这些信息。在我们看来，尽管有利原则（暂时性地）优先于尊重自主原则，但这位医生临时性地隐瞒信息的行为在道德上是正当的。[41] 这种轻微的强家长主义行为在医疗实践中很常见，在我们看来，有时是必要的。

巩固到目前为止的讨论，只有在满足以下条件时，涉及卫生专业人员干预的强家长主义作风才是合理的（详见第一章中我们所讨论的限制平衡条件）：

（1）患者处于严重的、可预防的伤害或无法获得利益的风险中。

（2）家长主义行为可能会防止这些伤害或确保这一利益。

（3）为防止对患者造成伤害或为患者争取利益而进行的干预可能会超过此干预对患者造成的风险。

（4）在道德上没有更好的选择可以取代将要发生的对自主权的限制。

（5）采用了能够防止损害或确保利益的对自主权限制性最小的备选方案。

可以加上第六个条件，即要求家长式的行为不得损害 _实质性的_ 自主权益，就像如果有人推翻耶和华见证会患者拒绝输血的决定（因其深刻的宗教信仰），就会面临这种情况。通过提供输血而进行强制性的干预，将实质性地侵犯患者的自主权，因此按照这个附加条件，该行为不是正当的。然而，一些罕见的正当的强家长主义例子跨越了这个最低限度侵犯自主的界限。总的来说，随着损害患者福利的风险的增加，或发生不可逆转伤害的可能性的增加，家长主义干预是正当的可能性也相应增加。

239

下面这个案例似乎有力地支持强家长主义干预，尽管事实上，这种干预涉及的不仅仅是对尊重自主的最低限度侵犯：精神科医生正在治疗一个神智正常但举止怪异的患者。他认真地按照自己独特的宗教观点行事。他向精神科医生提出了一个关于他的病情的问题，这个问题有明确的答案，但如果得到回答，会导致患者做出严重的自残行为，比如挖出右眼来满足他所认为的宗教要求。在这种情况下，医生对患者隐瞒病情的行为是家长主义的，但也是正当的，即使患者是理性的或是知情的。在这个案例中违反尊重自主原则的程度超出了最低限度（宗教信仰是患者生活计划的核心）。所以，要求不得损害实质性的自主权益的第六个条件，并不是所有正当强家长主义行为的必要条件。

自杀干预的问题

在这本书出版时，美国的第十大死因是自杀。2016 年，近 45 000 人自杀，比 1999 年增长了约 30%。美国约一半州的可用数据表明，50%以上的自杀者不知道自己存在心理健康问题。[42] 这些惊人的数字表明，以有利为基础的自杀预防计划的改进并没有这些计划的规划者预期得那样有效。

我们将侧重于自杀干预，即旨在防止自杀的干预。传统上，政府、宗教机构和卫生保健专业人员都主张有权对自杀企图进行干预。那些干预者并非总是以家长主义为其行为辩护，但家长主义一直是一种常见的辩护方式。

然而，关于自杀的几个概念问题也使*自杀*行为的归类变得非常困难。[43] 这些困难的一个典型例子是巴尼·克拉克（Barney Clark），他是第一个接受人工心脏的人。他得到了一把钥匙，如果他决定要死的话，他可以使用这把钥匙关掉人工心脏。正如威廉·考尔夫（Willem Kolff）医生所指出的，也许从反家长主义的角度来看，如果患者"遭受痛苦，感觉一切都不再有价值，他有一把钥匙可以使用……如果他不想继续活着，如果[他的]生命不再有乐趣，那么这个生命被延长了的人应该有权利结束生命，我想这是完全合理的"[44]。

克拉克用钥匙关掉人工心脏属于自杀行为吗？如果他当初拒绝接受人工心脏，很少有人会把他的行为贴上自杀的标签。他的总体情况极其糟糕，人造心脏是实验性的，自杀意图不容易被觉察到。另一方面，如果当克拉克装上人造心脏后，他故意用手枪射杀自己，那么他的行为就会被归为自杀。

240

我们主要关注的是对自杀企图的家长式干预。首要的道德问题是，如果自杀是一个受保护的道德权利，那么，政府、医疗专业人员以及其他人就没有干预自主的自杀企图的合理理由。没有人怀疑我们应该对实质上非自主的人自杀进行干预，也很少有人希望回到自杀被视为犯罪行为的时代。然而，如果存在自杀的自主权，那么我们就不能合法地试图阻止一个自主但轻率的个体自杀。

下面是一个明显的有自杀企图的相关案例，主人公是一名 32 岁名叫约翰（K. John）的律师。两名神经科医生分别确诊，约翰已有 3 个月明显症状的面肌痉挛，是亨廷顿病的早期信号。亨廷顿病是一种神经紊乱，它逐渐恶化并导致不可逆转的痴呆，患者在大约 10 年的时间里会毫无例外地死亡。他的母亲因患同样的疾病经历了极为恐怖的死亡过程，约翰经常说他宁愿死也不愿意遭受他母亲经历过的那种痛苦。几年来，他焦虑、酗酒，并因间歇性抑郁症寻求过精神科医生的帮助。在确诊之后，他将他的情况告诉了他的精神科医生，并且要求医生帮助他自杀。在精神科医生拒绝提供帮助后，约翰企图通过吞下他的抗抑郁药来结束生命，并给他的妻子和子女留下了遗言。[45]

在这个案例中发生或可能发生几种干预。第一，精神科医生拒绝帮助约翰自杀，并且强迫他许下近期内不再企图自杀的非自愿承诺。精神科医生可能认为随着时间推移，他可以提供合适的精神治疗。第二，约翰的妻子发现他不省人事，迅速将他送到急诊室。第三，尽管他有遗言，急诊室的工作人员还是决定抢救他。问题是，在这些可能的或实际的干预中（如果有的话），哪一种是能得到辩护的？

关于我们的义务，一个被广泛接受的解释依赖于约翰·斯图尔特·密尔（John Stuart Mill，1806—1873）提出的*临时*干预策略。基于此，临时干预是合理的，以确定一个人的行动是否自主，但一旦明确了这个人的行为是充分自主的，进一步的干预就是不合理的。格兰维尔·威廉姆斯（Glanville Williams）在一经典陈述中使用了这一策略：

> 如果一个人突然遇到另一个人企图自杀，那么，自然而人性的事就是努力制止他，目的是确定他绝望的原因并努力解决这些问题；或者，目的是尝试进行道德讨论，如果自杀行为缺乏对他人的考虑；或者，目的是再一次说服他接受精神治疗，如果需要的话……但是，没有任何事

情比临时制止更能获得辩护。我极不相信自杀企图应当成为招致精神病诊断或强制住院的原因。精神科医生太惯于假定自杀企图是精神病患者的行为。[46]

这种强烈的反家长主义立场可能会受到两方面的挑战。第一，如果不能以比格兰维尔·威廉姆斯更有力的方式进行干预，就可以象征性地向可能自杀的人传达了如下信号：互相关心的缺失、共同责任感的泯灭。第二，许多自杀者有精神病、临床抑郁症，或是被危机打垮，因而不能自主地行动。许多心理健康专家认为，自杀几乎总是源于不适应的心态或需要治疗和社会支持的疾病。在典型的情况下，自杀者在计划如何结束生命的同时，对如何进行拯救抱有幻想，包括从促使自杀的消极环境中拯救，以及从自杀本身中拯救。如果自杀是由临床抑郁症引起的，而患者已经寻求了治疗或帮助，那么没有进行干预就表示不尊重这个人最深层次的自主愿望，包括他或她对未来的希望。

尽管如此，在任何此类关于公共福利的叙述中都需要谨慎，这种福利可能通过不合理的强家长式干得以表达。尽管自杀在大多数国家已非刑事化，但自杀企图，不论动机如何，几乎普遍为公职人员的干预提供了法律依据，至少是为临时非自愿住院提供了理由。[47]举证责任落在那些声称患者的判断不够自主的人身上。

下例可能会给我们带来启发，她叫伊达·罗琳（Ida Rollin），74 岁，患有卵巢癌。她的医生如实地告诉她，她只有几个月的生命，而且她的死亡将是痛苦和令人不安的。罗琳向女儿表示，她想结束自己的生命，并请求帮助。女儿弄到了一些药丸，并传达了医生关于怎样服用这些药物的指示。当女儿对这些计划犹豫不决时，她的丈夫提醒她，他俩"没在掌握方向，是她[伊达·罗琳]在掌握方向"，他俩只是"导航员"而已。[48]

242　　这个关于正当授权的隐喻，提醒了那些认为自杀干预需要有一个适合情境的道德论证理由的人。在医疗领域（和其他领域）将出现为自杀让路、允许自杀甚至协助自杀是正当的情况，正如适当的时候需要干预的情况一样（见第五章"决定不予治疗的区分及其规则"部分）。

拒绝非有益程序的请求

患者和代理决策者有时会请求医生进行某些医疗程序，而这些医疗程序是医生确信没有益处，甚至可能有害的。有时拒绝这样的请求是家长式的。

被动家长主义。 被动家长主义出现在如下情况中：专业人员根据有利原则，拒绝执行患者主动选择的医疗干预。[49] 下面这个例子阐明了被动家长主义：伊丽莎白·斯坦利（Elizabeth Stanley），一位性生活频繁的 26 岁实习生，请求输卵管结扎术。她坚称已经考虑了几个月了，她不喜欢现有的避孕方法，也不想要小孩，并且明白输卵管结扎是不可逆转的。当妇科医生提醒她有朝一日可能会想结婚生子时，她回答说，她要么找一个不想要孩子的丈夫，要么领养孩子。她认为她不会改变主意，并希望输卵管结扎术使她无法重新考虑。她已经计划两周后休假，并想在那个时候实施手术。[50]

如果医生以患者的利益为由拒绝施行输卵管结扎术，这个决定是家长式的。然而，如果医生纯粹是出于良心而拒绝（我不会把这种手术当作个人道德信念的问题来做），那么拒绝可能不会基于任何类型的家长式动机。

被动家长主义通常比主动家长主义更容易被证明是正确的，因为当患者不符合公认的医疗实践标准、与他们的医生关于医疗利益或伤害的判断相冲突，或违背医生的良心时，医生通常没有道德义务去执行患者的意愿。每种类型的被动家长主义在某些情况下都可能是正当的，但在其他情况下则不然。

无效医疗。 被动家长主义出现在决定不提供患者要求、医生认为是无效的医疗程序时（我们在第五章中讨论了医疗无效的话题）。以 85 岁的海尔格·王烈（Helga Wanglie）为例，她一直处于植物状态，通过呼吸机维持生命。医院试图停止使用呼吸机，理由是呼吸机对她没有好处，因为它不能治愈她的肺部，减轻她的痛苦，也不能让她体验到生活的美好。代理决策者——她的丈夫、儿子和女儿希望继续维持生命，理由是：王烈夫人死亡不是最好的选择；可能会出现奇迹；医生不应当扮演上帝；撤除生命维持技术的行为是"人类文明中道德沦丧"的象征。[51]（因为要求继续治疗的是家属，而不是患者，所以只有假设家属坚持王烈夫人的意愿，才可以将其视为一种被动家长主义的作风。）

如果对这些患者的生命维持技术真的是徒劳的，那么拒绝患者或代理决策者的治疗请求是有道理的。在这些情况下，"临床上非有益的干预"可能比"无效"一词更可取。[52] 典型的无效主张不是说干预会损害患者，违反了不伤害的原则，而是说干预不会产生患者或代理决策者寻求的利益。对无效的正确理解取消了专业人员提供医疗程序的义务。然而，不清楚的是，无效的语言是否阐明了被动家长主义中相关伦理问题的范围，部分原因是它的模糊用法，我们在第五章中讨论了这一点（我们在第五章中认为，尽管存在着各种问题，"无效"仍然优于最近提出的更含糊的词"不适当"）。[53]

利益、成本和风险的权衡

到目前为止，我们主要讨论了有利原则在临床医学、卫生保健和公共政策中的作用。现在，将分析和评估与成本、风险相关的利益作为工具，我们考虑如何将有利原则，特别是我们所说的效用原则应用于卫生政策。由于形式的分析在决策中发挥关键作用，因此对这些方法进行伦理评估，其重要性也大大增加了。这些工具在道德上通常无可指摘，甚至在某些情况下可能是必要的，但它们的使用确实带来了一些问题。

医生通常会权衡患者可能的利益和伤害，以此来判断最合适的医疗方法。该标准也被用于判断涉及人体受试者的研究的伦理可接受性上。这些判断考虑了可能的整体利益——包括对社会和受试者个体——是否大于对受试者的风险。研究者设计一项关于人体受试者的研究方案，在提交给伦理审查委员会以供批准时，应该列出受试者所面临的风险，以及对受试者和社会可能带来的好处，然后解释为什么可能的好处大于风险。当伦理审查委员会排列风险和利益，确定它们各自的权重，并做出决策时，他们通常使用非形式方法，如基于可靠数据的专家判断和基于先例的类比推理。在这里，我们重点介绍有关成本、风险和利益形式的、定量的分析方法，并对其使用做伦理评估，以此作为应用有利原则的手段。

244

成本、风险和利益的本质

我们从一些关于成本、风险和利益的基本概念性问题开始。*成本*包括带来利益所需的资源，以及追求和实现利益的负面影响。我们集中讨论以货币形式表达的成本——这也是成本-利益分析和成本-效益分析中对成本的主要解释。相比之下，*风险*一词指的是未来可能出现的损害，其中损害被定义为利益的反面，尤其是在生命、健康或福利方面。诸如*最小风险*、*合理风险*和*高风险*之类的表述，通常指的是伤害发生的机会（其概率），但如果发生伤害的话，有时也指伤害的严重程度（其量值）。[54]

对风险的表述是*描述性*的,因为它们表示了有害事件发生的概率。然而,这样的表述又是*评价性*的,因为它们强调了这些事件的发生或预防。对风险的表述假定事先对某些情况进行了负面评价。作为风险概念的核心,风险环境涉及已被评估为有害事件之发生的可能性,也涉及可以用概率来表示的该事件实际发生的不确定性。风险有几种类型,包括物理风险、心理风险、金融风险和法律风险。

*利益*一词有时指的是避免成本和降低风险,但在生命医学中更常见的是指一些有积极价值的东西,如生命或健康状况的改善。与*风险*不同,*利益*本身不是一个概率的术语。而*可能的利益*则与风险形成恰当的对比,利益与伤害是可以比较的,而与伤害的风险则不可比较。因此,根据预期利益的概率和量值与预期伤害的概率和量值之间的比率,我们可以最好地理解风险-利益的关系。

风险评估与价值冲突

风险*评估*包括对负面结果(尤其是伤害)的概率进行分析和评价。风险*识别*是指找出某个危害。风险*测定*是指确定该危险变成伤害的概率和量值。风险*评价*是指确定已识别和测定的风险的可接受性,通常与其他目标相关。与可能的利益关联的风险的评价常常被称为*风险-利益分析*(RBA),它可以用预期的利益与风险的比率来表示,从而得出关于所评估之风险的可接受性的判断。风险识别、测定和评价都是风险评估的各个阶段。风险评估之后的下一个阶段是风险*管理*——对风险分析和评估做出的一套个人、机构或政策回应,包括降低或控制风险的决定。[55]例如,医院的风险管理包括制定政策以减少医疗事故诉讼的风险,以及减少事故、伤害和医疗差错的风险。

风险评估作为基础,为技术评估、环境影响报告以及保护健康和安全的公共政策提供信息。下面这个关于伤害的量值和概率的表(表 6-1)对理解风险评估非常有用。

表 6-1　伤害的量值和概率表

		伤害的量值	
		大	小
伤害的概率	高	1	2
	低	3	4

正如类别 4 所提示的，存在一个如下问题：根据伤害的概率，或伤害的量值，或根据二者，有些风险极不显著，那么，这些风险是否值得关注。所谓的*微量*风险（de minimis）是可以接受的，因为它们可以被解释为几乎为零。例如，根据 FDA 的观点，低于百万分之一的患癌风险是*微量的*。然而，在*微量*方法中，使用这个量化阈值或分界点是有问题的。例如，对美国人口而言，百万分之一的年度患癌风险所导致的死亡人数，与一个只有 3 万人的城镇百分之一的患癌风险导致的死亡数字相同（即 300）。而且，在关注百万分之一的癌症或死亡的年度风险时，*微量*方法可能会忽视这种情况，即在一个人一生中，有几个百万分之一的风险，累积起来，就会增加个人的总体风险水平。[56]

风险评估也非常关注与所追求的利益关联的风险的可接受性。可能除了*微量*风险的例外情况，大多数风险是否可以接受，只要通过行为可能带来的利益与导致的风险进行比较，就可以确定，例如，放射、激素疗法或外科手术在管理前列腺癌方面的利益，或者工作场所中的核能或有毒化合物带来的利益。[57] 但有时，人们也会在不同的风险-利益分析上出现激烈争执。例如，考虑一下两个资深的医学会对新生儿男性包皮环切术做出的判断：加拿大儿科学会得出结论，在大多数情况下，包皮环切术的好处并不超过其风险，而美国儿科学会（以及美国疾病控制中心）则认为好处超过风险，于是导致了两者给予新生儿父母不同的建议。[58]

246   **药品和医疗器械监管中的风险-利益分析。**在风险评估和风险-利益分析中，因政府对药品和医疗器械的监管，而产生的一些概念性、规范性和经验性问题显而易见。

美国 FDA 要求药物的人体试验要经过三个阶段才能获得监管部门的批准。每个阶段都涉及风险-利益分析，以确定是否进入下一阶段，以及批准一种药物是否发挥更广泛的用途。如上所述，因为所需时间太长，患者、医生和其他卫生保健专业人员经常批评药品审批过程。一些批评人士认为，可以接受的风险-利益比的证据标准太高，因此严重阻碍患者获得有希望的新药，而这往往发生在患者因严重甚至致命疾病而迫切需要时（请参阅本章前面关于"扩大获取和继续获取研究"部分的讨论）。其他批评人士指责这一过程不够严格，因为有时药品通过审批后才出现问题。[59] 与之相关的一个在道德上受到的严厉批评说，那些已批准的药品在更广泛的使用中被证明无效或不安全，但有时没有及时从市场上撤下（如果有的话）。FDA 的政策是，只要药物的风险超过了它们的好处，就会将其从市场上撤下来。例如，一种药物也许会因为不可纠正的安全问题而下架，但在批准的时候该问题确实无法知晓。然而，在风险大于利益变得合理明了之后，退出市场可能要等很多年后才会发生。

这里有一个涉及医疗器械的经典案例，展示了 FDA 在其监管决策中风险-利益分析和评估所遇到的困难和争议。30 多年来，数以千计的女性使用硅胶填充的乳房植入物来隆胸，或者重塑乳房形状，又或者因癌症或其他手术切除乳房后重建乳房（也有使用盐水填充植入物的。这两种类型都有硅胶外壳，但硅胶填充的植入物引起了更大的关注）。当 1976 年立法要求制造商提供有关某些医疗器械的安全性和有效性的数据时，这些植入物就已经上市了。除非出现问题，否则植入物制造商不需要提供这些数据。随后出现的健康和安全担忧主要集中在硅胶填充植入物的寿命、破裂率以及与各种疾病的联系上。

支持完全禁止的人认为，不应当允许妇女冒着未知的但可能非常严重的风险，因为她的同意可能是不知情的。FDA 局长大卫·凯斯勒（David Kessler）和其他人则支持 1992 年实施的一项限制性政策。凯斯勒认为，对于"癌症患者和其他需要乳房重建的患者"，在严格控制的情况下，可能存在有利的风险-利益比。[60] 在明确区分手术后重建和隆胸的候选人时，他认为，有利的风险-利益比只存在于重建的候选人身上。

因为接受隆胸手术的人仍然有乳房组织，所以一般认为她们因这些植入物而处于"更高风险"。有观点认为，在植入物存在的情况下，乳房 X 射线检查可能无法发现乳腺癌，并且乳房 X 射线检查的使用可能会给有乳房组织的健康年轻女性带来辐射暴露的风险——当她们的硅胶填充植入物出现了静默破裂而没有症状时。凯斯勒写道："在我们看来，风险-利益比此时不支持在健康女性身上无限制地使用硅胶填充的乳房植入物。"

凯斯勒否认这一决策涉及"任何价值判断"，但批评者们则正确地指出，事实上，这是基于存有争议的价值观进行的判断，而且有不恰当的家长主义作风。有证据表明，FDA 高估了未知风险，在很大程度上是因为该机构忽视了这种情况：除了乳房再造外，隆胸也能对女性的自我认知产生积极影响。此外，FDA 对乳房植入坚持最高的安全标准，不允许妇女根据她们自己关于利益的主观定义，自己决定是否接受风险。[61]

如果有证据表明，相对利益而言，风险很高，而且患者冒着不必要的风险，那么也许会得出一个不同的结论，但是，当时（和从那以后）可获得的证据却指向了相反的方向。因此，FDA 的政策是不正当的，具有家长主义作风，并且与欧洲国家达成的限制性较低的公共决策相比，更是如此。[62] 一个更具说服力的非家长式政策应当允许继续使用硅胶填充的乳房植入物，而不管使用者的生理状况和目的如何，同时要求向使用者充分披露相关风险信息。正如 FDA 在一些案例所做的那样，提高披露标准比限制选择更合适。

2006 年，根据制造商提供的新数据，以及 FDA 咨询委员会的评估，FDA 批准了两家公司的硅胶填充乳房植入物上市，这些植入物不仅面向乳房再造的所有年龄段的女性，而且 22 岁及以上的女性也可使用进行隆胸。[63] 尽管这些乳房植入物"经常出现局部并发症和不良后果"，但 FDA 认定，它们的利益和风险"已经被充分了解，足以让女性做出明智的决定"[64]，这一结论使 FDA 摆脱了困扰已久的家长主义作风政策的指责。自那以后，FDA 一直在持续监测有关植入物的数据，并传达新的安全信息。此外，FDA 还呼吁制造商和医生提供及时更新和充分权衡的信息，来帮助女性做出决策。

还有另外一种担忧：在批准和监管药品或设备时，风险-利益分析有时过于狭隘，或者作用不大。例如，当本书付梓之时，美国正面临着毁灭性的阿片样物质泛滥问题，这种情况比其他大多数国家都要严重得多。在美国，至少有 200 万人患有阿片样物质使用障碍（OUD）——包括药物依赖和药物滥用——而这涉及处方类药品。还有超过 60 万的人有与海洛因相关的使用障碍。每天大约有 90 人死于阿片样物质过量。对于这一流行，部分原因在于，为了更有效地治疗患者的疼痛，不得不做出重要、迫切但不恰当的慈善努力。鉴于这一流行对个人和社会造成的广泛伤害和代价，美国国家科学院的一个共识委员会呼吁，让 FDA 在批准和监测止痛处方阿片样物质时，使用更广泛的风险-利益分析。[65] 这一分析至少在两个方面比往常更广泛：其一，它涉及全面和系统的公共卫生评价；其二，关注处方和使用模式的更为全面的批准后监测和监督。

FDA 通常根据制造商产生和提供的有关药品的数据，专门针对该产品（即药品）进行审批。然后，FDA 将这些数据显示的可能益处，与在分析时已知或未知的风险进行权衡。然而，这种做法可能无法充分平衡阿片样物质的个人和社会利益以及风险——因为在实践中，阿片样物质作为处方药被使用，对家庭和整个社会产生了各种各样的影响。评价个体患者的可能益处（包括缓解疼痛和改善功能）和风险（包括呼吸抑制、死亡和阿片样物质使用障碍）虽然重要，但还不够。还有必要评价给患者家庭和社区中的其他人带来的好处和风险，例如对犯罪和失业的影响，以及药物对合法和非法阿片样物质市场的潜在影响、向处方阿片类药物的转移和向非法阿片样物质的过渡，以及与注射相关的伤害，比如接触艾滋病病毒和丙型肝炎病毒等。此外，共识委员会的报告还呼吁，重视不同亚群间和不同区域间独特的利益-风险概况——这也是公平的应有之义。[66] 简而言之，阿片样物质批准的监管决定，需要彻底并且系统地吸收公共卫生多方面的考量因素。

这项任务牵涉甚广，包含诸多因素和变量，而且需要的数据很难以较高质量获取，因此一份正式、全面和系统的风险-利益分析将很难，甚至可能无法实现。更有可能的是，FDA 与其他相关的公共和私人机构将需要以正式和非正式的方式，平衡那些需要止痛的患者和面临广泛风险的其他人两者之间的利益和风险，以制定适当的政策。这种平衡应在透明、公开和慎重的背景下进行，而所有受影响的利益相关方都应提供意见。

我们得出两个普遍结论：第一，社会通过政府及其部门，保护公民不受有害的和未经证明其安全性和有效性的医疗药品和设备的伤害，这种有利行为是符合道德的，并且常常是义不容辞的。因此，FDA 和相关机构扮演着正当的监管角色。但我们认为，FDA 不应该严格限制或禁止使用硅胶填充的乳房植入物，而这一结论不应被解读为：我们反对 FDA 作为不可或缺的社会角色。正如阿片样物质泛滥所表明的那样，在药品和器械审批与监测中使用风险-利益分析，可能需要比通常所认为的更为广泛——尽管由于一系列潜在的相关因素，它可能无可避免地不那么正式，也不像预期的那样系统。第二，风险-利益分析并非没有价值，在基于此分析的种种决策中就明显体现了其价值，包括在隆胸案例和阿片样物质评价中做出的决策。

风险认知。不同的人类社群对风险有着不同的认知，这些社群中任何一个个人对风险的认知也可能不同于专家的评估。这种不同不仅反映了不同的目的和"风险预算"，而且反映了关于具体风险的不同的定性评估，包括所讨论的风险是不是自愿的、可控的、非常显著的、全新的或可怕的。[67]

对风险认知存在不同表明：仅仅使用概率和量值的定量陈述，就做出有关风险可接受性的结论，其中存在缺陷。在制定公众政策时，需要考虑和充分重视公众对某种伤害的知情而主观的认知，但是，重视的程度因情况不同而不同。公众有时对风险持有事实错误的看法或仅仅部分知情，而这些风险专家们可以识别。这些错误的公众看法或知情不足的情况，可以而且应该通过一个公平的公共政策过程加以纠正。[68]

预防：原则还是过程？ 有时候，一项新技术（如纳米技术）或一项新活动（如给奶牛注射牛生长激素），似乎会对健康构成威胁或造成危险，从而引起公众的担忧。也许由于不确切的因果关系，科学家们会缺乏证据，无法明确可能的负面结果的量值或其发生的概率。再者，风险无法量化，适当的利益-风险-成本分析也无法构建。"有利"充其量只能通过 *预防* 措施来实施。面对不确定的风险，哪些行动（如果有的话）是正当的？

此时，我脑海中浮现出几条常见的格言：安全胜过后悔；三思而后行；一盎司的预防胜过一磅的治疗。作为决策的粗略指南，这些格言并不令人反感。为了保护生存环境和公众健康，一些国际公约以及若干国家的法律和条例中都实施了所谓的预防原则。[69] 但正如一些评论员和政策所指出的那样，

250 谈论预防原则具有误导性，因为法律和政策中的预防概念和拟议的规范性原则有太多不同的版本，各自有其不同的优势和劣势。一项分析可以有多达 19 种不同的表述 [70]，而且关于特定预防措施的观点很少会以真正的 *原则* 形式表达出来。

最苛刻版本的预防原则中可能会导致瘫痪；它可能过于抽象，无法提供实质性的实践指导，诉诸该原则可能会导致各方只仔细检查一组狭隘的风险，而忽视其他风险和潜在利益。[71] 例如，当我们诉诸这一原则来阻止使用人类细胞和动物嵌合体的科学研究时，因为存在不良后果可感知但模糊的风险，就可能会忽视研究本可以带来的重要和潜在的健康好处。预防往往是有代价的。[72] 预防原则的一些提法和使用，造成的损害包括对公共政策的扭曲——由于投机性和理论性威胁转移了人们对实际威胁的注意力，即使这些威胁不那么显著。

然而，如果制定得当，一些预防办法、程序和措施还是有意义和合理的。[73] 根据重视的内容和面临的风险，在缺乏确凿科学证据的情况下，采取措施避免严重又不可逆转的危险（即灾难），这在道德上不仅可能是正当的，甚至是义不容辞的。[74] 这些措施的触发条件包括可能造成重大损害——由于科学的不确定性和对某些领域的无知，人们无法对风险进行充分的表征和量化——的可信证据。人们不应将制定预防规范的过程视为风险分析和科学研究的替代方案；相反，当现有的科学证据不能确定合理风险的概率或量值时，这个过程应该被视为对风险评估的一种补充方式。

对预防原则的谨慎使用，更多表现为一种方法或过程，而不是基于一个真实的原则采取的一个行动，它需要对有利原则和不伤害原则进行严格

的阐释，以此证明其正当性。"我们不需要预防原则，"克里斯蒂安·蒙特（Christian Munthe）写道，"我们需要的是一项表达适度预防的政策。"[75] 通常，与预防过程相关的措施包括透明度、公众参与，以及就可能应对威胁的专家咨询——这些威胁的特点在于对概率和量值的无知或不确定性。尽管有时透明度会加剧人们的恐惧，但总体上，符合社会基本价值观和公众反思偏好的规避或降低风险的政策，对公共利益是最有利的。而人们是否接受任何特定的预防措施，取决于对伦理、社会、文化和心理因素的仔细权衡。[76]

例如，暗示欧洲比美国更注重预防，就很容易过度简化和不当放大其中的文化差异。尽管欧洲的预防措施在法律、法规和言论上可能比美国更有吸引力，但两者都采取了种种预防措施，来应对相同和不同的已知威胁或危险。[77]

成本-效益分析和成本-利益分析

成本-效益分析（CEA）和成本-利益分析（CBA）是两个运用广泛但有时又富有争议的正式分析方法，它们在制定和评估有关健康、安全和医疗技术的公共政策中发挥作用。[78] 一些政策针对的是日益增长的昂贵医疗需求和控制成本的需要。CEA 和 CBA 对于评估这类政策显得很精确，大有裨益，因为它们使用量化指标衡量得失。[79] 然而，它们也不是毫无问题的。

这些方法的捍卫者称赞它们可以减少对选项的直觉比重，避免主观和政治决定。然而，批评者认为，这些分析方法不够全面，它们未能涵盖所有相关的价值和选项，经常与正义原则相冲突，而且本身常常就是主观和带有偏见的。批评者还指责，这些方法把决策权集中在狭隘的技术专家（例如一些健康经济学家）手中，而他们常常无法理解这些方法的合理限制在道德、社会、法律和政治方面的局限性。

CEA 和 CBA 使用不同的术语来说明结果的价值。CBA 使用货币术语衡量利益和成本，而 CEA 使用非货币术语衡量利益，如寿命、质量调整后的寿命或是疾病的病例。同样是画出一条底线，CEA 计算诸如"挽救生命的年度成本"，而 CBA 使用货币数字计算利益-成本比——这些数字表达了常用的衡量标准。尽管 CBA 常常是从不同的计量单位（例如，事故数、统计的死亡人数和治疗的人数）开始，但它试图将这些看似不可通约的测量单位转换并表示为一个共同的数字。

由于使用通用的货币衡量标准，理论上，CBA 可以将挽救生命的项目与诸如减少残疾或完成其他目标（如公共教育）的项目进行比较。相比之下，

CEA 不能对各种项目的内在价值进行评价，或者对具有不同目标的项目进行比较性的评价。相反，CEA 的最佳功能是用来比较和评价拥有相同目标的不同项目，比如挽救生命年。

因此，许多 CEA 涉及比较具有相似健康利益的备选方案，以确定哪种方案最具成本效益，一个简单、现在也很经典的例子便是愈创树脂测试的使用。这是一种检测粪便中微量血液的廉价测试，这些血液可以由以下几个问题引起，包括痔疮、良性肠息肉或结肠癌。愈创树脂测试不能确定出血的原因，但如果粪便愈创树脂测试呈阳性，而没有其他明显的出血原因，那么医生就会进行其他的检查。在 20 世纪 70 年代中期，美国癌症协会提议用 6 次连续的粪便愈创树脂测试，来筛查结直肠癌（colorectal cancer）。两位分析师周密准备，对 6 次粪便愈创树脂测试进行了 CEA 分析。他们假定：第一次测试的费用为 4 美元，以后每次测试多收 1 美元，并且每一次测试检测出的癌症病例数会少很多。然后他们发现：*检测出每例癌症*的边际成本急剧增加：一次测试为 1175 美元；两次测试为 5492 美元；三次测试为 49 150 美元；四次测试为 469 534 美元；五次测试为 470 万美元；全部 6 次测试为 4700 万美元。[80]这样的发现并没有得出一个结论，但是这一分析为社会分配资源、为保险公司和医院制定政策、为医生向患者提供建议以及患者考虑诊断方法提供了相关数据。

然而，概念混乱可能会影响 CEA 的进行和使用。在一些案例中，当比较两种方案时，其中一种所节约的成本可能足以认为它比另一种更具成本效益。但是，我们既不应将 CEA 与降低成本混淆，也不应将 CEA 与增加效益混淆，因为最好的结论往往取决于两者的共同作用。一种方案可能比另一种更具成本效益，即使它花费更多——因为它可以提高医疗效益；或者它导致医疗效益的整体下降——因为它可以极大地降低成本。任何形式的分析都不能仅仅因为某一特定医疗程序的成本效益比最低，就在道义上决定使用该程序。优先选择成本效益比最低的方案，是以不合理的狭隘眼光看待医疗诊断和治疗。

生命价值和生命质量

在最后一节中我们转到围绕 CBA 的关于怎样赋予生命一个价值的争论，以及围绕 CEA 的质量调整生命年（QALY）的价值的争论。

估价生命

我们首先考虑适当的社会福利指标，这些指标涉及赋予人类生命经济价值。在一种情况下，一个社会可能花费 x 美元挽救一条生命（例如，通过降低导致癌症和矿难死亡的风险），但在另一种情况下，社会只花费 y 美元拯救一条生命（例如，通过减少采矿事故死亡风险）。确定生命价值的目标是为了保证不同实践和政策的一致性。

分析师们已经开发出几种方法来确定人的生命价值。这些指标包括未来收益贴现（DFE）和支付意愿（WTP）。根据 DFE 的说法，我们可以通过考虑有疾病或事故风险的人如果幸存下来预计能赚到多少钱来确定生命的货币价值。虽然这种方法可以帮助衡量疾病、事故和死亡的成本，但它有可能降低人们的价值，使他们的潜在经济价值下降，并将不公平的优先权给予那些预计未来会有更高收入的人。

现在更常用 WTP，它考虑的是个人*愿意支付多少钱*来降低死亡风险，要么是通过他们*显露的偏好*（revealed preferences）——人们在生活中实际做出的决定，如关于工作或退休计划的决定，要么是通过他们*表达的偏好*（expressed preferences）——人们在回答有关其偏好的假设性问题时说的话。要想让显露的偏好有意义，个人必须了解自己生活中的风险，并自愿承担这些风险——这是自主选择的两个条件，但往往得不到满足。对于表达的偏好，个人对假设性问题的回答可能不能准确地表明他们愿意在实际项目上花费多少钱来降低自己（和其他人）的死亡风险。个人的财务状况（包括他们的家庭收入、房地产和财务偿付能力）也可能对他们表达的支付意愿产生影响。[81]

即使我们很少给一个人的生命设定明确的货币价值，CBA 的支持者经常敦促这样的策略，尤其是在"统计学的生命"背景下。[82] 对人们来说，诸如死亡如何发生等定性因素往往比纯粹的经济考虑更为重要。此外，慈善往往体现在救援被困矿工等政策中，这些政策象征着社会慈善，肯定受害者的价值，即使这些政策不会得到 WTP 所确定的以生命的经济价值为重点的 CBA 的支持。

根据我们的判断，通过 CBA 以及其他分析方法获得的数据可以与公众政策的制定和评估有关，并可以提供有价值的信息和见解，如果明确说明适当的资格和限制，但它们只提供一套适当的社会福利指标。为了评估不同的风险降低政策并比较各种政策的成本，通常没有必要给人类生命确定一个具体的经济价值。评价应当合理地关注生命和所挽救的生命年限，而不是试图把它们转换成货币单位。在医疗领域中，与 CEA 相比，CBA 的使用和重要性有所下降，CEA 促进了 QALY 最大化的目标，这是我们现在要讨论的话题。[83]

254   质量调整生命年的评价

生命质量和 QALY。在健康政策和医疗中，生命质量与生命的挽救和生命年限一样重要。许多人在考虑对某一特定疾病采取不同的治疗方法时，愿意用一些生命年限来换取余生生活质量的提高。因此，研究人员和政策制定者寻求将长寿与健康状况相结合的措施，称为健康调整寿命（HALY）。QALY 是应用最广泛的 HALY 类型。[84] 英国国家卫生和临床优化研究所（NICE）是英国卫生部的一个公共机构，在为英国的资源分配系统设计的评估中使用 QALY。NICE 将 QALY 定义为"一种着眼于生命年限和生命质量的健康结果的衡量方法。QALY 是通过对遵循特定护理路径的患者的剩余生命年进行估计，并用生活质量评分对每年进行加权来计算的"[85]。简而言之，QALY 是一种将医疗干预产生的生命质量和生命数量都考虑在内的计算方法。

QALY 的基本思想是："如果一年健康的（即高质量的）期望寿命的价值是 1，那么一年不健康的（即低质量的）期望寿命价值必定小于 1（这是人们追求健康的原因）。"[86] 根据这一评价指标，如果一年健康生命的价值是 1，那么死亡状态的价值就是 0。各种比死亡好、比完全健康差的疾病或残疾状态的价值处于 0 和 1 之间。被评估为比死亡更糟糕的健康状况会得到负值。特定健康结果的价值取决于健康状态的效用的增加以及该状态所持续的年限的增加。[87]

QALY 分析的目标是将生命长度和生命质量整合进单一的评价框架。[88] QALY 可以用于监测临床实践或临床试验中治疗患者的效果，决定向患者推荐什么，给患者提供关于不同治疗方法的效果等信息，以及协助医疗资源分配。目标是使这一基础尽可能清晰和合理地在选项之间做出选择。

在一项非常著名的阐述这些抽象观点的研究中，英国卫生经济学家艾伦·威廉姆斯（Alan Williams）使用 QALY 考察冠状动脉搭桥术的成本效益问题。根据他的分析，在治疗心脏传导阻滞方面，旁路移植术的成本效益高于起搏器。旁路移植术也高于心脏移植和晚期肾功能衰竭治疗的成本效益，但是低于髋关节置换的成本效益。他还发现，对严重心绞痛和广泛冠状动脉疾病实施旁路移植术比病情不太严重的患者的成本效益更高。对冠状动脉搭桥术和许多其他对生活质量有重大影响的治疗方法而言,存活率可能会产生误导。以他的分析为基础,艾伦·威廉姆斯建议,资源应当"根据患者的利 255 益成本比率最高的治疗方法的边际效益重新分配"[89]。

这些提议背后存在一个潜在问题:我们如何确定生命质量?分析师们常常从粗略的估算开始,例如身体的灵活性、疼痛和痛苦的解除,以及进行日常生活活动和参与社会交往的能力。生活质量测量作为一种提供良好生命要素信息的方法,理论上很有吸引力,但实际上很难实施。然而,一些工具可以而且应该得到发展和完善,以提出测量与健康相关的生命质量的有意义的和精确的方法。没有这些测量方法,我们就只能根据与成本相关的生命数量和生命质量之间的权衡的模糊的、未经检验的观点来行动。

然而,这些工具可能会误导人,因为它们有内在的伦理假设,这是我们接下来要讨论的问题。

QALY 的伦理假设。许多伦理假设被纳入了基于 QALY 的 CEA。效用主义是 CEA 的哲学之父,它的一些问题会延续到后代,尽管有所不同。[90] 基于 QALY 的 CEA 隐含这样一个思想:健康最大化是健康服务的唯一相关目标。但是,健康服务的一些与健康无关的利益或效用对生命质量也有贡献。正如我们关于硅树脂——硅胶填充的乳房植入物的讨论所表明的,诸如不对称的乳房等情况可能影响一个人对生命质量的主观估计,可能是痛苦的一个来源。问题是:基于 QALY 的 CEA 仅注意到了与所选择的结果相关的效用,而忽视了如何提供照护(例如,它是不是针对个人的照护)和如何分配照护(例如,是否可以普遍获得)等价值。[91]

也引发了有关在 CEA 中使用 QALY 是否充分平等的相关问题。基于 QALY 的 CEA 的支持者认为,每个健康的生命年对每个人都同样重要。因此,一个 QALY 就是一个 QALY,不管谁拥有它。[92] 然而,基于 QALY 的 CEA 实际上可能歧视老年人,因为(在其他条件相同的情况下)挽救一个年轻人的生命比挽救一个老年人的生命可能产生更多的 QALY。[93]

基于 QALY 的 CEA 也没有充分关注其他平等问题,包括残疾人的需要,以及最糟糕的人目前疾病的严重程度和一生健康的需要。[94] 基于 QALY 的 CEA 也不考虑生命年限在患者中如何分配,它在努力增加生命年限数量的同时,并不试图减少个体牺牲的数量。从这一立场来看,挽救一个预期有 40 个 QALY 的人与挽救两个预期有 20 个 QALY 的人,二者没有任何差别。实际上,CEA 原则上会要求优先挽救一个预期有 40 个 QALY 的人,而不是

256 优先挽救两个预期只有 19 个 QALY 的人。基于 QALY 的 CEA 的这一特征表明：与个体的生命相比，它更支持生命年限数，与个体生命的数量相比，它更支持生命年限的数量，而没有认识到社会和专业人员救援处于危险中的个体生命的有利义务。[95]

因此，在基于 QALY 的 CEA 与援救义务之间存在一种张力，尽管二者最终都是基于有利原则的。这种张力在广为讨论的俄勒冈州健康服务委员会提出一份健康服务优先顺序的清单的努力中表现得淋漓尽致。该委员会想要扩大它的医疗保险的覆盖面，以覆盖所有的贫困人口（参见我们在第七章对这一政策的研究）。一份优先列表草案将一些挽救生命的手术（如急性阑尾炎的阑尾切除术）排在更常规的手术（如盖牙）之后。大卫·哈多恩（David Hadorn）正确地指出，"用于制定初始清单的成本效益分析方法直接与强有力的'援救规则'相冲突——即人们已认识到的只要可能就要挽救处于危险中的生命的义务"[96]。如果没有进一步的伦理考虑，QALY 的生命年限优先于个体生命的方法学分配意味着，基于有利原则的援救（尤其是挽救生命）的意义不及成本效用重要，即生命年限的分配不重要，挽救更多生命不及最大化生命年限的数量重要，生命质量比生命数量更重要。这些优先事项中的每一项都需要在使用 QALY 的每一个环节中仔细审查。

正义、公平和公正以及有利等重要问题都对基于 QALY 的 CEA 的*实施*和使用提出了挑战。其中一些挑战可以通过修改基本假设来解决，例如与残疾和年龄有关的假设。然而，如果没有这样的修改，目前还不清楚基于 QALY 的 CEA 能在多大程度上纳入反映社会价值观的有关正义、公平和公正的关注，在个人支付意愿之外。承载了公正考量（equity-weighted）的 CEA 似乎很有吸引力[97]，但基于可行性和潜在扭曲的理由，将 QALY 和公正结合在一个 CEA 中是有问题的。决策者似乎更合理地接受基于 QALY 的 CEA，将其假设适当地审查和修改或修正，作为审议工作的一个主要投入来源。这种暂时接受的投入的使用会受到公正考虑的限制和约束——这是第七章进一步探讨的一个主要主题。

结　　论

在这一章中，我们区分了两种有利原则——积极有利和效用——并捍卫了区分义务性有利和理想性有利的理论和实践重要性。然后，我们辩护了一种家长主义，这种家长主义可以论证弱家长主义行为和强家长主义行为在某些情况下是正当的。然而，我们承认，一般而言，在专业实践中容忍强家长主义的*政策或规则*不值得它自己招来的被滥用的风险。在平衡考虑家长式的医学干预在道德上是否合理时，医生能够站在专家的立场上做出合理而谨慎的决定，这一事实应该是一个因素，但只是一个因素。

257

最后，我们考察了正式的分析技术——RBA、CBA 和 CEA——得出的结论是，在适当的限定条件下，它们作为有利原则，在道德上是无异议的解释效用原则的方法。但是，尊重自主原则和公正原则常常应该用来限制这些技术的使用。第七章阐述了在本章最后部分开始出现的一些正义原则。

注　释

1. Bernard Gert 提出了这类激进而令人印象深刻的理论。他认为有利属于道德理想的范畴，而不是道德义务的范畴。参见第十章对其理论的注释和批判评价。

2. W. D. Ross, *The Right and the Good* (Oxford: Clarendon, 1930), p. 21.

3. Peter Singer, "Famine, Affluence, and Morality," *Philosophy & Public Affairs* 1 (1972): 229-243. Richard Arneson 大体上同意 Singer 的观点，但他认为，虽然距离不会改变行动或不行动的对错，但在行为结果主义框架下，它可以影响行动者的应受责备性和道德上适当的罪责。参见 Arneson, "Moral Limits on the Demands of Beneficence?" in *The Ethics of Assistance: Morality and the Distant Needy*, ed. Deen K. Chatterjee (Cambridge: Cambridge University Press, 2004), pp. 33-58。

4. Peter Singer, *Practical Ethics*, 3rd ed. (Cambridge: Cambridge University Press, 2011), chap. 8.

5. Peter Singer, *The Life You Can Save: Acting Now to End World Poverty* (New York: Random House, 2009), especially chaps. 9-10.

6. 对于过高要求的理论的评估，参见 Liam B. Murphy, "The Demands of Beneficence," *Philosophy & Public Affairs* 22 (1993): 267-292; Murphy, *Moral Demands in Nonideal Theory* (New York: Oxford University Press, 2000); Richard W. Miller, "Beneficence, Duty and Distance," *Philosophy & Public Affairs* 32 (2004): 357-383; Miller, *Globalizing Justice: The Ethics of Poverty and Power* (Oxford: Oxford University Press, 2010); Brad Hooker, "The Demandingness Objection," in *The Problem of Moral Demandingness*, ed. Timothy Chappell (Basingstoke, UK: Palgrave Macmillan 2009), pp. 148-162。

7. 我们的陈述基于 Eric D'Arcy, *Human Acts: An Essay in Their Moral Evaluation* (Oxford: Clarendon, 1963), pp. 56-57。我们在他的提法中增加了第四个条件，改变了其他条件。我们的重建得益于 Joel Feinberg, *Harm to Others, vol. 1 of The Moral Limits of the Criminal Law* (New York: Oxford University Press, 1984), chap. 4。

8. 第三种情况需要更细微的分析，以避免在以最小代价拯救数百万人生命的可能性很小（但不是不重要）时所需要的一些问题。认为一个人没有这样做的义务是不合理的。这里的条件（3）可以细化为，在成功的概率、要达到的结果的价值和代理将要付出的牺牲之间必须有某种适当的比例。也许这个规则应该是"可能的利益相对于所做牺牲的高比率"。

9. 关于 AIDS 宣传员的重要性，参见 Steven Epstein, Impure Science: AIDS, *Activism, and the Politics of Knowledge* (Berkeley: University of California Press, 1996); Robert J. Levine, "The Impact of HIV Infection on Society's Perception of Clinical Trials," *Kennedy Institute of Ethics Journal* 4 (1994): 93-98。因为当时有一些关于艾滋病活动家的目标的争议，参见 Institute of Medicine (later National Academy of Medicine), *Expanding Access to Investigational Therapies for HIV Infection and AIDS* (Washington, DC: National Academies Press, 1991)。

10. US Food and Drug Administration, "Fast Track, Breakthrough Therapy, Accelerated Approval, and Priority Review" (information updated February 23, 2018)，可在 https://www.fda.gov/forpatients/approvals/fast/ucm20041766.htm 上找到（2018 年 6 月 9 日访问）。

11. 我们对这些问题的讨论旨在涵盖各种实际的和可能的扩大获取项目。它并不局限于美国食品药品监督管理局政策范围内的项目。至于后者，参见 "Learn about Expanded Access and Other Treatment Options," 2018 年 1 月 4 日更新，可在 http://www.fda.gov/ForConsumers/ByAudience/ForPatientAdvocates/Access to Investigational Drugs/ucm176098.htm 上找到（2018 年 6 月 7 日访问）。此外，FDA 有一个"平行轨道"政策，"允许更广泛地获得有前途的艾滋病/艾滋病相关疾病的新药，根据一个单独的'扩大获取'协议，'平行'控制临床试验，这是建立新药的安全性和有效性必不可少的"。参见 US Food and Drug Administration, "Treatment Use of Investigational Drugs—Information Sheet," 可在 https://www.fda.gov/RegulatoryInformation/ Guidances/ucm126495.htm 上找到（2018 年 3 月 29 日更新，2018 年 6 月 10 日访问）。

12. 参见 Laurie McGinley, "Are Right-to-Try Laws a Last Hope for Dying Patients—or a False Hope?" *Washington Post*, 2017 年 3 月 26 日，可在 https:// www.washingtonpost.com/national/health-science/are-right-to-try-laws-a-last-hope-for-dying-patients--or-a-cruel-sham/2017/03/26/1aa49c7c-10a2-11e7-ab07-07d9f521f6b5_story.html?utm_term=.061a38dbb205 上找到（2018 年 6 月 4 日访问）。

13. Lisa Kearns and Alison Bateman-House, "Who Stands to Benefit? Right to Try Law Provisions and Implications," *Therapeutic Innovation & Regulatory Science* 51, no. 2 (2017): 170-176, 可在 https://med.nyu.edu/pophealth/sites/default/ files/pophealth/Kearns%20Bateman House%20RTT%20variations%20in%20TIRS.pdf 上找到（2018 年 6 月 4 日访问）；Elena Fountzilas, Rabih Said, and Apostolia M. Tsimberidou, "Expanded Access to Investigational Drugs: Balancing Patient Safety with Potential Therapeutic Benefits," *Expert Opinion on Investigational Drugs* 27, no. 2（2018）: 155-162, 可在 https://www.tandfonline. com/doi/full/ 10.1080/13543784.2018.1430137 上找到（2018 年 6 月 4 日访问）。

14. Michelle M. Mello and Troyen A. Brennan, "The Controversy over High-Dose Chemotherapy with Autologous Bone Marrow Transplant for Breast Cancer," *Health Affairs* 20 (2001): 101-117; Edward A. Stadtmauer et al., "Conventional-Dose Chemotherapy Compared with High-Dose Chemotherapy Plus Autologous Hematopoietic Stem-Cell Transplantation for Metastatic Breast Cancer," *New England Journal of Medicine* 342 (2000): 1069-1076; Rabiya A. Tuma, "Expanded-Access Programs: Little Heard Views from Industry," *Oncology Times* 30 (August 10, 2008): 19, 22-23. 对这段历史的彻底回顾，参见 Richard A. Rettig, Peter D. Jacobson, Cynthia M. Faquhar, and Wade M. Aubry, *False Hope: Bone Marrow Transplantation for Breast Cancer* (New York: Oxford University Press, 2007)。

15. William C. Buhles, "Compassionate Use: A Story of Ethics and Science in the Development of a New Drug," *Perspectives in Biology and Medicine* 54 (2011): 304-315. 这个案子比我们在这里报道的要复杂得多。

16. 参考美国国家生命伦理顾问委员会关于试验后准入的结论，*Ethical and Policy Issues in International Research: Clinical Trials in Developing Countries* (Bethesda, MD: NBAC, April 2001), vol. 1, pp. 64-65, 74, especially Recommendation 4.1, 可在 https:// bioethicsarchive.geprgetow- n.edu/nbac/clinical/ Vol1.pdf 上找到（2018 年 8 月 23 日访问）。也参见 Nuffield Council on Bioethics, *The Ethics of Research Related to Healthcare in Developing Countries* (London: Nuffield Council on Bioethics, 2002), chap. 9, "What Happens Once Research Is Over?" sects. 9.21-31, 可在 http://nuffieldbioe thics.org/wp-content/ uploads/2014/07/Ethics-of-research-related-to-healthcare-in-developing-countries-I.pdf 上找到（2018 年 6 月 7 日访问）。

17. David Hume, "Of Suicide," in *Essays Moral, Political, and Literary,* ed. Eugene Miller (Indianapolis, IN: Liberty Classics, 1985), pp. 577-589.

18. 参见 David A. J. Richards, *A Theory of Reasons for Action* (Oxford: Clarendon, 1971), p. 186; Allen Buchanan, "Justice as Reciprocity vs. Subject-Centered Justice," *Philosophy & Public Affairs* 19 (1990): 227-252; Lawrence Becker, Reciprocity (Chicago:

259

University of Chicago Press, 1990); Aristotle, *Nicomachean Ethics*, bks. 8-9.

19. 参见 William F. May, "Code and Covenant or Philanthropy and Contract?" in *Ethics in Medicine*, ed. Stanley Reiser, Arthur Dyck, and William Curran (Cambridge, MA: MIT Press, 1977), pp. 65-76; May, *The Healer's Covenant: Images of the Healer in Medical Ethics*, 2nd ed. (Louisville, KY: Westminster-John Knox Press, 2000)。

20. Institute of Medicine (later National Academy of Medicine) of the National Academies, Roundtable on Evidence-Based Medicine, *The Learning Healthcare System: Workshop Summary*, ed. LeighAnne Olsen, Dara Aisner, and J. Michael McGinnis (Washington, DC: National Academies Press, 2007), esp. chap. 3, 可在 http://www.nap.edu/catalog/11903.html 上找到（2018 年 6 月 7 日访问）；Ruth R. Faden, Nancy E. Kass, Steven N. Goodman, Peter Pronovost, Sean Tunis, and Tom L. Beauchamp, "An Ethics Framework for a Learning Healthcare System," *Hastings Center Report* (Special Report) 43 (2013): S16-S27; Committee on the Learning Health Care System in America, Institute of Medicine (now National Academy of Medicine) of the National Academies, *Best Care at Lower Cost: The Path to Continuously Learning Health Care in America*, ed. Mark Smith, Robert Saunders, Leigh Stuckhardt, and J. Michael McGinnis (Washington, DC: National Academies Press, 2013), 可在 https://www.nap.edu/read/13444/chapter/1 上找到（2018 年 6 月 25 日访问）。

21. 对以色列的政策进行伦理评估，参见 Jacob Lavee and Dan W. Brock, "Prioritizing Registered Donors in Organ Allocation: An Ethical Appraisal of the Israeli Organ Transplant Law," *Current Opinion in Critical Care* 18, no. 6 (2012): 707-711。他们认为，该法律基本健全，但需要修改（特别是优先考虑一级亲属）。Gil Siegal 和 Richard Bonnie 为优先分配注册捐赠者辩护，"Closing the Organ Donation Gap: A Reciprocity-Based Social Contract Approach," *Journal of Law, Medicine & Ethics* 34 (2006): 415-423。关于我们已经确定的两个模型进行分析和评估，参见 James F. Childress and Catharyn T. Liverman, eds., *Organ Donation: Opportunities for Action* (Washington, DC: National Academies Press, 2006), pp. 253-259, 它反对这两种模式，"因为在公平地实施它们时存在不可克服的实际问题"（p. 253）。

22. *Epidemics*, 1:11, in *Hippocrates*, vol. 1, ed. W. H. S. Jones (Cambridge, MA: Harvard University Press, 1923), p. 165.

23. 参见 Tom L. Beauchamp, "The Concept of Paternalism in Biomedical Ethics," *Jahrbuch für Wissenschaft und Ethik* 14 (2010): 77-92, 它提出了以下替代定义："家长主义是指一个人的自主选择或行动被另一个人有意推翻，而推翻者以受益于被推翻者的选择或行动或防止或减轻其伤害为目标来证明其行动的合理性。"根据这一定义，一个人的选择或行动必须在很大程度上是自主的，这样的干预才算得上是家长主义的。

24. 参见 Donald VanDeVeer, *Paternalistic Intervention: The Moral Bounds on Benevolence* (Princeton, NJ: Princeton University Press, 1986), pp. 16-40; John Kleinig, Paternalism (Totowa, NJ: Rowman & Allanheld, 1983), pp. 6-14; and James F. Childress, *Who Should Decide? Paternalism in Health Care* (New York: Oxford University Press, 1982)。参见 Childress, "Paternalism and Autonomy in Medical Decision-Making," in *Frontiers in Medical Ethics: Applications in a Medical Setting*, ed. Virginia Abernethy (Cambridge, MA: Ballinger, 1980), pp. 27-41; Childress, "Paternalism in Health Care and Public Policy," in *Principles of Health Care Ethics*, 2nd ed., ed., Richard E. Ashcroft, Angus Dawson, Heather Draper, and John McMillan (Chichester, UK: John Wiley, 2007), pp. 223-231。

25. 本案是在以下内容的基础上制定的，并吸收了以下内容的语言，Margaret A. 260 Drickamer and Mark S. Lachs, "Should Patients with Alzheimer's Be Told Their Diagnosis?" *New England Journal of Medicine* 326 (April 2, 1992): 947-951。关于阿尔茨海默病的诊断指南（2011 年 1 月更新），参见国家老龄化研究所提供的信息 https://www.nia.nih.gov/health/alzheimers-disease- diagnostic-guidelines（2018 年 6 月 7 日访问）。只有在患者去世后的尸检中才能提供阿尔茨海默病的明确诊断。

26. Joel Feinberg 首先介绍了强家长主义和弱家长主义之间的区别，"Legal Paternalism," *Canadian Journal of Philosophy* 1 (1971): 105-124, esp. pp. 113, 116. 进一步看 Feinberg, *Harm to Self, vol. 3 of The Moral Limits of the Criminal Law* (New York: Oxford University Press, 1986), esp. pp. 12ff。

27. 参见 Cass R. Sunstein and Richard H. Thaler, "Libertarian Paternalism Is Not an Oxymoron," *University of Chicago Law Review* 70 (Fall 2003): 1159-1202; Thaler and Sunstein, *Nudge: Improving Decisions about Health, Wealth, and Happiness* (New Haven, CT: Yale University Press, 2008); Sunstein, *Why Nudge? The Politics of Libertarian Paternalism* (New Haven, CT: Yale University Press, 2014)。

28. Erich H. Loewy, "In Defense of Paternalism," *Theoretical Medicine and Bioethics* 26 (2005): 445-468.

29. Childress, *Who Should Decide? Paternalism in Health Care*, p. 18.

30. Sunstein and Thaler, "Libertarian Paternalism Is Not an Oxymoron," p. 1159. 参见 Thaler and Sunstein, "Libertarian Paternalism," *American Economics Review* 93 (2003): 175-179。

31. Christine Jolls and Cass R. Sunstein, "Debiasing through Law," *Journal of Legal Studies* 33 (January 2006): 232.

32. 参见 Edward L. Glaeser, "Symposium: Homo Economicus, Homo Myopicus, and the

Law and Economics of Consumer Choice: Paternalism and Autonomy," *University of Chicago Law Review* 73 (Winter 2006): 133-157。Thaler 和 Sunstein 的工作催生了大量批判性和支持性的文献。对他们对自由家长主义的观点进行自由主义批判，参见 Richard A. Epstein, "Libertarian Paternalism Is a Nice Phrase for Controlling People," *Federalist*, 2018, 可在 http://thefederalist.com/2018/04/26/libertarian-paternalism-nice-phrase-controlling-people/ 上找到（2018 年 8 月 18 日访问）。对于弱家长主义和强家长主义的批评，参见 Christopher Snowdon, *Killjoys: A Critique of Paternalism* (London: Institute of Economic Affairs, 2017); Mark D. White, *The Manipulation of Choice: Ethics and Libertarian Paternalism* (London: Palgrave Macmillan, 2013)，该书"强烈地"反对自由家长主义和"点拨"；Sherzod Abdukadirov, ed., *Nudge Theory in Action: Behavioral Design in Policy and Markets* (London: Palgrave Macmillan, 2016)，其中包括几篇批判性文章。除了其他注释中引用的文献外，支持者还包括 Sigal R. Ben-Porath, *Tough Choices: Structured Paternalism and the Landscape of Choice* (Princeton, NJ: Princeton University Press, 2010); and Sarah Conly, *Against Autonomy: Justifying Coercive Paternalism* (Cambridge: Cambridge University Press, 2013)。一些论文集既包括批评者也包括辩护者，参见 Christian Coons and Michael Weber, eds., *Paternalism: Theory and Practice* (Cambridge: Cambridge University Press, 2013); I. Glenn Cohen, Holly Fernandez Lynch, and Christopher T. Robertson, eds., *Nudging Health: Health Law and Behavioral Economics* (Baltimore, MD: Johns Hopkins University Press, 2016)。

33. Ronald Bayer and Jennifer Stuber, "Tobacco Control, Stigma, and Public Health: Rethinking the Relations," *American Journal of Public Health* 96 (January 2006): 47-50; Glaeser, "Symposium: Homo Economicus, Homo Myopicus, and the Law and Economics of Consumer Choice," pp. 152-153. 在减少肥胖、阿片类药物滥用和其他有害行为的努力中出现了污名。为了在一定范围内承认污名在公共卫生中的合法作用，参见 A. Courtwright, "Stigmatization and Public Health Ethics," *Bioethics* 27 (2013): 74-80; and Daniel Callahan, "Obesity: Chasing an Elusive Epidemic," *Hastings Center Report* 43, no. 1 (January-February 2013): 34-40。拒绝在反对肥胖的运动中使用污名化，因为它有若干不利影响，参见 C. J. Pausé, "Borderline: The Ethics of Fat Stigma in Public Health," *Journal of Law, Medicine & Ethics* 45 (2017): 510-517。

34. Bayer and Stuber, "Tobacco Control, Stigma, and Public Health: Rethinking the Relations," p. 49.

261

35. W. Kip Vicusi, "The New Cigarette Paternalism," *Regulation* (Winter 2002-3): 58-64.

36. 对于（强）家长主义的解释是侮辱、不尊重和把个人当作不平等的人对待，参见 Ronald Dworkin, *Taking Rights Seriously* (Cambridge, MA: Harvard University Press, 1978),

pp. 262-263; Childress, *Who Should Decide?* chap. 3。

37. Gerald Dworkin, "Paternalism," Monist 56 (1972): 65. 参见 Gerald Dworkin, "Paternalism," in *The Stanford Encyclopedia of Philosophy* (Winter 2017 Edition), ed. Edward N. Zalta, 可在 https://plato.stanford.edu/archives/ win2017/entries/paternalism/上找到（2018年6月9日访问）。

38. 参见 Gerald Dworkin, "Paternalism," *Monist* 56 (1972); John Rawls, *A Theory of Justice* (Cambridge, MA: Harvard University Press, 1971; rev. ed., 1999), pp. 209, 248-249 (1999: pp. 183-184, 218-220)。

39. Gerald Dworkin 说："支持家长主义的理由是那些支持任何利他主义行动的理由——另一个人的福利。"*Encyclopedia of Ethics*, ed. Lawrence Becker (New York: Garland, 1992), p. 940. 对于家长主义的各种同意和非同意辩护，参见 Kleinig, *Paternalism*, pp. 38-73; and John Kultgen, *Autonomy and Intervention: Paternalism in the Caring Life* (New York: Oxford University Press, 1995), esp. chaps. 9, 11, 15。

40. 我们对尊重自主性和对特定人的有利之间的冲突采取了一种限制性的平衡方法。另一种方法是制定一个关于有利和尊重自主性的规范，排除所有强家长主义干预。该规范可以采取以下形式。"当一个人的行为在很大程度上是自主的，并对他或她自己造成伤害的风险，而不对他人或社会造成重大的伤害或负担时，除了使用劝说等温和的手段外，我们不应该采取家长主义的行动。"确定这样的规定是否能与我们的整体方法相一致，需要我们在这里投入更多的关注。

41. 详见我们在第八章中对分阶段披露信息的讨论。

42. Deborah M. Stone, Thomas R. Simon, Katherine A. Fowler, et al., "Vital Signs: Trends in State Suicide Rates—United States, 1999-2016 and Circumstances Contributing to Suicide—27 States, 2015," *Morbidity and Mortality Weekly Report* 67 (2018): 617-624, 可在 http://dx.doi.org/10.15585/ mmwr.mm6722a1 上找到（2018年6月6日访问）。

43. 我们在此不讨论围绕自杀定义的哲学问题。关于这个问题，参见 Tom L. Beauchamp, "Suicide," in *Matters of Life and Death*, 3rd ed., ed. Tom Regan (New York: Random House, 1993), esp. part 1; John Donnelly, ed., *Suicide: Right or Wrong?* (Buffalo, NY: Prometheus Books, 1991), part 1; and Michael Cholbi, *Suicide: The Philosophical Dimensions* (Toronto: Broadview Press, 2011), chap. 1。在第五章中，我们研究了不把医生协助的死亡（患者执行最后的行为）称为医生协助的"自杀"的原因。

44. 参见 James Rachels, "Barney Clark's Key," *Hastings Center Report* 13 (April 1983): 17-19, esp. 17。

45. 这个案例出现在 Marc Basson, ed., *Rights and Responsibilities in Modern Medicine* (New York: Alan R. Liss, 1981), pp. 183-184。

46. Glanville Williams, "Euthanasia," *Medico-Legal Journal* 41 (1973): 27.

47. 参见 President's Commission for the Study of Ethical Problems in Medicine and Biomedical and Behavioral Research, *Deciding to Forego Life-Sustaining Treatment: Ethical, Medical, and Legal Issues in Treatment Decisions* (Washington, DC: US Government Printing Office, March 1983), p. 37。

48. Betty Rollin, *Last Wish* (New York: Linden Press Simon & Schuster, 1985).

49. Childress, *Who Should Decide?* chap. 1. 参见 Timothy E. Quill and Howard Brody, "Physician Recommendations and Patient Autonomy: Finding a Balance between Physician Power and Patient Choice," *Annals of Internal Medicine* 125 (1996): 763-769; Allan S. Brett and Laurence B. McCullough, "When Patients Request Specific Interventions: Defining the Limits of the Physician's Obligation," *New England Journal of Medicine* 315 (November 20, 1986): 1347-1351; Brett and McCullough, "Addressing Requests by Patients for Nonbeneficial Interventions," *JAMA: Journal of the American Medical Association* 307 (January 11, 2012): 149-150。

50. 我们改编了这个案例，"The Refusal to Sterilize: A Paternalistic Decision," in *Rights and Responsibilities in Modern Medicine*, ed. Basson, pp. 135-136。

51. 参见 Steven H. Miles, "Informed Demand for Non-Beneficial Medical Treatment," *New England Journal of Medicine* 325 (August 15, 1991): 512-515; Ronald E. Cranford, "Helga Wanglie's Ventilator," *Hastings Center Report* 21 (July-August 1991): 23-24。

52. Catherine A. Marco and Gregory L. Larkin, "Case Studies in 'Futility'—Challenges for Academic Emergency Medicine," *Academic Emergency Medicine* 7 (2000): 1147-1151.

53. 更多内容参见 Lawrence J. Schneiderman, Nancy S. Jecker, and Albert R. Jonsen, "The Abuse of Futility," *Perspectives in Biology and Medicine* 60 (2017): 295-313。对医疗无效的概念和实践进行了丰富的国际探索，参见 Alireza Bagheri, ed., *Medical Futility: A Cross-National Study* (London: Imperial College Press, 2013)。

54. 关于风险的有益介绍，参见 Baruch Fischhoff and John Kadvany, *Risk: A Very Short Introduction* (Oxford: Oxford University Press, 2011)。

55. 参见，例如，Charles Yoe, *Primer on Risk Analysis: Decision Making under Uncertainty* (Boca Raton, FL: CRC Press, 2012)。更全面的讨论参见 Yoe, *Principles of Risk Analysis: Decision Making under Uncertainty* (Boca Raton, FL: CRC Press, 2012)。

56. 参见 Sheila Jasanoff, "Acceptable Evidence in a Pluralistic Society," in *Acceptable Evidence: Science and Values in Risk Management*, ed. Deborah G. Mayo and Rachelle D. Hollander (New York: Oxford University Press, 1991)。

57. 参见 Richard Wilson and E. A. C. Crouch, "Risk Assessment and Comparisons: An

262

Introduction," *Science* 236 (April 17, 1987): 267-270; Wilson and Crouch, *Risk-Benefit Analysis* (Cambridge, MA: Harvard University Center for Risk Analysis, 2001); Baruch Fischoff, "The Realities of Risk-Cost- Benefit Analysis," *Science* 350 (6260) (October 2015): 527, aaa6516-aaa651, 可在 https://www.researchgate.net/publication/283330070_The_realities_of_risk-cost-benefit_analysis 上找到（2018 年 7 月 14 日访问）。

58. 关于这一争论的摘要——以及支持美国协会立场的有力论据——参见 Brian J. Morris, Jeffrey D. Klausner, John N. Krieger, et al., "Canadian Pediatrics Society Position Statement on Newborn Circumcision: A Risk-Benefit Analysis Revisited," *Canadian Journal of Urology* 23, no. 5 (October 2016): 8495-8502. 这项研究进行了自己的风险-效益分析，并声称比 2015 年的加拿大协会研究"更具包容性"，后者被评估为"与证据不符"，并存在严重的"风险-效益分析错误"。这项研究的六位作者中，两位来自加拿大，三位来自美国，第一作者来自澳大利亚。

59. Curt D. Burberg, Arthur A. Levin, Peter A. Gross, et al., "The FDA and Drug Safety," *Archives of Internal Medicine* 166 (October 9, 2006): 1938-1942; Alina Baciu, Kathleen Stratton, and Sheila P. Burke, eds., *The Future of Drug Safety: Promoting and Protecting the Health of the Public* (Washington, DC: National Academies Press, 2006).

60. David A. Kessler, "Special Report: The Basis of the FDA's Decision on Breast Implants," *New England Journal of Medicine* 326 (June 18, 1992): 1713-1715. 所有对 Kessler 观点的参考，也是对此文章的参考。

61. 参见 Marcia Angell, "Breast Implants—Protection or Paternalism?" *New England Journal of Medicine* 326 (June 18, 1992): 1695-1696。Angell 的批评同样见于她的 *Science on Trial: The Clash of Medical Evidence and the Law in the Breast Implant Case* (New York: Norton, 1996)。也参见 Jack C. Fisher, *Silicone on Trial: Breast Implants and the Politics of Risk* (New York: Sager Group LLC, 2015), 这对 FDA 的早期决定提出了尖锐的批评。

62. 近期关于科学数据的评论和评价，参见 E. C. Janowsky, L. L. Kupper, and B. S. Hulka, "Meta-Analyses of the Relation between Silicone Breast Implants and the Risk of Connective Tissue Diseases," *New England Journal of Medicine* 342 (2000): 781-790; *Silicone Gel Breast Implants: Report of the Independent Review Group* (Cambridge, MA: Jill Rogers Associates, 1998); and S. Bondurant, V. Ernster, and R. Herdman, eds., *Safety of Silicone Breast Implants* (Washington, DC: National Academies Press, 2000)。

63. "FDA Approves Silicone Gel-Filled Breast Implants after In-Depth Evaluation," *FDA News*, November 17, 2006. 自那以后，FDA 已经批准了五项硅胶乳房植入物。参见 US Food and Drug Administration, *Silicone Gel-Filled Breast Implants* (with several links), 2018 年 3 月 26 日更新，可在 https://www.fda.gov/MedicalDevices/ProductsandMedicalProcedures/

263

Implant sand Prosthetics/ Breast Implants/ucm063871.htm 上找到（2018 年 6 月 4 日访问）。

64. Center for Devices and Radiological Health, US Food and Drug Administration, *FDA Update on the Safety of Silicone Gel-Filled Breast Implants* (June 2011)，可在 http://www.fda.gov/downloads/MedicalDevices/Productsand MedicalProcedures/ImplantsandProsthetics/BreastImplants/UCM260090.pdf 上找到（2018 年 6 月 4 日访问）。2018 年末，爆发了进一步争议，当时一项对近 10 万名接受隆胸的女性的长期结果进行的研究发现，隆胸与四个健康问题（黑色素瘤和三个自身免疫性疾病）之间存在关联。参见 Christopher J. Coroneos, Jesse C. Selber, Anaeze C. Offodile et al., "US FDA Breast Implant Post approval Studies: Long-term Outcomes in 99,993 Patients," *Annals of Surgery* 269, no. 1 (January 2019)。也参见 Binita S. Ashar, "Assessing the Risks of Breast Implants and FDA's Vision for the National Breast Implant Registry," *Annals of Surgery* 269, no. 1 (January 2019)。在注意到这项研究方法的局限性的同时，FDA 决定召集其医疗器械咨询委员会召开一次公开会议，来解决这些问题。在 2019 年 3 月的这次会议之后，FDA 决定不禁止任何乳房植入物，但要确保潜在用户可以获得更多关于风险的信息，包括与乳房植入物相关的间变性大细胞淋巴瘤风险的增加，尤其是在纹理植入物的使用者中。*Statement from FDA Principal Deputy Commissioner Amy Abernethy, M.D., Ph.D., and Jeff Shuren, M.D., J.D., director of the FDA's Center for Devices and Radiological Health on FDA's new efforts to protect women's health and help to ensure the safety of breast implants*, May 02, 2019. 可在 https://www.fda.gov/news-events/press-announcements/statement-fda-principal-deputy-commissioner-amy-abernethy-md-phd-and-jeff-shuren-md-jd-director-fdas 上找到（2019 年 5 月 15 日访问）。

65. National Academies of Sciences, Engineering, and Medicine, *Pain Management and the Opioid Epidemic: Balancing Societal and Individual Benefits and Risks of Prescription Opioid Use* (Washington, DC: National Academies Press, 2017). 我们对这个问题的大段引用来自这份报告。也参见 National Institute on Drug Abuse, "Opioid Overdose Crisis," as revised March 2018, 可在 https://www.drugabuse.gov/drugs-abuse/opioids/opioid-overdose-crisis 上找到（2018 年 7 月 14 日访问）；Owen Amos, "Why Opioids Are Such an American Problem," *BBC News*, Washington DC, October 25, 2017, 可在 https://www.bbc.com/news/world-us-canada-41701718 上找到（2018 年 7 月 14 日访问）。

66. National Academies of Sciences, Engineering, and Medicine, *Pain Management and the Opioid Epidemic*, esp. chap. 6.

67. 参见 Paul Slovic, "Perception of Risk," *Science* 236 (April 17, 1987): 280-285; and Slovic, *The Perception of Risk* (London: Earthscan, 2000)。

68. 参见 Cass Sunstein, *Laws of Fear: Beyond the Precautionary Principle* (Cambridge:

Cambridge University Press, 2005); 以及他的 *Risk and Reason* (Cambridge: Cambridge University Press, 2002)。

69. 对于预防原则的辩护，参见 United Nations Educational, Scientific and Cultural Organization (UNESCO), *The Precautionary Principle* (2005), 可在 http://unesdoc.unesco. org/images/0013/001395/139578e.pdf上找到（2018年6月4日访问）; Poul Harremoës, David Gee, Malcolm Mac Garvin, et al., *The Precautionary Principle in the 20th Century: Late Lessons from Early Warnings* (London: Earthscan, 2002); Tim O'Riordan, James Cameron, and Andrew Jordan, eds., *Reinterpreting the Precautionary Principle* (London: Earthscan, 2001); Carl Cranor, "Toward Understanding Aspects of the Precautionary Principle," *Journal of Medicine and Philosophy* 29 (June 2004): 259-279; Elizabeth Fisher, Judith Jones, and René von Schomberg, eds., *Implementing the Precautionary Principle: Perspectives and Prospects* (Northampton, MA: Edward Elgar, 2006)。对于预防原则的批判性观点，参见 Sunstein, *Laws of Fear: Beyond the Precautionary Principle*; H. Tristram Engelhardt, Jr., and Fabrice Jotterand, "The Precautionary Principle: A Dialectical Reconsideration," *Journal of Medicine and Philosophy* 29 (June 2004): 301-312; Russell Powell, "What's the Harm? An Evolutionary Theoretical Critique of the Precautionary Principle," *Kennedy Institute of Ethics Journal* 20 (2010): 181-206。

70. 参见 P. Sandin, "Dimensions of the Precautionary Principle," *Human and Ecological Risk Assessment* 5 (1999): 889-907。

71. Sunstein, *Laws of Fear: Beyond the Precautionary Principle*. 也参见 Engelhardt and Jotterand, "The Precautionary Principle: A Dialectical Reconsideration"; Søren Holm and John Harris, "Precautionary Principle Stifles Discovery" (correspondence), *Nature* 400 (July 1999): 398。

72. 参见 Christian Munthe, *The Price of Precaution and the Ethics of Risk* (New York: Springer, 2011)。

73. Lauren Hartzell-Nichols 提出了多种预防原则，不止一种预防原则。参见 "From 'the' Precautionary Principle to Precautionary Principles," *Ethics, Policy & Environment* 16 (2013): 308-320。我们发现预防方法或预防过程的语言更有成效。

74. 参考 Cass Sunstein, *Laws of Fear: Beyond the Precautionary Principle;* Richard A. Posner, *Catastrophe: Risk and Response* (New York: Oxford University Press, 2004)。

75. Christian Munthe, *The Price of Precaution and the Ethics of Risk*, p. 164. 也参见 Lauren Hartzell-Nichols 对这本书的评论，"The Price of Precaution and the Ethics of Risk," *Ethics, Policy & Environment* 17 (2014): 116-118。Alan Randall 坚持将预防原则作为应对不相称威胁（与可管理的风险相比）的规范性原则，同时，还将这一原则纳入了责任风险

管理战略。参见 Randall, *Risk and Precaution* (Cambridge: Cambridge University Press, 2011), esp. chaps. 12 and 13。

76. 请参阅 O'Riordan, Cameron, and Jordan, eds., *Reinterpreting the Precautionary Principle*。最近关于输血风险的辩论，参见 *American Journal of Bioethics* (AJOB)17, no. 3 (March, 2017): 32-59。目标文章见 Koen Kramer, Hans L. Zaaijer, Marcel F. Verweij, "The Precautionary Principle and the Tolerability of Blood Transfusion Risks" (pp. 32-43), 对任何预防原则提出了三个限制：一致性、避免反效果和相称性。在几个回应中，Anthony Vernillo 的 "The Precautionary Petard: Who Should Tolerate Blood Transfusion Risks?" (pp. 54-55)的观点与我们的相似。

77. 参见 Jonathan Zander, *The Application of the Precautionary Principle in Practice: Comparative Dimensions* (New York: Cambridge University Press, 2010), 其中指出了欧洲和美国在应用预防原则方面的差异。*The Reality of Precaution: Comparing Risk Regulation in the United States and Europe*, ed. Jonathan B. Wiener et al. (New York: Routledge, 2010) 还对欧洲比美国更具预防性的说法提出质疑。

78. 一些分析性方法的检查包括成本–效用分析（CUA），以此区别于 CEA，而其他讨论会像我们一样，将 CUA 视为 CEA 的变体，尤其是在美国。以下两本书都遵循后一种约定：Michael F. Drummond, Mark J. Sculpher, Karl Claxton, Greg L. Stoddart, and George W. Torrance, *Methods for the Economic Evaluation of Health Care Programmes*, 4th ed. (New York: Oxford University Press, 2015); Peter J. Neumann, Gillian D. Sanders, Louise B. Russell, Joanna E. Siegel, and Theodore G. Ganiats, eds., *Cost-Effectiveness in Health and Medicine*, 2nd ed. (New York: Oxford University Press, 2017).

79. 我们对这些分析技术的描述借鉴了 Neumann, Sanders, Russell, Siegel, and Ganiats, eds., *Cost-Effectiveness in Health and Medicine*, 2nd ed. (and the earlier edition); Wilhelmine Miller, Lisa A. Robinson, and Robert S. Lawrence, eds., *Valuing Health for Regulatory Effectiveness Analysis* (Washington, DC: National Academies Press, 2006)。也参见 Peter J. Neumann, *Using Cost-Effectiveness Analysis to Improve Health Care: Opportunities and Barriers* (New York: Oxford University Press, 2005)。在美国，对于比较效益分析的关注，似乎在一定程度上是为了避免成本与效益、利益之间的权衡。参见 Uwe E. Reinhardt, "'Cost-Effectiveness Analysis' and U.S. Health Care," *New York Times*, March 13, 2009, 可在 https://economix.blogs.nytimes.com/2009/03/13/cost-effectiveness-analysis-and-us-health-care/ 上找到（2018 年 7 月 14 日访问）。

80. 关于这个现已成为经典的例子，参见 Duncan Neuhauser and Ann M. Lewicki, "What Do We Gain from the Sixth Stool Guaiac?" *New England Journal of Medicine* 293 (July 31, 1975): 226-228。也参见 "American Cancer Society Report on the Cancer-Related

Checkup," *CA—A Cancer Journal for Clinicians* 30 (1980): 193-240, 其中推荐全套六种愈创树脂测试。

81. 参见 Emma McIntosh et al., "Applied Cost-Benefit Analysis in Health Care: An Empirical Application in Spinal Surgery," in *Applied Methods of Cost-Benefit Analysis in Health Care*, ed. Emma McIntosh et al. (New York: Oxford University Press, 2010), pp. 139-157, esp. 153-154, 重点关注脊柱手术中的一种支付意愿。

82. 并对其进行了适当的限定，参见 Cass R. Sunstein, *Valuing Life: Humanizing the Regulatory State* (Chicago: University of Chicago Press, 2014), esp. chaps. 4 and 5。

83. 关于 CBA 的一个哲学批评，参见 Elizabeth Anderson, *Values in Ethics and Economics* (Cambridge, MA: Harvard University Press, 1993), esp. ch. 9。Matthew D. Adler, *Well-Being and Fair Distribution: Beyond Cost-Benefit Analysis* (New York: Oxford University Press, 2012), esp. pp. 88-114; Peter A. Ubel, *Pricing Life: Why It's Time for Health Care Rationing* (Cambridge, MA: MIT Press, 2000), esp. p. 68.

84. 参见 Miller, Robinson, and Lawrence, eds., *Valuing Health for Regulatory Cost-Effectiveness Analysis*。对不同类型的措施进行审查并呼吁进一步澄清，参见 Marthe R. Gold, David Stevenson, and Dennis G. Fryback, "HALYs and QALY and DALYs, Oh My: Similarities and Differences in Summary Measures of Population Health," *Annual Review of Public Health* 23 (2002): 115-134。对残疾调整生命年限（DALYs）进行严格检查，参见 Sudhir Anand and Kara Hanson, "Disability-Adjusted Life Years: A Critical Review," in *Public Health, Ethics, and Equity*, ed. Sudhir Anand, Fabienne Peter, and Amartya Sen (Oxford: Oxford University Press, 2004), chap. 9。

85. National Institute for Health and Clinical Excellence, *Social Value Judgements: Principles for the Development of NICE Guidance*, 2nd ed. (2008), p. 35, 可在 https://www.nice.org.uk/media/default/about/what-we-do/research-a-nd-development/social-value-judgements-principles- for-the-development-of-nice- guidance.pdf 上找到（2018 年 6 月 7 日访问）。

86. Alan Williams, "The Importance of Quality of Life in Policy Decisions," in *Quality of Life: Assessment and Application*, ed. Stuart R. Walker and Rachel M. Rosser (Boston: MTP Press, 1988), p. 285.

87. 参见 Erik Nord, *Cost-Value Analysis in Health Care: Making Sense out of QALYs* (Cambridge: Cambridge University Press, 1999)等多处，以及 Neumann, Sanders, Russell, Siegel, and Ganiats, eds., *Cost-Effectiveness in Health and Medicine*, 2nd ed. 等多处。

88. 参见 David Eddy, "Cost-Effectiveness Analysis: Is It Up to the Task?" *Journal of the American Medical Association* 267 (June 24, 1992): 3344。On "conventional" QALYs, 参见 Milton C. Weinstein, George Torrance, and Alastair McGuire, "QALY: The Basics," *Value in*

Health 12, Supplement 1 (2009): S5-S9。

89. Alan Williams, "Economics of Coronary Artery Bypass Grafting," *British Medical Journal* 291 (August 3, 1985): 326-329. 也参见 M. C. Weinstein and W. B. Stason, "Cost-Effectiveness of Coronary Artery Bypass Surgery," *Circulation* 66, Suppl. 5, pt. 2 (1982): III, 56-66。冠状动脉旁路移植术的性质和指南，参见 Kim A. Eagle, Robert A. Guyton, Ravin Davidoff, et al., "ACC/AHA 2004 Guideline Update for Coronary Artery Bypass Graft Surgery: A Report of the American College of Cardiology/American Heart Association Task Force on Practice Guidelines," *Circulation* 110 (2004), 可在 http://circ. ahajournals.org/content/circulation aha/110/14/e340.full.pdf 上找到（2018 年 7 月 13 日访问）。

90. 参见 Paul Menzel, Marthe R. Gold, Erik Nord, et al., "Toward a Broader View of Values in Cost-Effectiveness Analysis of Health," *Hastings Center Report* 29 (May-June 1999): 7-15. 为 CEA 和 QALY 的功利主义观点辩护，参见 John McKie, Jeff Richardson, and Helga Kuhse, *The Allocation of Health Care Resources: An Ethical Evaluation of the "QALY" Approach* (Aldershot, England: Ashgate, 1998)。也参见 Joshua Cohen, "Preferences, Needs and QALY," *Journal of Medical Ethics* 22 (1996): 267-272; Dan W. Brock, "Ethical Issues in the Use of Cost Effectiveness Analysis for the Prioritisation of Health Care Resources," in *Public Health, Ethics, and Equity*, ed. Peter Anand and Amartya Sen, chap. 10; Madison Powers and Ruth Faden, *Social Justice: The Moral Foundations of Public Health and Health Policy* (New York: Oxford University Press, 2006), chap. 6; Powers and Faden, *Structural Injustice: Power, Advantage, and Human Rights* (New York: Oxford University Press, 2019)。

91. Gavin Mooney, "QALY: Are They Enough? A Health Economist's Perspective," *Journal of Medical Ethics* 15 (1989): 148-152.

92. Alan Williams, "The Importance of Quality of Life in Policy Decisions," in *Quality of Life*, ed. Walker and Rosser, p. 286; Williams, "Economics, QALY and Medical Ethics—A Health Economist's Perspective," *Health Care Analysis* 3 (1995): 221-226.

93. 根据社会价值观修改或限制基于 QALY 的 CEA 的一些建议将要求老年人的权重甚至更低，这与占主导地位的批判性社会价值观保持一致。参见，例如，Nord, *Cost-Value Analysis in Health Care*; Menzel et al., "Toward a Broader View of Values in Cost-Effectiveness Analysis of Health"; Ubel, *Pricing Life*。

94. 有关公正的其他问题，参见 Dan W. Brock, Norman Daniels, Peter J. Neumann, and Joanna E. Siegel, "Ethical and Distributive Considerations," in *Cost-Effectiveness in Health and Medicine*, 2nd ed., ed. Neumann, Sanders, Russell, Siegel, and Ganiats, pp. 319-341; Erik Nord, Norman Daniels, and Mark Kamlet, "QALY: Some Challenges," *Value in Health* 12, Supplement 1 (2009): S10-S15; Erik Nord, "Some Ethical Corrections to Valuing Health

Programs in Terms of Quality-Adjusted Life Years (QALY)," *AMA Journal of Ethics*, Virtual Mentor, 7, no. 2 (February 2005)。有关努力调整 QALY 以确保残疾人平等，参见 Donald Franklin, "Calibrating QALY to Respect Equality of Persons," *Utilitas* 29, no. 1 (March 2017): 65-87。

95. 参见 NICE 提供的关于 QALY 使用的详细且合格的框架，*Social Value Judgements*, sections 3-4, 7-8, esp. 4.2。John Harris 认为 QALY 是一种"危及生命的装置"，因为它们表明生命年限而不是个人生命更有价值。"QALYfying the Value of Life," *Journal of Medical Ethics* 13 (1987): 117-123. 也可以参见 Peter Singer, John McKie, Helga Kuhse, and Jeff Richardson, "Double Jeopardy and the Use of QALY in Health Care Allocation," *Journal of Medical Ethics* 21 (1995): 144-150; John Harris, "Double Jeopardy and the Veil of Ignorance—A Reply," *Journal of Medical Ethics* 21 (1995): 151-157; John McKie, Helga Kuhse, Jeff Richardson, and Peter Singer, "Double Jeopardy, the Equal Value of Lives and the Veil of Ignorance: A Rejoinder to Harris," *Journal of Medical Ethics* 22 (1996): 204-208。

96. David C. Hadorn, "Setting Health Care Priorities in Oregon: Cost- Effectiveness Meets the Rule of Rescue," *Journal of the American Medical Association* 265 (May 1, 1991): 2218; David C. Hadorn, "The Oregon Priority-setting Exercise: Cost-Effectiveness and the Rule of Rescue, Revisited," *Medical Decision Making* 16 (1996): 117-119. 详见 Peter Ubel, George Loewenstein, Dennis Scanlon, and Mark Kamlet, "Individual Utilities Are Inconsistent with Rationing Choices: A Partial Explanation of Why Oregon's Cost-Effectiveness List Failed," *Medical Decision Making* 16 (1996): 108-116; John McKie and Jeff Richardson, "The Rule of Rescue," *Social Science & Medicine* 56 (2003): 2407-2419。我们将在第七章回到俄勒冈实验。

97. 参见 Erik Nord, "Cost-Value Analysis of Health Interventions: Introduction and Update on Methods and Preference Data," *PharmacoEconomics* 33 (2015): 89-95; Brock, Daniels, Neumann, and Siegel, "Ethical and Distributive Considerations."。

第七章 公正原则

在《巴比伦彩票》（*The Lottery in Babylon*）中，豪尔赫·路易斯·博尔赫斯（Jorge Luis Borges）描绘了一个仅仅通过定期抽签的方式分配所有社会福利和负担的社会。仅仅通过抽签的方式，每个人都被分配了一个社会角色，如奴隶、工厂主、牧师或行刑者（executioner）。这种随机选择系统忽略了分配标准，如成就、教育、功绩、经验、贡献、需求、贫困和努力。博尔赫斯的小说所描述的这种制度在伦理和政治上的怪异性令人震惊，因为以这种方式分配职位并不符合传统的公正概念和原则。博尔赫斯的制度显得变化无常且不公平，因为我们期望的是行之有效的道德原则来决定应该如何分配社会负担、利益、机会和地位。[1]

然而，那些为医疗和公共卫生措施的分配场景明确指出公正原则的诸多尝试，往往被证明和抽签方法一样显得变化无常，充满不确定性。构建一个能够囊括我们在生命医学伦理学中不同的公正概念和原则的统一的公正理论，仍然是有争议和难以形成定论的。

本章通过对*公正*和*分配公正*这两个术语的分析，探讨这些问题。然后，我们研究了几个与医疗分配相关的一般的公正理论。之后，我们将研究国家和国际卫生政策的问题，并考察经久不衰的社会公正问题，包括在医疗中的公平机会和不公平歧视的本质，在科学研究中人类受试者的脆弱性和剥削（exploitation）问题，对我们拥有医疗权和健康权的主张的捍卫，全球公正的若干问题，在卫生政策中分配和优先次序设定的地位，以及在资源短缺情况下定量配给医疗的适当标准。

公正概念和公正原则

哲学家们将公平、*应得*（理所当然）和*权利资格*（entitlement）等术语作为阐释*公正*这一术语的基础。这些说法将公正解释为根据对受影响的个人和群体应得的或欠下的东西而给予的公平、公正（equitable）和适当的对待。*分配公正*是指公平、公正和适当地分配由构成社会合作条件的规范所决定的利益和负担。[2] 它的范围包括分配利益和负担的政策，如财产、资源、税收、特权、机会、食物分配、陪审团服务和作为研究受试者的服务。

268

确定分配公正的范围是困难的，一个令人信服的例子出现在涉及人体研究的近期研究历史中。直到 20 世纪 90 年代，研究的伦理评估中的范例问题是研究的风险和负担，以及保护研究的受试者不受伤害、虐待和剥削的需要，尤其是不能为受试者提供直接治疗收益预期并使某类受试者承受不公平负担的研究。然而，在 20 世纪 90 年代发生了范式的转换，部分原因是艾滋病患者在临床试验的内外获得更多新的实验性药物的机会。人们的关注点转向了临床试验可能带来的好处上。因此，公平地参与到研究——包括参与研究和获得研究结果的公正——变得与保护受试者免受伤害和剥削同等重要。[3]〔请进一步参阅我们在第六章对药物和医疗设备等研究性（实验性）产品的扩大获取和持续获取的计划和政策的讨论。〕

没有任何一条道德原则能够解决所有的公正问题。因此，我们在本章中将讨论若干条公正原则，并考虑如何在医疗和公共卫生场景下权衡和详细说明这些原则。我们认为，稀缺性（scarcity）条件有时会迫使社会做出悲剧性的选择，而在这个过程中，即使是有效的公正原则也可能被合理地侵犯、妥协或牺牲掉。[4]

我们首先从一个基本的*形式性*（formal）原则开始，然后转向那些被称为*实质性*（material）原则的原则，也就是有实质的（substantive）公正原则。

形式公正原则

所有公正理论的共同之处是传统上归于亚里士多德所提出的一个最低要求：平等者必须被平等对待，而不平等者必须被不平等对待。这一形式公正的原则——有时被称为形式平等原则——之所以是"形式的"，是因为它没有指明在哪些方面平等的人应该受到平等对待，也没有提供任何标准来确定两个或两个以上的人是否事实上是平等的。它只是断言，无论在哪个方面，平等的人都应该得到平等对待。

这一形式原则是没有实质内容的。平等的人应该受到平等的对待，这一点不会引发争论。但是，在判断什么是平等，以及在比较个人或群体时哪些差异是相关的，存在着重大问题。关于人权问题（见第九章我们关于权利的论述），一个政治国家的所有公民都应该享有平等的政治权利，平等地获得公共服务，并在法律上得到平等对待，但这种平等原则能延伸到什么程度呢？考虑以下的情况：几乎所有医疗公正的说法都认为，旨在帮助某个阶层（如穷人、老年人、孕妇、儿童和残疾人）的分配计划和服务，应该提供给该阶层的所有成员。当同一阶层的其他人获得福利时，拒绝向某些人提供福利是不公正的。但是，拒绝向划定的阶层之外的同样有需要的人提供福利，如没有医疗保险的工人，是否也是不公正的？我们如何确定哪些阶层（如果有的话）应该被标示？答案需要*实质公正原则*（material principles）。

实质公正原则和人的道德相关特性

对平等对待的相关特征进行细化的原则是*实质性的*，因为它们指明了分配的实质性特征。一个相对简单的例子是需要原则（principle of need），它规定包括医疗在内的基本社会资源应按需分配。说一个人需要某样东西，是说如果没有它，这个人就会受到伤害，或者至少会受到不利的影响。然而，我们不需要分配所有的商品和服务来满足所有的需求，比如对运动器材和手机的需求。据推测，我们的义务只限于基本资源的基本需求。说某人有基本需求，是说如果这种需求没有得到满足，这个人就会在基本方面受到伤害或不利影响。例如，这个人可能会因为营养不良、身体受伤或隐瞒关键信息而受到伤害。（见我们在第五章中对伤害的讨论。）

如果要进一步分析基本需要这一概念，我们应当逐步细化需要的实质性原则，使之成为一项用于分配的公共政策——例如，关于谁有权进入医院急诊室，谁可以和谁不可以被列入器官移植的等待名单上的公共政策，等等。然而，就目前而言，我们只强调接受需要原则作为一个有效的实质公正原则的意义。这个原则只是若干似乎可信的实质公正原则中的一个。相反，如果我们只接受自由市场分配原则作为有效的公正原则，那么我们就会反对将需要原则作为公共政策的基础。所有以分配公正为基础的公共政策和制度政策，最终都来自对某些实质性原则的接受或拒绝，以及对这些原则的具体化、细化或平衡的一些程序；但是，准确确定哪些原则在哪些情况下有效，仍然是公正理论和公共政策的一个主要问题。

实质性原则规定了人们必须具备道德上的相关特性，才有资格获得特定的分配，但理论上和实践上的困难阻碍（confront）了所谓的相关特性的论证。传统、惯例以及道德和法律原则在某些情况下指出了相关特性，但合理的做法是，要么制定一项新的政策来确立以前不存在的相关特性，要么修订根深蒂固的标准。例如，民族国家（nation-states）需要制定一项政策，规定非公民身份的居民是否可以被允许列入死者捐献器官移植的等待名单上。政府必须决定公民身份是否为一个相关特性，如果是的话，应基于何种基础，以何种方式，以及有哪些例外情况。

270

法院有时会授权（mandate）政策以修正有关道德相关特性的根深蒂固的观念。例如，美国最高法院在"汽车工人诉江森自控有限公司"（Auto Workers v. Johnson Controls, Inc.）[5] 一案中裁定，雇主不能合法地采取"胎儿保护政策"（fetal protection policies），将育龄妇女排除在危险工作场所之外，因为这些政策是基于性别这一道德上不相关的特性而进行的不公平歧视。根据这项受到挑战的政策，育龄男性可以选择是否愿意承担生育风险，而育龄妇女则不能。大多数法官认为，尽管诱变物质对精子和卵子都有影响，但这项政策使用了性别这一不相关的特性。

公正理论中的实质性原则

实质性原则是一般公正理论的基本组成部分。我们将用这种方法介绍分配公正的问题，首先转向我们所说的四种传统理论。然后，我们将考虑在公正理论中密切关注健康和医疗价值的两个理论。我们研究这六种理论的主要目的是唤起人们对各种一般原则的关注，这些原则有助于我们在生命医学伦理学的不同背景下透彻地思考公正问题。

这四种传统理论是：①*效用主义*理论，强调以增加或最大化人类福利和公共效用为目的的混合标准。②*自由主义*理论，强调个人对社会和经济自由的权利，同时援引公平程序作为正义的基础，而不是增加福利等实质性结果。③*社群主义*理论，强调公正原则来源于在道德社群发展的善的观念。④*平等主义*理论，强调每一个理性人平等地获得他们所珍视的生活物品，这经常诉诸实质性的需要标准和平等标准。在公正理论中，明确与健康价值有关的两种理论是：⑤*能力*理论，它确定了像保持健康的能力是对蓬勃发展的人生必不可少的能力，并确定了社会机构能够并且应该保护和促进能力的方式；⑥*幸福*理论，强调人类福祉的核心维度，以及在国家和全世界范围内实现这些福祉所需的条件。

271 　　这六种理论中的每一个都阐明了一个关于分配公正的一般的、特别抽象的实质性原则：

　　（1）根据社会效用最大化的规则和行动来对待每个人（效用主义）；

　　（2）每个人通过行使自由权利和参与公平的自由市场交易，获得最大限度的自由和财产（自由主义）；

　　（3）根据在道德社群中形成的善观念所派生的公平分配原则来对待每个人（社群主义）；

　　（4）为每个人提供平等的自由和每个理性人平等地获得他们所珍视的生活物品（平等主义）；

　　（5）为每个人提供实现蓬勃发展的人生所必不可少的施展能力的必要手段（能力理论）；

　　（6）为每个人提供实现幸福核心要素的必要手段（幸福理论）。

　　在多元的公正理论中，人们接受其中一条以上的原则（也许是全部六条）是有效的，不存在任何明显的障碍。然而，在许多关于一般公正理论的文献中，这些原则被认为是竞争性的。为了保留所有六个原则，我们必须论证这些实质性原则中的每一个都设定了一种初始的义务，脱离具体情况或适用范围就无法评判该义务的重要性，然后我们必须说明这些原则如何能够在多元的公正理论中保持一致。

　　许多（也许是大多数）社会在为不同的情况制定公共政策时，都采用了其中几个实质性原则。例如，可用于公共卫生项目和妇女儿童健康项目的资源，往往是要么根据社会效益来分配，要么根据个人对保护或恢复健康状况的需要来分配。根据自由市场的工资交易和竞争，有时允许甚至鼓励某些人的薪金和较高收入。基础教育、消除贫穷和适当水平的医疗所需的资源往往被平等地分配给所有公民，或者根据公民实现基本福利水平的需要进行分配；许多部门的工作和晋升是根据特定社区的标准评估的成就和功绩来授予的。

传统的公正理论

　　分配公正的理论将人的道德相关特性与道德上合理的社会利益及负担

的分配联系起来。在 20 世纪的最后 25 年，我们现在要研究的四种传统理论显然已经成为讨论最广泛的公正理论。我们并不是说这些理论具有同等的重要性，而且我们也没有试图将其中一种理论排在其他理论之上。我们把它们称为"传统的"，并不是说它们的地位较低，就好像它们只是一个传统问题并且目前还没有得到辩护。平等主义——第三种理论——已被广泛讨论，并可能成为过去几十年来哲学中最具影响力的理论类型。它仍然是许多关于分配公正的作者的出发点。平等主义也是从"传统"理论到我们在下一节中讨论的较新理论的逻辑过渡点，因为在这些较新的理论中，对医疗和健康项目的适当分配的承诺显示出显著的平等主义影响。

272

效用主义理论

效用主义理论由约翰·斯图尔特·密尔和杰里米·边沁提出，在 19 世纪崭露头角，在第九章中被视为一般道德理论。特别是分配公正的原则，在效用主义理论中被表述为使效用或福利最大化的若干原则和规则之一。在这一理论中，任何公正的标准或规则都必须以效用原则为基础，这就要求我们寻求产生正值与负值之间的最大平衡，或者说，如果只能实现不理想的结果，则尽可能地减少负值。

密尔认为，公正是效用原则所确定的最重要和最严格的义务形式的代名词。[6] 然而，效用最大化的想法是不精确的，并导致了关于哪些福利功能应该被最大化的问题。实际上，所有的健康收益都是为了改善福利，例如有营养的食品、干净的水、卫生、年度医疗体检和公共卫生措施。一个对公正有实际说明的效用主义者将解释如何理解福利，以及如何在制度内对福利的条件进行加权。

通常，效用主义的公正义务为个人确立了相关权利，这些权利应该由法律来保障（见我们在第九章中对权利和义务的相关说明）。这些权利完全取决于使社会净效用最大化的社会安排。在这个理论中，人权和义务原则除了效用最大化之外没有其他基础。关于权利在效用主义理论中是否具有重要意义的地位，效用主义者之间还存在争议。但是，如果一个权利体系（例如关于研究的受试者权利的一套国际准则）完全基于它的存在将使社会效用最大化为辩护理由的话，那么效用主义者就无法反对这种对权利的辩护。

然而，正如许多效用主义者所指出的，使用效用主义原则为诸如医疗权

和人类受试者权利等权利进行辩护时产生了道德难题。当以公正为基础的权
利建立在整体效用最大化的基础上时，这个地基一定是脆弱的（tenuous），
因为社会效用的平衡可能随时改变，然后权利也会改变。一个融贯的效用主
义观点是，随着社会效用条件的改变，受保护的权利范围也会改变。例如，
在美国，获得医疗的合法权利仅限于少数人群，特别是穷人、老人和退伍军
人；但社会效用的条件可能会发生变化，从而使社会有义务——源于效用原
则——为每个公民提供适当水平的医疗，这就相当于出于效用的理由赋予获
得医疗的权利。

虽然效用主义理论作为一般的公正理论面临着严重的挑战，但社会效用
最大化的目标可能有助于在得到公众支持的机构中制定公正的卫生政策，特
别是当政策的制定采用合理的成本-效益或风险-效益分析时，正如我们在本
章后面以及第六章中指出的那样。

自由主义理论

作为道德理论的自由主义理论，至少可以追溯到现代早期的自然权利概
念，也许最值得注意的是约翰·洛克（John Locke）哲学中的一些段落，它
承认"公正和自然权利"的自由。[7] 这些理论既是一般的道德解释，也是对
公正的解释，因为它们阐明了所有成员彼此之间应承担的一般义务，通常被
认为是尊重自由和在必要时通过强制力保障个人自由权利的义务。自由主义
者对公正的解释并不关注公共事业，也不关注为满足公民的健康和福利需求
而采取行动，而是注重在法律和秩序的条件下公平程序和交易不受约束地
运行。

几十年来，罗伯特·诺齐克（Robert Nozick）的作品一直是最成熟和最
有影响力的自由主义哲学理论。他论证了一种公正的理论，只有在保护公民
的自由和财产权利时，政府的行为才是合理的。[8] 这种公正的理论肯定了个
人的自由权利，而不是一种创造分配模式的制度，在这种制度中，政府收税
并重新分配最初由人们在自由市场上获得的财富。如果政府对富人征收的税
率逐渐高于对不太富裕的人征收的税率，然后用所得的钱通过福利金和失业
补偿金来支付国家对穷人的支持，那么政府的行为是强制性的和不公正的。

诺齐克提出了三条且只有三条的公正原则，它们都以私有财产为中心：
获取公正、转让公正和矫正（rectification）公正。没有一种公平分配模式是

独立于自由市场程序而存在的，这些程序包括获取财产、合法转让财产、纠正那些财产被非法占有或在自由市场中受到非法阻挠的人。在这一理论中，公正在于公正*程序*的运作，而不是产生公正的*结果*，例如平等分配卫生资源。该理论不承认基本的福利权利，因此对卫生或医疗的权利或合理要求都不能以公正为基础。然而，如果这些模式是由所有受影响的参与者自由选择的，那么自由主义者并不反对效用主义或平等主义的分配模式。任何利益的分配，包括公共卫生措施和医疗，当且仅当这种分配是在相关群体的个人自由选择它作为公共政策时，才是公正的和合理的。

美国的公共政策历来接受一种近似于自由主义理想的制度。根据这种制度，医疗保险和医疗的分配最好诉诸有能力支付保险和医疗的实质性原则，并辅之以自愿的慈善行为，诸如慈善医院的机构，以及雇主资助的医疗保险。在这种观念下，一个公正的社会将保护财产权和自由权，让所有人都能自由地改善自己的处境，主动地保护自己的健康。医疗不是一项权利，理想的医疗保险制度是私有化的，慈善护理机构是非营利性的和不征税的。

平等主义理论

平等主义理论的历史至少和宗教传统一样悠久，它认为所有人都必须被平等地对待，因为他们被平等地创造出来，拥有平等的道德地位。在道德哲学和政治哲学中，至少从洛克和其他 17 世纪的作者开始，平等主义思想就有了很大的影响力。这些理论*在某些方面*将人视为平等的，并阐释了平等的思想。没有任何一个著名的平等主义理论包含这样的分配原则，即要求*所有人*平等地分享所有的社会福利和负担。主流的平等主义理论主张所有人的基本平等，同时允许某些不平等。

罗尔斯著名的平等主义理论认为，"证明公正概念合理的，不是它忠实于一种先在秩序和现实所予，而是它与我们对自己和我们的愿望的更深的理解相一致"[9]。在罗尔斯的论述中，公正理论开始于对人的平等尊重和公平的审慎判断，这些判断在理论中被细化，以确立关于公正的原则。他认为，公正的人将在两个基本原则上达成一致。第一条原则要求，每个人都被允许享有与其他人相似自由程度一致的最大限度的基本自由。第二条原则要求，在理论上允许的社会不平等必须满足两个条件：①第一个条件规定，社会初级产品的不平等（如收入、权利和机会的不平等）是允许的，但前提是允许这些不平等对每个人都有利（差异原则）；②第二个条件要求，社会职务和职位在机会公平的情况下向所有人开放（公平机会原则，我们会在本章后面的中谈到）[10]。罗尔斯认为，国家和社会机构（在自由主义民族国家中）是公正的当且仅当它们符合这些基本原则。他既没有说明收入、权利和机会方面的不平等可能有多大，也没有推测处境最不利的人在差异原则下必须有多少好处。这一立场使人无法确定差异原则在允许不平等的方向上推进了多远，这对罗尔斯主义者来说是一个棘手的挑战。

尽管罗尔斯从来没有研究他的理论对卫生政策的具体影响，但其他学者做了这样的研究。诺曼·丹尼尔斯（Norman Daniels）在一个有影响力的解释和扩展中，主张建立一个主要基于这些原则的公正的医疗系统，并特别强调了罗尔斯所说的"机会均等原则"。丹尼尔斯认为，医疗需求是特殊的，并主张公平机会是任何可接受的公正理论的核心。影响医疗服务分配的社会制度应尽可能地允许每个人获得社会提供的正常范围的公平机会。

像罗尔斯的理论一样，丹尼尔斯的理论也承认社会有减少或消除那些阻碍或积极减少机会均等障碍的义务，这一义务延伸到纠正或补偿不利条件的方案上。丹尼尔斯认为，疾病和残疾是对人们实现基本目标的机会的不应有的限制。需要医疗服务来达到、维持或恢复到适当的或"种属"功能水平，以便个人能够实现基本目标。旨在满足这些需求的医疗服务体系应当防止那些因为减少向个人开放机会的范围而引发的疾病、病患或损伤的发生；医疗资源的分配应当通过公平的机会平等来确保公正。[11]

这种受罗尔斯启发的理论对国家的医疗政策有着深远的平等主义影响，或许也对国际医疗政策有着深远的平等主义影响：每个社会成员，无论其财富或地位如何，都有平等的机会获得适当的，尽管不是最高水平的医疗服务——实际的获得水平取决于现有的社会资源和公共决策过程。

社群主义理论

所谓的公正的社群主义理论可以并且已经声称，其传统可以追溯到亚里士多德，也可能追溯到像格奥尔格·威廉·弗里德里希·黑格尔（Georg Wilhelm Friedrich Hegel）和大卫·休谟这样的哲学家。然而，只有少数哲学家自认为是"社群主义者"，这个标签汇集了各种聚焦于个人与他们在社群中的社会嵌入关系的理论，特别是社群塑造个人和构建他们角色的方式。在

"社群主义"这个有点矫揉造作的（artificial）的标签下（矫揉造作是因为这 276
种理论的几个主要"支持者"通常不使用它，有些甚至在他们的著作中拒绝
使用这个标签[12]），将这些理论结合起来的是对道德和政治承诺的尊重和高
度重视，它们存在于社群的传统与实践中。破坏社群目标的个人主义和个人
权利在这些理论中没有地位，或者至少处于一种极度缩减的地位。

　　近年来，这些理论对诸如密尔和罗尔斯的"自由主义的公正理论"做出
了批判性的回应，其次是诺齐克等人的自由主义理论。罗尔斯所谓的政治自
由主义一直是社群主义学者的重要靶子，他们认为在这些自由主义基础上构
建的社会缺乏对普遍福利、共同目标和公民教育的承诺。社会习俗、传统、
忠诚以及生活和制度的社会性质在许多社群主义理论中占有突出地位。[13]这
些理论尤其反对那些将个人优先于共同利益的主张。查尔斯·泰勒（Charles
Taylor）的挑战是直白的：他认为，个人权利优先于公共决策的主张是以人
类利益的概念为前提的（例如，自主的道德机构的利益），就好像个人是独
立于社群而存在的孤立原子。查尔斯·泰勒认为，任何主张强烈的独立意识
的自治地位的理论，如果在没有家庭和其他社群组织和利益的情况下发展，
都是不可接受的。[14]

　　社群主义者认为，公正的原则是多元的，它来自许多不同的善观念，就
像有多样化的道德共同体一样。那些归因于个人和群体的责任依赖于从社群
中得到的标准。[15]作为社群主义者在生命医学伦理中促进共同利益的一个例
子，请考虑它们与自由主义者及其他人在从死者身上获取器官用于移植的政
策上的差别。基于个人权利的原则，美国所有的州都在 20 世纪 60 年代末和
70 年代初通过了《统一解剖捐赠法案》（Uniform Anatomical Gift Act）。该法
案赋予个人在死后捐献器官或拒绝捐献的权利，从而阻断了任何可能的家庭
捐献决定。然而，如果死者没有明确表示"拒绝"捐献，那么最近的亲属就
有权捐献死者的器官。

　　一些社群主义者质疑，个人自愿捐献的权利是不是首要考虑因素。一项
强有力的社群主义政策支持，在捐献者没有登记拒绝的情况下器官的*常规移*
除。这一政策的论证要么强调个人有义务捐献器官以帮助他人，要么强调社
会对死者的器官有所有权。一些社群主义者支持这一政策，理由是社会成员
应该愿意为他人提供具有救命价值的物品，如果他们可以这样做而自己不惜
代价的话。其他更有力的说法则建议采取常规移除的政策，即假定对死者身 277
体部位的所有权是公共的，而不是个人或家庭的。[16]

对社群和共同利益的强调，也出现在被推荐的医疗服务分配政策中。根据丹尼尔·卡拉汉（Daniel Callahan）的公开的社群主义论述，我们应该从关于社会利益的共有的共识而不是基于个人权利来制定公共政策。关于政府中立性的自由主义假设应该减少，而社会应该自由地实行一种实质性的善观念。对卡拉汉来说，基本问题是"什么最有利于一个良善的社会？"这个基本问题不是像他认为生命伦理学中的许多人所假设的那样，"它是否有害，或者它是否违反了自主权？"[17]

与健康价值密切相关的两个理论

大概从 20 世纪末开始，有两种创新性的理论重新定位了卫生政策和生命医学伦理中关于公正的讨论。这两种理论都受到罗尔斯的启发，可以说是平等主义的，但严格说来并不能将它们完全说成是罗尔斯式的。它们也深受亚里士多德的道德理论影响，尤其是它们关于人类繁荣状态的作用和重要性的观点。[18] 本节对这两种理论进行研究。

能力理论

一种被称为能力理论的进路提出了对公正的解释，其前提是个人达到正常功能和幸福状态的机会具有基本的道德意义，而实现这些状态的自由应该从个人的能力方面来分析，即个人采取行动和成为他们想要成为的样子的力量或能力。在这个理论中，他们的生活质量取决于他们能够实现什么，活得好是指个人维持和运用一组确定的核心能力。[19]

这种理论作为一种处理福利、公正和人权问题的方式，由阿玛蒂亚·森（Amartya Sen）所倡导。在他看来，个人幸福并不取决于那些着眼于内在善或基本善的传统——比如效用主义理论和罗尔斯的社会基本善的理论，它们认为这些善是任何理性人都会想要的，而不考虑他们可能想要的其他东西。[20] 相反，森看重的是过上好日子的实际机会，以便个人能够实现或获得他们所重视的。森写道："与基于效用或基于资源的思路相反，在能力进路中，个人优势是通过一个人做他或她有理由重视的事情的能力来判断的。"在这种说法中，我们评估人类社会总体道德进步的主要方式，是通过在那些社会中扩展人类的能力并且通过发展能力来减少不平等。[21]

这种能力进路由玛莎·努斯鲍姆（Martha Nussbaum）以亚里士多德主义的方式发展而来，常常与生命医学伦理直接相关。[22] 她用这种理论来处理"社会公正"和"公正的边界"——后者包括对残疾人、全世界的穷人和非人类动物的公正。努斯鲍姆的理论主张，最起码的社会公正需要使"所有公民……以下十种核心'能力'"可用，她称之为"人类核心能力"[23]：

（1）*生命*。能够正常生活，不至于过早死亡或处在每况愈下而不值得活下去的状态。

（2）*身体健康*。能够拥有良好的健康、营养和住所。

（3）*身体的完整性*。能够自由行动，免受暴力侵害，并有机会获得性满足和生殖选择。

（4）*感官、想象力和思想*。能够在充分和多样化教育的帮助下，在表达自由的背景下，以知情和人性化的方式使用这些能力。

（5）*情感*。能够对人和事有情感上的依恋，以便能够爱、悲伤和感到感激，而不会因为恐惧、焦虑等因素使自己的情感发展受阻。

（6）*实践理性*。能够形成一种善的观念，并在规划自己的生活时进行批判性反思。

（7）*友好关系*。能够在他人的陪伴下有意义地生活，有自尊心，没有不适当的羞辱。

（8）*其他物种*。能够在生活中普遍关注动物、植物和自然。

（9）*玩耍*。能够玩耍和享受娱乐活动。

（10）*控制自己的环境*。能够作为一个积极的公民参加与自己生命和财产相关的政治选择。

每一种能力对使人的生活不至于贫困到失去尊严来说都是必不可少的，而且每一种能力都构成了人权或权利资格的基础。根据这一理论，我们那些天生的*基本*能力应该以产生*训练有素*的能力的方式得到发展。例如，我们天生就有说话、学习和自由行动的能力，然后可以发展为更高级的能力，如识字、工作技能和关于如何避免贫困和疾病的知识。

在努斯鲍姆的论述中，这些能力对蓬勃发展必不可少，而且必须得到社会的支持和保护才不失公正。她声称，"*所有这十种多元化的目的都是公正的最低要求，至少要达到[一个]门槛水平*"[24]。公正要求我们作为一个社会，确保所有公民的十种能力都能达到指定的阈值水平；我们必须确保世界上的行为者和条件不会干扰个人发展他们的核心能力，或以阻碍或伤害他们的方式阻碍政治参与。

有时，社会还必须使人们有能力获得适当的生活所需的资源供应，如食物、教育、非歧视的制度和医疗。这种进路的重点是，把人放在他们能够设定自己的目标并按照自己选择的方式生活的环境中，从而使该理论很像个人、社会和政治自由的理论。努斯鲍姆还坚持"所有公民的政治权利资格都是平等和相同的"，从而在她的理论中引入了平等主义的维度。[25]

在处理努斯鲍姆所谓的"公正的边界"时，她的理论非常广泛，不仅涵盖了残疾人和受社会压迫者的人类能力和功能，还包括非人的动物。公正地对待个体（不论是人类还是非人类），从消极方面来说，需要*不能*通过胁迫、暴力或残忍的行为来*阻碍*个人实现蓬勃发展的努力；从积极方面来说，也要求支持个人实现蓬勃发展的努力。[26]将非人类纳入其中，使得这一公正理论要求极高，也许是有史以来所有公正理论中最大胆和有雄心的。它也是我们稍后要讨论的全球理论，这种理论通过提供"一个合适的公正社会的必要条件"，"将公正扩展到所有世界公民，从理论上说明我们如何实现一个整体上公正的世界"[27]。

幸福理论

能力理论以幸福所必需的能力、机会和自由形式为中心，但最近一种与生命医学伦理学密切相关的一般理论则聚焦于*幸福本身*，而不是幸福的*能力*。在这种说法中，重点不在于个人是否能够追求他们所选择的事态，而在于确保每个人都能过上与体面生活相称的幸福生活。效用主义可以被理解为这种类型的幸福或福利理论，但在本小节中，我们集中讨论一种罕见的理论——最初由麦迪逊·鲍尔斯（Madison Powers）和露丝·法登（Ruth Faden）设计的理论——它是明确针对公共卫生和卫生政策的。

他们从一个基本前提开始："社会公正关注的是人类的幸福。"它所关注的不只是幸福的能力或诸如健康的单一形式的幸福。他们认为，社会公正的理论应该集中关注幸福的六个核心要素[28]：

（1）健康；

（2）个人安全；

（3）知识与理解；

280

（4）平等的尊重；

（5）人身依附；

（6）自我决定。

这份关于幸福的核心要素或维度的清单，似乎与努斯鲍姆的能力清单相似，例如，"人身依附"类似于努斯鲍姆的"归属感"，但鲍尔斯和法登断然拒绝将*能力语言*作为表达公正理论基本概念的最佳方式。[29] 他们认为健康、安全、被尊重是理想的*生存状态*。我们不仅要有安全和健康的*能力*，还要有安全和健康的能力。这一理论中的公正关注的是社会为其成员实现的幸福，而不仅仅是*确保*我们拥有追求幸福状态的*基本能力*。就健康这一核心要素来说，其主要目标是实现*健康*的权利和*医疗*的权利。

"公正的工作"[30] 是确保每个社会（包括国际社会）中的每个人在幸福所有的六个方面的核心要素。这六个方面中的每一个都是公正的独立关注点，但它们也是相互影响的。判断特定社会和国际秩序中的卫生政策是否公正，不仅要看它们在保障健康方面的作用如何，还要看它们对幸福的其他核心要素的影响。

鲍尔斯和法登认为，公正的目标是确保幸福和人权，并确保反对不公平的权力和利益关系。他们的理论是一种结构性的公正理论——在他们的第二本书《结构性不公正：权力、优势和人权》（*Structural Injustice: Power, Advantage and Human Rights*）中详细阐述了这个概念。他们关注幸福与人权规范和公平规范之间的关系，突出了贫困和在权力与优势方面的不公平差距在造成和使全球各国的健康不良和不公正现象的长期存在方面所起的作用。

鲍尔斯和法登认为，平等主义公正的目标是减少我们身处世界中的不平等现象。这个世界的特点是——在幸福、资源、权力和优势方面存在严重的不平等。虽然健康只是幸福的六个核心要素中的第一个，但鲍尔斯和法登认为，卫生政策的道德辩护既取决于幸福的其他五个方面，也取决于健康——这是他们理论的一个关键特征。他们认为，缺乏其他五个核心要素中的任何一个，都会对健康造成破坏。一系列的不平等现象可以系统地放大和强化健康不良的初始条件，产生影响其他幸福维度的连锁效应（ripple effects）。交互影响包括教育不善和缺乏尊重，这可能会影响推理的核心形式和健康状况。社会结构可以使这些不利影响变得更加复杂。其结果是，从公正的观点来看，需要迫切关注互动和层叠效应（cascading effects）的混合。[31] 公正所要解决的问题是通过使幸福的六个核心要素成为社会政策的内在价值来纠正这些缺陷。

281 ## 小结

我们所考虑的六种公正理论，可能只是在某种程度上成功地为我们多层次且有时是零散的社会公正观念带来一致性和全面性。许多国家医疗服务的获取和分配政策为这些理论所面临的问题提供了很好的案例。许多国家试图为所有公民提供高质量的医疗服务，同时通过成本控制计划保护公共资源，尊重患者和临床医生的选择。他们的政策促进了包括穷人在内的每个人平等获得医疗和健康的理想，同时保持了竞争和自由市场环境的某些方面。这些高质量的医疗服务、平等机会、自由选择、社会效率和良好健康的目标都是值得称赞的（我们在此假定没有争论），但它们也很难在一个社会系统和公正理论中保持一致。追求一个目标可能会削弱另一个目标的作用。

很可能从来没有一个政治国家或世界秩序是完全基于我们现在讨论的六种公正理论中的一种而形成的。一些评论家认为，这些理论具有柏拉图（Plato）在《理想国》（*Republic*）中的理想国的弱点：它们提供了模型，但不是真正的实用工具。这种怀疑性的谨慎态度是审慎的，但它会导致对我们所考虑的六种公正理论的道德含义和力量评价不足。正如我们在本章的其余部分所显示的那样，明智地使用这些理论中的公正原则对生命医学伦理以及政治国家和国际社会的健康和医疗都具有实际意义。我们不会试图评估这些理论的相对优点。相反，我们将它们作为资源，并特别关注最近关于医疗和公共卫生资源分配的平等主义思想和建议。

公平机会和不公平歧视

公平机会规则是生命伦理学中平等主义思想的最有影响力的特征之一。我们以"公正需要什么样的公平机会"这一问题开始本节。我们首先考虑那些经常不公正地作为社会分配基础的特性。这些特性包括性别、种族、智商、语言口音、种族、国籍和社会地位。在反常的情况下，例如电影或戏剧的演员选拔，通常这些不相关特性可能会变得相关和可接受，尽管在这些领域仍然是有争议的。然而，像"按性别划分"和"按智商划分"这样的一般规则，作为初始的实质公正原则是不可接受的。这些特性是不相关的，并且是基于受影响的个人不负责任的差异。将行动或政策建立在它们的基础上明显是歧视性的。

公平机会规则

公平机会规则源于罗尔斯的公平的机会平等条件。该规则主张，个人不应基于不应有的有利特性而获得社会福利，也不应基于不应有的不利特性而被剥夺社会福利，因为这些个人并不对这些特性负责。如果人们没有公平的机会获得有利的特性或克服不利的特性，那么由社会的、心理的和生物的生命随机分配的特性不能为社会分配中人与人之间的歧视提供道德上可接受的理由。

为所有公民提供基础*教育*的目标，引发了类似于这些*医疗中的公正*问题的道德问题。想象一下，一个社群为所有具有基本能力的学生提供高质量的教育，并不分性别或种族，但却不为有阅读困难或精神缺陷的学生提供类似的教育机会。这样的体制是不公正的。残障学生缺乏基本技能，需要接受特殊训练，以尽可能地克服他们的问题。他们应该接受适合其需求和机会的教育，即使花费更大。公平机会规则要求他们获得福利，以改善生命的偶然性带来不幸影响。以此类推，有功能障碍的人缺乏关键能力，需要医疗手段来达到合适的功能水平，并在生活中获得公平机会。当人们无法对自己的残疾负责时，公平机会规则要求他们得到帮助，以减少或克服生命健康的偶然因素带来的不幸影响。

作为补救规则的公平机会：减轻生命中偶然因素的消极影响

许多特性可能是不利的和不应得的，如嗓音嘶哑、长相丑陋、语言表达能力弱，或缺乏早期教育、营养不良和患有疾病。但是，哪些不应得的特性*在司法中*（in justice）产生了一种权利，可以获得某种形式的援助来改善他们的不利条件呢？

一个强有力的主张是，几乎所有的能力和残疾都是罗尔斯所说的自然偶然性和社会偶然性的功能。"自然偶然性"指的是有利和不利的遗传特性的分配，而"社会偶然性"指的是通过家庭财产、学校系统、部落归属、政府机构等进行的资产或赤字分配。可以想象，所有的才能、残疾和不利的特性都来自遗传、自然环境、家庭教养、教育和继承等，甚至长时间工作的能力、竞争能力和热情的微笑，也可能是生物、环境和社会造成的。如果是这样的话，天赋、能力和成功就不是我们的功劳，正如遗传病并非患者的过错造成的一样。

罗尔斯把公平机会作为一种*矫正规则*，我们也是如此。为了克服不应得的不利因素（不管是来自生物性还是来自社会），公平机会规则要求对那些有不利缺陷的人进行补偿。这一理论的全部含义从未被完全阐明，但罗尔斯的结论是苛刻的：

> [自由市场安排]允许财富和收入的分配由能力和才能的自然分配决定。在背景安排（background arrangements）允许的范围内，分配份额由自然随机分配（natural lottery）的结果决定；而从道德角度来看，这种结果是专断的。没有任何理由允许收入和财富的分配由自然资产的分配来解决，而不是由历史和社会财富来解决。此外，至少在家庭制度存在的情况下，公平机会的原则只能得到不完全的执行。自然能力的发展和实现的程度，受到各种社会条件和阶层态度的影响。即使是愿意做出努力和尝试，以及在普遍意义上的应得利益，本身也取决于幸福的家庭和社会环境。[32]

如果这种方式被接受，并应用于社会政策中，那么当前分配利益和负担的社会体系就会做出重大修正。只有首先解决减少机会的不平等问题，才能实现公正，而不是允许在获得医疗和护理质量方面存在基于雇主贡献、财富、名人地位等的普遍的不平等。在某些时候，由于社会资源的限制，减少由生命中的偶然性造成的不平等的过程必须结束。[33]从这个角度来看，严格的公平机会规则将是过度的要求，除非它经过仔细的审查。

纠正医疗服务中的种族、民族、性别和社会地位差异

医疗和研究方面的许多差异是基于种族、民族、性别和社会地位的，因此破坏了公平机会。医疗物资和研究风险常常根据这些特性被暗中分配，导致许多国家对少数种族和民族、妇女和穷人的健康产生不同的影响。[34]美国的各种研究表明，与白人男性相比，非裔美国人、其他少数族裔、妇女和经济上的弱势群体获得各种形式的医疗和重要的研究的机会较少。例如，在工

作场景中的性别和种族不平等，对基于工作的健康保险有影响，而成为科学研究受试者的，往往不成比例地落在社会和经济上的弱势群体身上，他们收入低或无家可归。同样，某些医疗和研究方式会使那些在社会和经济上已经处于有利地位的患者不成比例地获益。

在识别和处理种族、民族、性别和社会地位的差异方面，已经有了许多努力。[35] 一个争议的焦点是，白人和黑人医疗保险患者之间以及男性和女性医疗保险患者之间的冠状动脉旁路移植术（coronary artery bypass grafting，CABG）比率的差异。自 20 世纪 80 年代以来，使用机会方面的差异一直很明显，不能完全用不同的需求来解释。而且，我们不清楚在多大程度上可以用医生的供应、贫困、对医疗机会的认识、黑人和妇女不愿意接受手术以及种族偏见等条件来解释这些比率。一项研究发现，在控制了年龄、付款人、CABG 的适当性和必要性之后，纽约州的非裔美国人患者仍然存在严重的就医难题，这些难题与患者的拒绝无关。[36] 此外，种族差异在 CABG 的结果中持续存在，这很可能反映着复杂的因素，它们可能难以识别和纠正。[37]

在其他领域，差异也持续存在，包括急性心肌梗死（acute myocardial infarction）和急性冠脉综合征的管理[38]、心血管疾病患者的胆固醇控制、癌症筛查[39]、结直肠癌等疾病的诊断和治疗，以及糖尿病患者的血糖控制[40]、疼痛护理[41]。这些差异是一系列医学条件和医疗服务中不可接受的种族和民族差异之一，这些差异导致了更差的健康结果，在美国医学研究所[现在的美国国家医学院]关于《不平等待遇：面对医疗中的种族和民族差异》（*Unequal Treatment: Confronting Racial and Ethnic Disparities in Health Care*）的报告中已经确定。[42] 使用方面的差异并不总是等同于不公正，但是需要对它们进行严格审查，以确定其原因，并防止不公正。[43]

有几个复杂的因素与医疗方面的差异有关，更不用说健康方面的差异了，这就提出了关于原因和纠正措施的更多挑战性问题。医疗方面的一些差异可能是由隐性偏见造成的，尽管其因果关系可能并不像有时想象得那样直接。例如，考虑到疼痛护理方面的差异。在美国，区别对待疼痛的历史显示出各种社会和文化的信念和价值观，包括一些导致非裔美国人疼痛的系统性治疗不足。[44] 一项研究发现，关于白人和黑人之间生物差异的错误信念（例如，关于黑人皮肤的厚度）与白人和黑人经历的疼痛程度的评估相关。不只是普通人持有这些信念，在一个主要的医学中心，有一半的医学生和住院医生也持有这些信念。持有这些信念的医学参与者对黑人患者疼痛的评价低于白人患者，并提出了不太正确或不太合适的治疗方案。[45]这项研究和其他研究表明，关注显性和隐性偏见的重要性，因为它们可能是造成医疗服务不平等的原因，必须与文化、社会结构和政策一起解决。例如，一项辅助研究发现，隐性的种族偏见［通过隐性关联测试（implicit association tests）来衡量］预示着医生对白人和黑人患者在治疗心肌梗死的溶栓治疗方面的不同评估和建议。[46]

肾移植提供了一个富有启发性的例子，说明种族差异以及为实现更公平的政策和实践而做出的积极努力在某种程度上是成功的。在美国的政策中，财务障碍在肾移植中发挥的作用不如在大多数医疗领域那么大。原因是联邦政府的终末期肾病计划确保了覆盖到几乎所有需要肾透析和移植的公民，如果他们的私人保险不提供这种保险的话。然而，对成本的担忧仍然是一个因素，因为在终末期肾病计划中，维持接受者整个生命中移植肾脏所需的免疫抑制药物只负担三年时间。有证据表明，黑人、其他少数族裔、妇女和穷人在被转到移植中心之前就受到歧视，包括转到等待名单的标准可能有很大的不同。例如，美国黑人比美国白人更不可能被转介到移植中心进行评估，并被列入等待名单或接受移植。[47]因素包括延迟或限制获得医疗服务，医疗专业人员通过该系统提供的护理和指导不足，以及少数族裔对该系统的不信任。

一旦患者被纳入等待名单，已故捐献者器官的接受者的选择标准是公开的，并通过积分系统呈现。在分配移植肾脏时，对不同因素给予多大的权重，争议仍在继续，特别是人类白细胞抗原（HLA）匹配的问题。捐赠者和接受者之间的 HLA 匹配程度会影响到移植肾的存活时长。然而，优先考虑组织匹配（对等待名单上的时间和其他因素的重视程度较低）已被证明会对少数族裔产生差别对待的后果。大多数器官捐献者是白人；某些 HLA 表型在白人、黑人和西班牙裔人口中是不同的；对黑人和西班牙裔人口来说，HLA表型的识别不太完整。然而，非白人的终末期肾病发病率较高，在透析名单上的人数也不成比例。在等待名单上的黑人，如果他们接受了第一次肾移植，他们平均等待的时间比白人更长。

经过对专业人员和公众意见的广泛讨论和审议，器官共享联合网络（United Network for Organ Sharing）在 2003 年改变了它的肾脏分配标准，取消了优先考虑 HLA-B（HLA 表型的一个子类）匹配，目的是缩小非裔美国人和白人在已故捐赠者肾移植方面的差距。修订后的政策得到辩护的理由是它将解决"现行分配政策中固有的紧张关系，在不牺牲效用的前提下提高公平性"[48]。它成功地减少了差异：在政策改变之前，非裔美国人的已故捐赠者肾移植比率比白人低 37%，但在政策改变之后，他们的比率比白人低 23%。[49] 虽然差距明显缩小，但并没有完全消除，也许是因为有一些未解决的或未知的因素。

对肾移植的进一步研究发现，美国肾移植结果的种族差异有所减少，特别是在非裔美国人移植后三年和五年的移植肾损失（graft loss）方面。[50] 其他人则提醒说，肾移植的种族差异仍然存在，并强调除了移植结果（许多研究的重点）在获得护理方面仍然存在重大差异，特别是在转诊移植评估、进入国家等待名单和接受肾移植的延迟方面。最近另一项可能有帮助的政策举措是，当患者的肾功能下降到一定程度时，甚至在患者开始透析或被转诊进行移植之前，就可以开始在等待名单上等候。[51]

目前，还不清楚 HLA-B 匹配的政策变化是否或在多大程度上减少了移植功能的年限。然而，从规范的角度来看，在这个领域和其他许多领域一样，效用最大化和提供公平机会之间的共同矛盾依然存在。批评者指责说，器官分配政策应寻求最大限度地提高每个移植器官的质量调整生命年的数量，而不是使用政策的差异化影响测试，试图增加种族或民族群体的移植机会。[52]

我们的结论是，制定公平的器官分配和分配政策是具有挑战性的，需要关注和监测差异，考虑不同政策的不同影响以及它们的总体医疗效用（产生最全面的患者福利），并找到平衡医疗效用和公平机会的最佳途径。

研究中的脆弱性、剥削和歧视

现在，我们要讨论的是关于公平机会的一系列不同但相关的道德和社会问题，这些问题源于人类研究受试者面临被剥削风险的脆弱性。我们集中讨论在临床研究——主要是在药物试验——中的招募（recruitment）和经济上的弱势群体的登记（enrollment）。

我们所说的"经济上处于不利地位"是指那些贫困的人，他们可能缺乏获得医疗的重要途径，可能无家可归，或可能营养不良，但却拥有自愿参与诸如安全性和毒性（第一阶段）药物研究的心理能力。在本节中，我们只考虑那些拥有基本的推理、思考、决定和同意能力的人。有 50%～100%的健康志愿者研究受试者自我报告说，经济需求或经济回报是他们从事志愿服务的主要动机。[53] 我们对他们参与研究的全面程度知之甚少，就像我们不知道使用穷人作为研究受试者的范围一样。[54]

脆弱性和弱势群体

有时，相关文献认为经济上处于不利地位的人和弱势群体的类别很窄，有时则很宽泛。这样，分类的人可能包括也可能不包括流落街头的人、作为大家庭唯一经济支柱的低收入者、极度缺乏医疗服务的人、收入低于某一阈值水平的人，等等。

20 世纪 70～90 年代，"弱势群体"的概念是生命伦理学和卫生政策的一个主要类别。[55] 在此后的几年里，由于许多群体被宣布为弱势群体——从体弱多病的老人，到受教育程度低的人，到资源不足的人，再到整个国家的成员缺乏权利或受到剥削，所以弱势群体被过度扩张。[56] "弱势群体"一词的意思是，一个弱势群体的所有成员——例如，所有囚犯和所有穷人——按类别来说都是弱势的。[57] 但对许多群体来说，涵盖该群体所有成员的标签会导致过度保护、成见，甚至剥夺有能力自己做决定的成员的资格。"弱势"是一个对任何阶层的人来说都不合适的标签，因为阶层里的某些成员在相关方面并不弱势。例如，孕妇作为一个阶层并不弱势，尽管有些孕妇是弱势的。因此，我们在这里不会把经济上处于不利地位的人说成是一个弱势群体。相反，我们将集中讨论*脆弱性*（vulnerabilities）。[58]

有一个诱人的策略来保护经济上的弱势群体的利益：即使他们不是绝对的弱势群体，也要将他们断然排除在研究之外。这种补救措施会消除不公正的剥削问题，但也会剥夺这些人的选择自由，而且往往会损害他们的经济利益。经济上处于不利地位的人作为一个群体，不应被排除在参与研究之外，正如他们的弱势地位并不意味着他们应该被排除在他们希望从事的任何法律活动之外一样。尽管经济困难的人遭受剥削的风险增加，但将他们断然排除在外将是一种不公正的和家长式的歧视，可能会使他们进一步被边缘化、被剥夺权利或被污名化。

不当诱导、不当牟利和剥削

让经济上的弱势群体参加研究的其他道德问题，包括不当诱导（undue inducement）、不当牟利和剥削。有些人报告说，他们在参加临床试验时感到压力很大，尽管他们是自愿加入的。[59] 这些人可能非常需要钱。诱人的金钱和其他物品的报酬，会使一个人有一种被强迫的感觉，除了接受研究之外没有任何有意义的选择。

限制性情况。 这些*限制性情况*有时被误称为*胁迫性情况*（coercive situations）。[60] 在这里，一个人感到被某种情况的限制所控制，如重病或缺乏食物或住所，而不是被另一个人的设计或威胁所控制。没有胁迫发生，因为没有人故意发出威胁以获得服从或强迫一个人同意。然而，人们仍然感到自己的处境"受到威胁"，并且有时感到不得不避免或减轻疾病、无能为力或缺乏资源等可感的伤害。露宿街头无家可归或食不果腹的前景会迫使一个人接受参与研究的邀请，就像这些条件可以迫使一个人接受一份不愉快的或有风险的工作，否则他不会接受。

不当诱导。 在限制性的情况下，支付金钱和相关的报酬，如住房或食物，会产生通常被称为*不当诱导*和*不当牟利*的公正问题。美国的"共同规则"（common rule）要求调查人员"尽量减少胁迫或不当影响的可能性"，但它没有定义、分析或解释这些概念[61]。生命伦理学和公共政策文献也没有适当地处理这些问题。

如果支付的款项是受人们欢迎和不想拒绝的报酬，并且风险处于日常水平，那么似乎没有问题。[62] 但是，诱导的问题越来越多，因为风险增加了，提供了极具吸引力的诱导，受试者经济上的弱势地位提高。剥削问题的核心在于被诱导者是否处于不利地位，是否缺乏可行的替代方案，是否感到被迫或不得不接受他们本来不会接受的报酬，以及是否在生活中承担更多的风险。当这些条件得到缓解时，剥削问题就会减少，甚至可能完全消失。当这些条件增加时，剥削的问题就会越来越大。

存在一种极为诱惑人的有吸引力的报酬是"不当诱导"的一个必要条件，但这个条件本身不足以使诱导变得不正当。不当诱导的情形还必须涉及一个人承担他或她通常不会承担的严重伤害风险。精确指出风险的阈值水平是困难的，但这个水平必须高于普通工作风险的水平，如那些非技术性的建筑工

288

作。除非诱导既高于标准风险水平（因此风险过高），又对处于限制性情形的人具有不可抗拒的吸引力（因此报酬过高），否则它们就不是不正当的。

289   **不当牟利。**不当诱导应与*不当牟利*区分开来，后者是由于对受试者的支付太少，与具有不可抗拒的吸引力的大额支付形成对比而产生的分配不公。在不当牟利的情形中，研究中受试者得到了不公平的低额报酬，而研究的赞助者则获得了超过合理范围的收益。在通常情况下，这种状况似乎就是医药研究的批评者所指的情况：研究人员接近可能的受试者，提供不公正的少量金钱和不公正的少量利益，受试者受制于他们的贫困，处于不存在讨价还价的弱势情形，公司却获得了不合适的利润。如果这种描述引起了道德关切，那么基本的道德问题就是如何确定作为研究受试者的服务的非剥削性的、公平的报酬，这可能包括成功研究的好处，如在临床试验结束后免费提供实验药物。

我们应该如何处理不当诱导（不适当的大额和不可抗拒的付款）和不当牟利（不适当的小额和不公平付款）这两种关于剥削的道德问题呢？一种方法是禁止涉及过度风险的研究，即使有一个良好的监督系统。这种解决办法很吸引人，但我们仍然需要在每个案例中确定什么是过度风险、具有不可抗拒的吸引力的报酬、不公正的低价支付和限制性情形——这些都是困难的且尚未解决的问题。

这些问题需要一个妥善的解决方案。为了避免不当诱导，支付计划必须保持在合理的低水平，也许接近于非技术工人的工资。即使在这个低水平上，支付的金额仍可能大到足以构成对某些研究的受试者的不当诱导。随着报酬的降低以避免不当诱导，在某些情况下，研究的受试者将主要或完全从经济上的弱势人群中招募。在这个连续统一体的某个地方，支付的金额将非常少，以至于通过利用一个人的不幸而获得不当牟利就是剥削。如果提高支付标准以避免不当牟利，那么支付标准在某些情况下会高到足以吸引中产阶级的人。在这种情况下，这些报酬会过于诱人，对那些对报酬感兴趣的贫困者来说是不当的诱导。[63] 如果研究的受试者或多或少都是由经济上的弱势群体组成的，那么解决这种困境就会带来严重的社会不公。

最后，对禁止研究或鼓励制药公司从有大量穷人的社区撤出持谨慎态度的一个重要原因是，研究费用可能是经济上的弱势群体所需资金的一个重要来源，也是在社区建立基础设施和创造就业机会的一个途径。对于一些经济困难的人来说，为数不多的现金来源是诸如日工之类的工作，这些工作可能会使他们面临更多的风险，赚的钱也比参加第一期临床试验的钱要少。[64] 以潜在的剥削为由剥夺这些人参与临床研究的权利可能是家长式的、有损人格的，而且在经济上也是有害的。在许多情况下，这种待遇是不公正的，但在其他情况下，这并不涉及不公正的做法。

国家卫生政策和医疗权

获得医疗服务的公正问题在世界上很多地方是差别很大的，但关于谁应该得到怎样的社会资源的问题几乎在所有地方都是讨论的中心。在本节和后面的章节中，我们将研究有关适当的国家卫生政策、护理分配的不平等、与健康有关的商品和服务的定量配给以及全球公正问题的争议。

在许多国家，获得医疗服务的主要经济障碍是缺乏足够的医疗保险或资金。2016 年，美国人全年*没有*医疗保险的比例为 8.8%，即 2810 万人；2016 年*全部*或*部分*时间有某种形式的医疗保险的人占比为 91.2%。[65] 保险覆盖不足会严重影响那些没有保险、无法投保、保险不足或只是偶尔投保的人。美国出现了一些不公平的问题，因为该体系依赖雇主为医疗保险的很大一部分提供资金。大中型企业的雇员一般都有较好的保障，并可能得到减税的补贴。当没有保险的雇员生病时，纳税人（而不是"搭便车"的雇主）可能会承担费用。医疗的融资也是递减的。低收入家庭支付的保费与高收入家庭支付的保费相当，而且往往更高，许多没有资格参加团体保险的个人为同样的保险支付的费用大大高于有资格参加团体保险的人。一朵不公正的乌云笼罩在这些情形上。

美国似乎存在一种社会共识，即所有公民都应该能够确保公平地获得医疗，包括医疗保险。但是，这种共识的内容是单薄的，包括对政府的作用、为保险和医疗提供资金的方法、多少保险才算足够，以及"公平获得"的含义等方面。目前，还不清楚这样一个脆弱的共识是否能在如何实施公平获得的制度方面产生二阶共识。类似的问题出现在许多国家。

支持医疗权的论证

在世界各地的公共讨论中，人们一直在讨论是否存在医疗权。一些国家或多或少地坚持自由主义观点，认为公民有权购买医疗保险，而政府没有义

291　务提供医疗。相比之下，有些大致上奉行效用主义、平等主义或社群主义承诺的国家认为，公民有权利获得政府保障的医疗。许多国家在这几种公正理论的基础上，采用了医疗权的要素。在本节中，我们将探讨哪种立场在道德上最站得住脚。

　　有两个支持政府资助医疗的道德权利（但也可能有其他好的论证）的有影响力的论证：①集体社会保护论证；②公平机会论证。即使它们是我们所认为的那样好的论证，政府在医疗和公共卫生方面应该资助多少呢？关于政府支持的充分性问题，可能是所有生命医学伦理中最重要的实际问题。

　　第一个论证聚焦在个人的健康需求和通常由政府满足的其他需求之间的相似性上。对健康的威胁往往与犯罪、火灾和污染带来的威胁相类似。通常，集体行动和资源被用来抵御这些威胁，几乎所有社会都存在许多保护健康的集体计划，包括广泛的公共卫生和环境保护计划。这种一致性表明，应对健康威胁的关键医疗援助同样应该是一种集体责任。这种类比论证诉诸一致性：如果政府有义务提供一种类型的基本服务，那么它一定有义务提供另一种有关联的类似的基本服务。

　　这一论证受到批评，理由是政府的责任既不是强制性的，也不是必不可少的。然而，除了那些坚定的自由主义者之外，很少有人支持这种观点。在之前阐述的每一种非自由主义的公正理论中，来自其他可比较的政府服务的论证产生了一种公共义务，即提供某种等级的商品和服务来保障医疗。然而，在个人的医疗物资和通过公共卫生措施等社会产品保护公众的计划之间存在着相关的差异。因此，来自集体社会保护的论证似乎是失败的，或者至少是不完整的。

　　然而，支持医疗权的其他前提是，社会有权期望在医生教育、生命医学研究资金以及医疗系统中与医疗有关的各个部分的资金投入上获得合适的回报。这一补充性的论证诉诸互惠性：社会应该对从个人那里获得的利益给予相应的回报，所有的人都要分担产生这些利益所需的税收负担。个人对有充足税收作为资金的卫生系统的投入预期回报是保护他们的个人健康。这种保护的范围超出了公共卫生措施的范围，扩大到就医和研究产品的机会。

292　　　这种基于互惠的论证是有道理的，但我们不能合理地期望我们在卫生系统中的所有集体投入都有直接的个人回报。有些投入只是为了发现治疗方法，而不是为了发现治疗方法后提供或分配治疗方法。即使政府资助药物研究并监管药品行业，这些活动也不能证明政府将补贴或报销个人的药品购买的期望是合理的。因此，支持医疗的道德权利的第一个论证可能只保证了个人对社会投入的贡献获得适当回报的权利，而不是全部回报。

第二个论证是以前面讨论过的公平机会规则来支持第一个论证。根据该规则，社会机构的公正应根据在抵消了由不可预测的不幸造成的机会缺失的倾向来评估，而这些不幸是人们无法实际控制的。患有严重疾病和受伤的人对医疗的需求更大，因为他们的医疗费用可能是无法控制和难以承受的，而且随着他们健康状况的恶化，这种需求越来越大。只要伤害、疾病或残疾造成了严重的不利因素，并降低了当事人正常行动的能力，作为提供公平机会的公正就要求我们利用社会医疗资源来应对这些影响，并给人们一个公平的机会来发展、维持、恢复和使用他们的能力。[66]

合理最低限度的医疗权

关于与健康有关的商品和服务的权利的一个问题是，如何明确这项权利资格要求我们承认的权利。一种平等主义的进路提出了一种*平等获得*卫生资源的权利。至少，这一目标意味着所有人都有不被阻止获得医疗的权利，但这种微不足道的获得权并不意味着他人必须提供某些商品、服务或资源。一些自由主义者倾向于不从公共资金中提供任何东西，但他们的建议没有得到我们所研究的其他一般公正理论的支持。一种有意义的获得医疗的权利，包括每个有资格的人都有平等的索要商品和服务的权利。对这一权利的一种苛刻的解释出现在全球公正的主张中，即每个地方的每个人都应该平等地获得任何人可以获得的所有商品和服务。除非世界的经济制度得到彻底的修正，经济资源充足，否则这种适用全球的人权概念仍将是一种乌托邦式的理想，不可能完全实现。对与卫生相关资源的权利很可能总是有严格的限制（请看下面我们关于"设定优先次序"和"定量配给"的讨论），但这一结论并没有削弱在公共卫生和医疗的各个领域切实追求人权的重要性。

获得合理最低限度的医疗权提出了一个更有吸引力的目标——而且，从现实的角度看，这可能是大多数寻求落实医疗权的社会所能实现的唯一目标。[67]这一平等主义的目标是在政治团体中普遍获得基本的医疗和基本的卫生相关资源。标准的概念是一个两级（two-tiered）医疗系统：对基本的和灾难性卫生需求的强制社会保险（第一级），以及对其他卫生需求和愿望的自愿的私人保险（第二级）。在第二层，更好的服务（如豪华病房和可选的牙科美容手术）可通过私人医疗保险或直接付款购买，费用自理。第一级是通过普遍的基本服务来满足需求。这一级大概至少包括公共卫生保护和预防护理、初级护理、急症护理，以及对残疾人的特殊社会服务。这种保护每个人的安全网模式承认，社会的义务是苛刻的，但不是无限的。

合理最低限度在前面讨论的公正理论中提供了一种可能的妥协，因为它包含了大多数理论所强调或至少认为可以接受的一些道德前提。它在平等获得的前提下保证了所有人的基本医疗，同时允许个人主动购买不平等的额外产品，从而混合了私人和公共的分配形式。平等主义者应该看到使用平等机会原则的机会，并将公平机会嵌入分配制度中。效用主义者会发现合理最低限度的建议很有吸引力，因为它可以最大限度地减少公众的不满，促进社会效用，并允许基于成本-效益分析的分配决策。同样，能力理论或幸福理论的支持者可以认识到许多人的能力有可能提高，得以负担更高质量的护理，达到更高水平的健康。自由主义者可能不喜欢这些以结果为导向的方法，但仍然应该看到自由市场生产和分配的大量机会，因为第二级完全由自由选择和私人保险决定。

如果一个医疗系统能从每个账户中获得资金支持，那么它可能是对医疗分配制度进行民主改革的最公平的方法。[68] 现在我们没有——将来也不可能有——一个单一可行的公正理论，因此，作为一种公共政策的方法，这种妥协应该是具有吸引力的。

合理最低限度的建议在理论上是有吸引力的，但它将很难在社会政策中具体化并在政治上实施。该计划提出了这样的问题：社会是否能够公平、一致、明确地制定一项公共政策，承认为基本需求提供医疗权，而不创造一种权利，让人们接受诸如肝移植等扩张性和昂贵的治疗形式，从而减少可以在其他地方更广泛使用的资源。然而，鉴于目前国家卫生系统的变化，构建可行的系统是许多国家（甚至所有国家）的卫生政策伦理所面临的主要任务。在这一领域，我们列入了在卫生资源的分配和使用中*设定优先次序*的问题，这个问题在本章后面的一节中加以处理。

在确定合理最低限度的阈值和确定所提供的一揽子商品和服务的确切内容（以及不提供的内容）的过程中，公平的公众参与是必不可少的。在公众参与的过程中，必须面对本章后面讨论的分配、定量配给和确定优先次序的问题。当对合适的或足够的医疗水平的实质性标准有争议时，达成协议和实施社会政策的公平*程序*可能是我们唯一的求助手段。

罗纳德·德沃金提出了一个关于"理想的谨慎保险人"会选择什么的假设性测试。[69]他批评了对救助原则的不当使用。该原则宣称，一个社会允许那些本可以通过在医疗上多花些钱来挽救的人死亡，这是不可容忍的。他认为，救助原则产生于一个"隔离模式"，该模式将医疗视为有别于所有其他物资并优于所有其他物资。取而代之的是，德沃金设想了一个涉及"自由和无补助金的市场"的"谨慎保险"理想。这个理想的市场以财富和收入的公平分配为前提；各种医疗程序的好处、成本和风险有足够充分的信息；对任何特定的人因疾病和事故而患病的可能性一无所知，无论是危及生命的还是不危及生命的。在这种情况下，一个消息灵通的社群决定在医疗上花费的任何总额都是合理的，它选择的分配模式也是如此。

德沃金的策略很难实施，但它提供了一个很好的模型，用于测试一个合理最低限度的公正需要多少假设。

丧失医疗权

如果我们假设每个公民都享有获得合理最低限度的医疗权，那么一些特定人群即使希望保有这项权利，也会丧失它吗？问题是，一个人是否会因为可避免的、自愿的危险行为而丧失获得某些社会支持的医疗权，这些行动导致个人健康状况不佳和产生医疗需求。这方面的例子包括因不安全的性活动或静脉注射毒品而感染艾滋病的患者、患肺癌的吸烟者、在工作场所不使用防护设备的工人、拒绝戴头盔的摩托车骑手，以及多年过度饮酒后患肝病的人。有些人认为，要求所有参加保险计划的个人支付更高的保险费或更高的税收来支持计划中那些自愿从事危险行为的人是不公平的。[70]他们认为，这一结论与公平机会的规则并不冲突，因为冒险者的自愿行动减少了他们的机会。

然而，社会是否可以公平地将冒险者排除在保险范围之外，即使是像吸烟这样的典型案例？在回答这个问题时，首先，社会要确定和区分各种致病的因果因素，如自然原因、社会环境和个人行为。一旦确定了这些因素，就必须有确凿的证据证明某种特定的疾病是由自愿活动，而不是由其他原因造成的。其次，有关的个人行为必须是自主的。如果在行动时不知道风险，或者行动不是自愿的，就不能公正地要求个人对其选择负责。

一个基本问题是，由于复杂的因果联系和有限的知识，在许多健康状况

295

不佳的情况下，几乎不可能分离出因果因素。医疗需求往往是由遗传倾向、自愿行为、先前疾病的影响以及环境和社会条件共同作用的结果。这些不同因素各自的作用往往不能确定，比如试图确定某人的肺癌是由个人吸烟、被动吸烟、环境污染、职业条件或遗传（或这些因果条件的某种组合）造成的。

尽管存在这些问题，但在某些情况下，如果个人接受了有据可查的可能导致昂贵医疗费用的风险，要求他们支付更高的保险费或税收是公平的。可以要求冒险者向特定的资金池（如保险计划）缴纳更多的费用，或者对他们的冒险行为征税（如提高香烟税）。[71]

一个更困难的问题是，个人冒险者在某种程度上由于自身行动的原因而被拒绝平等地获得稀缺的医疗护理是否合理。一个被广泛讨论的问题是，与酒精有关的终末期肝衰竭（end-stage liver failure，ESLF）患者，他们需要肝移植。捐赠的肝脏很稀缺，许多 ESLF 患者在获得移植之前就已经死亡。2016 年，美国在任何时候都有大约 1.4 万名患者在等待肝移植，但当年只有 7841 名患者接受了肝移植。[72] ESLF 的一个主要原因是过量饮酒导致肝硬化和其他肝病。因此，出现的问题是，与酒精有关的 ESLF 患者是否应被排除在肝移植的等待名单之外。或者，如果被纳入等待名单，应给予较低的优先权评分。支持将他们完全排除在外或降低优先级的论证，通常都是以他们会恢复酗酒行为并再次患上 ESLF，从而浪费移植的肝脏为理由。然而，研究表明，接受肝移植并戒酒的与酒精有关的 ESLF 患者与其他原因导致的 ESLF 患者的表现一样好（尽管长期吸烟史等情况使这种结论变得复杂）。[73] 因此，基于医疗效用和公平的考虑，有充分的理由不完全排除与酒精有关的 ESLF 患者，而是要求在进入等待名单或接受肝移植前证明已长期戒酒。[74]

296

在寻求肝移植时，排除任何正在饮酒的患者是合适的。虽然这不是一项国家政策，但美国的大多数移植中心要求与酒精有关的 ESLF 患者在进入肝移植等待名单之前，必须有 6 个月的戒酒和咨询期。通常，对进入等待名单的判断需要由一个多学科小组进行评估，考虑医疗、心理和社会因素，包括那些会影响依从性、戒酒和移植后成功的因素。一旦进入等待名单，所有患者都会根据终末期肝病模型（model for end-stage liver disease，MELD）的评分与其他移植候选人被同等对待，MELD 显示患者在 3 个月内不进行移植就会死亡的可能性。

然而，令人心酸的故事描述了与酒精有关的肝病患者在寻求进入等待名单之初所面临的困难。[75] 对于患有一种与酒精有关的特殊 ESLF 病因（急性酒精性肝炎）的患者来说，熬过 6 个月的戒酒和咨询期往往是不可能的，而移植中心现在已经成功地将他们提前移植——也就是说，早于 6 个月。[76]

在一项有争议的提案中，阿尔文·莫斯（Alvin Moss）和马克·西格勒（Mark Siegler）认为，在捐赠肝脏的分配上，与酒精有关的 ESLF 患者应该自动获得比非自身过错而患有 ESLF 的患者更低的优先级。[77]莫斯和西格勒呼吁以公平、机会公平和效用来支持他们的提案。他们强调，让人们对自己的决定负责是公平的。他们主张，"相比于给一个生来就有正常肝脏的[与酒精有关的 ESLF]患者*第二个肝脏*，给一个快要死于胆道闭锁的孩子一个获得*第一个正常肝脏*的机会更公平"[78]。

莫斯和西格勒认为，即使确定酗酒是一种个人不负责任的慢性病，但患有这种疾病的人也有责任寻求和使用现有的有效治疗方法来控制他们的酗酒，防止晚期并发症，包括肝功能衰竭。在这种情况下，让他们为自己的失败负责，将他们的肝移植放在较低的优先级是公平的或公正的。

在我们的评估中，与莫斯和西格勒的结论相比，所有的患者都应该根据具体情况被逐一评估，考虑他们的医疗需求和成功移植的概率，而不是完全被排除在外或自动降低优先级。这样，个人可以根据需要获得较低的优先等级。[79]有明显的例子表明，在什么情况下个人责任应该影响优先次序。例如，器官移植接受者不是因为无力支付费用而是由于个人疏忽，没有定期服用足够的免疫抑制药物导致移植失败的，不应接受第二次移植或应降低其优先级。[80]由于浪费了他或她所得到的捐赠器官，患者失去了再次获得正常器官的机会。

297

在向与酒精有关的肝病患者提供肝移植方面，莫斯和西格勒也有效用主义的考虑：他们认为，如果许多肝脏被捐给与酒精有关的 ESLF 患者，公众将不太愿意捐献肝脏。考虑到捐赠的肝脏持续短缺，并且有证据表明，一些人认为这些患者由于对自己的肝病负有责任而不太值得接受移植，这种担忧并非微不足道。[81]然而，这种对后果的担忧不应取代或超越公平的分配程序。这个问题凸显了对公众进行公平器官分配教育的必要性，包括严格评估患者恢复有害饮酒和浪费移植肝脏的可能性。

国际卫生政策和健康权

本章前面研究的一些公正理论，既可以作为*全球理论*（公正原则在全球范围内而不只是在局部地区起作用），也可以作为*国家主义理论*（公正原则在局部地区而不是在全世界起作用）。国家主义理论认为，公正的规范性要求只适用于政治国家内部，而全球理论则认为道德规范是不分政治边界的。[82] 前面考察的能力理论和幸福理论都是明确的全球公正理论。共产主义和自由主义主要是国家主义理论的典型形式。效用主义和许多平等主义的理论可以被塑造成国际的或国家主义。

这里的问题涉及：①公正的理论、原则和规则运行的领域是否应限于独立的政治单位，比如民族国家，还是应理解为适用于国际；②传统的公正理论是否未能提供可用于发展全球公正理论和国际机构的核心概念和原则。对罗尔斯的平等主义（也有人说是国家主义）的反应引导了这些文献的大部分内容，但全球理论主要不是建立在罗尔斯的模型上。

国家主义理论和全球理论

直到最近，罗尔斯的理论以及许多其他实现医疗和卫生政策公正的方法，都是以民族国家的规则和政策来构想的，这些国家的政府在历史上制定并实施了影响机会分配和经济资源使用的法律和政策。税收和税收收入的使用主要是分配公平的地方问题，但一些国家的政策，包括资金支出，是全球性的。例如，用国家资金帮助世界消灭疟疾的政策是一项全球性政策。

在一个深深影响了罗尔斯关于公正*状况*的思想的 18 世纪的公正理论中 [83]，大卫·休谟认为，公正规则本质上是地方性的，但*为什么*公正规则在所有民族国家都需要（实际上是必需的）的*原因*是全球性的。[84] 罗尔斯认为，尽管许多关于公正的*具体规则*（如国家卫生政策中的规则）并不具有普遍性，但还是存在着关于公正的*普遍原则*。休谟和罗尔斯的主导理念都是国家主义的，但他们都认为所有民族国家都需要一套适合这些国家的严格制定的公正规范。

许多人认为，通过公共卫生措施、卫生设施、清洁饮用水的供应等类似方式，可以获得商品和服务的权利（相对于合理最低限度的*医疗*）的想法，应该以超出国家卫生系统的国际秩序为模式。全球化的世界使人们认识到，保护健康和维持健康状况的项目往往是全球性的，需要基于公正的国际秩序结构调整才是有效的。在联合国的一份声明中，可以找到一种全球公正的模式：

人人享有可达到的最高标准的身心健康的权利是一项人权……对于全世界数以百万计的人来说，充分实现这一权利……仍然是一个遥远的目标……特别是对于生活在贫困中的人来说，这一目标正变得越来越遥远……身心健康是全世界最重要的社会目标，要实现这一目标，除了卫生部门外，还需要其他许多社会和经济部门采取行动。[85]

有时，明确处理全球公正问题的伦理和政治理论被称为"世界性理论"（cosmopolitan theories），尽管现在"全球理论"（global theories）似乎更受欢迎。在生命伦理学中，这种方法深深地影响了本书的作者，它以巨大且往往是灾难性的社会状况为出发点，特别是饥荒、贫困和流行病对健康造成的破坏性的后果。然后，该理论试图划定哪些义务可以跨越国界来解决这些问题。这里所提出的义务类似于传统上在道德和政治理论中发现的义务，但如今在范围和应用上已经全球化了。

对全球理论的早期影响来自彼得·辛格的效用主义理论，正如第六章所讨论的那样（另见第九章中对效用主义理论的讨论）。辛格在将哲学家的注意力转向全球方面产生影响的一个原因是，他以尖锐的方式指出了道德基本*原则*的要求（如我们在本书中讨论的那些）与这些原则在全球层面上的*实践*之间的鸿沟。辛格成功地说服了许多哲学家和卫生专业人员，尽管他的道德结论要求很高，但道德对我们的要求比许多人想象得要多，特别是在解决全球贫困和随之而来的健康不良方面。[86]

辛格的理论建立在效用主义的利益之上，它面向个人和政府官员等主体的义务。相比之下，平等主义社会公正的观点提出，我们的理论方向是围绕社会机构的道德评价及其责任、合法性和弱点。重点不在于个人选择的道德性，而在于做出道德选择的社会基本结构的道德性。最有影响力的全球理论试图将公正理论作为国际机构改革的一种模型——例如，对世界卫生组织（WHO）、世界贸易组织的结构和承诺，以及药品定价和营销进行改革。

一些全球理论的捍卫者（包括辛格）认为，罗尔斯过度限制了公正理论的范围。在一个一贯支持普遍原则的道德理论中，人们会期望该理论能在任何地方应用，而不局限于特定的民族国家范围内。如果像罗尔斯的理论一样把社会中最贫穷的人作为关注焦点，那么真正最贫穷之人（全世界的穷人）的处境大概也必须得到改善。社会的基本结构存在于商业、教育和公共政策的散乱的规范和制度之中，这些规范和制度几乎影响到每个人，而且没有明确的方法或充分的理由将本国公民与外国人分开。从全球公正理论的角度来看，国家公民身份的标准在道德上是专断的，就像种族、阶级和性别一样。公正规则只适用于民族国家内部，也会造成财富和福利差距的扩大，而不是缓解根本问题。[87]

生命伦理学中的全球理论由健康状况不佳和不平等的问题所推动，这些问题是社会中许多互动影响的结果。如果公正理论忽视了健康状况不佳和护理服务不佳的诸多原因，以及对这些原因可以和应该采取什么措施，而只关注医疗的分配那就太奇怪了。教育的匮乏会导致健康的匮乏，正如健康不佳会使人难以获得良好的教育一样。幸福感的缺失会影响到幸福感的其他方面，而且都会导致健康状况不佳。在很多社会中，存在着一种不断复合的匮乏现象。

这种复合所导致的不平等是最迫切需要一种公正理论来解决的问题，无论它们发生在哪个国家。[88] 不平等现象不仅仅是运气不好或个人失败的问题。它们往往是不公平的社会制度的结果，明确地进行调整可以减少不平等。例如，如果质量较差的公立学校导致了严重的教育不平等，而教育不平等又导致了饮食不良和健康状况，那么我们就花力气改变这种状况。罗尔斯正确地指出了这些制度的普遍影响以及它们在公正理论中的地位。在之前讨论的一些理论中，特别是鲍尔斯和法登以及森和努斯鲍姆的理论中，作者明智地指出，严重贫困带来的健康和幸福的不平等在全球范围内都有道德上的紧迫性。

除了医疗方面根本的不平等之外，发展中世界每年大约有 2000 万人死于营养不良和疾病，其中包括大约 800 万名幼童，而这些疾病可以通过廉价和可得到的方式来预防或治疗。如果社会公正的范围是全球性的，那么这种来自不利条件的不平等将是需要纠正的首要条件。[89] 应对这些问题的最佳策略仍不明确，但我们可以再次把合理最低限度的模型作为目标。如前所述，全球公正的目标可能是一个合适的最低*健康*标准，而不仅仅是*医疗*。如果所有人都能有公平的机会达到合理的健康和公共福利水平，这将是全球公正的巨大进步。

分配、确定优先次序和定量配给

关于健康权和医疗权的政策，在分配、定量配给和确定优先次序方面遇到了无数的理论和实际困难。在本节中，我们开始研究这些公正问题，处理基本的概念和结构性问题，主要关注美国国家内部和制度上的决定，然后也会对全球公正问题给予一些关注。

分配

关于特定商品和服务的分配决定可能对其他分配产生深远的影响。例如，用于医学和生物学研究的资金可能会影响到医生培训项目的有效性。通常，分配决定涉及对理想项目的选择。我们可以确定四种不同但相互关联的分配类型。第三种和第四种对本章后面关于医疗定量配给的讨论特别重要。

（1）*综合性社会预算的分块*。每一个大型政府的运行都有一个综合预算，其中包括对健康和其他社会产品的拨款，如住房、教育、文化、国防和娱乐等。健康不是我们唯一的价值或目标，其他商品的支出不可避免地与以健康为目标的支出争夺有限的资源。然而，如果一个小康社会不能分配足够的资金来提供足够的公共卫生措施和获得合理最低限度的医疗，那么它的分配制度很可能是不公正的。

（2）*在健康预算内进行分配*。卫生拨款决定必须在专门用于卫生相关预算的预算部分内做出。除了提供医疗，我们还通过许多方式保护和促进健康。公共卫生、救灾、扶贫、职业安全、环境保护、伤害预防、消费者保护、食品和药品控制等方面的卫生政策和计划，这些都是社会为保护和促进本国公民（通常也包括其他国家的公民）的健康所做努力的一部分。

（3）*在目标预算内进行分配*。一旦社会确定了诸如公共卫生和医疗等部门的预算，它仍然必须通过选择项目和筹资程序在每个部门内分配资源。例如，确定哪些类别的伤害或疾病应该得到优先排序是分配医疗资源的一个主要部分。决策者将从疾病的可传播性、频率、成本、相关的疼痛和痛苦，以及对生命长度和生活质量的影响等因素来审查各种疾病。例如，在某些情况下，作为一个优先排序的问题，可能有理由减少对某些癌症等致命疾病的关注，更多地关注如关节炎等广泛的致残疾病。

（4）*为患者分配稀缺的治疗*。由于健康需求和欲望几乎是无限的，因此每个医疗系统都要面对某种稀缺性，并不是每个需要某种特定医疗

301

的人都能获得适当的机会。在不同时期和不同地方，像青霉素、胰岛素、肾透析、心脏移植和重症监护治疗病房的空间等医疗资源和用品都被分配给特定患者或某类患者。当疾病威胁到生命，而稀缺的资源有可能挽救生命时，这些决定就更加困难。问题可能变成："当不是每个人都能活下来时，谁应该活下来？"[90]

第三种和第四种的分配决策是相互影响的。第三种决定通过决定特定资源的可得性和供应，部分地决定了患者选择的必要性和范围。通过明确的第四种决定做出艰难选择的困境，有时会导致社会在第三种的层面上修改其分配政策，以增加特定资源的供应。例如，考虑到对获得有限的透析机供应标准的争议，美国国会在 1972 年通过立法，提供资金以确保其所有公民可普遍获得肾透析和肾移植，而不考虑其支付能力。[91]

确定优先次序

在医疗和公共卫生领域，确定优先次序是公正卫生政策的一个紧迫课题。[92] 在许多国家，在第三种分配决定中构建明确的优先次序是很困难的，而且由于一些因素（特别是保险费用、新技术和预期寿命的延长）导致费用继续飙升。设定优先次序的困难在于，当资源不足以提供技术上可能提供的所有健康福利时，要确定应该做什么。卫生政策问题的一个典型例子来自俄勒冈州。

俄勒冈州计划的教训。 俄勒冈州的立法者和公民参与了一项具有开创性的计划，在分配医疗方面确定了优先次序，以便将健康保险覆盖范围扩大到贫困线以下没有保险的州民。俄勒冈州的《基本医疗服务法》（Basic Health Services Act）成为美国医疗政策中关于公正和设定限制的辩论焦点，其中包括获得医疗服务、成本效益、定量配给和合理最低限度等问题。该法案试图在俄勒冈州将通常只在理论层面上讨论的问题付诸实践。许多人认为，俄勒冈州的计划将标志着着手解决美国定量配给问题的新时代的开始，尽管这个雄心勃勃的计划具有重要的影响和作用，但许多关于定量配给的道德问题仍然是卫生政策的问题。[93]

俄勒冈州卫生服务委员会（The Oregon Health Services Commission，OHSC）负责制定一份优先服务排名表，以确定医疗补助覆盖范围的最低限度，该州和联邦计划为经济贫困的公民提供资金以满足其医疗需求。目标是将覆盖面扩大到贫困线以下的人群，并尽可能多地为那些优先服务提供资金。1990 年，OHSC 根据治疗后的福利质量数据和成本效益分析，将 1600 项医疗程序按"从最重要到最不重要"的服务进行了排名。

这一排名被广泛批评为不公正和专断的。批评者指出，该州将拔牙排在阑尾切除术之前，是一个特别恶劣的例子。后来，俄勒冈州将排名服务减少到 709 项，同时放弃了成本效益分析并且扩大了公民参与范围。目标变成了按照临床效果和社会价值对优先事项名单上的项目进行排序。这些多余的类别需要具体化，俄勒冈州的这些努力有很多独创性。

在俄勒冈州，由于该计划成功地扩大了服务范围，最初承保的服务清单得到了人们的大力支持。[94] 然而，许多手术（如致残疝、扁桃体切除术和腺样体切除术）都低于优先考虑清单上的底线。多年来，俄勒冈州对该计划不断进行修改，其结果是保险损失和退出计划的比率很高，难以满足慢性病患者的需要，未满足的医疗需求增加，获得医疗的机会减少，财政也紧张起来。[95] 俄勒冈州的优先事项清单也难以处理经常性的预算短缺。

确定优先次序的公正策略。 甚至在俄勒冈州的实验之前，卫生经济学中就出现了一篇有影响力的关于确定优先次序的文献（我们在第六章中讨论过）。[96] 这篇文献敦促使用"成本-效益分析"，最重要的版本是"成本-效用分析"。在这个"成本-效益分析"策略中，健康效益是以预期的健康收益来衡量的，而成本是以资源的支出来衡量的。其目标基本上是效用主义的：用所花的钱获得最大的健康效益。健康的益处被量化，并试图通过衡量干预措施对生活长度和质量的影响，将结果直接纳入公共政策。

除了效用主义导向的解释，几乎所有类型的公正理论的代表都被用来反对这种设定限制的策略。对婴儿、老人和残疾人（尤其是那些永久丧失行为能力的人和身患绝症的人）的歧视指控，以及如何判断生活质量提高的不确定性，使许多人得出结论：俄勒冈州使用的成本分析方式允许在确定优先次序时进行不公正和不允许的权衡取舍。一个主要问题是，如果其他干预措施（如关节炎药物治疗）对生活质量有更大的改善，那么拯救生命的干预措施（如心脏移植等）是否应该在优先权的竞争中完全失去优势。

公平地处理这些问题必须做出许多决定，包括优先考虑预防还是治疗，以及拯救生命的程序是否优先于其他干预措施。通常，在缺乏精确或强大的决策工具和缺乏重要的问责制度的情况下，政策制定者仍需努力设定优先次序。[97] 目前，在大多数工业化国家的医疗系统中，用于治疗的开支要远高于用于预防的开支，例如，政府官员可能有充足的理由选择集中精力预防心脏病，而不是为个人提供心脏移植或人造心脏。在拯救生命、减少痛苦、提高健康水平和降低费用方面，预防性护理往往更有效、更高效，而且预防性护理经常会减少未知的"统计生命"（statistical lives）的发病率和早产儿的死亡率，而关键的干预措施往往集中在已知的"可辨认的生命"（identifiable lives）上。对于立法者和公众来说，统计生命比可辨认的生命更难理解和得到重视，这可能导致对统计生命的忽视。

许多社群都偏爱得到辨认的人，因此为危重患者分配了资源，但有充分的证据表明，针对贫困群体的公共卫生支出（如产前护理），在未来的护理中节省的支出是用于危重患者的支出的数倍。因此，不论是分配更多资金来救助有医疗需求的人，还是分配更多的资金来防止人们陷入这种需求，道德直觉、复杂概念和制度承诺可能会扭曲我们对道德困境的思考。

304 目前还没有找到解决卫生政策和生命医学伦理方面这些问题的方法，但许多讨论者现在对使用各种效用驱动的策略持开放态度，以产生公众和决策者可以与其他考虑因素共同衡量的数据。公众的偏好、对各种政策选择的合理论证，以及对伦理学和卫生政策文献的了解，有助于取代或限制经济分析所表明的道德上令人反感的权衡。[98]

正如我们在第六章中指出的那样，也许主要的问题是如何根据公正的原则来建立约束。例如，允许成本-效益高的定量配给方式会对最弱势人群的健康水平造成不利影响或忽视，实际上会使他们的状况更糟糕，这是不公平的，也是不可接受的。这种结论是明显的，但它已经证明并将继续证明在国家层面上极难实施，在全球层面上更是如此。

定量配给

现在，我们讨论上述关于"分配"一节中被归类为第三种和第四种的分配决策类型。这两种类型经常在*定量配给*和相关术语［如分诊（triage）］的主题下讨论。[99] 术语的选择是有区别的，因为每个术语都有不同的历史，其中的含义发生了变化，而且每个术语的含义都有些不同。[100] 最初，*定量配给*并不意味着严酷或紧急。它的意思是一种限额、份额或部分，就像军队中把食物分成口粮一样。直到最近，*定量配给*一词才与有限的资源和医疗预算中的优先次序的确定联系起来。

定量配给至少有三种相关的含义或类型。第一个与"因缺乏资源而拒绝向个人提供 X"有关。在使用这一含义时,"定量配给"有时带有否定性的含义,特别是在公共辩论中,它被用来谴责无根据地限制医疗的行为。在市场经济中,所有类型的商品(包括医疗)在某种程度上都是通过保险的支付能力直接或间接地实现第一种意义上的定量配给。

第二种意义上的*定量配给*不是来自市场限制,而是来自社会政策限制:政府确定补助或拨款,同时个人被拒绝获得超额的定量配给。战争期间对汽油和各类食物的定量配给是一个众所周知的例子,国家卫生系统不允许购买超过配额的商品或保险也是一个很好的例子。

最后,在第三种意义上的*定量配给*中,补助或拨款是公平分配的,但那些有能力为额外商品买单的人不会被拒绝获得超额分配的商品。在这第三种意义上,定量配给涉及前两种形式中的每一种要素:公共政策确定一个限额,那些无力支付或无力承担额外部分的人实际上被剥夺了超过配额的机会。

我们会在这三种意义上穿插使用"定量配给",而集中讨论第三种意义;但我们从两个配给的案例研究开始。第一个案例着重于按年龄进行定量配给,第二个案例则是以心脏移植为例,对费用高昂的治疗进行定量配给。

按年龄进行定量配给。政策有时会排除特定年龄段的人或给予他们较低的优先权,有时也会为老年人等群体提供有利条件,如美国的医疗保险制度。在英国,由于年龄或预期的生活质量,隐性的定量配给政策将老年末期的肾脏患者排除在肾透析和移植之外。[101] 在另一个例子中,美国分配可移植肾脏的政策通过在分配公式中给年轻患者加分来优先考虑他们。

为了证明在分配政策中使用年龄的合理性,人们提出了各种论证。有些是基于对成功治疗概率的判断,这些论证通常是一个医疗效用的问题。例如,年龄可能是一项重大手术的存活概率指标,也是手术可能成功的一个因素。对成功概率的判断,可能包括器官接受者预期存活的时间,这个时间段对老年患者来说通常比对年轻患者要短。如果标准是质量调整生命年(如第六章所讨论的),那么年轻的患者通常比年长的患者在分配上更占优势。一个例子是美国器官获取和移植网络(US Organ Procurement and Transplantation Network)的政策,该网络由器官共享联合网络运营,其工作重点是预测移植的生命年限,以此作为向患者分配肾脏的标准。批评者指责说,使用这种评估方法不公平地使老年患者处于不利地位,减少了他们接受肾移植的机会。[102]

诺曼·丹尼尔斯提出了一个有影响力的观点，他认为就公平的医疗分配而言，年龄与种族和性别的特性不同。[103] 他呼吁人们要从整个生命周期的视角进行谨慎的医疗决策。每个年龄组都可以看作是一个人一生中的一个阶段。我们的目标是，在为每个公民提供公平的终身医疗的社会体系中，对人生的各个阶段谨慎地分配资源。他认为，作为谨慎的审议者，公正的人在稀缺条件下会选择在一生中分配医疗的方式，以此来提高他们至少达到正常寿命的机会。丹尼尔斯认为，一个公正的人会拒绝这种模式，这种模式会降低他们达到正常寿命的机会，但如果他们真的变老了，会增加他们超过正常寿命的机会。丹尼尔斯认为，一个公正的人会选择把原本可能用于延长老年人寿命的资源转用于年轻人的治疗。这一政策增加了每个人至少活到正常寿命的机会。

另一个相关的理论采用了"公平赛局"（fair-innings）的论证。它在努力实现医疗分配平等的背景下，考虑一个人一生的经历。这一论证要求每个人都有平等的机会获得公平的赛局（公平的时段或时间量），直到一个阈值数量，但达到阈值后（如 70 岁），一个人不再有资格获得社会支持的医疗。艾伦·威廉姆斯是"公平赛局"论证的支持者，他强调，这种代际公平的概念*要求*而不仅仅是*允许*，"对老年人的歧视比单纯的效率目标所要求的还要严重"[104]。这种"公平赛局"的论证声称，为拒绝向老年患者提供稀缺的医疗资源与年轻患者竞争提供了正当的理由。

所有基于年龄的定量配给政策都面临着挑战。[105] 这种定量配给可能通过对老年人的成见而使不公正现象长期存在，由于医疗费用的增加而把他们当作替罪羊，并在几代人之间造成不必要的冲突。每一代的老人都会抱怨，在他们年轻的时候，他们没有机会获得后来开发出来的创新技术，而这些技术是由他们的税款资助的，他们会声称，现在剥夺他们从技术中受益是不公平的。尽管如此，为了保护儿童和许多弱势群体的健康，社会很可能不得不设定一个门槛年龄，超过这个年龄就不能为某些特定条件提供公共资金。这种选择可能被认为是悲剧性的，然而它可能是一项完全公正和合理的政策。事实上，采取任何其他政策都可能是不公正的。

然而，即使基于年龄的医疗分配不一定违反公平机会规则，但它们在许多国家往往以不公正的方式实施。这些分配是一个主要指标，表明社会需要采取系统的、公众参与的和严密审查的方法来决定按年龄定量配给和更广泛的公平获取政策。

心脏移植的配给。关于心脏移植配给的争议在 20 世纪 80 年代生效后不久就开始了。进行的心脏移植数量不多（2017 年，美国有 3244 例），但每一例心脏移植的费用都很大。目前，美国每一例心脏移植的平均费用约为 138.24 万美元，心肺移植的平均费用约为 256.4 万美元。[106]多年来，不断变化的医疗和政治环境导致了政策的改变，在公平方面缩小了差距，却带来了其他公平问题。《俄勒冈州健康法》（Oregon Health Act）的出台，部分源于对器官移植费用飙升的关注。

尽管心脏移植的保险费用很高，但有人提出了公共资助心脏移植的论证。美国卫生与公众服务部（US Department of Health and Human Services）任命的美国联邦器官移植特别工作组（US Federal Task Force on Organ Transplantation）建议，"应该建立一个公共项目，为那些在医学上有资格进行器官移植，但没有被私人保险、医疗保险或医疗补助所覆盖，并且由于缺乏资金而无法获得器官移植的人支付费用"[107]。特别工作组的建议基于两个来自司法的论证。

第一个论证强调了心脏和肝移植与其他形式的医疗服务（包括肾移植）之间的连续性，这些医疗服务已经被广泛接受为一个像美国这样的富裕国家应该提供的合理最低限度医疗的一部分：心脏和肝移植在拯救生命和提高生活质量的有效性方面，与其他受资助或可资助的规程相媲美。针对心脏和肝移植手术过于昂贵的说法，特别工作组认为，任何因节省公共卫生资金而产生的负担都应公平分配，而不是强加给特定的患者群体，比如那些患有末期心脏或肝衰竭的患者。如果排除一种救命手术，而资助其他具有类似救命潜力和费用的手术，这将是一种专断且不自洽的政策。

关于公平获取的第二个论证聚焦于器官捐赠和获得的做法上。公职人员往往通过呼吁所有公民和居民捐赠器官来参与增加捐赠器官供应的工作。[108]然而，在美国的实践中，没有医疗保险的人成为死后器官捐献者的可能性比接受器官移植的可能性高 20 倍。[109]可以说，在禁止出售器官的同时，根据支付能力分配捐赠的器官，在道德上是相悖的；当捐赠的器官被用于器官移植手术时，将购买的器官用于移植与购买的器官移植手术区分开来，在道德上是有问题的；然而，涉及购买器官用于移植的政策和行为往往在道德上受到谴责，而没有同时谴责允许购买器官移植手术的制度。

这些论证是对一致性的有吸引力的呼吁，但它们并没有确立这样的结论：公正需要昂贵的医疗，而不管其费用如何，或者说，使用合理的结构化

307

的配给系统是专断的，它涉及在确定优先次序时的艰难选择。一旦社会在合适的最低水平上实现了公平的资金门槛的测定，它就可以合法地选择一些手术而排除其他手术，即使它们具有同等的救助潜力和同等的成本，只要它通过公平的程序确定相关的差异。在这个过程中，大量的公众参与将有助于使这种决定合法化。最后，我们应该将有关资助心脏移植和所有其他昂贵治疗的建议置于公正的社会分配政策的大背景下，这将要求系统的和公平的设定优先次序和限制。

给患者定量配给稀缺治疗

医疗专业人员和政策制定者往往必须决定谁将获得一种可用但稀缺的医疗资源，而这种资源不可能提供给所有有需要的人。我们在此集中讨论紧急情况下选择接受者的优先方法。有两种广泛的方法竞争首要地位：①强调患者和社会整体利益最大化的效用主义策略；②强调人的平等价值和公平机会的平等主义策略。我们认为，这两种广泛的方法往往是通过一个规范的过程，可以在许多分配和定量配给的政策和实践中合理且连贯地结合起来。

我们为一个使用两套实质标准和程序规则来定量配给稀缺医疗资源的系统辩护：①确定潜在接受者（如有资格进行心脏移植的患者）初始资格的标准和程序；②最终选择特定治疗的接受者（如捐赠用于移植的心脏）的标准和程序。[110] 由于我们以前曾关注过直接或间接通过保险支付医疗费用的能力的相关性和不相关性，为了简单起见，我们在此不包括所谓的绿色筛选（green screen），换言之，用于确定符合条件的候选人库的财务筛选。

筛选治疗对象。 筛选潜在接受治疗者的标准分为三个基本类别：选民、科学的进步和成功的前景。[111]

选民因素。 第一个标准使用社会因素而不是医学因素。它是由受保护者的边界决定的，比如为退伍军人建立的医疗中心所服务的退伍军人；地理或管辖范围的边界，比如为公立医院所服务的合法管辖区的公民；以及支付能力，比如富人和高保险的人。这些标准完全是非医疗的，它们涉及的道德判断往往是片面的，而不是公正的，比如排除非公民或只包括退伍军人的政策。有时，这些受保护者的每一个边界都是可接受的，但它们过去的使用往往是可疑的。

例如，美国联邦器官移植特别工作组建议将捐赠的器官视为国家的公共资源，主要根据患者的需要和成功移植的可能性来分配。[112] 该特别工作组断定，外国侨民对在美国捐赠的器官不具有与本国公民和居民一样的道德要求。其立场似乎是，公民身份和居住地是决定分配的道德相关特性。然而，特别工作组也断定，同情心和公平性支持接纳一些非居民的外国人。在不同的投票中，该特别工作组提议非居民外国人在已故捐赠者肾脏的等待名单中的比例不超过 10%，所有等待名单上的患者，包括非居民外国人，都可以根据同样的需求、成功的可能性和等待名单上的时间来获得器官。[113]

科学的进步。筛选潜在护理接受者的第二个标准，即科学进步的标准，是以研究为导向的，在治疗进展的实验阶段是相关的。例如，医生研究者可以有充分的理由排除那些还有其他疾病的患者，这些疾病可能会掩盖研究结果。其目的是确定实验性治疗是否有效以及如何改进。这一标准建立在对资源的有效和适当使用的道德和审慎判断上。用于纳入或排除患者参与此类研究的因素可能会引起争议，特别是如果出于科学效率考虑，使试验结果为科学界所接受，将有可能受益的人排除在外或将不可能受益的人继续留在临床试验中。然而，在研究中实现科学有效性是至关重要的，科学的进步是一个相关的筛选标准。

成功的前景。不管一项治疗是实验性的还是常规性的，患者成功治疗的可能性是一个相关性标准，因为稀缺的医疗资源应该只分配给那些有合理受益机会的患者。忽视这种浪费资源的因素是不公正的，比如只能移植一次的器官。例如，心脏移植外科医生可能会受到诱惑，将他们的患者列为现有心脏的紧急优先候选人，因为如果患者不接受移植，他们很快就会死亡，尽管其中有些患者即使接受了心脏也可能一定会死亡。在这个过程中，合适的候选人可能会被忽略。仅仅允许以情况的紧迫性来确定优先次序的分类和排队系统是不公正的，也是低效的。基于这些原因，应该通过监督机制来寻求对紧迫性判断的问责，这些机制要么在使用前细致审查清单标准，要么在使用后对结果进行审查，或者两者兼而有之。

选择接受者。现在，我们来谈谈特定稀缺治疗接受者的*最终选择*标准。争论主要集中在对医疗效用和社会效用的判断，以及抽签和排队等非个人机制的使用上。

医疗效用。我们在这里假设了一个普遍接受的规则，即对医疗效用的判断应该考虑到对稀缺的医疗资源进行定量配给的决定。患者成功的治疗前景的差异是相关的考虑因素，正如最大限度地挽救生命一样。

310 　　基于医疗效用的定量配给不一定违反平等主义公正的要求。例如，对医疗效用和平等主义公正的判断都是围绕着年轻患者优先于年长患者的问题而趋同，如本章前面讨论的"公平赛局"论证。在其他条件相同的情况下，医疗效用倾向于年轻的患者，因为他们通常会比年长的患者有更多的质量调整生命年。而且，在其他条件相同的情况下，平等主义的公正赋予年轻的患者优先权，因为他们还没有得到"公平赛局"，也没有机会跨越生命周期的各个阶段。[114]

　　然而，作为医疗效用的组成部分，医疗需求和成功概率都是负载价值的概念，而且关于可能的结果和有助于成功的因素往往存在不确定性。例如，许多肾移植外科医生对拥有良好的组织匹配的重要性提出异议，因为轻微的组织不匹配可以通过免疫抑制药物来控制，减少身体对移植器官的排斥。正如我们在本章前面所看到的，在分配肾脏时坚持组织匹配这一看似客观的标准，也会使少数族裔成员和具有罕见组织类型的人处于不利地位。

　　医疗需求的标准和成功的概率有时会发生冲突。在重症监护治疗病房里，试图拯救一个在医疗上有迫切需求的患者，有时会不适当地消耗资源，而这些资源本可以用来拯救其他没有这些资源就会死亡的人。[115] 优先考虑病情最重的患者或医疗需求最迫切的患者的规则会导致资源的低效使用，从而产生不公平。尽量减少或完全排除医疗效用考虑的定量配给方案是站不住脚的，但对医疗效用的判断本身并不总是充分的。这个难题导致了在选择接受者时能否以有限的方式合法地使用机会和排队的问题。

　　机会和排队的非个人机制。我们在本章开始时指出了用抽签来分配所有社会地位的怪异性和不可接受性。然而，抽签或其他机会系统并不总是怪异和不可接受的。[116] 如果医疗资源是稀缺且不可分割的，如果对患者的医疗效用不存在重大差异（特别是当选择决定着生命或死亡时），那么出于公平机会和平等尊重的考虑，可能会证明抽签、随机或排队是合理的，这取决于哪种程序在当时的情况下是最适当和可行的。

　　类似的判决也支持使用抽签的方式来决定谁能获得供应量有限的新药，要么因为这些药物最近才被批准，要么因为它们仍然是试验性的。例如，伯莱克斯实验室（Berlex Laboratories）通过抽签来分配倍泰龙（Betaseron），这是一种新的基因工程药物，似乎可以减缓多发性硬化症引起的恶化，还有311 一些药物公司通过抽签来分配新型的化合物给艾滋病患者。如果这类抽签活动传递出如下的信息，即所有人都应该并将获得平等的社会商品的机会，那么这类抽签活动的象征价值就具有道德意义。[117] 这些方法还能以很少的时间和财政资源的投入来决定选择，并能为所有参与的人（包括患者）带来较少的压力。[118] 即使是被忽视的候选人也会因为偶然被拒绝而感到不那么痛苦，而不是因为比较优势的判断。

然而，一些非个人化的选择程序在理论上和实践上都存在问题。例如，"先来后到"的规则有可能造成不公正。在某些情况下，已经接受某种特定治疗的患者的生存机会非常有限，几乎到了徒劳无益的地步，而其他需要这种治疗的患者的生存机会则要多得多。还有一个问题是，"先到先得"的规则是否意味着，相比于那些后到的但有更迫切需求或治疗成功前景更好的人，那些已经在接受治疗的人拥有绝对的优先权。除非在使用过程中证明这种制度是合理的，否则就可能会导致不公正，应该避开它。

重症监护治疗病房提供了一个很好的例子。虽然进入重症监护治疗病房产生了支持继续治疗的假定，但它并没有给患者一个绝对声明。在新生儿重症监护治疗病房，使用体外膜肺氧合（extracorporeal membrane oxygenation，ECMO）的决定中，一种用于维持有生命危险的呼吸衰竭的新生儿的心肺分流术，正在成为一种真正稀缺的资源，因为它并不是广泛使用的，而且需要训练有素的人员全时在场。罗伯特·曲劳（Robert Truog）认为，如果一个预断病情不佳（poor prognosis）的新生儿更有可能存活，需要这种治疗，而且不能安全地转移到另一个机构，那么就应该停止使用 ECMO，而让另一个预断病情良好的新生儿使用 ECMO，我们的判断是正确的。[119] 将儿童从重症监护治疗病房转出需要有正当理由，但如果提供其他形式的照顾，这并不构成放弃或不公正。

排队和抽签到底哪个更可取，主要取决于实际情况，但排队似乎在许多医疗环境中是可行的和可接受的，包括急诊医学、重症监护治疗病房和器官移植等待者名单。一个复杂的因素是，有些人没有及时排队或抽签，原因是寻求帮助不及时、不充分或不适当的医疗关注、转诊延迟或公开的歧视等因素。如果一些人因为受过更好的教育，有更好的联结，或者更有条件支付经常看医生的费用，就可以在就医方面获得比其他人更多的优势，那么这个系统可能就是不公平的。

社会效用。 尽管社会效用的标准是可疑的和有争议的，但潜在接受者的相对社会价值有时是一个相关的甚至是决定性的考虑因素。一个类比来自第二次世界大战，据一些报道，当时稀缺的青霉素资源被分配给患有性病的美

312 国士兵，而不是那些在战争中负伤的士兵。其理由是军事需要：患有性病的
士兵可以更快地恢复战斗力。[120]

支持社会效用主义选择的一个论证是，医疗机构和人员是社会的受托
人，必须考虑患者未来可能的贡献。我们在下文中指出，在涉及具有重要社
会意义的人的罕见和特殊情况下，狭义的和具体的社会价值的标准而不是广
义的和一般的社会效用被适当地优先考虑。然而，在一般情况下，我们需要
保护个人护理和信任的关系，如果医生和其他医疗专业人员经常从患者的需
要转向社会的需要，这种关系将受到威胁。

分诊：医疗效用和狭义的社会效用。 有些人引用了分诊模型，这是一
个法语术语，意思是"分类"、"挑选"或"选择"。它已被应用于根据质量
对羊毛和咖啡豆等物品进行分类。在提供医疗方面，分诊是一个制定和使用
优先次序标准的过程。它已被用于战争、社区灾害和急诊室，在这些地方，
受伤的人根据他们的需要和治疗预期被分类进行治疗。有时，重症监护治疗
病房患者的入院和出院决定涉及分诊。其目的是尽可能有效和高效地利用现
有的医疗资源，这是一个效用主义的理由。[121]

通常，分诊决定诉诸*医疗*效用而不是*社会*效用。例如，灾民通常是根
据医疗需求被分类的。那些受了重伤，如果不立即救治就会死亡，但可以抢
救的人被排在第一位；那些可以推迟治疗而不会有直接危险的人被排在第二
位；那些受了轻伤的人被排在第三位；而那些没有治疗效果的人被排在第四
位。这个优先计划是公平的，不涉及对个人的社会价值比较的判断。

然而，在某些情况下，对社会价值比较狭义的或具体的判断是不可避免的，
也是可以接受的。[122] 例如，在地震灾害中，一些受伤的幸存者是只受轻伤的
医务人员。如果这些医务人员需要帮助他人，他们就有理由得到优先治疗。同
样，在大流感暴发的情况下，首先为医生和护士接种疫苗，使他们能够照顾其
他人，也是合理的。在这种情况下，当且仅当一个人的贡献对实现重大社会目
标不可或缺的情况下，他或她才可能以狭义的社会效用为由获得优先治疗。

当符合条件的患者的医疗效用大致相同时，首先援引医疗效用，然后利
用机会或排队获取稀缺资源，一般来说是合法的。有时，援引狭义的社会效
用的考虑也是合法的，以优先考虑那些在实现更好的整体社会结果中扮演重
要社会角色的个人。尽管对平等主义公正和效用主义公正的呼吁混杂在一
起，但这种标准的联系应该被证明是融贯的和稳定的。

313 在某些情况下，例如在大流感或生物恐怖袭击导致的公共卫生紧急情况

下的分配，以及在分配公众捐赠的器官时，让公众参与制定分配标准是有价值的，也许是必不可少的。[123] 没有一套标准是唯一可接受的，公众的信任和支持是必不可少的，特别是在广泛的卫生危机和器官捐赠中需要公众的合作。在大多数情况下，这套分配标准必须被普遍接受为道德上合理的公正准则，以确保公共合作。

结　　论

我们已经研究了一系列的公正方法，包括六种不同的公正理论。虽然我们经常对平等主义和效用主义的方法进行最密切的研究，但我们一直在接触本章早期分析的所有六种公正理论的特点。我们一直认为，没有哪一种公正理论或医疗分配体系是足以单独地对卫生政策进行建设性思考的。然而，我们已经注意到，两种最新的理论因其与我们对健康、公共卫生和医疗的价值的联系而显得尤为重要。

我们的道德实践和信念的丰富性，有助于解释为什么不同的公正理论会得到巧妙的辩护。在对这些公正理论缺乏明确的社会共识的情况下，我们可以预期，公共政策有时会偏重一种理论的要素，在其他时候会偏重另一种理论的要素。我们在本章中也是这样处理的。然而，这几种理论的存在并不能为许多国家对其医疗系统所采取的可悲的零散的方法提供辩护。

那些医疗资金和服务系统缺乏全面性和一致性的国家，注定要继续走在成本增加和更多公民得不到保护的道路上。他们需要提高效用（效率）和公正（公平和平等）。虽然公正和效用可能看起来是相互对立的价值，而且在道德理论中也经常被这样表述，但这两种价值在塑造医疗系统时都是不可或缺的。通过削减成本和提供适当的激励措施建立一个更有效的系统，可能会与普及医疗的目标相冲突，而基于公正的全民覆盖目标也可能使系统的效率降低。在几乎所有的社会制度中，都不可避免地会出现平等和效率之间的权衡。

公正获得医疗的政策、医疗机构的效率战略以及减少损害健康条件的全球需求，使本书所考虑的所有其他问题在社会重要性方面都相形见绌。全球公正和公正的国家医疗系统对于数百万人来说是遥远的目标，他们在获得医疗和改善健康方面有着根深蒂固的障碍。每个社会都必须对其资源进行定量配给，但许多社会可以比迄今更尽责地缩小公平的定量配给方面的差距。

314　　　我们支持从一般的道德视角来处理这些问题。特别是，我们建议承认全球健康权和在民族国家获得合理最低限度的医疗可执行权，同时认识到，即使政策目标得到公正的原则和理论的有力支持，在政治国家和全球范围内充分确保这些权利是一项极其艰巨的任务。

　　在本章中，我们的论述常常承认在效率和公正之间进行权衡的合法性，这一立场反映了我们在本书中一直坚持的观点，即在受益和公正等原则之间存在偶然冲突的可能性，以及在冲突发生时进行权衡的必要性。

注　　释

1. Jorge Luis Borges, *Labyrinths* (New York: New Directions, 1962), pp. 30-35. 在某些分配系统中，抽签可能是一种合理的机制，正如我们在本章后面所提到的。

2. 比较如下的分析，参见 Samuel Fleishacker, *A Short History of Distributive Justice* (Cambridge, MA: Harvard University Press, 2005)。

3. 艾滋病活动家的努力，参见本书第六章"扩大了对研究产品的获取"小节的开头，包括注释中的参考文献。也参见 Carol Levine, "Changing Views of Justice after Belmont: AIDS and the Inclusion of 'Vulnerable' Subjects," in *The Ethics of Research Involving Human Subjects: Facing the 21st Century*, ed. Harold Y. Vanderpool (Frederick, MD: University Publishing Group, 1996); Leslie Meltzer and James F. Childress, "What Is Fair Subject Selection?" in *The Oxford Textbook of Clinical Research Ethics*, ed. Ezekiel J. Emanuel et al. (New York: Oxford University Press, 2008), pp. 377-385。

4. 详见 Guido Calabresi and Philip Bobbitt, *Tragic Choices* (New York: Norton, 1978)。

5. *International Union…UAW v. Johnson Controls*, 499 U.S. 187 (1991) 111 S.Ct. 1196.

6. John Stuart Mill, *Utilitarianism*, in vol. 10 of the *Collected Works of John Stuart Mill* (Toronto: University of Toronto Press, 1969), chap. 5.

7. Locke, *Two Treatises of Government*, ed. Peter Laslett (Cambridge: Cambridge University Press, 1960), preface, bk. 1.6.67 and bk. 2.7.87. 关于古典自由主义的一般情况，参见 Eric Mack and Gerald F. Gaus, "Classical Liberalism and Libertarianism: The Liberty Tradition," in *Handbook of Political Theory*, ed. Gaus and Chandran Kukathas (London: Sage, 2004), pp. 115-130。

8. Robert Nozick, *Anarchy, State, and Utopia* (New York: Basic Books, 1974), esp. pp. 149-182.

9. Rawls, "Kantian Constructivism in Moral Theory" (The Dewey Lectures), *Journal of*

Philosophy 77 (1980): 519.

10. Rawls, *A Theory of Justice* (Cambridge, MA: Harvard University Press, 1971; rev. ed., 1999), pp. 60-67, 302-303 (1999: 52-58). Rawls 后来对这些原则进行了指导性的重述，并对其进行了部分重新排序，给出了修改的理由，参见 *Justice as Fairness: A Restatement,* ed. Erin Kelly (Cambridge, MA: Harvard University Press, 2001), pp. 42-43。这项工作影响了这里的介绍。在 Rawls 出版他的书近 40 年后，对于平等主义和差异原则的有趣处理，参见 G. A. Cohen, *Rescuing Justice and Equality* (Cambridge MA: Harvard University Press, 2008), esp. pp. 68-86, 151-165。

11. Daniels, *Just Health: Meeting Health Needs Fairly* (New York: Cambridge University Press, 2008), especially pp. 29-63; 也参见 Daniels, *Just Health Care* (New York: Cambridge University Press, 1985), pp. 34-58。对于随后关于平等主义相关问题的研究，参见 Shlomi Segall, *Why Inequality Matters: Luck Egalitarianism, Its Meaning and Value* (Cambridge: Cambridge University Press, 2016)。

12. 主要的所谓"社群主义"理论家避免使用这个标签，包括 Alasdair MacIntyre、Charles Taylor、Michael Walzer、Michael Sandel。

13. 例如，参见 Michael Sandel, *Democracy's Discontent: America in Search of a Public Philosophy* (Cambridge, MA: Harvard University Press, 1996); Sandel, *Public Philosophy: Essays on Morality in Politics* (Cambridge, MA: Harvard University Press, 2005); Alasdair MacIntyre, *After Virtue*, 3rd ed. (Notre Dame, IN: University of Notre Dame Press, 2007); Michael Walzer, "The Communitarian Critique of Liberalism," *Political Theory* 18 (1990): 6-23; Shlomo Avineri and Avner de-Shalit, eds., *Communitarianism and Individualism* (Oxford: Oxford University Press, 1992)。

14. Charles Taylor, "Atomism," in *Powers, Possessions, and Freedom, ed. Alkis Kontos* (Toronto: University of Toronto Press, 1979): 39-62; 以及他后来的观点，Taylor, *A Secular Age* (Cambridge: Belknap Press of Harvard University Press, 2007, and paperback edition, 2018)。

15. 两个有启发性的理论是 Alasdair MacIntyre, *Whose Justice? Which Rationality?* (Notre Dame, IN: University of Notre Dame Press, 1988), esp. pp. 1, 390-403; Michael Walzer, *Spheres of Justice: A Defense of Pluralism and Equality* (New York: Basic Books, 1983), esp. pp. 86-94。对于生命伦理学中其他有启发性的社群主义理论，参见 Daniel Callahan, "Individual Good and Common Good: A Communitarian Approach to Bioethics," *Perspectives in Biology and Medicine* 46 (2003): 496-507, esp. 500ff; Callahan, "Principlism and Communitarianism," *Journal of Medical Ethics* 29 (2003): 287-291; Mark G. Kuczewski, *Fragmentation and Consensus: Communitarian and Casuist Bioethics* (Washington: Georgetown

University Press, 1997)，以及影响广泛的"自由主义的社群主义"（liberal communitarianism）in Ezekiel Emanuel, *The Ends of Human Life: Medical Ethics in a Liberal Polity* (Cambridge, MA: Harvard University Press, 1991)。

16. 参见 James L. Nelson, "The Rights and Responsibilities of Potential Organ Donors: A Communitarian Approach," *Communitarian Position Paper* (Washington, DC: Communitarian Network, 1992); James Muyskens, "Procurement and Allocation Policies," *Mount Sinai Journal of Medicine* 56 (1989): 202-206; Pradeep Kumar Prabhu, "Is Presumed Consent an Ethically Acceptable Way of Obtaining Organs for Transplant?" *Journal of the Intensive Care Society* (as published May 21, 2018), 可在 http://journals.sagepub.com/doi/full/10.1177/ 1751143718777171 上找到（2018 年 8 月 4 日访问）。

17. Daniel Callahan, *What Kind of Life* (New York: Simon & Schuster, 1990), ch. 4, esp. pp. 105-113; Callahan, *Setting Limits* (New York: Simon & Schuster, 1987), esp. pp. 106-114. 卡拉汉认为，在公共健康的背景下，包括污名化和羞辱在内的社会压力是改变肥胖模式的合法努力，并与政府行动相结合。参见他的 "Obesity: Chasing an Elusive Epidemic," *Hastings Center Report* 43, no. 1 (January-February 2013): 34-40。

18. 参见我们在第二章中对亚里士多德的美德和道德卓越理论的讨论，以及在第九章中对我们的叙述的适度延伸。

19. 对于能力理论的定位及其与公正理论的联系，参见 Ingrid Robeyns, "The Capability Approach," in *The Stanford Encyclopedia of Philosophy* (Winter 2016 Edition), ed. Edward N. Zalta, 可在 https://plato.stanford.edu/archives/ win2016/entries/capability-approach/上找到（2018 年 7 月 22 日访问）；Martha Nussbaum, *Women and Human Development: The Capabilities Approach* (Cambridge: Cambridge University Press, 2000); Harry Brighouse and Ingrid Robeyns, eds., *Measuring Justice: Primary Goods and Capabilities* (Cambridge: Cambridge University Press, 2010), 尤其是 Amartya Sen 的结论性的论文，"The Place of Capability in a Theory of Justice"; Henry S. Richardson, "The Social Background of Capabilities for Freedoms," *Journal of Human Development* 8(2007): 389-414; Jennifer Prah Ruger, *Health and Social Justice* (New York: Oxford University Press, 2009)。

20. Rawls, *Justice as Fairness: A Restatement* (Cambridge, MA: Harvard University Press, 2001), pp. 58-61.

316

21. Amartya Sen, *The Idea of Justice* (Cambridge, MA: Belknap Press of Harvard University Press, 2009), pp. 231-233. 也参见 Sen, "Capability and Well-Being," in *The Quality of Life*, ed. Martha C. Nussbaum and Amartya K. Sen (Oxford: Clarendon Press, 1993), pp. 30-53; Sen, "Elements of a Theory of Human Rights," *Philosophy & Public Affairs* 32 (2004): 315-356; Sen, "Human Rights and Capabilities," *Journal of Human Development*, 6 (2005):

151-166; Sen, *Commodities and Capabilities* (Oxford: Oxford University Press, 1999)。详见 Wiebke Kuklys, *Amartya Sen's Capability Theory: Theoretical Insights and Empirical Applications*, 由 Amartya Sen 撰写的序言(Berlin: Springer, 2005)。

22. Nussbaum, *Frontiers of Justice: Disability, Nationality, Species Membership* (Cambridge, MA: Harvard University Press, 2006), esp. pp. 81-95, 155-223, 281-290, 346-352, 366-379, 以及她与 Sen 合作撰写的论文，Sen, Nussbaum, "Capabilities as Fundamental Entitlements: Sen and Social Justice," *Feminist Economics* 9 (2003): 33-59。

23. Nussbaum, *Frontiers of Justice*, pp. 76-81, 392-401; and Nussbaum, "Human Dignity and Political Entitlements," in President's Council on Bioethics, *Human Dignity and Bioethics: Essays Commissioned by the President's Council on Bioethics* (Washington, DC: President's Council, March 2008), pp. 351, 377-378. 详见 Nussbaum, *Creating Capabilities* (Cambridge, MA: Harvard University Press, 2011)。

24. Nussbaum, *Frontiers of Justice*, p. 175.

25. Nussbaum, "Human Dignity and Political Entitlements," pp. 357-359, 363.

26. Nussbaum, "The Capabilities Approach and Animal Entitlements," in *Oxford Handbook of Animal Ethics*, ed. Tom L. Beauchamp and R. G. Frey (New York: Oxford University Press, 2011), pp. 237-238. 也参见她早期的陈述，*Frontiers of Justice*, chap. 6。

27. Nussbaum, *Frontiers of Justice*, pp. 2, 155, 166. 斯里达尔·凡卡塔普拉姆（Sridhar Venkatapuram）提出了另一种处理生命伦理学重要问题的高要求能力理论。在他的描述中，所有人都有*权利*拥有"健康的能力"，*Health Justice* (Cambridge: Polity Press, 2011); 对于这本书中的一般理论，参见"导论"(pp. 1-38) 和"结论"(pp. 233-238)。

28. Madison Powers and Ruth R. Faden, Social Justice: *The Moral Foundations of Public Health and Health Policy* (New York: Oxford University Press, 2006), pp. 16-29. 他们关于公正的第二本书，*Structural Injustice: Power, Advantage, and Human Rights* (New York: Oxford University Press, 2019), 这些作者深化了他们关于不公正的理论，以及在道德上必须对此采取何种措施。第二本书充满哲学色彩，但仍对常见的结构性不公正和社会运动做出回应，并受到其启发；第二章是对他们的幸福核心要素理论的详细扩展，包括对要素名称的修订。在这里，我们关注的是他们的第二本书。

29. Powers and Faden, *Social Justice*, pp. 37-41.

30. Powers-Faden 的第一本书第一章的标题和他们对待公正的一个主要话题。

31. Powers and Faden, *Social Justice*, esp. pp. 62-79, 90-95, 194-195.

32. Rawls, *A Theory of Justice*, pp. 73-74 (1999: 63-65).

33. 参见 Bernard Williams, "The Idea of Equality," in *Justice and Equality*, ed. Hugo Bedau (Englewood Cliffs, NJ: Prentice Hall, 1971), p. 135; Jeff McMahan, "Cognitive

Disability, Misfortune, and Justice," *Philosophy & Public Affairs* 25 (1996): 3-35; Janet Radcliffe Richards, "Equality of Opportunity," *Ratio* 10 (1997): 253-279。

34. 与美国相关的内容，参见 Brian D. Smedley、Adrienne Y. Stith、Alan R. Nelson 等的文章，Committee on Understanding and Eliminating Racial and Ethnic Disparities in Health Care，Institute of Medicine (now National Academy of Medicine), *Unequal Treatment: Confronting Racial and Ethnic Disparities in Health Care* (Washington, DC: National Academies Press, 2003); Donald A. Barr, *Health Disparities in the United States: Social Class, Race, Ethnicity, and Health*, 2nd ed. (Baltimore, MD: Johns Hopkins University Press, 2014)。

35. Ivor L. Livingston, ed., *Praeger Handbook of Black American Health: Policies and Issues behind Disparities in Health*, 2nd ed. (Westport, CT: Praeger, 2004), 2 vols.; Kathryn S. Ratcliff, *Women and Health: Power, Technology, Inequality, and Conflict in a Gendered World* (Boston: Allyn & Bacon, 2002); Nicole Lurie, "Health Disparities—Less Talk, More Action," *New England Journal of Medicine* 353(August 18, 2005): 727-728.

36. 参见 Edward L. Hannan et al., "Access to Coronary Artery Bypass Surgery by Race/Ethnicity and Gender among Patients Who Are Appropriate for Surgery," *Medical Care* 37 (1999): 68-77; Ashish K. Jha et al., "Racial Trends in the Use of Major Procedures among the Elderly," *New England Journal of Medicine* 353 (August 18, 2005): 683-691; T. M. Connolly, R. S. White, D. L. Sastow, et al., "The Disparities of Coronary Artery Bypass Grafting Surgery Outcomes by Insurance Status: A Retrospective Cohort Study, 2007-2014," *World Journal of Surgery* 42, no. 10 (October 1, 2018): 3240-3249。

37. R. H. Mehta et al., "Association of Hospital and Physician Characteristics and Care Processes with Racial Disparities in Procedural Outcomes among Contemporary Patients Undergoing Coronary Artery Bypass Grafting Surgery," *Circulation* 133, no. 2 (January 12, 2016): 124-130.

38. Viola Vaccarino et al., "Sex and Racial Differences in the Management of Acute Myocardial Infarction, 1994 through 2002," *New England Journal of Medicine* 353 (August 18, 2005): 671-682; Karen M. Freund et al., "Disparities by Race, Ethnicity, and Sex in Treating Acute Coronary Syndromes," *Journal of Women's Health* 21 (2012): 126-132. 对 1992 年至 2010 年医保数据的回顾表明，在治疗急性心肌梗死方面的差异"略有下降，但仍然是一个问题，尤其是在患者性别方面"。参见 Jasvinder A. Singh, Xin Lu, Said Ibrahim, and Peter Cram, "Trends in and Disparities for Acute Myocardial Infarction: An Analysis of Medicare Claims Data from 1992 to 2010," *BMC Medicine* 12 (2014): 190.

39. "Cancer Screening—United States, 2010," *Morbidity and Mortality Weekly Report* 61

(January 27, 2012): 41-45; Ingrid J. Hall, Florence K. L. Tangka, Susan A. Sabatino, et al., "Patterns and Trends in Cancer Screening in the United States," *Preventing Chronic Disease* 15 (July 26, 2018): 170465; Tamryn F. Gray, Joycelyn Cudjoe, Jeanne Murphy, et al., "Disparities in Cancer Screening Practices among Minority and Underrepresented Populations," *Seminars in Oncology Nursing* 33, no. 2 (May 2017): 184-198. 关于癌症差异的数据，参见 National Cancer Institute, "Cancer Disparities," 2018 年 3 月 29 日更新，可在 https://www.cancer.gov/about-cancer/understanding/disparities 上找到（2018 年 12 月 17 日访问）。

40. 参见 A. O. Laiyemo et al., "Race and Colorectal Cancer Disparities," *Journal of the National Cancer Institute* 102 (April 21, 2010): 538-546; John Z. Ayanian, "Racial Disparities in Outcomes of Colorectal Cancer Screening: Biology or Barriers to Optimal Care?" *Journal of the National Cancer Institute* 102 (April 21, 2010): 511-513; Venkata S. Tammana and Adeyinka O. Laiyemo, "Colorectal Cancer Disparities: Issues, Controversies and Solutions," *World Journal of Gastroenterology* 20, no. 4 (January 28, 2014): 869-876。对于一些关于结直肠癌递减差异的积极迹象，参见 Folasade P. May, Beth A. Glenn, Catherine M. Crespi, et al., "Decreasing Black-White Disparities in Colorectal Cancer Incidence and Stage at Presentation in the United States," *Cancer Epidemiology, Biomarkers & Prevention* 26, no. 5 (May 2017): 762-768。

41. Salimah H. Meghani et al., "Advancing a National Agenda to Eliminate Disparities in Pain Care: Directions for Health Policy, Education, Practice, and Research," *Pain Medicine* 13 (January 2012): 5-28.

42. Smedley, Stith, and Nelson, eds., *Unequal Treatment: Confronting Racial and Ethnic Disparities in Health Care*. 本报告的批判性分析，参见 the special issue of *Perspectives in Biology and Medicine* 48, no. 1 suppl. (Winter 2005)。

43. Nakela Cook et al., "Racial and Gender Disparities in Implantable Cardioverter-Defibrillator Placement: Are They Due to Overuse or Underuse?" *Medical Care Research and Review* 68 (April 2011): 226-246. 对于未充分利用方面的关注，参见 Paul L. Hess, Adrian F. Hernandez, Deepak L. Bhatt, et al., "Sex and Race/Ethnicity Differences in Implantable Cardioverter-Defibrillator Counseling and Use among Patients Hospitalized with Heart Failure: Findings from the Get With The Guidelines-Heart Failure Program," *Circulation* 134 (2016): 517-526; Quinn Capers IV and Zarina Sharalaya, "Racial Disparities in Cardiovascular Care: A Review of Culprits and Potential Solutions," *Journal of Racial and Ethnic Health Disparities* 1, no. 3 (2014): 171-180。

44. Keith Wailoo, *Pain: A Political History* (Baltimore, MD: Johns Hopkins University Press, 2014).

45. Kelly M. Hoffman, Sophie Trawalter, Jordan R. Axt, and M. Norman Oliver, "Racial Bias in Pain Assessment and Treatment Recommendations, and False Beliefs about Biological Differences between Blacks and Whites," *PNAS* 113, no. 16 (2016): 4296-4301.

46. Alexander R. Green, Dana R. Carney, Daniel J. Pallin, et al., "Implicit Bias among Physicians and Its Prediction of Thrombolysis Decisions for Black and White Patients," *Journal of General Internal Medicine* 22, no. 9 (September 2007): 1231-1238. 关于医护人员和医护系统中的隐性偏见及其对差异的可能影响，参见 Dayna Bowen Matthew, *Just Medicine: A Cure for Racial Inequality in American Health Care* (New York: New York University Press, 2015), esp. chaps. 2-7; William J. Hall, Mimi V. Chapman, Kent M. Lee, et al., "Implicit Racial/Ethnic Bias among Health Care Professionals and Its Influence on Health Care Outcomes: A Systematic Review," *American Journal of Public Health* 105, no. 12 (December 2015): e60-e76; Irene V. Blair, John F. Steiner, and Edward P. Havranek, "Unconscious (Implicit) Bias and Health Disparities: Where Do We Go from Here?" *Permanente Journal* 15, no. 2 (Spring 2011): 71-78; Erin Dehon, Nicole Weiss, Jonathan Jones et al., "A Systematic Review of the Impact of Implicit Racial Bias on Clinical Decision Making," *Academic Emergency Medicine* 24, no. 8 (2017): 895-904.

47. Katrina Armstrong, Chanita Hughes-Halbert, and David A. Asch, "Patient Preferences Can Be Misleading as Explanations for Racial Disparities in Health Care," *Archives of Internal Medicine* 166 (May 8, 2006): 950-954; Norman G. Levinsky, "Quality and Equity in Dialysis and RenalTransplantation," *New England Journal of Medicine* 341 (November 25, 1999): 1691-1693.

48. John P. Roberts et al., "Effect of Changing the Priority for HLA Matching on the Rates and Outcomes of Kidney Transplantation in Minority Groups," *New England Journal of Medicine* 350 (February 5, 2004): 545-551, at 551. 也参见 Jon J. van Rood, "Weighing Optimal Graft Survival through HLA Matching against the Equitable Distribution of Kidney Allografts," *New England Journal of Medicine* 350 (February 5, 2004): 535-536。

49. Erin Hall et al., "Effect of Eliminating Priority Points for HLA-B Matching on Racial Disparities in Kidney Transplant Rates," *American Journal of Kidney Diseases* 58 (2011): 813-816. 也参见 John S. Gill, "Achieving Fairness in Access to Kidney Transplant: A Work in Progress," *American Journal of Kidney Diseases* 58 (2011): 697-699。

50. 参见 David J. Taber, Mulugeta Gebregziabher, Kelly J. Hunt, et al., "Twenty Years of Evolving Trends in Racial Disparities for Adult Kidney Transplant Recipients," *Kidney International* 90, no. 4 (October 2016): 878-887; Tanjala S. Purnell, Xun Luo, Lauren M. Kucirka, et al., "Reduced Racial Disparity in Kidney Transplant Outcomes in the United States

from 1990 to 2012," *Journal of the American Society of Nephrology* 27 (2016): 2511-2518。

51. Winfred W. Williams and Francis L. Delmonico, "The End of Racial Disparities in Kidney Transplantation? Not So Fast!" *Journal of the American Society of Nephrology* 27, no. 8 (2016): 2224-2226.

52. Robert Bornholz and James J. Heckman, "Measuring Disparate Impacts and Extending Disparate Impact Doctrine to Organ Transplantation," *Perspectives in Biology and Medicine* 48, no. 1 suppl. (Winter 2005): S95-122.

53. Carl Tishler and Suzanne Bartholomae, "The Recruitment of Normal Healthy Volunteers," *Journal of Clinical Pharmacology* 42 (2002): 365-375.

54. Tom L. Beauchamp, Bruce Jennings, Eleanor Kinney, and Robert Levine, "Pharmaceutical Research Involving the Homeless," *Journal of Medicine and Philosophy* 27 (2002): 547-564; Toby L. Schonfeld, Joseph S. Brown, Meaghann Weniger, and Bruce Gordon, "Research Involving the Homeless," *IRB* 25 (September-October 2003): 17-20，以及更广泛的关于在研究中使用有风险的人作为志愿者的问题，Ezekiel J. Emanuel et al., "Quantifying the Risks of Non-Oncology Phase 1 Research in Healthy Volunteers: Meta-Analysis of Phase 1 Studies," BMJ 350 (2015)，可在 https://www.researchgate.net/publication/280151725_Quantifying_the_Risks_of_Non-Oncology_Phase_I_Research_in_Healthy_Volunteers_Meta-Analysis_of_Phase_I_Studies 上找到（2018 年 8 月 4 日访问）。

55. 参见美国国家生物医学和行为研究人体受试者保护委员会（National Commission for the Protection of Human Subjects of Biomedical and Behavioral Research）在 1975～1978 年出版了 17 卷报告，由美国政府印刷局（US Government Printing Office）出版。该委员会研究了各种弱势人群，并对美国的联邦政策提出了补充或改革的建议；这些报告中有许多建议成为或影响了公共政策。该委员会的工作对于将注意力转向在研究中使用弱势人群的道德问题至关重要。委员会的出版物和记录都可以在华盛顿特区乔治敦大学肯尼迪伦理学研究所图书馆（Kennedy Institute of Ethics Library，Georgetown University, Washington, DC.）找到，参见 https://repository.library.georgetown. edu/bitstream/handle/10822/559326/A%20Guide%20to%20the%20National%20Commission%20of%20the%20Protection%20of%20Human%20Subjects%20of%20Biomedical%20and%20Behavioral%20Research.pdf; sequence=5。

56. 对于剥削概念的分析，参见 Alan Wertheimer, *Exploitation* (Princeton, NJ: Princeton University Press, 1996); Matt Zwolinski and Alan Wertheimer, "Exploitation," *The Stanford Encyclopedia of Philosophy* (Summer 2017 Edition), ed. Edward N. Zalta, 可在 https://plato. stanford.edu/archives/sum2017/ entries/exploitation/上找到（2018 年 7 月 14 日访问）; Jennifer S. Hawkins and Ezekiel J. Emanuel, eds., *Exploitation and Developing Countries: The Ethics*

319

of Clinical Research (Princeton, NJ: Princeton University Press, 2008).

57. 参见 Carol Levine, Ruth R. Faden, Christine Grady, et al. (for the Consortium to Examine Clinical Research Ethics), "The Limitations of 'Vulnerability' as a Protection for Human Research Participants," *American Journal of Bioethics* 4 (2004): 44-49; Samia A. Hurst, "Vulnerability in Research and Health Care: Describing the Elephant in the Room?" *Bioethics* 22 (2008): 191-202; Ruth Macklin, "Bioethics, Vulnerability, and Protection," *Bioethics* 17 (2003): 472-486。

58. 参见 Debra A. DeBruin, "Looking beyond the Limitations of 'Vulnerability': Reforming Safeguards in Research," *American Journal of Bioethics* 4 (2004): 76-78; National Bioethics Advisory Commission, *Ethical and Policy Issues in Research Involving Human Participants*, vol. 1 (Bethesda, MD: Government Printing Office, 2001)。

59. 参见 Sarah E. Hewlett, "Is Consent to Participate in Research Voluntary?" *Arthritis Care and Research* 9 (1996): 400-404; Robert M. Nelson, Tom L. Beauchamp, Victoria A. Miller, et al., "The Concept of Voluntary Consent," *American Journal of Bioethics* 11 (2011): 6-16; Robert M. Nelson and Jon F. Merz, "Voluntariness of Consent for Research: An Empirical and Conceptual Review," *Medical Care* 40 (2002), Suppl. V69-80。

60. 参见 Beauchamp, Jennings, Kinney, and Levine, "Pharmaceutical Research Involving the Homeless," 547-564; Jennifer S. Hawkins and Ezekiel J. Emanuel, "Clarifying Confusions about Coercion," *Hastings Center Report* 35 (September-October 2005): 16-19.

61. Common Rule for the Protection of Human Subjects, US Code of Federal Regulations, 45 CFR 46.116(a)(2) (2019 年 1 月 21 日实行)，https://www.ecfr.gov/cgi-bin/retrieveECFR?gp=&SID=83cd09e1c0f5c6937cd9d7513160fc3f&pitd=20180719&n=pt45.1.46&r=PART&ty=HTML(2019 年 5 月 21 日访问); 也参见 Ezekiel Emanuel, "Ending Concerns about Undue Inducement," *Journal of Law, Medicine, & Ethics* 32 (2004): 100-105, esp. 101。

62. 根据互惠互利为财政诱导的合理性进行的辩护，参见 Martin Wilkinson and Andrew Moore, "Inducement in Research," *Bioethics* 11 (1997), 373-389; Wilkinson and Moore, "Inducements Revisited," *Bioethics* 13 (1999): 114-130。

63. 参见 Neal Dickert and Christine Grady, "What's the Price of a Research Subject? Approaches to Payment for Research Participation," *New England Journal of Medicine* 341 (1999): 198-203; Margaret L. Russell, Donna G. Moralejo, and Ellen D. Burgess, "Paying Research Subjects: Participants' Perspectives," *Journal of Medical Ethics* 26 (2000): 126-130; David Resnick, "Research Participation and Financial Inducements," *American Journal of Bioethics* 1 (2001): 54-56。

64. 参见 Abel Valenzuela, Jr., Nik Theodore, Edwin Meléndez, and Ana Luz Gonzalez, "On the Corner: Day Labor in the United States" (UCLA Center for the Study of Urban Poverty, January 2006), 可在http://portlandvoz.org/wp-content/uploads/images/2009/04/national-study.pdf上找到（2018 年 7 月 25 日访问）。

65. United States Census Bureau, "Health Insurance Coverage in the United States: 2016," 可在 https://www.census.gov/library/publications/2017/demo/p60-260.html上找到（2018 年 7 月 25 日访问）。

66. 参见 Daniels, *Just Health Care*, chaps. 3 and 4; and *Just Health: Meeting Health Needs Fairly*, pp. 46-60。关于医疗权详见 Allen Buchanan and Kristen Hessler, "Specifying the Content of the Human Right to Health Care," and Buchanan and Matthew DeCamp, "Responsibility for Global Health," 两篇文献都出自 Allen Buchanan, *Justice and Health Care: Selected Essays* (New York: Oxford University Press, 2009), as chaps. 9-10。

67. 参考 Allen Buchanan, "The Right to a Decent Minimum of Health Care," *Philosophy & Public Affairs* 13 (Winter 1984): 55-78; Buchanan, "Health-Care Delivery and Resource Allocation," in *Medical Ethics*, 2nd ed., ed. Robert M. Veatch (Boston: Jones & Bartlett, 1997), esp. pp. 337-359。它们都转载自 Buchanan, *Justice and Health Care*, as chaps. 1-2。也参见 Julian Savulescu, "Justice and Healthcare: The Right to a Decent Minimum, Not Equality of Opportunity," *American Journal of Bioethics* 1 (2001), published online December 2010, 可在 https://www.tandfonline.com/doi/abs/10.1162/152651601300 168988?journalCode= uajb20 上找到（2018 年 8 月 5 日访问）。

68. 比较 Peter A. Ubel et al., "Cost-Effectiveness Analysis in a Setting of Budget Constraints—Is It Equitable?" *New England Journal of Medicine* 334 (May 2, 1996): 1174-1177; Paul T. Menzel, "Justice, Liberty, and the Choice of Health System Structure," in *Medicine and Social Justice*, 2nd ed., ed. Rosamond Rhodes, Margaret P. Battin, and Anita Silvers (New York: Oxford University Press, 2012), pp. 35-46。

69. Dworkin 的立场的这个讨论建立在他以下论著的基础上，参见 *Sovereign Virtue: The Theory and Practice of Equality* (Cambridge, MA: Harvard University Press, 2000), chap. 8。

70. Robert M. Veatch, "Voluntary Risks to Health: The Ethical Issues," *JAMA: Journal of the American Medical Association* 243 (January 4, 1980): 50-55; and Justin Giovannelli, Kevin Lucia, and Sabrina Corlette, "Insurance Premium Surcharges for Smokers May Jeopardize Access to Coverage," *To the Point* (A Commonwealth Fund Publication), January 2015, 可在 https://www.commonwealthfund.org/blog/2015/insurance-premium-surcharges-smokers-may-jeopardize-access-coverage 上找到。

71. 关于对不健康选择征税的有益争论，参见 Alexander W. Cappelen and Ole Frithjof

Norheim, "Responsibility, Fairness and Rationing in Health Care," *Health Policy* 76 (2006): 312-319, 以及其回应，Andreas Albertsen, "Taxing Unhealthy Choices: The Complex Idea of Liberal Egalitarianism in Health," *Health Policy* 120, no. 5 (2016): 561-566。关于卫生政策中个人责任的另一个有益的争论，参见 Phoebe Friesen, "Personal Responsibility within Health Policy: Unethical and Ineffective," *Journal of Medical Ethics* 44, no. 1 (2018): 53-58, 以及其回应，Julian Savulescu, "Golden Opportunity, Reasonable Risk and Personal Responsibility for Health," *Journal of Medical Ethics* 44, no. 1 (2018): 59-61。

72. 关于肝移植的数据，参见 the Organ Procurement and Transplantation Network, National Data, 可在 https://optn.transplant.hrsa.gov/data/view-data- reports/national-data/# 上找到（2018 年 11 月 12 日访问）。许多患者死于 ESLF，而没有寻求移植，没有被转诊评估，也没有被纳入移植等待名单。

73. 例如，参见 R. Adam, V. Karam, and V. Delvart, "Evolution of Indications and Results of Liver Transplantation in Europe: A Report from the European Liver Transplant Registry (ELTR)," *Journal of Hepatology* 57 (2012): 675-688; Claudio Augusto Marroni, Alfeu de Medeiros Fleck, Jr., Sabrina Alves Fernandes, et al., "Liver Transplantation and Alcoholic Liver Disease: History, Controversies, and Considerations," *World Journal of Gastroenterology* 24, no. 26 (2018): 2785-2805.

74. 反对将与酒精有关的肝病患者完全排除在肝移植之外的论证，基于公正的论证出现在 Carl Cohen, Martin Benjamin, and the Ethics and Social Impact Committee of the [Michigan] Transplant and Health Policy Center, "Alcoholics and Liver Transplantation," *JAMA: Journal of the American Medical Association* 265 (March 13, 1991): 1299-1301; Alexander Zambrano, "Why Alcoholics Ought to Compete Equally for Liver Transplants," *Bioethics* 30, no. 9 (2016): 689-697。

75. Alexandra Rockey Fleming, "When Drinkers Suffer Liver Disease, Should Getting a Transplant Be So Hard?" *Washington Post*, January 29, 2017, 可在 https://www.washingtonpost.com/national/health-science/when-drinking-ruins-someones-liver-should-they-qualify-for-a-transplant/2017/01/27/7ededff0-d1c7-11e6-9cb0-54ab630851e8_story.html?utm_term=.3b5207cef8a2 上找到（2018 年 11 月 8 日访问）。

76. 参见 B. P. Lee, N. Mehta, L. Platt, et al., "Outcomes of Early Liver Transplantation for Patients with Severe Alcoholic Hepatitis," *Gastroenterology* 155, no. 2 (2018): 422-430; A. Marot, M. Dubois, E. Trépo, et al., "Liver Transplantation for Alcoholic Hepatitis: A Systematic Review with Meta- analysis," *PLOS One* 13, no. 1 (2018): e0190823; Jessica L. Mellinger and Michael L. Volk, "Transplantation for Alcohol-related Liver Disease: Is It Fair?" *Alcohol and Alcoholism* 53, no. 2 (2018): 173-177; Eric F. Martin, "Liver

Transplantation for Alcoholic Liver Disease," *Gastroenterology & Hepatology* 14, no. 9 (September 2018): 532-535.

77. Alvin H. Moss and Mark Siegler, "Should Alcoholics Compete Equally for Liver Transplantation?" *JAMA: Journal of the American Medical Association* 265 (March 13, 1991): 1295-1298. 也参见 Robert M. Veatch and Lainie F. Ross, *Transplantation Ethics*, 2nd ed. (Washington, DC: Georgetown University Press, 2015), chap. 18, "Voluntary Risks and Allocation: Does the Alcoholic Deserve a New Liver?"; Walter Glannon, "Responsibility, Alcoholism, and Liver Transplantation," *Journal of Medicine and Philosophy* 23 (1998): 31-49; and James Neuberger, Karl-Heinz Schulz, Christopher Day, et al., "Transplantation for Alcoholic Liver Disease," *Journal of Hepatology* 36 (2002): 130-137。Andreas Albertsen 展示了运气平等主义（luck egalitarianism）如何支持在分配稀缺的肝移植时考虑个人责任；参见他的 "Drinking in the Last Chance Saloon: Luck Egalitarianism, Alcohol Consumption, and the Organ Transplant Waiting List," *Medicine, Health Care and Philosophy* 19 (2016): 325-338。

2016 年，美国 24%的肝移植患者是酒精性肝病患者，酒精性肝病取代丙型肝炎病毒感染（hepatitis C virus infection）成为肝移植患者的首要条件。参见 G. Cholankeril and A. Ahmed, "Alcoholic Liver Disease Replaces Hepatitis C Virus Infection as the Leading Indication for Liver Transplantation in the United States," *Clinical Gastroenterology and Hepatology* 16, no. 8 (2018): 1356-1358。随时间变化的趋势，也参见 Catherine E. Kling, James D. Perkins, Robert L. Carithers, et al., "Recent Trends in Liver Transplantation for Alcoholic Liver Disease in the United States," *World Journal of Hepatology* 9, no. 36 (December 28, 2017): 1315-1321。

78. 指原文中的斜体字。关于这种区别和平等主义的公正，参见 John E. Roemer, *Equality of Opportunity* (Cambridge, MA: Harvard University Press, 1998).

79. 有些人建议以适度的方式使用个人责任。例如，V. Thornton 提议将其作为决胜负的因素，参见"Who Gets the Liver Transplant? The Use of Responsibility as the Tie Breaker," *Journal of Medical Ethics* 35, no. 12 (2009): 739-742。Robert Veatch 对此表示赞同，对于一个特定的移植，他建议我们将个人责任视为一个"小因素"，可以从患者的总积分中扣除"一两个积分"。参见 Veatch and Ross, *Transplantation Ethics*, 2nd ed., pp. 306-320。Veatch 的合著者 Lainie Ross 反对这种观点，相反，她呼吁公平获取，而不考虑患者的需求是如何产生的；参见 Veatch and Ross, *Transplantation Ethics*, 2nd ed., pp. 306-320。从我们的角度来看，通过平衡医疗需求和成功的概率，对肝移植等待名单上的所有患者一视同仁是公平的，而等待名单上的时间则是打破僵局的关键。有关概述，参见 James F. Childress, "Putting Patients First in Organ Allocation: An Ethical Analysis of the

U.S. Debate," *Cambridge Quarterly of Healthcare Ethics* 10, no 4 (October 2001): 365-376。

80. 关于如何公平对待不听话患者的问题讨论，参见 Nir Eyal, "Why Treat Noncompliant Patients? Beyond the Decent Minimum Account," *Journal of Medicine and Philosophy* 36(2011): 572-588。

81. 参见 Peter A. Ubel, Jonathan Baron, and David A. Asch, "Social Acceptability, Personal Responsibility, and Prognosis in Public Judgments about Transplant Allocation," *Bioethics* 13, no. 1 (1999): 57-68。该研究发现，人们表示不愿意向有不良行为的患者提供稀缺的可移植器官，是因为他们认为这些患者"根本不值得拥有稀缺的可移植器官"，而不是完全由个人承担器官失败或更坏的可能移植结果的责任。也参见 Ubel, "Transplantation in Alcoholics: Separating Prognosis and Responsibility from Social Biases," *Liver Transplantation and Surgery* 3, no. 3 (1997): 1-5; Ubel, Christopher Jepson, Jonathan Baron, et al., "Allocation of Transplantable Organs: Do People Want to Punish Patients for Causing Their Illness?," *Liver Transplantation* 7, no. 7 (2001): 600-607. 另一项研究发现，公众对急性酒精性肝炎患者早期肝移植的负面态度较少，对可能的捐赠也没有什么潜在影响。G. Stroh, T. Roseli, F. Dong, and J. Forster, "Early Liver Transplantation for Patients with Acute Alcoholic Hepatitis: Public Views and the Effects on Organ Donation," *American Journal of Transplantation* 15 (2015): 1598-1604.

82. 关于这种区别和它的重要性，参见以下两篇文章，其中有充分的争论：Thomas Nagel, "The Problem of Global Justice," *Philosophy & Public Affairs* 33 (2005): 113-147; and Joshua Cohen and Charles Sabel, "Extra Rempublicam Nulla Justitia?" *Philosophy & Public Affairs* 34 (2006): 147-175, esp. 148, 150ff 论及国家主义理论的本质。详见 Onora O'Neill, *Justice across Boundaries: Whose Obligations?* (Cambridge: Cambridge University Press, 2016); Nicole Hassoun, *Globalization and Global Justice: Shrinking Distance, Expanding Obligations* (Cambridge: Cambridge University Press, 2012); Gillian Brock, *Global Justice: A Cosmopolitan Account* (Oxford: Oxford University Press, 2009)。

83. 正如 Rawls 在 *A Theory of Justice* 第 3 章第 22 节中指出的，参见注释 3。

84. Hume, *A Treatise of Human Nature*, ed. David Fate Norton and Mary Norton (Oxford: Clarendon Press, 2007), 3.2.2; Hume, *An Enquiry concerning the Principles of Morals*, ed. Tom L. Beauchamp (Oxford: Clarendon Press, 2000), sect. 3. 在休谟的论述中，公共效用是一个关键的道德考量，但总体而言，他的公正理论并不是效用主义道德理论的一个实例。

85. United Nations, Office of the High Commissioner for Human Rights, Human Rights Council, "Special Rapporteur on the Right of Everyone to the Enjoyment of the Highest Attainable Standard of Physical and Mental Health," publication undated, 但是可以在

https://www.ohchr.org/en/issues/health/pages/ srrighthealthindex.aspx 上找到（2018 年 7 月 25 日访问）。

86. 参见 Singer, *One World: The Ethics of Globalization* (New Haven, CT: Yale University Press, 2002), especially chap. 5。本书试图说明，严格意义上的民族主义的公正观、政策和世界领导地位的狭隘性。也参见有类似取向的文献 Peter Unger, *Living High and Letting Die: Our Illusion of Innocence* (New York: Oxford University Press, 1996)。

87. 对全球公正理论及其一般原则的介绍，参见 Gillian Brock, "Global Justice," *The Stanford Encyclopedia of Philosophy* (Spring 2017 Edition), ed. Edward N. Zalta, 可在 https://plato.stanford.edu/archives/spr2017/entries/justice- global/上找到（2018 年 8 月 2 日访问）。对于直接与生命伦理学有关的全球主义的说法，参见 Powers and Faden, *Social Justice*, esp. chaps. 1 and 4-7, 以及下面这本论文集的撰稿人，*Global Health and Global Health Ethics*, ed. Solomon Benatar and Gillian Brock (Cambridge: Cambridge University Press, 2011); Joseph Millum and Ezekiel J. Emanuel, eds., *Global Justice and Bioethics* (New York: Oxford University Press, 2012); Thomas Pogge, "Human Rights and Global Health: A Research Program," *Metaphilosophy* 36 (2005): 182-209。

88. 详见 Powers and Faden, *Social Justice*, especially pp. 69-71, 以及他们的第二本书 *Structural Injustice: Power, Advantage, and Human Rights* 对这一说法的深化。

89. UNICEF（United Nations International Children's Emergency Fund), UNICEF for Every Child, The State of the World's Children Reports, *The State of the World's Children 2016*, 可在 https://www.unicef.org/sowc/上找到（2018 年 8 月 4 日访问）; Susan Lang, "Millions of Third World Children Die Needlessly Each Year Due to Mild to Moderate Malnutrition," *Cornell Chronicle* (2003), 可在 http://news.cornell.edu/stories/2003/06/moderate-malnutrition-kills-millions-children-needlessly 上找到; and Claire Conway, UCSF News Center, *Poor Health: When Poverty Becomes Disease*, University of California San Francisco, January 6, 2016, 可在 https://www.ucsf.edu/news/2016/01/401251/poor-health 上找到（2018 年 8 月 2 日访问）。

90. 参见 James F. Childress, "Who Shall Live When Not All Can Live?" *Soundings: An Interdisciplinary Journal* 53, no. 4 (Winter 1970): 339-355, reprinted in *Soundings* 96, no. 3 (2013): 237-253, 与很多回应文章一同出版。

91. 对于美国诞生的历史和后来的发展，包括伦理问题，参见 C. R. Blagg, "The Early History of Dialysis for Chronic Renal Failure in the United States: A View from Seattle," *American Journal of Kidney Disease* 49 (2007): 482-496; US Institute of Medicine (now National Academy of Medicine), Committee for the Study of the Medicare End-Stage Renal Disease Program, *Kidney Failure and the Federal Government*, ed. Richard A. Rettig and

Norman G. Levinsky (Washington, DC: National Academy Press, 1991)。

92. 参见 Powers and Faden, *Social Justice*, chap. 6, "Setting Limits"; Norman Daniels, "Resource Allocation and Priority Setting," in *Public Health Ethics: Cases Spanning the Globe*, ed. Drue H. Barrett, Leonard W. Ortmann, Angus Dawson, et al. (New York: Singer, 2016), chap. 3; Daniels, *Just Health: Meeting Health Needs Fairly*, pp. 313-332; Norman Daniels and James Sabin, *Setting Limits Fairly: Can We Learn to Share Medical Resources?* (New York: Oxford University Press, 2002).

93. Oregon Legislature, Senate Bill 27, Or. Rev. Stat. §§ 414.025-414.750 (March 31, 1989); Oregon Health Services Commission, *Prioritization of Health Services: A Report to the Governor and the 73rd Oregon Legislative Assembly* (March 2005), 可在 https://www. oregon.gov/oha/HPA/CSI-HERC/Documents/2005-Biennial-Report-to-Governor-and-Legislature. pdf 上找到（2018 年 7 月 25 日访问）。也参见 Lawrence Jacobs, Theodore Marmor, and Jonathan Oberlander, "The Oregon Health Plan and the Political Paradox of Rationing: What Advocates and Critics Have Claimed and What Oregon Did," *Journal of Health Politics, Policy and Law* 24 (1999): 161-180; Daniel M. Fox and Howard M. Leichter, "Rationing Care in Oregon: The New Accountability," *Health Affairs* (Summer 1991), 可在 https://www. healthaffairs.org/doi/pdf/10. 1377/hlthaff.10.2.7 上找到（2018 年 7 月 25 日访问）。

94. Health Economics Research, Inc., for the Health Care Financing Administration, *Evolution of the Oregon Plan* (Washington, DC: NTIS No. PB98-135916 INZ, December 12, 1997, as updated January 19, 1999); Oregon Department of Administrative Services, *Assessment of the Oregon Health Plan Medicaid Demonstration* (Salem: Office for Oregon Health Plan Policy and Research, 1999); 详见 Oregon Health Authority, "Background on Oregon's 1115 Medicaid Demonstration Waiver," 可在 https://www.oregon.gov/oha/HPA/ HP-Medicaid-1115-Waiver/Pages/Background.aspx 上找到（2018 年 8 月 4 日访问）。

95. Jonathan Oberlander, "Health Reform Interrupted: The Unraveling of the Oregon Health Plan," *Health Affairs* 26 (January-February 2007): w96-105; Rachel Solotaroff et al., "Medicaid Programme Changes and the Chronically Ill: Early Results from a Prospective Cohort Study of the Oregon Health Plan," *Chronic Illness* 1 (2005): 191-205; Matthew J. Carlson, Jennifer DeVoe, and Bill J. Wright, "Short-Term Impacts of Coverage Loss in a Medicaid Population: Early Results from a Prospective Cohort Study of the Oregon Health Plan," *Annals of Family Medicine* 4 (2006): 391-398; Oregon Health & Science University, Center for Health Systems Effectiveness, *Evaluation of Oregon's 2012-2017 Medicaid Waiver* (December 29, 2017), 可在 https://www.oregon.gov/oha/HPA/ANALYTICS/Evaluation%20 docs/Summative%20Medicaid%20Waiver%20Evaluation%20-%20Final%20Report.pdf 上找

到（2018 年 7 月 26 日访问）。也参见 Ronald Stock and Bruce W. Goldberg, eds., *Health Reform Policy to Practice: Oregon's Path to a Sustainable Health System: A Study in Innovation* (London: Academic Press, 2017), esp. chap. 1; Mike Bonetto, "The Oregon Narrative: History of Health Reform," and chap. 19; Thomas Daschle and Piper Nieter Su, "Leading by Example: Why Oregon Matters in the National Health Reform Discussion."

96. 本小节要感谢 Powers and Faden, *Social Justice*, chap. 6。

97. 参见 Paul T. Menzel, *Medical Costs, Moral Choices* (New Haven, CT: Yale University Press, 1983), chap. 7; Peter J. Pronovost and Ruth R. Faden, "Setting Priorities for Patient Safety," *JAMA: Journal of the American Medical Association* 302 (August 26, 2009): 890-891; Akc Bergmark, Marti G. Parker, and Mats Thorslund, "Priorities in Care and Services for Elderly People: A Path without Guidelines?" *Journal of Medical Ethics* 26 (2000): 312-318; Jennifer L. Gibson, Douglas K. Martin, and Peter A. Singer, "Setting Priorities in Health Care Organizations: Criteria, Processes, and Parameters of Success," *BMC Health Services Research* 4 (2004), 可在 https://www.ncbi.nlm.nih.gov/pmc/articles/PMC518972/上找到（2018 年 7 月 26 日访问）。

324

98. L. B. Russell et al., "The Role of Cost-Effectiveness Analysis in Health and Medicine," *JAMA: Journal of the American Medical Association* 276 (1996): 1172-1177; Dan Brock, "Ethical Issues in the Use of Cost-Effectiveness Analysis," in *Public Health, Ethics, and Equity*, ed. Sudhir Anand, Fabienne Peter, and Amartya Sen (Oxford: Oxford University Press, 2004), pp. 201-223.

99. 关于医疗定量配给的道德问题的一般介绍，参见 Greg Bognar and Iwao Hirose, *The Ethics of Health Care Rationing: An Introduction* (New York: Routledge/Taylor & Francis, 2014). 对于定量配给的广义应用的一种辩护，参见 Peter A. Ubel, *Pricing Life: Why It's Time for Health Care Rationing* (Cambridge, MA: MIT Press, 2000)。

100. 参见 Peter A. Ubel and Susan D. Goold, "'Rationing' Health Care: Not all Definitions Are Created Equal," *Archives of Internal Medicine* 158 (1998): 209-214; Beatrix Hoffman, *Health Care for Some: Rights and Rationing in the United States since 1930* (Chicago: University of Chicago Press, 2012)。

101. Rowena Mason, "Charities Call for NHS to Stop Rationing Critical Care," *Guardian*, February 18, 2017, 可在 https://www.theguardian.com/society/2017/feb/18/charities-stop-nhs-rationing-critical-care 上找到（2018 年 7 月 26 日访问）; John McKenzie et al., "Dialysis Decision Making in Canada, the United Kingdom, and the United States," *American Journal of Kidney Diseases* 31 (1998): 12-18; Adrian Furnham and Abigail Ofstein, "Ethical Ideology and the Allocation of Scarce Medical Resources," *British Journal of Medical*

Psychology 70 (1997): 51-63; Denis Campbell and Pamela Duncan, "Patients Suffering as Direct Result of NHS Wait-Time Failures," *Guardian* (US Edition), February 8, 2018, 可在 https://www.theguardian.com/society/2018/feb/08/patients-suffering-direct-result-nhs-wait-time-failures 上找到（2018 年 7 月 25 日访问）。

102. 参见 Peter P. Reese, Arthur L. Caplan, Roy D. Bloom, et al., "How Should We Use Age to Ration Health Care? Lessons from the Case of Kidney Transplantation," *Journal of the American Geriatric Society* 58 (2010): 1980-1986; B. E. Hippen, J. R. Thistlethwaite, Jr., L. F. Ross, "Risk, Prognosis, and Unintended Consequences in Kidney Allocation," *New England Journal of Medicine* 364 (2011): 1285-1287; Leslie P. Scheunemann and Douglas B. White, "The Ethics and Reality of Rationing in Medicine," *Chest* 140 (2011): 1625-1632; and M. R. Moosa and M. Kidd, "The Dangers of Rationing Dialysis Treatment: The Dilemma Facing a Developing Country," *Kidney International* 70 (September 2006): 1107-1114。

103. Daniels, *Just Health: Meeting Health Needs Fairly*, pp. 171-85, esp. 177-181; and Daniels, *Am I My Parents' Keeper?* (New York: Oxford University Press, 1988). 对于以社群主义的方式为老年人的医疗设定限制，参见 Daniel Callahan, *What Kind of Life*, and *Setting Limits*。

104. Alan Williams, "Intergenerational Equity: An Exploration of the 'Fair Innings' Argument," *Health Economics* 6 (1997): 117-132. 也参见 John Harris, *The Value of Life* (London: Routledge, 1985), chap. 5; Anthony Farrant, "The Fair Innings Argument and Increasing Life Spans," *Journal of Medical Ethics* 35 (2009): 53-56。

105. 对于批评，参见 Dan W. Brock, "Justice, Health Care, and the Elderly," *Philosophy & Public Affairs* 18 (1989): 297-312; Michael M. Rivlin, "Why the Fair Innings Argument Is Not Persuasive," *BMC Medical Ethics* 1 (2000), 可在 https://bmcmedethics.biomedcentral.com/articles/10.1186/1472-6939-1-1 上找到（2018 年 7 月 24 日访问）。

106. National Kidney Foundation, "Financing a Transplant," *Transplant Living*, http://www.transplantliving.org/beforethetransplant/finance/costs.aspx（2012 年 1 月 26 日访问）；也参见 Nicholas G. Smedira, "Allocating Hearts," *Journal of Thoracic and Cardiovascular Surgery* 131(2006): 775-776。

107. US Department of Health and Human Services, *Report of Task Force on Organ Transplantation, Organ Transplantation: Issues and Recommendations* (Washington, DC: DHHS, 1986), pp. 105, 111.

108. 与这些观点形成对比的，参见 Norman Daniels, "Comment: Ability to Pay and Access to Transplantation," *Transplantation Proceedings* 21 (June 1989): 3434; 也参见 Frances M. Kamm, "The Report of the U.S. Task Force on Organ Transplantation: Criticisms

and Alternatives," *Mount Sinai Journal of Medicine* 56 (May 1989): 207-220。

109. Andrew A. Herring, Steffie Woolhandler, and David U. Himmelstein, "Insurance Status of U.S. Organ Donors and Transplant Recipients: The Uninsured Give, but Rarely Receive," *International Journal of Health Services* 38, no. 4 (2008): 641-652.

110. 虽然这两个阶段的区分在某些情况下（如器官移植）是有分析价值和实用价值的，但在公共卫生危机或灾难医学中，这两个阶段可能会合并为一个阶段。

111. 最早提出者是 Nicholas Rescher, "The Allocation of Exotic Medical Lifesaving Therapy," *Ethics* 79 (1969): 173-186。

112. United States Task Force on Organ Transplantation, *Organ Transplantation: Issues and Recommendations: Report of the Task Force on Organ Transplantation*, Public Health Service, Health Resources and Services Administration, Office of Organ Transplantation (Washington, DC: Department of Health and Human Services, 1987). 关于美国器官移植政策的演变，参见 Jeffrey Prottas, *The Most Useful Gift: Altruism and the Public Policy of Organ Transplants* (San Francisco: Jossey-Bass, 1994); David L. Weimer, *Medical Governance: Values, Expertise, and Interests in Organ Transplantation* (Washington, DC: Georgetown University Press, 2010)。

113. United States Task Force on Organ Transplantation, *Organ Transplantation*, p. 95. 美国器官获取和移植网络的一项长期政策授权 OPTN 的特设国际关系委员会（Ad Hoc International Relations Committee）审查任何一家将超过 5%的已故供体移植给非居民外国人的移植中心。这个百分比不是一个绝对的限制，而是一个审查的触发点。2012 年，一项新的政策取消了这一规定，并要求审查所有的居住地和公民身份数据，并编写年度报告以确保问责。对于该政策的透明度和问责的积极评价，参见 A. K. Glazier, G. M. Danovitch, and F. L. Delmonico, "Organ Transplantation for Nonresidents of the United States: A Policy for Transparency," *American Journal of Transplantation* 14 (2014): 1740-1743。许多国家已经关注"移植旅行"（transplant tourism）的问题。

114. 例如，参见 Govind Persad, Alan Wertheimer, and Ezekiel J. Emanuel, "Principles for Allocation of Scarce Medical Interventions," *Lancet* 373 (January 31, 2009): 423-431。这些作者主张采用"完整的生命"（complete lives）的分配制度，即优先考虑"尚未过完整一生的年轻人"。也参见 Douglas B. White et al., "Who Should Receive Life Support during a Public Health Emergency? Using Ethical Principles to Improve Allocation Decisions," *Annals of Internal Medicine* 150 (January 20, 2009): 132-138，他们提出了一种分配策略，其中包含并平衡了几个与道德相关的考虑因素，包括"拯救最多的生命，最大限度地增加被拯救的'生命年'数，并优先考虑那些最没有机会活过人生各个阶段的患者"。

115. 对照并比较以下文献，Robert M. Veatch, "The Ethics of Resource Allocation in Critical Care," *Critical Care Clinics* 2 (January 1986): 73-89; Richard Wenstone, "Resource Allocation in Critical Care," in *Ethics in Anaesthesia and Intensive Care*, ed. Heather Draper and Wendy E. Scott (Oxford: Butterworth-Heinemann, 2003), pp. 145-162; Gerald R. Winslow, *Triage and Justice: The Ethics of Rationing Life-Saving Medical Resources* (Berkeley: University of California Press, 1982); and John Kilner, *Who Lives? Who Dies? Ethical Criteria in Patient Selection* (New Haven, CT: Yale University Press, 1990)。

116. 参见 Duff R. Waring, *Medical Benefit and the Human Lottery* (Dordrecht, Netherlands: Springer, 2004)。对决策中抽签的更广泛研究，尤其关注公正，参见 Barbara Goodwin, *Justice by Lottery* (Chicago: University of Chicago Press, 1992); Peter Stone, *The Luck of the Draw: The Role of Lotteries in Decision Making* (New York: Oxford University Press, 2011)。

117. 参见由 Evan DeRenzo 做出的评论，Diane Naughton, "Drug Lotteries Raise Questions: Some Experts Say System of Distribution May Be Unfair," *Washington Post*, Health Section, September 26, 1995, pp. 14-15; Childress, "Who Shall Live When Not All Can Live?"。

118. 在西雅图，一个受到密切关注的委员会的成员们在透析供应有限的情况下选择患者进行透析，他们感到了巨大的压力和紧张，经常伴随着内疚感。参见 John Broome, "Selecting People Randomly," *Ethics* 95 (1984): 38-55, at 41; and Shana Alexander, "They Decide Who Lives, Who Dies?" *Life Magazine*, November 9, 1962, pp. 102-125。

119. Robert D. Truog, "Triage in the ICU," *Hastings Center Report* 22 (May-June 1992): 13-17. 也参见 John D. Lantos and Joel Frader, "Extracorporeal Membrane Oxygenation and the Ethics of Clinical Research in Pediatrics," *New England Journal of Medicine* 323 (August 9, 1990): 409-413; and Jonathan W. Byrnes, "A New Benchmark for Pediatric Extracorporeal Membrane Oxygenation Research," *Pediatric Critical Care Medicine* 18 (November 2017): 1072-1073。关于新生儿 ECMO 的发展、早期使用和最终下滑的使用的讨论，参见 John D. Lantos, *Neonatal Bioethics: The Moral Challenges of Medical Innovation* (Baltimore, MD: Johns Hopkins University Press, 2006), pp. 52-62。

120. 参见 Ramsey, *The Patient as Person* (New Haven, CT: Yale University Press, 1970), pp. 257-258. 关于这个例子的争论，参见 Robert Baker and Martin Strosberg, "Triage and Equality: An Historical Reassessment of Utilitarian Analyses of Triage," *Kennedy Institute of Ethics Journal* 2 (1992): 101-123.

121. Winslow, *Triage and Justice*. 但是对比 Baker and Strosberg, "Triage and Equality: An Historical Reassessment". 关于分诊，详见 Robert A. Gatter and John C. Moskop, "From

326

Futility to Triage," *Journal of Medicine and Philosophy* 20 (1995): 191-205; Michael D. Christian, Charles L. Sprung, Mary A. King, et al., 代表集体重症监护特别工作组, "Triage: Care of the Critically Ill and Injured during Pandemics and Disasters: CHEST Consensus Statement," *Chest* 146, no. 4, Supplement (October 2014): e61S-e74S, 以及美国重症医学会 （Society of Critical Care Medicine）特别工作组的报告：Joseph L. Nates (Chair), Mark Nunnally, Ruth Kleinpell, et al., "ICU Admission, Discharge, and Triage Guidelines: A Framework to Enhance Clinical Operations, Development of Institutional Policies, and Further Research," *Critical Care Medicine* 44, no. 8 (August 2016): 1553-1602.

122. 参见 James F. Childress, "Triage in Response to a Bioterrorist Attack," in *In the Wake of Terror: Medicine and Morality in a Time of Crisis*, ed. Jonathan D. Moreno (Cambridge, MA: MIT Press, 2003), pp. 77-93。

123. 参见 T. M. Bailey, C. Haines, R. J. Rosychuk et al., "Public Engagement on Ethical Principles in Allocating Scarce Resources during an Influenza Pandemic," *Vaccine* 29 (2011): 3111-3117。作为一项试点，使用协商民主的方法寻求共同体的价值观，以便在灾害期间进行分配，参见 Elizabeth L. Daugherty Biddison, Howard Gwon, Monica Schoch-Spana, et al., "The Community Speaks: Understanding Ethical Values in Allocation of Scarce Lifesaving Resources during Disasters," *Annals of the American Thoracic Society* 11, no. 5 (2014): 777-783; Biddison, Gwon, Schoch-Spana, et al., "Scarce Resource Allocation during Disasters: A Mixed-Method Community Engagement Study," *Chest* 153, no. 1 (January 2018): 187-195。

第八章　医　患　关　系

在之前的四章里，我们确定了生命医学伦理判断背后的道德原则。本章将运用第二章中讨论过的这些美德和原则来解读和明确诚实、隐私、保密和忠诚等准则和美德，特别关注临床实践、涉及人类的研究以及公共卫生中的各种关系。[1] 本章讨论的这些准则和美德会给其他地方谈论的原则与美德增加新的内涵。

诚　　实

医学伦理规范一直忽略了诚实的义务和美德。希波克拉底誓言没有提倡诚实，世界医学协会（World Medical Association）的《日内瓦宣言》（*Declaration of Geneva*）也没有提及。1847 年最初的《美国医学会伦理准则》中对诚实做了华丽的推崇，称赞其为"医学描述与叙事中价值无法估量的珍宝"，但是该规范中并没有提到诚实作为一项义务或美德，让医生在决定向患者透露何种信息时必须无限谨慎。1980 年的《美国医学会伦理原则》中只是笼统地提倡医生"必须诚实对待患者和同僚"，现行的版本中则要求医生"在所有的职业交往中必须诚实"[2]。

尽管医学伦理历史文献中谈及诚实义务时都相当简单，但诚实、真实、坦诚等美德确实是医疗从业人员和研究人员通常值得推崇的人格品质。然而，如安妮特·贝尔所说，诚实"不仅是难以展现，也是难以设计的美德"[3]。存在许多概念的争议，规范的基础和权重以及诚实的美德就存有长期的争议。亨利·西奇威克（Henry Sidgwick）在 19 世纪的观点仍然有市场，他认为"诚实究竟是一项绝对的、独立的义务，还是某项更高原则的特定应用，人们似乎并未达成明确的共识"[4]。在他之后，沃诺克（G. J. Warnock）认为诚实与

我们的观点框架中的尊重自主、善意、不伤害和正义等其他规范同等重要， 328
也是一项独立的原则和美德。[5] 我们的观点是，表述诚实义务的准则是这些
基本原则中一项或多项的具体要求，各种诚实义务美德是次于对个体自主尊
重的。

诚实义务

医疗服务中的诚实既指及时、准确、客观和全面地传达信息，也指专业
人员与患者或试验对象建立理解的方式。由此看来，诚实与尊重自主是密切
相关的。然而，支撑诚实义务的论据有三个，这些论据要求的不仅仅是尊重
自主。第一个论据是基于诸多语境下对人的广泛尊重，这些语境包括知情同
意、政治谈判、新闻访谈、产品销售等。第二个论据与忠诚义务、守诺、契
约有关。[6] 当我们与他人交流时，我们不言自明地承诺所言非虚，不会欺骗
对方。通过医患关系或医学研究关系的建立，患者或受试者实际上订立了契
约，拥有获取有关诊断、预后、试验流程等真实信息的权利，就像医生或研
究人员拥有对方真实信息的权利一样。第三个论据是基于医患关系中的信
任：遵循诚实准则对在医患关系中建立与维持互信是十分重要的。[7]

与本书中讨论的其他义务一样，诚实乍看来是一种约束，而非一种绝对
义务。医疗信息的谨慎管理——包括有限告知、逐步告知、不予告知、隐瞒，
甚至欺骗——当诚实与其他义务，如医疗善行（medical beneficence）等义
务，发生冲突时，往往是正当的。随着语境的变化，诚实与行善的道德分量
会产生变化，当我们要决定是否告知或隐瞒信息时，我们没有任何依据可以
确定两者孰轻孰重。相应地，在具体的语境之外，我们也很难确定各种义务
的分量。

尽管如此，我们还是可以归纳出两点：①不涉及撒谎的某些欺瞒比撒谎
更容易证明是正当的，部分是因为它们不会威胁医疗卫生语境中的信任关
系；②在我们将要讨论的各种情形中，有限告知和不予告知也比撒谎更容易
证明是正当的。[8]

告知患者坏消息

329

此类问题的一个例子是有意向患者隐瞒癌症或类似病情的诊断和即将
死亡的预后。不同的文化传统和哲学解释对隐瞒信息或部分告知是合理行为

的情形有不同的观点。[9] 从我们的立场来看，医生或护士在告知过程中的根本义务是在同情患者感受和以关爱、博学的专业人士面对患者的同时让患者感到安心。在某些情况下，有些信息可以在一段时间内推迟告知，有些信息可以合理地永不提及。但是，医生或护士仍然有义务进行恰当的告知。如果患者有可能被已知信息之外的坏消息摧毁其意志的话，医生和护士的主要关切就不一定是告知所有可公开的相关信息。

然而，对告知何种信息和向谁告知的判断不足可能会导致对复杂情况的错误应对。有一个著名的病例，一位 54 岁的男性患者 X 先生同意手术很可能是恶性的甲状腺癌。术后，医生告诉他已经确诊，瘤体也已经被成功摘除，但是，医生没有告诉他癌细胞可能向肺部转移，他可能在几个月后死亡。但是，医生把 X 先生更全面的诊断和预后信息告知了他的妻子、儿子和儿媳。各方都一致同意对 X 先生隐瞒这些诊断和预后信息。医生只是告诉 X 先生，他需要接受"预防性"治疗，X 先生同意接受放疗和化疗。医生没有告诉他后续出现的气促和背部疼痛的可能原因。在不知死亡将至的情况下，X 先生于三个月后去世了。[10] 医生和家属都对隐瞒信息做出了错误的判断，但是，正如我们接下来将论述的所示，有限告知或分步告知有时是合适和正当的。

告知政策的转变。 近几十年来，在很多国家，医生向患者告知癌症诊断的政策发生了很大的变化。1961 年，在美国，88%的受访医生表示他们会选择避免将癌症诊断告知患者，然而，到了 1979 年，98%的受访医生表示会采取告知政策。[11] 值得注意的是，1993～1998 年，日本医生也有类似的转变，尽管时间上较美国晚了一些。[12] 在 1979 年美国的调查中，医生们表示在决定告知何种信息时，他们最经常考虑的是以下四个因素：患者年龄（受访者占比 56%）、家属对告知患者的意愿（51%）、患者情绪的稳定性（47%）、患者的理解力（44%）。

尽管真实告知坏消息——和真实告知临床实践中所有信息——的做法持续增长，但一些肿瘤专家仍然不愿把坏消息告知患者，或者选择隐瞒某些信息。[13] 不幸的是，就像 X 先生的情况一样（1979 年的调查报告），患者家属的意愿常常对医生关于是否告知患者诊断和预后信息的决定会产生不当影响。有些医生认为家属能帮助医生确定患者是否有自主能力和是否有能力接受有重大风险的信息。尽管是出于善意，在某些案例中也是可接受的，但这种做法也是有风险的，会招致严重质疑：未经患者同意，医生凭何种权利可以将信息告知其家属？家属确实能给患者提供重要的照顾与支持，但是，具有自主能力的患者有权拒绝其家属的参与。在缺乏正当理由的情况下，未经患者的授权，医生首先将病情告知其家属是不道德的。最好的办法是，从一开始以及随着病情的发展，医生都应询问患者，了解其在多大程度上接受他人的涉入。无论患者出身于何种文化背景，尽管此背景可以成为绕过患者本人诉诸第三方的借口，上述办法都是能站得住脚的。

不告知和有限或分步告知坏消息的争议。在有些医疗领域，从隐瞒到告知的转变可能过于激烈，人们因而完全从患者的知情权和隐瞒或拖延告知任何相关信息的错误的角度去检讨医生的责任。在这一小节中，我们认为患者没有绝对的获取真相的权利，我们也认为，在某些情况下，医生不应该提供，尤其是一次性提供，关于患者病情的完整信息。作为获取知情同意过程的一部分，相关信息的告知是必要的，但是医疗信息的正当合法管理超出了知情同意的范畴。我们认为医学专业人员有义务对信息进行负责任的管理，有时要限制信息和分步地告知。在这一点上，比义务与权利更能指导医生行为的是美德。

相较于分步告知，一次性告知所有相关信息的行为模式尤其危险。一种更谨慎、合理的方式是在患者的所有相关权益与患者的信息权之间达成平衡。这个权衡的过程有时会导致这样一种判断：医生隐瞒或推迟告知某些信息（或二者兼有）在道德上是正当合理的。在医疗领域，某种程度上的隐瞒、有限告知、分步告知等是正当合理的，尤其是存在"坏消息"时，当然在别的情况下也如此，其理由有以下三个。

第一理由是亨利·西奇威克和其他人所说的"善意的欺骗"。这种欺骗一直是医学传统和实践的一部分。其支持者认为信息的告知，尤其是死亡预后的告知，会违反有利或不伤害义务，因为这样会导致患者的焦虑，摧毁患者的希望，妨碍或抹杀治疗的效果，甚至造成患者自杀，等等。这种观点——"你不知道的事不会伤害你，也许还会帮助你"——是基于后果的。此种观点的一种反对意见主要是基于后果预测的不确定性和不可靠性。第二种反对意见是基于这些情况下的这些后果的道德错误性。这两种意见都出现在塞缪尔·约翰逊（Samuel Johnson）的夸大其词中："我否认担心惊吓患者而向其撒谎行为的合法性。后果与你无关，因为你必须实话实说。此外，你也不确定你告诉患者他面临着危险会导致什么样的后果。"[14]

分步告知和用谨慎的语言告知预后在有些情况下是合理的，尽管有破坏医患之间信任关系的风险。职业规范通常支持医生坦率直接地告知患者*预后*

331

信息和治疗选项，但同时也可能阻止医生这样做。[15] 告知的职业规范应当包含患者期待的治疗价值，以及同情、温和、敏感等美德，这些在道德上比全面告知更重要。

分步告知和谨慎的语言在下面这个康复医学病例中得到证明。[16] 在将近一个月的时间里，一名中风康复科医生小心翼翼地管理着一位患者的信息。这位中风患者在第一阶段治疗中就问他的手臂需要多久才能康复。从一开始，医生就知道这位患者的手臂是不可能完全恢复功能的，他一直言不由衷地跟患者打马虎眼。他强调预后的有限性、康复的不可预测性和需要给大脑康复机会的必要性。患者很好地领略了医生的意思，很显然他更喜欢医生"对未来模棱两可的表述而不是他所担心的永久性瘫痪的判断"。这种不确定但是友善鼓励的交流在持续着，医生表扬患者在步行和日常训练中的进步，尽管患者仍然虚弱无力。两周后，患者很满意自己的康复进展，问道，"我的手臂怎么样？"医生回答说："手臂的康复可能不如腿部。"尽管医生的答复证实了自己的担忧，但患者仍然关注自己整体的康复进程。他强烈希望医生可能是错的，因为医生曾反复强调他无法精准预测。

后来谈到这个病例时，这位医生表示，因为受训于这样一个尊重"患者自主"（patient autonomy）的时代，他曾一度觉得自己"应该尽早把所有信息告知患者"，尽量用恢复行走能力和独立生活能力的积极预测来淡化那些不好的消息，如关于手臂康复的消息。然而，他发现患者们希望回归之前的生活，坏消息的太早告知可能会压制好消息或希望之光。因此，他开始相信他的大多数"患者在抵达康复医院的那一刻并没有做好接受残酷事实的准备。他们在重获某些丧失的身体机能的同时需要时间来接受身体残疾的现实"。因此，他认为分步告知对维持患者的希望是合适的——在这种情况下是可以理解的一种策略。在我们看来，这名医生使用分步告知的决定是合理正确的。

第二个理由是即使医护人员了解所有相关信息，但许多患者仍无法理解和领会医护人员所提供信息的范畴与含义。医患交流是很复杂的，尤其是当患者的理解能力有限时，因此，有时候，如下面的病例所示，故意的语焉不详是正确的：一位90岁的患者年轻时曾因为战斗表现英勇而受勋，多年来，他一直担心得癌症，他认为癌症是一种蔓延势头不可阻挡的可耻的、痛苦的、致命的疾病。他因为嘴唇溃疡去就诊，活检证实了鳞状细胞癌的诊断。这只需短时间的放射治疗就可痊愈，不用手术或住院治疗。这位年迈的患者含着眼泪问道："这不是癌症，对吧？"医生断然否定那是癌症。[17]

医生基于几点认为自己的做法是正确合理的。其一，医生理解患者对"有效安慰"的深切需求。其二，他认为告诉患者没有患癌症比告诉患者患了癌症"更符合事实"，因为考虑到老人经久不变的执念，不可能告诉他患了可治愈的癌症，而不给他留下错误的不真实的印象。其三，用他自己的语言回答患者，解除其担忧，表达了对患者的尊重而不是家长作风式的傲慢。这些合理化辩护内含的是医生坚信，因为其明显无法改变的执念，这名患者缺乏应对癌症诊断的能力，对他来说，这个诊断就意味着死亡预后。鉴于这名患者的情况和执念以及有着有效的治疗方法，这名医生的决定可能是恰当的。

第三个理由是有些患者尤其是那些重病患者和濒危患者，不想知道其病情真相。尽管在美国所做的调查几乎普遍显示大多数患者想要知道真相，但一些医生仍坚持认为患者经常用各种讯号，不一定是真正的语言表述，来暗示他们不想知道真相。这种判断在有些案例中是合理的，但是关于患者真实需求的断言如果与患者自述相矛盾的话自然是站不住脚的。这第三个理由会开创以尊重自主之名公然行家长作风之实的危险先例。

倚重家属认为患者不想接收"坏消息"的判断同样会开创危险的先例。 333 一名意大利肿瘤医生说她想尽量告知患者"全部的事实"，但是，有时患者的家属要求她不要使用"癌症"这个词。[18] 她依靠非言语交流与患者建立真实的治疗关系，这符合她认为的传统上被接受的意大利医疗福利形式。她在尊重患者对信息的具体需要的同时，认真倾听和评估言语与非言语交流。

这种做法并非没有风险，但是不会不尊重个体的自主权，尤其是当患者允许医生将信息告知家属时。患者行使自主权的方式反映了他们的自我理解，包括社会文化期待和宗教或其他信仰。选择不知情与选择知情一样是自主的。相应地，医生需要敏锐地理解患者的意愿，在按照患者的意愿提供信息时尊重那位患者。

尽管如此，处理患者表达出来的对于预后信息的渴求通常是复杂困难的，一不小心就会在决策过程中犯下道德错误。有这样一个病例，一位有两个孩子的 26 岁的母亲患有侵袭性腺癌。经过放疗和两种不同的化疗的联合治疗之后，她的身体非常虚弱，但病情稳定。[19] 她持续吸氧，且每天注射三次长效吗啡（60 毫克）。然而，她精神饱满，对生活充满信心。她告诉新来的血液/肿瘤专家，臀部疼痛的加剧和肿瘤的增大让她有"一种感觉"，"事情的发展没有像人们告诉我的那样好"，希望医生有些新的"招数"。在医生向她解释了一种新药的功效、潜在的副作用、他们为防止这些副作用将采取的措施，以及他们表示"希望我们将开始看到孜孜以求的可能将她治愈的反应"之后，她当即同意使用这种新药。

在去化疗室的路上，她说她听说一位濒死的白血病女患者为了让孩子们记住她，为孩子们写下了几个故事。她接着说："我的闺蜜说我应该为我的孩子做同样的事，但是，我认为我的病情没那么严重，是吗？Dan 医生！"医生说他当时"惊得哑口无言"。对这个问题，他毫无准备，这个忙碌的诊疗大厅显然不是告知坏消息的好地方，医生不知如何回应。面对着患者灿烂的笑容，他回答说："不，丽莎，我认为你还没有到那个地步。我对这种新的治疗方案充满希望，你会有更多的时间与你的孩子们一起度过。""我也是这么想的，Dan 医生，"她回答说，"谢谢！现在就开始第三个疗程吧。"14天后，她去世了，没能给孩子们留下她的故事。多年以后，医生总是回想起他最后对她说的话，不知道如果当时换种说法，将坏消息告诉她，是不是可以让她写下一些诗句或者录几句留言，给她的孩子们留下一些关于他们那位充满活力、无忧无虑的母亲的鲜活的记忆。

334

医疗失误的告知。 美国医学研究所（即现在的美国国家医学院）的一份报告指出，在美国的医院里，"可预防的不良事件是导致死亡的一个主要原因"。该机构在 2000 年宣称："每年在医院里由于医疗失误导致死亡的美国人至少有 44 000 人，也许多达 98 000 人。"[20] 对于医疗领域可预防的不良事件的分类、数量、原因以及可能的解决方案争议颇多。例如，并非所有的可预防的不良事件——致命或非致命的、医院内的或其他场合的——都是医疗失误或医疗错误的结果。[21] 建立可以减少医疗失误和其他可预防的不良事件诱因的体制，包括培训项目，是我们的道德责任。患者安全运动中的一句口号认为"导致失误的是坏的体制而非坏人"[22]。尽管如此，我们还是有必要消除犯下或可能犯下医疗失误的医护人员在人格、知识或技能方面的不足之处。

还有一条道义上的责任是将可能造成损害的医疗及时具体地向患者及其家属告知。充分的告知不常发生，有时即使发生了也很少记录在案。[23] 那些记录在案的告知事件也经常使用一些推诿的表达方式，包括使用被动语态、模棱两可的语言和委婉的语言。[24] 在一次针对多科医生的全国性调查中，超过 1/3 的受访者不完全同意将所有重大医疗失误告知患者，近 1/5 的人承认由于害怕惹上官司，他们未能把医疗失误完全告知患者。[25] 医疗失误的告知也属于坏消息的告知，但是更难以执行，因为损害是医生或医疗机构造成的，从而害怕背上医疗事故诉讼。这种害怕是可以理解的，但是隐瞒在道德上几乎总是站不住脚的。有证据表明这种害怕被过分渲染了，也有证据表明告知才是降低医疗事故诉讼风险的最佳对策。[26]

隐瞒医疗失误或有限告知的其他原因包括担心对患者造成伤害，担心损害患者与公众的信任，以及面临工作人员的反对。有这样一个案例，一名小男孩被父母带到一家医疗中心治疗呼吸系统疾病。在被送进成年人重症监护治疗病房后，他被注射了 10 倍于正常剂量的肌肉松弛剂，呼吸插管滑落，向其胃内泵入氧气达几分钟之久，导致其心脏停搏和永久性大脑损伤。他的父母无意中偶然听到一段提及用药过量的对话。当事医生决定不把这个错误告诉男孩的父母是因为他们"已经够担心的了"，但是，不管怎么说，男孩的父母完全有理由认为他们此前一直充分信任的医生这种自我保护性的隐瞒和欺骗行为让他们的痛苦雪上加霜。[27]

不仅是否告知，还有如何告知、告知多少、何时告知等都引发了一些伦理问题。"告知"一词可能不恰当地意味着一次性地提供所有信息，但是这种解读忽略了医患之间的互动交流。在《与患者及其家属谈论医疗失误》（*Talking with Patients and Families about Medical Error*）著作中，罗伯特·曲劳和他的同事们没有过多地关注具体的交流技巧，而是更多地关注医患之间关于医疗失误的交流中体现的价值观和态度，这是很恰当的。[28]他们强调医患之间关于医疗失误的互动中的五个核心关系价值观：透明、尊重、责任、持续性和友善。这些价值观可以理解为医生在医患交谈中必须表现的美德。

对特鲁奥格和他的同事们而言，对我们而言，必须平衡各种义务。在医疗失误的背景下，在重建信任的同时坚定致力于满足患者及其家属的需要，医生必须"承认、斟酌和权衡"各种的相互矛盾伦理考量，比如在确定就医疗失误该说些什么时的透明和友善。一个真诚的道歉是必需的，在有些医疗机构里，尽早提出补偿方案是理所当然的，而不仅仅只是一句同情或大方的表达。

一个关键问题是是否*所有的*医疗失误都应该告知患者。大多数文献和本书的讨论都聚焦于造成*损害*的医疗失误。普遍的共识是所有的医疗失误或"未遂事故"都必须通过制度或其他机制进行报告，以确保追责和改善医疗服务。然而，对于未造成损害的医疗失误是否应该告知患者却未曾达成共识。我们在第五章中将"损害"界定为"利益受阻"[29]，但是其范畴界限并非总是清晰的。一些对将明显未造成损害的医疗失误告知患者的支持者认为"即使是未造成生理损害的失误行为仍然可能引发患者疼痛、心理损害和焦虑"[30]。这种失误带来的总体后果一段时间内可能不为人所知。因此，这些人主张向患者"即时告知所有医疗失误"。他们认为这种告知应该是及时、明确、简洁的，包括对可能导致的后果的一个解释、一份关于该项失误将另行报告给主管当局的申明、一个道歉，以及欢迎患者进行咨询。他们进一步说这种做法可以巩固医患关系，避免法律诉讼的风险。我们认为，造成*损害的*医疗失误的告知义务相比于*所有*医疗失误的告知义务要更确定。然而，

336　医生应该从赞成告知所有医疗失误的假定开始，然后排除那些经过审慎判断和深入分析后认定为不影响患者福祉或决策的那些医疗失误。[31]

　　概言之，环绕医疗差错的众口齐暗的静默之墙是医疗文化一个不合理的棘手特征——其与我们后文中要说的对同事的忠诚的关系也是如此。[32] 打造很多人现在所说的一种正义的医疗文化是很重要的。

对第三方支付者的欺骗

　　对医疗费用的大力控制导致一些医生使用欺骗手段来确保第三方支付并试图为自己的欺骗行为辩护。一位妇产科医生讲述了这样一个案例：一位40 岁的妇女因先天性不育症接受了诊断性腹腔镜检查。因为这位女士的私人保险赔付条款中不涵盖不育症指征的这种检查，外科主治医生便指示住院医生不要将有关不育症的任何信息写入手术记录中，而是强调在盆腔内发现两处或三处良性粘连。如果盆腔粘连作为手术指征，患者的保险便可支付这笔费用。在住院医生拒绝后，主治医生便自己完成了手术记录。[33]

　　有数项研究试图确定医生在多大程度上为了患者使用或愿意使用欺骗手段。其中一项研究显示，接近 50%的受访医生承认他们曾夸大患者的病情严重程度以便患者接受医生认为他们需要的治疗能获得保险赔付。[34] 在另一项研究中，54%的受访医生承认曾欺骗第三方支付者，为的就是让患者的医疗费用得到赔付，39%的医生表示曾夸大患者病情，篡改诊断结果，或报告患者事实上没有的体征症状，也是为了帮助患者获得所需治疗的费用赔付。[35]还有几项研究显示，有相当比例的医生撒谎或者以其他方式隐瞒真相。对这些医生来说，对患者的忠诚胜过诚实，但是他们的行为有时也出于自己在报销方面的利益。[36]

　　其他一些研究使用假想情况来确定医生在何种程度上愿意欺骗或允许欺骗第三方支付者来确保患者治疗的进行。在一项研究中，超过一半的受访

内科医生支持在患者病情紧迫，急需实施冠状动脉搭桥术或动脉再造术的病例中进行欺骗。[37]一项针对医生与公众的调查发现"公众支持欺骗的人数比例比医生翻一番还多（26%对11%），同时，认为医生有足够的时间让患者筹集医疗费用的公众占比不到医生的一半（22%对59%）"[38]。

　　医生经常面临着一种身份的矛盾冲突，一方面他们是患者利益的维护者，另一方面又是与第三方支付者有关的体制结构中的一员。与之前一样，我们并不认为在这些冲突中，欺骗行为是不能被证明是合理的，但是，医生应该优先寻求替代的非欺骗性的行动方案，应该挑战不合理的限制制度。[39]在这些制度下，可以理解的欺骗诱惑会对医生的诚信、医疗机构中的道德风气，以及这些制度下利益与负担的公平分摊构成威胁。对患者的忠诚，包括坚定维护患者，本身是美德，但它不能跨越公正的调查员有权获得真实医疗信息的界线。

　　总之，我们在"诚实"这一节中提出，真实和告知准则在医疗界是非常重要的。我们的结论不仅仅是一位哲学家所述的"如果撒谎和欺骗会招致损害就要强烈反对的道德推定"[40]。这种说法会降低撒谎和欺骗对衍生于不伤害原则的禁律的道德意义，也不能解释医疗告知的其他理由，包括尊重自主。然而，许多医疗情境需要良好的判断力来平衡所有相关的伦理考量，而不是需要关于全面告知之必要性的呆板准则。没有什么先天的决策准则使迅速即时的真相告知优先于分步告知、有限告知或者在某些情况下的信息隐瞒。这个视角是与多元初始原则框架和我们在第六章中对家长主义的合理性之论述相符的。

　　如今的医生都普遍清楚在医疗实践中决策的思路与交流是如何复杂和困难。他们理解在如何向患者诚实告知、如何取得患者的理解以及有限告知的危害方面法律和道德的要求。他们也清楚有许多方式来尊重患者的自主权。我们要向医生要求的是他们对患者在信息和诊疗方面的需求和倾向与有着理智和关爱的敏感，同时细致管理所告知信息的数量和质量以及告知的节奏。满足特定患者对信息的需求和渴望是复杂的，这是一个医疗领域长期存在的事实。

隐　　私

　　对隐私和保密的关切存在于大多数的医疗实践、医疗行政管理、公共卫生与医疗研究领域。隐私成为医疗领域的关注点比保密要更晚一些，后者在医学伦理学领域也有很长的一段历史，但是我们将首先讨论隐私问题，因为保密可以说是在某些关系中保护隐私的一种手段。

法律和法学理论中的隐私

338

20 世纪 20 年代，美国最高法院采用宽泛的"自由"利益来保护家庭在子女抚养和教育等方面的决策。后来，它采用了*隐私*这一术语，并扩展了个人和家庭在家庭生活、子女养育等其他个人选择领域中的利益。1965 年的*格里斯沃尔德诉康涅狄格州案*（Griswold v. Connecticut），是一桩关于避孕的诉讼，此案开创了一个先例，即隐私权不仅保护个人信息不让他人知悉，同时也保护个人和家庭的决策与行动不受政府的干涉。法院的裁决推翻了该州关于禁止避孕药具的使用或分发的法律。最高法院裁定，隐私权保障自由，使私人生活不受公共机构的侵犯。[41]

将保护个人或家庭利益的权利理解为隐私权而不是自由权或自主权似乎有点奇怪或者不合适，但是法律中的隐私权也包含身体和信息不受侵犯的权利和决策自由的权利。将此权利降格为自由行事或自主行动的权利可能会制造混淆，其原因我们将进行探讨。

隐私的概念

有些"隐私"的定义强调个体对他人接触本人的控制。这些定义错误地将隐私与个人对隐私的控制或隐私权混淆起来了。前者是获取受限的一种状态或状况，而后者授权个体限制或允许他人获取。简而言之，这些定义强调的是权利或权力而非隐私本身。[42]一个人可能有隐私，但是没有隐私权或对他人获取自己隐私的任何形式的控制。例如，在不允许外人接触其患者的长期护理机构就存在隐私，在一些外人漠不关心或不感兴趣的地方也存在隐私。隐私作为一种状态或状况，对它的控制，无论是通过权利或其他机制获取到的，是不必要或不足够的。[43]

安尼塔·艾伦（Anita Allen）区分了四种形式的隐私：*信息隐私*（informational privacy），这是生命医学伦理学经常强调的；*生理隐私*（physical privacy），关注的是人及其个人空间，后者常被称为*位置隐私*（locational privacy）；*决策隐私*（decisional privacy），涉及的是个人的选择；*专属隐私*

（proprietary privacy），强调的是人的财物利益，如个人的肖像或生物材料。[44]
此外，我们认为还有第五种形式的隐私——*关系*（relational）或*交往隐私*
（associational privacy），包括家庭或其他亲密关系。在这些关系中，个体与
其他人共同决策。从这些不同形式的隐私中可以看出，完全只强调对某人*信息*（information）的受限获取的隐私定义就显得太狭窄了。作为受限获取的
隐私扩展至人体制品和与人相关的物品或材料，乃至某人与朋友、情人、配
偶、医生等之间的亲密关系。

　　在有些语境中，需要对"隐私"做出更严谨、更具体的描述，尤其当制
定政策规定以何种形式获取人的哪些方面会构成隐私的丧失与侵犯时更是
如此。然而，我们不愿去修补这个概念来使其更适用于某种政策。我们建议
制定隐私政策的决策者详细说明什么条件下的获取构成或不构成隐私的丧
失或对隐私权的侵犯。政策必须明确划界，什么区域属于私人，不许侵犯，
还必须确定哪些利益在法律上可向隐私利益倾斜。通常焦点在信息隐私上，
但是，我们推荐的策略适用于大范围的隐私利益。

　　我们赋予受限获取或不可获取状态的价值可以帮助解释其为什么被称
为隐私。[45]对隐私丧失的担心不仅在于获取的类型与程度，也在于是谁获取、
以何方式获取以及获取的是人的哪个方面。如查尔斯·弗莱德（Charles Fried）
所说的："我们不介意别人知道我们的大概情况，但如果他知道了具体细节，
我们会感觉隐私受到侵犯。例如，一位泛泛之交知道我病了，我也许觉得没
什么，但是如果他对我的病情了如指掌，那就会侵犯我的隐私。"[46]

隐私权的合理性辩护

　　在 1890 年一篇极具影响力的文章《隐私权》（"The Right to Privacy"）
中，塞缪尔·沃伦（Samuel Warren）和路易斯·布兰戴斯（Louis Brandeis）
认为，隐私的法律权利源于基本的生命权、自由权和财产权。[47]他们主要从
"享受生命的权利——不受干扰的权利"衍生出隐私权，但是这种近乎虚无
的权利需要更多的内容才能成为隐私权。在最近的讨论中，人们提出了多种
隐私权的合理性论证，其中有三种值得在此一提。

　　第一种观点认为隐私权衍生自一组其他权利。朱迪斯·汤普森（Judith
Tompson）认为，这组人身与财产权利包括不被窥视、不被施加痛苦（如某
些信息被公开）、不受损伤、伤害和折磨（如努力去获取某些信息）等权利。[48]

然而，她的观点是基于几种所谓的基本权利，而这些基本权利本身还没有一个确定的地位，例如不被窥视的权利。我们无法确信所有这些所谓的权利是真正的权利，甚至这些权利中的一些可能是以隐私权为基础的，而非相反。

第二种观点强调隐私和隐私权的工具价值。后果论从隐私规则对一些目的的工具价值来证明其合理性，这些目的包括个人的发展、建立和维持亲密的社会关系、表达个人自由等。[49] 例如，隐私可能是爱情、友情、信托等亲密关系的必要条件。[50]

尽管我们通过允许一些人和拒绝其他人亲近我们来建立和维持各种关系，但我们仍然质疑隐私权的工具价值是隐私权的主要合理性依据。其合理性依据似乎更接近尊重自主权原则的领域，这就是第三种观点的立论基础。[51] 我们认为遵从意义上的尊重源于人们不被窥视、接触和打扰等的自主意愿。授权或拒绝亲近是一种基本权利。在此基础上，隐私权的合理性解释类似于我们在第四章讨论的知情同意权。

乔尔·范恩伯格曾指出，从历史上来看，"自主"一词是一个政治隐喻，指的是一个主权国家管辖的区域或领土。个人自主将领地管辖的概念移至个人本身与通过限制进入来进行保护的权利之上。[52] 其他在个人领域表达隐私的常见隐喻包括保护自主的隐私*区域*（zones）和*范围*（spheres）。

规范和平衡公共卫生监测的隐私规则

我们现在考虑如何规定隐私的规则和权利，同时允许合理地侵犯隐私，以平衡隐私利益与其他利益，如公共利益和医学科学的进步。我们以公共卫生监测为主要例子。[53]

我们的目标是找出在何种条件下，接触某人以及获得关于某人的信息是正当合理的。监测产生的数据可用于流行病学目的，了解疾病的发生与流行，以采取有效措施来保护和促进公共卫生——如对流行疾病接触者进行隔离或当某人患有性传播疾病时告知其性伴侣。流行病学数据可能是匿名的，但是有效措施常常需要个人身份特征，通常是姓名。我们将集中讨论个人身份信息。

常见的隐喻暗示监测对隐私的威胁：监测是"公共卫生之眼"，甚至是"公共卫生的搜索或窥探之眼"，或者是作为"为公共卫生把脉"的手段。每种隐喻都暗含着对个人的接触和获取与其有关的信息，也暗示着监测意味着隐私的某种丧失。公共卫生监测有时会侵犯隐私权。人们很少会同意出于公共卫生目的收集、分析、使用、储存和转让自己的个人信息。因此，在大多数情况下，公共卫生领域未经个人同意的基于身份识别的监测与临床治疗和研究中的信息收集大相径庭。[54]

在许多情况下，公共卫生的基本原理——基于在预防对他人造成伤害的仁慈和正义——为未经同意进行监测提供了充分的理由。然而，公共卫生不是一个单一的或大一统的目标，需要在具体情况下来确定某个特定的公共卫生目标在权衡利弊之后是否允许侵犯隐私权，结核病和性传播疾病等传染性疾病的防治正是如此。[55]公共卫生监测的合理性取决于数据的使用——数据本身不会对公共卫生产生影响——以及这种使用的有效性能有多高。根据所针对的疾病，信息的使用可以包括通知伴侣、检疫和隔离，或病例管理，如直接观察到的结核病治疗。

纽约市针对不受控制或控制不佳的糖尿病的计划提出了有关监测的重大问题，部分原因是它针对的是慢性疾病而不是传染病。糖尿病是一个重大健康问题，是纽约市人口第四大死亡原因，纽约市大约 9%的人口受到影响，总共约有 50 万名糖尿病患者。公共卫生官员称糖尿病是一种"流行病"，这个词在技术上是正确的，也有修辞上的优势，即唤起一种能够支持公共卫生权力和行动扩展的形象。控制不足的糖尿病会导致严重的健康问题，如肾脏疾病、心脏病和中风。除了给患者带来巨大的健康负担外，它还具有社会和经济影响，包括给一般公众带来沉重的经济代价。

纽约市健康和精神卫生署在 2006 年启动了一项计划，要求具有电子报告能力的实验室向该部门报告糖尿病患者的血糖水平，以确定他们的糖尿病控制得如何。该项目后来添加的干预措施包括定期向设施和治疗提供方通报其患者的血糖水平，如果患者逾期接受检测或检测结果表明他们的血糖水平过高，则向他们发送信件。[56]

纽约市公共卫生官员希望为 HIV 感染制订一个类似的计划，但受到保护隐私和保密的法律的阻碍。该项目的理由可以说变得更加有力，因为有证据表明，抗逆转录病毒疗法可以提高感染者的生存率和生活质量，并通过降低 HIV 感染的病毒载量显著降低他们向他人传播 HIV 的风险。这里的治疗也是预防。关于细胞计数和病毒载量的监测数据可以为医生和患者提供有价值的信息，也具有重要的公共卫生效果。[57]

糖尿病监测方案和拟议的 HIV 监测方案的重大道德和政策障碍是由于

342　未经同意地侵犯隐私权，但即使在没有适当同意的情况下，隐私权也不是绝对的，必须与其他道德原则和规则相平衡。正如我们在第一章中讨论的那样，在我们提出的有限平衡模式中，相关因素包括所寻求的目标的重要性（公共卫生或人口健康，以及避免或减少社会和经济负担）；监督方案是否能够实现这一目标；对隐私权的侵犯是否必要、相称，是不是与实现这一目标相一致的最小侵犯手段；是否有适当的安全措施保护个人信息（这将最大限度地减少践踏隐私权的负面影响）；等等。关于糖尿病计划，我们要注意的是，它没有识别未确诊糖尿病或糖尿病前期的人，它只是提供信息，因为它只涉及报告和通知，而没有提供额外的预防和治疗服务资源。

　　隐私权的支持者强调，保护隐私的规则，至少在一定范围内有利于公共卫生方案所需的合作。由此，有充分的理由促使公众积极参与，让所有相关利益攸关方——包括专业人员和公众——共同参与制定监管政策。然而，人们仍然有理由担心，糖尿病计划等公共卫生方案，由于对患者和医疗服务提供者的更多监视，可能最终疏远有关社区和医卫专业人员，挫伤他们寻求或提供医疗保健服务的动机。[58] 另一个令人关切的问题是，纽约市糖尿病计划代表了公共卫生中所谓的使命偏离（mission creep），更引人注目的是，它可能在没有充分理由的情况下为更多和更广泛的敏感数据登记开辟道路，从而损害隐私权。

保　　密

　　当我们允许他人获取我们的个人信息或接触我们的身体时，我们会放弃一些隐私，但我们通常会对诊断和治疗环境以及研究中产生的关于我们的信息保留相当大的控制水平。例如，医生有义务不允许保险公司或潜在雇主获得有关患者的信息，除非患者授权公开。当其他人未经授权获得受保护的信息时，他们便侵犯了保密权、隐私权或两者兼而有之。

　　保密可以被视为信息隐私的一个分支或子集。它防止重新披露最初在保密关系中披露或生成的信息，就是说，倾诉者有合理和合法的期望，未经倾诉者授权，知情人不会进一步向任何人披露信息。[59] 隐私权与保密权的基本
343　区别在于只有当信息保密的个人或机构，在未经信息所有人同意的情况下，故意向他人泄露信息时，才构成对个人保密权的侵犯。相比之下，未经授权

获取医院记录或进入计算机数据库的人侵犯了隐私权，但没有侵犯保密权。只有在保密关系中获得信息的个人或机构才能被指控侵犯保密权。

传统准则与不断发展的实践

保密规则早在希波克拉底誓言就出现了，并一直延续到今天的国家和国际法典中。它们可以说是跨时间和跨文化的医学伦理中最广泛的规则。然而，强有力的医疗保密规则受到了挑战，特别是涉及公共卫生问题时。[60] 一些评论家将传统的保密规则描述为一种便宜之词，医疗保健专业人员及其专业组织公开承认，在实践中却普遍忽视和违反。我们认同，这些规则如今在很大程度上是礼仪性的，除非其背后的医学文化高度重视个人健康信息的保护。

马克·西格勒在一篇有影响力的文章中指出，医学上的保密是一个过时的概念，因为医生和患者在传统上被理解为医学保密的东西已经不存在了。它"在日常的医疗护理过程中被有组织地蚕食了"。为了使他的观点生动形象，西格勒引用了一个病例，一名患者担心医院里有多少人可以查阅他的记录，并威胁说除非医院保证保密，否则他将提前出院。经过调查，西格勒发现，比他所怀疑的人数更多的人都有责任检查患者的病历。当他告诉患者这个数字——大约 75 个人时，他向患者保证"这些人都参与提供或支持他的医疗护理服务"。患者反驳说："我一直认为医疗保密是医生的道德守则的一部分。也许你应该告诉我你们所谓的'保密'是什么意思。"[61]

这种反应是可以理解的，也引发了关于许多假定的机构和职业保护的严重性问题。当威廉·贝林格（William Behringer）在新泽西州普林斯顿的一家医疗中心（他在那里担任耳鼻喉科医生和整形外科医生）检测出艾滋病病毒呈阳性时，他在短短几个小时内就接到了许多医务人员打来表达同情的电话。几天之内，他接到了他的患者打来的类似电话，此后不久，他在医疗中心的手术权被中止，他的职业生涯被毁了。尽管他期望并要求保密，但医疗中心没有采取重大预防措施来保护他的病历。[62]

根据一项对患者、医学生和住院医生进行的关于保密期望和做法的调查，"患者期望比实际存在的更严格的保密标准"。几乎所有患者（96%）都认可非正式讨论患者病例以征求其他人意见的常见做法。大多数人（69%）希望在专业环境中公开讨论案件来征求其他意见。大部分人（51%）希望在专业环境中讨论的病例仅仅是因为它们具有医学研究价值，一半的患者希望

344

他们的病例只用来与病室护理人员展开讨论。然而，他们不希望他们的病例在其他场合被议论，如在医学期刊、聚会上，或与配偶或朋友进行讨论。相比之下，住院医生和医学生报告说，他们经常与其配偶（57%）和在聚会上（70%）讨论病例。[63]

对保密的威胁出现在许多机构中，这些机构有能力储存和传播保密的医疗信息，如病历、药品处方、医疗体检和费用报销记录。在职业医学领域，越来越多的公司使用电脑储存记录，而这些记录中的数据是可以被搜索到的。如果公司医生定期对员工进行体检，体检记录可以录入电脑，并与员工的私人医生根据公司保险单提出的医疗费报销申请混在一起。许多员工担心，如果出现继续就业的问题，这种广泛的双轨制病史将被用来对付他们。

也许可以改变目前的医疗保健做法，使之更接近传统的保密理想，但由于需要有效获取医学信息，许多机构仍将存在差距，而且还可能会扩大。在这方面，在许多情况下，保密确实是一种过时的做法，通过技术措施改善信息安全可能不能充分保护传统上受保密规则保护的所有利益。鉴于一些患者的知情程度较低，但期望较高，医护人员应在不同的医疗场合与患者清楚、准确地交流对保密以及隐私的合理期望。[64]

医学保密的本质

当一个人向他人披露信息时，无论是通过语言还是其他方式，保密问题就产生了，接收信息的人会或明或暗地保证未经当事人允许，不将这些信息泄露给第三方。机密信息是私人的，是在私密和信任条件下自愿传递的。如果患者或研究对象授权向他人公开信息，则不会发生侵犯保密权的情况，尽管会发生保密和隐私的丧失。在一家有多名医护人员适当参与治疗患者的机构中，出于医疗有利原则和患者默认在此接受治疗，他们分享患者的信息是允许的。[65]

在政策和实践中，对于可被视为机密的信息，存在公认和正当的例外或限制。例如，法律规定可能会限制保密，如法律要求从业人员向公共卫生和其他官员报告枪伤和性病。一些擅自向第三方披露明显的机密信息的行为因为这些信息最初被收集到的背景可能不会违反保密。例如，IBM 公司的医生玛莎·纽金特（Marsha Nugent）告诉她的雇主，她认为一位名叫罗伯特·布拉特（Robert Bratt）的员工有心理偏执症，影响了他在工作中的表现。[66] 布拉特知道纽金特是被 IBM 公司聘请来给他做检查的，但他希望得到传统的医疗保密。该公司认为，纽金特披露的事实对于评估布拉特的工作调动请求是必要的，根据法律，这是一种合法的商业沟通。我们认为，这些信息按照这个案例有关的医疗保密标准的不属于秘密，纽金特不像私人医生那样受保密义务的约束，这样的结论是合理的。然而，与法律问题不同，作为道德问题，纽金特按理应该告诉布拉特，传统的医疗保密标准不适用于他们的关系，因为她对 IBM 公司负有合同义务。

只要雇员知道或应该知道合同中的规定，合同要求披露有限信息就是合法的。类似情形也适用于对作为患者的士兵和军队负有双重责任的军医。然而，公司和军队，以及在各自背景下的医生，都有道德义务确保雇员和士兵从一开始就了解保密规则和隐私保护的条件是否适用。这种道德义务也适用于在监狱中面临复杂制度规则和形式侵权的被监禁的人。[67]更广泛地说，患者和研究对象在任何情况下都应该被告知保密的操作规则，包括这些规则的例外情况。鉴于公众对医疗保健专业人员的保密关系的普遍但往往不正确的设想，这一标准尤为重要。

保密义务的合理解释

许多医药产品和研究可以在没有保密规则的情况下实现。那么，在什么基础上，我们能证明一个广泛、往往昂贵和低效的保密保护制度是合理的呢？有两种观点证明保密准则是合理的：基于后果的观点、源于自主和隐私权的观点。这些观点也帮助我们确定保密规则的合理例外情况。

基于后果的观点。如果患者不能相信医生会向第三方隐瞒一些信息，他们就不愿意透露全部和直接的信息，或者授权进行完整的检查和全套的检查。而没有这些信息，医生就无法做出准确的诊断和预后，或介绍最好的治疗方案。

在作为判例的*塔拉索夫*一案中，一位患者告诉他的心理医生，他想杀死一位拒绝接受他示爱的年轻女子。心理医生向大学警察报了警，但没有警告预期受害者。在该患者杀死年轻女子后，其家人提起诉讼，声称心理医生应该警告预期受害者。在本案中，加利福尼亚州最高法院审查了保密的依据和限度。[68]多数人的意见认为心理医生在其患者威胁使用暴力时有义务向第三方示警，而反对意见则否认这一义务，双方意见都使用了结果论的观点。他们的争论在于对一项规则的后果的不同预测和评估，该规则要求心理医生违

346

反保密规则，警告受其客户暴力威胁的预期受害者，而不是*允许治疗师在公众成员有生命危险时违反保密规则*。

多数意见指出受害者可能会获救，例如在本案中被杀害的年轻女子，并认为专业人员有*义务*（obligation）向第三方披露信息是因为有必要去保护这些潜在的受害者。与此相反，少数人的意见认为，如果在这种情况下，普遍的做法是凌驾于保密义务之上，那么患者与医生之间的信托关系很快就会削弱和瓦解。患者将失去对心理治疗师的信心，并将避免披露对有效治疗至关重要的信息。因此，暴力攻击会增加，因为危险人物会拒绝寻求心理治疗或精神援助，或披露相关信息，如他们的暴力幻想。这些关于保密规则的主张在很大程度上取决于经验主张，即哪一条规则更有效地保护其他人的利益以及患者的利益。

在其他法定或强制性保密例外情况中——如报告传染病、虐待儿童和枪伤的要求——没有实质性证据表明这些要求降低了预期患者寻求治疗和与医生合作的意愿，或严重损害了医患关系。[69] 然而，一项研究确实发现，一些州的法律规定了一项强制性法律义务，要求将患者的暴力威胁向预期受害者示警，却使凶杀案的发案率增加了 5%。[70]

347

在后果论的框架中，*非绝对的*（nonabsolute）保密规则是有吸引力和可接受的，只要人们知道，当医生或其他医疗从业人员违反保密规则，他们就侵犯了其患者的权利。这种侵权行为几乎总是会对吐露秘密者产生负面影响。一个泄露秘密的医生不能忽视其行为损害医疗保密、信任和忠诚制度的可能性。简而言之，一个可接受的违反保密的后果主义理由必须考虑到所有可能的后果，决策者必须根据现有的最佳证据权衡不同保密规则的可能好处和潜在风险。

源于自主和隐私权的观点。 为规则和保密权利辩护的第二组观点源于尊重自主权原则和隐私规则。其主张是，自主选择权和隐私权共同为保密权辩护。与第一种观点一样，这种观点不支持绝对规则或绝对保密权利。当保密规则和权利被用作绝对盾牌时，它们可能最终导致令人发指但本可预防的伤害和损害。[71]（我们在前面的几章中讨论了认为不存在绝对原则、规则或权利的主张。）

对保密规则的正当侵犯

在第三方面临严重损害的某些情况下，对保密的初始规则和权利的违反是有正当理由的。我们在此集中讨论这些情况，同时指出，家长主义式的违反保密规定以消除或防止对患者的伤害有时也是合乎道德的。（参见我们在第六章对家长主义作风的讨论。）

关于在什么时候为了保护公共利益而违反医患之间的保密规则是合理的争论在下述事件发生后变得更为激烈。2015 年 3 月 25 日，德国之翼航空公司的一名副驾驶安德里亚斯·卢比茨（Andreas Lubitz）似乎故意在法国阿尔卑斯山坠毁一架空客 320，造成全部 150 名乘客和机组人员死亡。一项调查确定，坠机是由副驾驶故意造成的，实际上是有预谋的，他患有严重的长期精神健康问题，包括严重的抑郁和自杀倾向。除了门诊治疗外，他还因这些问题接受了短期住院治疗，他的医生认为他的精神状态不适合执飞。[72]然而，他的医生也须遵守《德国医学协会职业守则》中关于医患保密的第 9条："医生有义务对向其透露的或以医生身份为其所知的一切内容保密，患者死亡后亦是如此。"[73] 该守则明确了这条规则的合法例外情况，即只有当患者解除了医生的保密义务，或"为了保障更高级别的受法律保护的利益，有必要披露信息"。在这起空客 320 坠机案中，医生没有向有能力停止其患者执飞商业航班飞机第三方披露相关信息。

*评估和降低对他人的风险。*在评估对第三方的哪些风险比保密规则或权利更重要时，必须权衡损害发生的可能性和损害的程度与保密准则的道德分量以及违反这些准则可能造成的损害。第六章表 6-1（伤害的量值和概率表）介绍了风险评估的基本类型。

当医护人员对某种情况的合理评估认为接近对第三方造成重大伤害的可能性（第 1 类）时，违反保密义务的权重增加。当情况接近第 4 类，可能就没有理由违反保密规定。个案的许多特殊性将决定该医护人员是否有理由违反第 2 类和第 3 类的保密规定。这些特点包括损害发生的可预见性、通过医护人员的干预可防止此种损害、对患者造成的损害，以及披露对保密法律和政策的潜在影响等。然而，这些抽象的条件很难操作，对损害的概率和程度的估测往往不精确。

由于这些困难的存在，人们努力去限制需要违反保密规则的义务范围。通常的替代性做法是*允许*（allow）临床医生在某些情况下违反保密规定，但不*强制*（obligate）他或她这样去做。然而，这种非约束性做法仍然面临损害的可预见性和预测问题。颁行法规要求医生、心理治疗师和其他人保护第三方免受患者或客户可能的暴力侵害，这往往将与塔拉索夫案类似的保护

348

责任，包括示警的责任，局限于针对患者认定的或合理推断出的第三方。然而，华盛顿州最高法院把更明确、不明确和模糊的威胁纳入，将保护责任扩大到了特定威胁之外。[74]

349　　　***对 HIV 阳性人士伴侣的通知。*** 我们会仔细思考是否向第三方披露患者的 HIV 状况或基因信息，让他们可以利用这些信息来避免或减轻伤害，在此，我们将具体说明和权衡保守秘密与保护第三方的关系。

　　在大多数美国法律司法管辖区内，医生和医疗机构必须向公共卫生部门报告 HIV 感染病例。自 20 世纪 80 年代初 HIV/艾滋病流行开始以来，明显的争议是，医生和其他卫生保健专业人员是否可能或应该通知有危险的人，患者的 HIV 感染检测呈阳性，因此有可能感染他人。在一个案例中，一名双性恋男子在经历了几周的口干舌燥、持续的咳嗽和盗汗之后，拜访了他的家庭医生，家庭医生安排了一项测试，以确定他是否有 HIV 抗体。医生告诉患者，他的检测呈阳性，他妻子有被感染的风险，他们的孩子有可能失去父母的风险。该患者拒绝告诉他的妻子，并坚持医生要严格保密。医生不情愿地同意了。直到在他生命的最后几周，患者才允许医生告知他的妻子她丈夫疾病的性质，随后的测试显示她的 HIV 抗体呈阳性。一年后，当症状出现时，她愤怒地——但正当地——指责医生违反了对她及她的孩子的道德责任。[75] 在这个案例中，在无保护的性交条件下，很有可能对被确认的个体造成重大伤害，这是违反保密规定的典型情况。

　　有许多充分的理由支持通知其配偶和性伴侣——在某些情况下——某人已经检测出艾滋病病毒呈阳性。例如，如果人们面临严重伤害的风险，而且披露必要会防止和可能会防止伤害（他们的配偶或情人），那么违反机密原则进行披露是必要和正当的。医疗协会的一些职业道德声明中出现了关于这些条件的变通，但这些声明中的含糊其词和漏洞表明，在准确说明临床医生保护第三方的道德义务的性质、范围和强度方面存在一些困难。行为准则通常不要求医生确定患者是否实际上履行了其终止危险行为的承诺或去警告哪些处在危险中的人，也不清楚医生或其他医疗护理提供者应在多大程度上遵循这些准则，特别是在未经患者同意的情况下。

　　根据一项研究，将通知其伴侣一事交给患者，有时被称为"被动通知"（passive notification）或"被动转诊"（passive referral），是无效的。[76] 然而，其他研究发现，在让伴侣进行检测和确定 HIV 检测呈阳性的伴侣是有益的，尽管将其与治疗联系起来的效果较差。[77] 在几项研究的基础上，普遍认可和

推荐的方法是"辅助伴侣通知"（assisted partner notification），即医疗服务提 350
供者协助患者/客户向伴侣披露或匿名通知，或经患者同意，直接与伴侣联
系。在一种称为"合同转诊"（contract referral）的"辅助伴侣通知"（assisted
partner notification）中，HIV 抗体阳性者与医护人员签约，直接或匿名告知
其性伴侣或共用针头注射毒品的伙伴可能染上 HIV。如果性伴侣或伙伴未能
在预定期限内与医护人员联系，那么医护人员有权利和义务联系他们。[78]

　　无论是由公共卫生官员还是其他卫生专业人员制定的伴侣通知规则都
与以前的版本有所不同，部分原因是：①HIV/艾滋病现在被认为是一种慢性
疾病而不是死刑判决；②强有力和有效的抗逆转录病毒疗法，大大降低了患
者的死亡率、发病率和对其他人的风险，以及其他治疗相关问题的方法；③贴
在 HIV 感染和艾滋病之上的污名已经减轻。HIV 感染者的伴侣通知往往与
其他性传播感染的伴侣通知相结合或密切配合。鉴于全世界有多达 40%
的 HIV 感染者未被确诊，HIV 感染者的伴侣通知的目的是向有风险的个人
提供信息，邀请他们进行检测，开始对那些病毒检测呈阳性的人进行治疗，
同时对他们以及那些检测为阴性的人进行教育，以降低 HIV 感染的风险。
有效的抗逆转录病毒疗法也是预防 HIV 感染蔓延的一种形式。确定那些未
被诊断出感染 HIV 的人，是将治疗和护理与降低感染他人联系起来的一种
方式。

　　美国医学会的道德和司法事务委员会提出了一项战略，以应对那些感
染 HIV 并使其伴侣处于危险之中的患者：医生应"设法说服被确定为 HIV
抗体阳性的患者停止危害他人"，并应"了解并遵守国家和当地关于公共卫
生报告和公布 HIV 状况的指导原则，如果被确定为 HIV 抗体阳性的患者极
有可能感染可识别的第三方"[79]。这一战略将义务限制在可识别的第三方，
并允许但不要求通知第三方，在技术上不违反保密规定的情况下披露"感染
源的身份"，不幸的是，在许多情况下，通知一个人处于危险之中足以使他
或她确定"感染源"。

　　与之相对的是，世界卫生组织的指导原则强调，"伴侣通知服务应始终
是自愿的"[80]。强调自愿的一个原因是，需要源头患者的合作以确定其性伴
侣以便通知。有效伴侣通知服务的主要障碍包括源头拒绝提供信息或分享其
伴侣的姓名或其不知道性伴侣的名字。[81]

　　正如我们所看到的，一些建议和指导方针强调医生披露信息的道德许可 351
（permissibility），而另一些则侧重于其义务性（obligatoriness）。我们不必在

这两种方法之间做出选择，因为它们可以变得连贯一致。在某些情况下，必须采取这种行动，这些情况接近表 6-1 中的第 1 类情形，而在其他情况下，则允许采取这种行动或允许不采取这种行动。这些情况可能属于第 2 类和第 3 类，接近第 1 类情形。对损害概率和程度的评估往往没有明确表明，即使在允许的情况下，对伴侣的通知是不是强制性的。在这两种情况下，信息披露的理由是相同的，即降低严重伤害或死亡的风险；但风险水平和医生采取有效行动的可能性因情况而异。[在第一章介绍约束平衡（constrained balancing）的要求时，我们讨论了这些合理性条件。]

总之，向面临危险的第三方披露信息是一种道德上令人担忧的行为，这样做挑战了一项核心的、长期的职业保密专业义务 [82]，尽管从历史上看，这一义务在医疗行业中往往不被认为是绝对的。[83] 作为公共政策事务，官员必须考虑到保护濒危第三方的关键需要和灵活或僵化的社会保密规则的影响——包括哪些保密规则从长远来看将拯救更多的生命，因为有效的保护取决于个人提供相关接触者的信息。

向第三方披露遗传信息。 当医生、遗传顾问和其他人拥有关于某一特定个体的遗传信息，可以揭示关于其他家庭成员的重要信息时，就会出现通知风险当事人的另一个伦理问题。了解到自己有严重遗传状况的个人可能有道德义务与有风险的亲属分享这些信息，然后，这些亲属可以采取行动减少对自己或其后代的风险或寻求治疗。医护人员应向其患者或客户强调这一义务。特别是，遗传咨询顾问可能不得不克服他们对非指导性咨询的可理解倾向，并寻求说服咨询人披露相关信息，尽管在某些方面，最好是由咨询顾问进行披露，以确保关于风险和预防或治疗选择的信息得到充分传递。

然而，指导性咨询不同于违背咨询人的明确指示向亲属披露信息。我们同意美国医学研究院遗传风险评估委员会的建议，即"只有在以下情形中，才应违反保密规定，向亲属通报遗传风险：①试图诱发自愿披露失败时；②很可能对亲属造成不可逆转或致命伤害时；③披露信息将[很可能]防止损害时；④披露信息仅限于诊断或治疗亲属所必需的信息时；⑤没有其他合理方式避免损害时"。[84]

这一建议与我们约束平衡的方法非常吻合。卫生保健专业人员有尊重个体个人遗传信息的保密性的初始义务，但在某些情况下，即使是在第一方反对的情况下，他们有权利有时有义务披露这些信息，以保护他人不受伤害。一般来说，在没有适当同意的情况下，默认的做法是不向有风险的家庭成员披露。

这种方法的一些批评者建议我们更认真地对待遗传信息的家族性质。[85] 通过与银行账户的类比，他们建议将遗传信息视为一个联名账户（joint account），而我们则将其视为个人账户。个人账户模式非常符合尊重自主权、保密、维持医患关系中的信任以及在大多数医疗保健中采取良好做法。[86] 在联名账户或关系模型中，默认的做法是向账户上的每个人提供遗传信息。除非有充分的理由不这样做，例如对产生遗传信息的个人有造成严重伤害的可能，否则我们将遵循默认做法。在这种方法中，向亲属披露遗传信息不一定是严格意义上的违反保密，即使信息来源者反对，因为遗传信息也属于亲属。在某些情况下，比如，存在家族病史，但未确认源头病例，可能而且更可取的做法是提醒处于危险中的亲属，告诉他们有必要进行亨廷顿病的检测。[87]

联名账户的合理性在于基于公正和基于互惠有利的考量。其前提是，一个家庭成员不能自己从共有的有价值信息中受益，而将其他人排除在这些信息及其好处之外。相关的实证研究表明，许多患者认为遗传信息，如基因突变，是家族性的，但认为遗传条件的其他方面，如对日常健康的影响，是属于个人的。[88] 患者通常愿意披露或允许披露严密的遗传信息，特别是向近亲属进行披露。

然而，如果采用的是默认披露信息的联名账户模式，在道德上有义务在一开始就通知遗传服务用户有关保密的性质和限制，以便他们选择是否继续。尊重自主权原则仍然是任何合乎道德的使用联名账户模式的核心。与其改变默认的与家庭成员共享信息的做法，不如进一步教育个人，让他们了解他们对家庭成员所负的责任，这些家庭成员可以通过获得这些遗传信息而受益或避免受到伤害，然后帮助促进这些信息的传播。[89]

超出遗传信息的这一案例本身的情形是：我们要告知和教育未来和当前的患者，让其了解在医疗保健中产生的信息的机密性的限度，并且了解在什么条件下这些信息可能或将向他人披露是一项至关重要的做法，即使患者偶尔会予以反对。鉴于我们知道许多患者对保密有强烈的期望，心理健康专家和其他人应该告知这些患者所谓的有条件保密。[90]

353

忠　诚

在保罗·拉姆齐看来，医疗保健和研究中的基本伦理问题是，"一个人对另一个人的忠诚有什么意义？"[91] 今天很少有人会同意忠诚是医疗保健和研究的基本道德规范，但它仍然是一条核心的、经常被低估的道德规范。

忠诚的本质与地位

当医生或其他医疗保健人员与患者建立起明显的信托关系（fiduciary relationship）时，忠诚义务就会产生。在我们的观点中，*信托义务*（fiduciary obligation）意味着专业人员在道德上有义务忠实地为他人的利益行事。建立信托关系是指做出明确或隐晦的承诺，忠实地执行或不执行某项活动。抛弃患者是违反忠诚的例子，这就构成背叛（disloyalty）。忠诚的义务和美德在研究伦理和临床伦理的交叉中是很重要的，其间可能会出现导致忠诚分裂（divided loyalty）的冲突，我们从这些冲突开始讨论。

忠诚冲突与忠诚分裂（divided loyalties）。职业忠诚，或忠诚，传统上被认为是在以下两个方面优先考虑患者的利益：①医护人员在与患者利益产生冲突的任何情况下应舍弃自我利益；②医护人员偏袒患者的利益而非第三方利益。然而，在实践中，忠诚从来就不是如此质朴纯粹。例如，在疫情发生时，医生照顾患者通常被认为是值得赞扬的，是一种美德，而不是履行忠诚义务，人们也从不指望医生在没有补偿的情况下照顾大量患者。医护人员还经常利用他们的临床技能从事超越个体患者利益的社会服务，包括保护公共健康。例如，在免疫率高的情况下，即使疫苗的接种对某些患者的风险大于受益，他们也会建议其接种疫苗。临床技能有时也服务于与医疗卫生无关的社会活动，如刑事司法和战争，以及宗教和文化习俗，如对男婴实施割礼手术。最后，医生有时还充当社会的守护者（gatekeepers），在这个角色中，忠诚的分裂即便是不可避免的，也会造成麻烦。例如，作为刑事审判的一部分提供精神评估，为雇主进行雇员审查（如前面讨论的罗伯特·布拉特案），以及对个人的残疾保险索赔进行医疗审查。[92]

当对患者、受试者或客户的忠诚与对同事、机构、资助机构、公司或国家的忠诚发生冲突时，通常会造成忠诚的分裂。在法医学和军事医学等领域，双重角色的冲突十分激烈。在这些冲突中，两个或两个以上的角色及其耦合的忠诚和义务有时是不相容和不可调和的，迫使他们做出道德选择。[93]

第三方利益。医生、护士和医院管理人员有时发现他们的角色义务与他们对患者的义务相冲突。在某些情况下，他们与患者之外的当事方订立诊疗

合同。例如，当父母将孩子带到医生那里接受治疗时，医生的主要责任是为孩子的利益服务，尽管父母签订了合同，医生有义务忠于父母。后者的义务有时会被有效地推翻，就像医生出庭反对父母做出严重威胁其子女的决定一样。例如，法庭允许成年耶和华见证会成员作为有行为能力的成年人拒绝接受输血，但不允许父母拒绝为其子女进行必要的医学输血。如果父母不寻求或不允许医生建议的对孩子可能有益的治疗，他们有时会被依法指控对儿童疏于照管。[94]

机构利益。在一些冲突中，不清楚医护人员对"患者"负有什么责任。所涉及的机构可能不是医疗保健机构，但在履行其职能时，他们可能需要有关个人的医疗信息，甚至可能为这些个人提供一些护理。这方面的例子包括医生所订立为公司职位的申请人提供体检或确定保险单申请人是否有安全风险的合同。在某些情况下，医护人员可能没有恰当地将被检查的人视为他或她的患者，但即使如此，该专业人员也负有适当照护的道德责任，包括披露通过体检确定的严重风险。

在一些司法领域，医护人员没有法律义务向受检人披露所发现的风险或疾病，但这种隐瞒在道德上可能是可疑的做法。至少，医护人员有道德责任反对、避免和撤销拒绝他们向受检人提供重大健康信息的合同。医生通常对个人负有"适当照护"的义务，这些人是通过机构安排的第三方合同成为他们的患者的。这些机构包括工厂、监狱、军队和职业运动队。

然而，当对患者个体的治疗护理与医护人员服务的机构目标和政策发生冲突时，患者个体的需要并不总是放在优先的位置。例如，军医必须接受与非军医不同的一系列义务，将军队的利益置于患者和医生的利益之上。军医在决定是否证明一名因简易爆炸装置而受到头部闭合性伤害的士兵可以重返战争前线时，可能会面临一种道德上的两难处境。一方面，这名士兵虽然在医学上是稳定和正常的，但仍然有疲劳、睡眠问题和经常性头痛的问题，如果再次发生类似事件，更有可能出现更严重的损伤和创伤后应激综合征。另一方面，他的指挥官表示他们迫切需要他的专业知识和经验。[95]除了这种困境之外，有些还会严重违反医学道德准则，以至于他们抗拒命令，蔑视上级，而不是忠诚和服从。例如，指挥官也许会命令医生帮助他们折磨战俘。[96]

监狱中的医疗救助也带来了道德上的挑战，部分原因是，监狱作为授权惩罚罪犯机构，会限制对罪犯作为患者而产生的忠诚义务。医学价值观有时得从属于惩教机构的职能，但医生应该忠于两者。惩教机构可能期望医生和

355

其他医护人员参与司法和惩罚。这方面的例子包括，在射进囚犯体内的子弹不会对囚犯造成危害可以安全地留在体内的情况下，开刀将弹头取出作为司法证据；对囚犯的体腔进行强制检查，以寻找违禁毒品的证据；以及参与执行体刑或执行死刑——如注射致命药物。[97] 还有对囚犯身体状况进行医学评估，以确定他们是否能受刑，以及对囚犯在服刑期间的医学监测也会引发一些道德问题。这种医疗评估和监督可以减少极端或意外伤害的可能性，但参与实际的惩罚，无论是体刑还是死刑，都是忠诚的让步。[98]

护理。护理可能是医疗卫生领域中最容易产生冲突的环节。在 20 世纪下半叶，护理伦理守则修改了早期的守则，以界定护士的道德责任，其目的是阻止护士做出自己的道德判断。1950 年，美国护士协会的第一个守则强调护士执行医嘱的义务，而 1976 年的修订本强调护士对患者的义务。现行的版本强调，护士"首先对患者负责，无论其是个人、家庭、群体、社区还是全部人口"，护士"促进、倡导和保护患者的权利、健康和安全"[99]。（见我们在第二章关于与不同护理概念相关的美德的讨论。）

只要一群专业人员做出决定，并命令其他没有参与决策的专业人员执行这些决定，道德冲突就在意料之中。在一项关于医疗关系的研究中，调查者考察了急症护理部的护士和医生对道德问题的不同看法。在结构式访谈中，护士和医生都说他们经常遇到道德问题。大多数医生（24 人中的 21 人）和大多数护士（26 人中的 25 人）都认识到医疗保健团队中的道德冲突。在护士报告的 25 例病例中，有 21 例是护士与医生之间的伦理冲突，而只有一名医生报告了一次与护士而非与其他医生的冲突。该研究的作者得出结论，医生与护士发生冲突的可能性很大，但医生"没有意识到，或者他们没有把与护士的冲突看作是一个道德问题"[100]。医生和护士之间工作关系的几个特点有助于解释这些发现。通常是医生制定医嘱，而护士负责执行。通过与患者的密切关系，护士往往比医生更直接地体验到由医疗决定引起的问题。

根据另一项对重症监护治疗病房护理垂死患者的医生和注册护士的研究，护士经历了更大的道德痛苦，对重症监护治疗病房的道德氛围的感知更消极，对护理质量的满意度较低，表达的合作程度较医生报告的更低。作为一种解决方案，研究人员提出了适当的建议，不仅要改进合作，而且要明确注意产生道德痛苦的情况和角色视角的差异。[101] 其他研究发现，在可能危及患者护理的道德冲突出现之前，需要认识到不同的医务人员，包括医生、护士和医院行政管理人员之间存在合理的道德分歧。[102]

利益冲突问题

近年来，传统的忠诚规则由于利益的冲突受到威胁或被削弱了，这是医学领域（和生命医学伦理学领域）一个相当令人担忧的新问题，而在其他领域（如法律）却非如此。当一位中立的观察者确定专业人员的判断、决定和行为可能受到其个人利益（如经济利益或友情）的不良影响时，利益的冲突就出现了。[103] 风险在于，专业人士的个人利益会产生诱惑、偏见等，这些将通过其做出偏离合理角色预期的判断、决定和行动，从而背叛其角色责任。合理的预期是临床医生将维护患者的利益、尊重患者的权利，而医学研究人员将追求客观和有效的结果，等等。利益冲突造成了这样一种风险，即有关专业人员会削弱这些预期，从而损害患者的利益和权利，或歪曲研究成果，或以偏颇的方式培训学员。

不同类型利益冲突风险的分析和评估遵循前面介绍的风险评估表。风险的程度或水平取决于专业人员的个人利益对其判断、决定或行动产生不当影响的可能性，以及由此而可能发生的损害的程度。即使冲突的情况实际上不会损害个人的判断，即使没有犯下任何错误，也仍然是一种利益冲突的状况，因此有理由认为可能发生有瑕疵的判断，并要求披露、减轻、管理或完全避免这些判断。

利益冲突发生在医学、卫生保健、生命医学研究、临床实践标准制定以及所有这些领域提交的资助申请和拟发表论文的审查中。虽然医疗行业没有充分关注非财务冲突，如同样重要的专业提高或友谊，但正在做出许多努力来解决各种财务冲突，包括费用分割、自我推介转诊、礼物收受、为研究协议招募患者收取费用、政府雇用的医生接受外部受监管行业的咨询、任命有行业背景的医生到政府监管机构任职，以及收取费用推介行业产品。

另一个问题是将患者推介转诊到医生所拥有的或参与投资的医疗设施或服务机构。自我推介转诊通过放大收费服务固有的诱惑来向患者提供毫无意义的、可选择的或过于昂贵的护理，从而威胁到对患者利益的忠诚。医生通过拥有或投资于医疗设施或服务，如诊断成像中心、实验室或理疗服务，将患者推介到这些设施或服务机构，从而产生财务利益冲突。例如，医生拥有放射治疗和物理治疗服务，可以增加使用和费用，而不会给患者带来补偿性的好处，如增加治疗机会。[104] 自我推介转诊通常比收费服务问题更严重，因为

357

患者在订购额外的诊疗措施时通常不能识别医生的潜在经济收益——除非被明确告知，因此不可能有谨慎的后续措施，如寻求其他人的意见。

358 　在我们的判断中，医生有道德义务披露财务和非财务利益冲突，但并不像他们应该做的那样普遍告知。根据 2009 年的一项全美国范围的调查，近 2/5 的受访医生，横跨多个医学专业，并不完全同意他们应该向患者告知他们与药物或设备公司的财务关系。[105]忠诚和诚实要求这种告知是道德上的最低要求，但是医生透露的还是远远不够。例如，我们尚不清楚弱势患者如何在医生自我推介转诊的背景下有效地使用这些被告知的信息。此外，在许多类型的病例中，法律或行业禁止自我推介转诊是有必要的。[106]

　第三方支付者和机构提供者通过旨在控制成本的机制，对诊断和治疗程序的医疗决策施加了许多限制。这些机制有时会限制和约束医生保持对患者忠诚的能力，因为激励和抑制因素会使医生的自身利益与患者的最佳医疗利益相冲突。例如，健保组织（health maintenance organizations，HMOs）可以扣留初级医生很大一部分的收入。在年底，他们再部分或全部返还，具体取决于健保组织的整体财务状况，有时还取决于医生工作的效益和节俭程度。这一安排鼓励医生严格限制成本昂贵的治疗手段——令人担忧的利益冲突。当医生有限制所需治疗（limit needed treatment）的动机而发生冲突时，患者所处的地位与医生因提供不必要治疗（provide unnecessary treatment）的动机而发生冲突时明显不同。在后一种情况下，患者往往可以获得另一种意见。而在前一种情况下，患者可能不知道需要的治疗被省略。[107]这两者在道德上都是不可接受的，至少在激励措施可能影响治疗决定时是如此，而且这两者都需要采取措施予以纠正。

　财务激励机制，如许多诊断实验室使用的机制，也为医生限制时间和高成本的诊疗手段创造了动机。医生的报酬是按照可衡量的产出来进行支付的，而年度报酬则与生产率衡量指标挂钩，如阅片量。但数据的快速阅取会增加犯错风险，增加假阴性结果和误诊的风险。在这样的安排下，病理学家每天阅读数百张片子，寻找肿瘤的存在，这将提高他们的工资报酬，但也将增加不能发现肿瘤的可能性。每个医生都会偶尔犯一个错误或采取一个不正确的，但可以原谅的措施；但如果存在固有的利益冲突，鼓励其作为低于恰当的标准，那么这样的错误在道德上是不可原谅的。

　另一组利益冲突源于制药和医疗器械制造商赠送的礼物。与人们普遍认为的只有大型礼物才会产生利益冲突形成对照的是，有证据表明即使是小礼

物，如钢笔、便条本或者一份午餐等，也会建立和维持一种影响医生的处方 359
行为的关系。[108] 此外，礼物关系，无论多么小，都会产生各种各样的诱惑、
依赖、友谊和各种亏欠——所有这些都意味着与医生为患者的最佳利益行事
的首要义务产生利益冲突。[109] 虽然向患者告知可能有助于减少几种形式的利
益冲突之负面影响，但对于行业馈赠给医生礼品造成的利益冲突来说，这似
乎相对不起作用。包括学术医疗中心在内的机构需要更严格的监管，以消除、
限制或修改这些行业和医生之间互动中的共同做法。机构规则可以包括禁止
赠送礼物，不接受教育项目的午餐资金，以及减少接受免费样品的做法。[110]

利益冲突超出了实践和研究。涉及行业、政府和学术机构的互动和伙伴
关系对于发展、支持和进行生命医学研究以造福人类健康至关重要，但这之
中经常存在利益冲突。[111] 例如，制药产品的临床试验通常由愿意承担财务风
险的公司来提供资助，因为成功试验产生的回报是公司的命脉。医生–调查
员和公司的联合财务优势促进了一种关系，可以确保稳定可靠的资金来源。
但这种关系也有可能导致医生–研究者寻找积极结果或淡化消极结果的动
机，从而损害科学客观性。因此，通过客观程序、备份检查以及数据安全和
监测委员会等独立控制来把控解释和评估过程是至关重要的。[112]

学术期刊也应该要求研究人员提供科研资金来源的相关信息。此外，正
如美国医学研究所，即现在的美国国家医学院的一份报告所建议的那样，如
果研究人员对这项研究的结果有重大的经济利益，他们就不应进行此项涉及
人类受试者的研究。例如，研究人员可能持有在临床试验中测试的产品的专
利权。然而，有充分的理由支持在罕见的情况下另当别论，例如当该机构的
利益冲突委员会确定某个人的参与对研究的安全或有效性至关重要（可能是
因为研究人员开发的程序或装置的复杂性），并且他们能够管理冲突并确保
研究的完整性。[113]

就如何解决这些不同类型的利益冲突需要进行谨慎的评估。例如，我们
也许会消除这些冲突，管理或减轻这些冲突，或要求向风险当事方告知此类
冲突。每一种策略在某些情况下都是合理的，而且每一种策略都比传统的依 360
靠专业判断或个体人格来确定冲突是实际的（actual）、潜在的（potential）
还是仅仅是明显的（merely apparent）做法更可取——这是一组可疑的区分，
因为潜在的或所谓的明显的冲突往往构成实际的利益冲突。专业人员有时将
试图解决利益冲突视为对他们和同事性格的负面判断，似乎他们可能是腐败
的，并可能在追求个人私利时违背对其专业角色的合理期望，但这一评估忽

略了利益冲突规则的要点。对专业判断、决定和行动的无意识和非故意的扭曲至少是同等重要的。我们很难对某一特定专业人员的利益冲突是否会导致违反专业期望进行个性化评估。因此，一般规则、条例和公正监督是必不可少的。

临床伦理与研究伦理的区别

至此，我们已经完成了对诚实、隐私、保密和忠诚等规则和美德的讨论，我们转向医生与其患者或受试者之间关系的其他维度，首先是临床研究和临床医学之间的基本区别，以及这种区别如何影响我们对生命医学职业伦理的思考。

生命医学伦理学很早就在临床（医疗和护理）伦理学和研究伦理学之间画了一条界线。这条界线是基于临床实践和临床研究之间的区别，这一区别仍然深刻地影响着我们如何概念化医学和生命医学科学领域，以及如何理解适合它们的伦理规则。研究与实践的区别也影响我们如何看待受政府监管的活动。研究在许多国家受到了严格的监管，因为人们认为研究为了造福于其他人会让受试者处于危险之中，去调查未经证实的关于诊断和治疗的假设。相较而言，医疗实践受到的监管要少得多，因为它侧重于患者的最大利益，并依赖于已证明有益和可接受风险的干预。

这种区别也决定了哪些活动*必须*接受道德操守委员会的审查。长期以来的普遍概念是，如果研究的一个组成部分在涉及人类的活动中引入风险，则该组成部分必须经过审查以保护受试者。在大多数国家，医疗实践在国家层面没有能与之相比的存在。但问题是研究和实践之间是否有如此鲜明的区别，以及伦理与监管框架之间的相应区别是否真的合理。从道德上而言，在临床患者和研究对象的监督和保护方面，为什么实践与研究应该加以区别对待？

"可推广知识" 的地位与意义

传统的评判是，研究缺乏对个性化护理的关注。其独特的目标是科学地设计一个假设的检验，其目的是制定或促成美国的管理章程——以及所有生物伦理学文献——所说的"可推广知识"(generalizable knowledge)。[114] 与之不同的是,医疗实践干预的目的是诊断、预防性治疗或治疗,这些措施将为每个患者提供最佳的治疗效益。在临床医学中,干预手段对个别患者的潜在好处证明风险是正当合理的,而在临床研究中,风险通常是由研究的潜在社会效益(有时加上对患者可能的好处)来证明是值得的。在这个概念中,风险分配在临床和研究中有很大的不同。这一理念支持了一种观点,即依照各自目标、角色和关系的不同特征,临床研究和临床实践需要不同的伦理规则。因此,存在着不同的特定道德体系——临床伦理和研究伦理——各有其自身的道德规范和审查制度。[115]

研究和实践之间的这种根深蒂固的区别是令人费解的,在道德上也是值得怀疑的。首先,研究和实践之间的界限往往是可渗透的,特别是当两者同时发生在同一医疗机构,且二者是相互促进时。一个很好的例子是近几十年来儿科肿瘤学及其在治疗方面的显著实际成功。在这一医学领域,研究与实践密切相关,实践往往不会脱离新的研究数据的输入。其次,一些医学领域使用的创新技术或做法从未通过研究得到科学验证,而且缺乏对这些应用的监管批准。这些实践通常被正确地认为是实验性的,这表明接受这些治疗的患者是"研究"的对象,尽管没有努力去催生可推广知识,只是想方设法去使患者受益。[116]

创新的治疗方法,包括未经检验(off-label)的治疗方法(例如使用处方药治疗尚未得到正式批准可使用该药物治疗的病症),而该疗法尚未达到随机临床试验设定的高验证标准。虽然获得医学知识的可接受方法的范围是有争议的,但允许医生使用未经批准的疗法,或基于医患关系是一种不受监管干预且诸如审查委员会等外部监督无法解释的私人交易的理由而使用新的治疗方法在道德上是不令人满意的。医疗实践的许多部分符合这一模式,但总的来说,没有理由认为精心设计的临床研究比基于创新疗法的标准临床实践形式更危险。

我们对研究与实践的伦理监督是否一致?

因此,我们需要审查我们对研究和实践的伦理监督是否有一个连贯的道德理念。核心的伦理问题是各种研究项目是否需要现在正在实施的更高层次的审查,而临床的近距离接触是否只需要更低层次的审查。如果风险是相似的，并且其干预都同样需要取得同意，那可以说，二者的监督系统应该也相应是相似的，不管研究和临床实践在传统上是如何区分的。现在时机已经成熟，可以更密切和更彻底地审查生命医学伦理和公共政策中的这些分类与区分。[117]

无论对其活动的适当审查和监督程度如何，临床医生和研究者的双重作用都可能产生需要注意的义务和利益冲突，我们接下来就开始讨论。

医生与研究者的双重角色

经 2017 年修订的世界医学协会的《日内瓦宣言，医生誓言》（*Declaration of Geneva，Physician's Pledge*）确认，"患者的健康和福祉将是我的首要考虑"[118]。但是，涉及患者和其他受试者或参与者的研究是否能始终如一地履行这一义务？科学研究者与临床从业者的双重角色各行其是，可能会产生重大的义务和利益冲突。作为研究者，医生的行为是产生科学知识，以期在未来造福于某些患者和全人类。作为临床医生，医生有责任为当前患者的最佳利益行事。因此，对未来世代的责任可能与当下成为研究对象的患者的适当照护相冲突。

涉及人类主体的研究是推动科学进步的一项重要的社会事业，但要合乎道德，它必须满足几个条件，包括：①一个有价值的知识目标；②研究所产生的知识的寻求合理的应用前景；③存在使用人类受试者的必要性；④对受试者的潜在利益与风险的有利平衡；⑤公平选择受试者；⑥保护隐私和保密的措施。只有满足了这些条件，才适宜邀请潜在受试者（或其代理决策者）给予知情同意或拒绝参加。因此，知情同意可以被视为必须满足的第七个条件。[119]

363　　这些条件适用于两种研究，一种是对受试者没有直接医疗利益前景的研究，另一种是对患者或受试者带来直接医疗利益前景的研究，这种研究可以在患者护理过程中进行。"治疗研究"一词可能会误导人，当被误解时，人们可能忽视了正在进行研究的事实。临床研究是可以与常规治疗和针对特定患者进行的试验性或创新治疗区分开来的。将"治疗"一词缀在"研究"之前可能会产生"治疗误解"，在这种误解中，参与者将受试协议的初衷解释为针对个人的治疗，而不是旨在产生可推广知识的研究。（参见第四章关于治疗误解的讨论。）

由于社会鼓励和支持广泛的研究，而且由于研究者和研究对象在知识和脆弱性（vulnerability）方面的不对等，公共政策和审查委员会负责确保研究符合上述几个条件。有些案例需要直截了当的家长式的拍板决定。例如，如果没有心脏病的健康人士自愿参加一项试验人造心脏的研究方案，这事确实真实发生过 [120]，机构伦理审查委员会应宣布，对于健康受试者来说，风险远远大于收益，不能允许研究人员招收这些受试者，但这种风险收益比对于有严重心脏疾病的患者来说是可以接受的。

临床试验中的冲突

要确定或证实所观察到的效果，如降低某种疾病的死亡率，是由特定的治疗干预，而不是患者人群的未知可变因素造成的，临床对照试验通常是必不可少的。支持许多可用治疗方法的证据是不靠谱的，有些可能从未得到足够的安全性或疗效测试。即使在一次充分的测试中得到验证，这些也可能不再像新的治疗那样安全或有效——这是它们的相对有效性的问题。如果对一种疗法的有效性或安全性存在疑问，或者它相对另一种疗法的优点存在疑问，那么就需要进行科学研究来解决这些疑问。[121]

对照试验是一种科学研究手段，旨在保护当下和未来的患者免受医疗狂热、直觉和过时的手段和产品的影响。在这种试验中，一组受试者接受研究性（或实验性）治疗，而"对照组"接受标准治疗或服用安慰剂（一种惰性制剂，在外观上类似于药物），以便研究者能够确定研究性治疗是否比标准治疗、安慰剂或不予治疗更有效和更安全。通常，受试者被随机分配到对照组或调查组，以避免故意或无意的偏差。随机分配是未来避免在试的治疗手段之外的变数影响研究结果。

随机对照试验（randomized controlled trial，RCT）可能采用盲法，对某些人屏蔽一些信息以进一步保护实验不出现偏差。RCT 可能是单盲试验（受试者不知道他或她是在对照组还是在试验组）、双盲试验（受试者或研究者都不知道），或非盲试验（各方都知道）。双盲试验旨在减少受试者、医生和研究者在观察和解释中的偏见。对医生（研究者）采取盲法屏蔽也具有道德功能，因为它部分地消除了对同一患者同时从事临床实践和研究的医生的义务和利益冲突。

同意的问题。 按照设计，RCT 中的受试者通常不知道他们将接受哪种治疗或安慰剂。然而，没有理由不向潜在受试者告知将使用的全套方法、治疗手段和安慰剂（如果有的话）、它们已知的风险和可能的好处，以及任何

已知的不确定性。同样，没有理由不披露研究的理由、随机分配的事实、试验与临床实践的不同之处以及参与的可用替代办法。具有双重责任的医生（研究者）也有信托义务将任何相关的利益冲突告知患者（受试者）。[122] 有了这些信息，潜在的受试者几乎总是有足够的理由来决定是否参与。

在传统的 RCT 中，研究者筛选患者的资格，然后向其提供上文中讨论的相关信息。如果患者同意参与，会被随机分配到一个试验组。然而，即使科学证据表明两种拟议的干预措施在安全性和有效性上大致相等，患者也可能强烈偏好某一组而非另一组。假设在某种情况下，两种治疗同一疾病的不同外科手术疗法似乎具有相同的存活率（如平均 15 年），我们希望通过 RCT 来测试它们的有效性。如果 A 疗法在手术期间几乎没有死亡风险，但在 10 年后死亡率很高，而 B 疗法在手术或术后恢复期间有很高的死亡风险，但在恢复后的 30 年内死亡率很低，那么患者可能会有偏好。诸如患者的年龄、家庭责任和其他情况等因素可能会导致偏好这个而不是另一个。因此，一些患者可能选择不参与 RCT，即使从安全性和有效性的角度来看，不同的试验组处于临床均势（clinical equipoise）状态——我们接下来要讨论的主题。

临床均势问题。为患者的最佳利益服务与为了达成知识积累和造福未来患者的社会目的随机分配治疗是不相容的。最优的医疗保健是通过随机分为采取干预手段或不进行干预来实现的，这看起来是不可思议的。没有两个患者是相似的，通常医生应该能够根据需要选择和修改治疗过程，以促进患者的最佳利益。问题是这种传统的医学伦理原理是否与 RCT 相容。

支持者认为，RCT 不违反对患者的道德义务，因为它们只在对现有的、标准的和新疗法的相对优势存在合理怀疑的情况下使用。在进行研究之前，没有人知道是在对照组还是在实验组更有利。因此，理性的医生群体处于一种"临床均势"的状态。[123] 在现有证据的基础上，对于哪种干预措施是最优选择，相关医疗专家组成员也不确定或意见有分歧，因此在通过 RCT 进行验证的治疗策略之间也同样势均力敌。也就是说，对于要进行验证的研究性疗法的已知优点和缺点与对照组接受的现有疗法、安慰剂或不治疗的优缺点，专家们也不确定或存在分歧。在这个模型中，没有患者会接受已知不太有效，或者比可用的替代方法有更高风险的治疗手段。

当患者不被要求放弃更优的疗法时，使用 RCT 是合理的，特别是考虑造福于未来患者的前景。试验开始前，在没有科学依据让患者偏向某一试验组的情况下，患者可能根据对有效性和安全性直觉或本能，或根据试验中没

365

有研究的因素，偏向某一试验组。例如，如果从存活率角度来看，乳腺癌的两种治疗方法在临床上处于名副其实的均势状态，某位女士仍更青睐对身材影响更小的那种治疗方法。

一些批评人士将临床均势作为一种手段，试图来证明临床试验的道德合理性关注的是临床医生角色伦理中一个过于狭窄的方面，主要是关于 RCT 是否符合医患关系中的医生职责。一些批评者认为，这种方法忽视了社会对循证卫生政策和对药品许可与适用决策所需之科学进步的浓烈兴趣。[124]这种对 RCT 合理性的关注提供了一个公平的警告，即需要避免过于狭隘的关注点，但它并不否定在临床试验中研究伦理冲突的必要性，这才是我们本节内容的重点。临床均势是进行 RCT 必须要满足的重要阈值条件。然而，这并不是 RCT 道德合法性的充分条件，其本身也不能用于充分指导社会政策的制定。具体的 RCT 是否真的满足这一阈值条件是可以争论的，通过社会政策对研究进行适当治理也是如此。[125]

最后，如果有合作医生在试验开始之前，依据现有证据坚信一种治疗更有益或更安全，他（她）必须决定是否为了科学客观性和尊重专家组的意见而暂时保留这种意见，专家组已然处于临床均势状态。在这种情况下，作为知情同意程序的一部分，这名医生有道德义务向有望成为受试者的患者告知他（她）的个人观点和相关专家组的观点。[126]

安慰剂对照的问题。进行安慰剂对照和无治疗试验是有争议的，特别是当所研究的病情存在既定和有效的治疗手段时。批评人士认为，使用安慰剂进行对照是不道德的，因为安慰剂对照试验在方法上可能不是优越的，在可以使用治疗对照[接受既定的有效干预的试验组，在文献中被称为主动对照（active controls）]的情况下，使用安慰剂对照可能剥夺了患者进行治疗的机会。[127]相反，安慰剂对照试验的捍卫者认为，它们在方法上优于主动对照试验，在科学验证过程中往往是必不可少的。[128]幸运的是，所有各方都一致认为，只有在有望通过这种方法产生科学有效的信息时，安慰剂的使用才在道德上是可以接受的。正如我们所能确定的那样，安慰剂对照试验通常在方法上优于、在效果上好于、在成本上低于主动对照试验。它们甚至是比较区分治疗效果时所必需的。尽管如此，在安慰剂的使用上仍然存在道德问题。

解决这一争议的最佳策略是确定在什么条件下安慰剂的使用在道德上是可以接受的或不可以接受的。首先，在存在既定的有效干预措施可用于待研究人群的条件下，如果因为使用安慰剂而阻止了受试者接受有效干预，并

366

且很可能威胁其生命安全、造成永久损害、导致不可逆转的病情恶化，或带来难以接受的疼痛或痛苦，那么使用安慰剂对照就是不道德的。在这些情况下，因为研究对受试者的风险太高，超过了一个阈值，或者总体利益低于对受试者的风险，安慰剂的使用则是不允许的。

相反，如果没有既定的安全和有效的干预措施来治疗正在研究的医疗问题，在研究一种新的研究性疗法时，使用安慰剂是被允许的。在某些情况下，相关专家组可能对业已批准的可用治疗方法的疗效有很大的怀疑，许多患者可能由于其健康状况而无法使用可用的治疗方法。道德上的可接受性也可能取决于其他条件。例如，在不会造成严重的或不可逆转损害的情况下，患者可能拒绝接受既定的有效治疗。这种情况下使用安慰剂也可能是合理的。

367　　在一个经典的安慰剂使用存疑的案例中，AZT 治疗艾滋病的安慰剂对照试验引发了冲突。实验室测试结果显示前景乐观，于是开始了临床试验（第一阶段），以确定 AZT 在艾滋病患者中的安全性。几例患者临床表现好转。因为当时人们认为艾滋病绝对是致命的，有很多人认为，出于同情，应该立即将此药提供给所有艾滋病患者，或者提供给所有 HIV 抗体呈阳性的人。然而，这家制药公司［伯勒斯威康公司（Burroughs Wellcome）后来变为葛兰素史克制药公司（GlaxoSmithKline）］没有足够的药物供应来满足这一计划，根据联邦法规的要求，该公司使用安慰剂对照试验来确定其 AZT 对某些艾滋病患者的有效性。电脑随机将一些患者分配到 AZT 组，另一些患者分配到安慰剂对照组。在头几个月里，疗效没有太大的差异，但随后服用安慰剂的患者开始以明显更高的速度死亡。在 137 名服用安慰剂的患者中，16 人死亡。而在 AZT 组的 145 名患者中，只有 1 人死亡。[129] 于是，对于一种似乎是普遍致命的疾病，当不存在有希望的治疗手段来替代这种新的治疗方案时，围绕着这种安慰剂对照试验的开展产生了许多道德问题，同时关于何时停止试验以及在试验中如何分配新的疗法也引发了相关的讨论问题。

第二个例子来自外科手术治疗的 RCT，这是罕见的，尤其是还使用了安慰剂。有人担心，在没有足够严格的证据证明其有效性或安全性的情况下，外科手术太容易被采用。在一个病例中，外科研究人员想开展一项临床试验，以确定将胎儿神经组织移植到帕金森病（一种运动功能紊乱症，表现为震颤、僵硬、行走不稳定和姿势不稳定）患者的大脑是否安全和有效。标准医疗手段包括服用左旋多巴（levodopa），但是可能无法恢复失去的运动功能，在很长一段时间内可能产生不良影响，并可能无法充分控制这种疾病的复发。研究人员认为，使用细胞的外科治疗更像是药物的使用，而不是传统的外科手术。在提出一项随机、双盲、安慰剂对照试验时，他们认为安慰剂对照在科学上比使用标准医疗作为对照更可取，因为手术本身可能会产生一些影响，例如唤起患者的良性主观反应。安慰剂包括假手术，即给予全身麻醉，然后进行双侧手术，其中包括一个皮肤切口和不穿透颅骨内皮层部分的颅钻孔。这一假手术将与其他两种不同的手术相比，另外的这两个手术仅在胎儿组织移植的数量上有所不同。所有参与者接受抗生素和免疫抑制药物治疗 6 个月。这项研究中的 36 名受试者都知道他们中的 12 人将接受假手术，研究人员承诺，如果试验显示其净效益，他们都可以免费获得真正的手术。[130]

在本研究中，反对使用假手术作为安慰剂对照的主要论点集中在手术和麻醉的实质性风险上。从研究者和未来的患者的立场来看，最好的研究设计与研究者对当前受邀作为研究对象的患者所负的有利义务与不伤害的义务之间产生了冲突。在几个伦理问题中，一个是患者（受试者）的知情同意[131]是否足以证明继续进行研究是合理的。[132] 在这个案例中，知情同意本身是否足够是存在疑虑的。同意应与所涉及的风险水平、为减少偏差对受试者使用盲法屏蔽的必要性、可能避免假手术的替代方案等一起综合考虑。

尽管如此，如果我们假设其他合乎道德的研究条件都符合，当预期的受试者被告知以下情况时——将使用安慰剂、受试者将被随机分往为安慰剂试验组、使用安慰剂是试验设计的一部分、现有治疗手段的好处和风险、拒绝这些治疗的风险、如果症状恶化可以选择接受治疗，以及有权利出于任何原因在任何时间退出试验——真正的知情同意是可以证明安慰剂对照试验的合理性的。在此背景下，了解研究的这些要素是充分知情同意的必要条件，但即使是升级的知情同意本身也不能证明使用安慰剂对照试验是合理的。

提前终止和退出临床试验

医生（研究者）有时会面临一个难题，即是否在计划结束前停止临床试验，特别是在未取得足够的科学数据来支持最终结论之前，是否同意患者退出试验。为了确保研究的完整性，在临床试验期间，数据的获取是有限的。因此，医生可能无法获得有关试验进展趋势的关键信息。如果他们在获取到统计意义数据之前意识到这些趋势，他们可能会把患者从试验中拉出来，但是太多人的退出可能会使研究变得无效。

然而，如果医生确定某一特定患者的病情正在恶化，并且该患者的最大利益只有退出研究才能得到保障，那么从道德上来说，医生必须自由地代表患者行事并建议退出。在 RCT 中，确定是否应该停止整个研究是一个令人痛苦的艰难决定，即使有些医生（研究者）对他们已经获得的观察感到满意。一个程序性的解决办法是做角色区分，区分那些必须为自己的患者做出决定的医生的责任与为确定是继续或停止试验而成立的数据和安全监测小组（data and safety monitoring board，DSMB）的责任。与患者的医生不同，DSMB 负责考虑其决定对未来的患者（受试者）以及当前的患者（受试者）的影响。其职能之一是，如果累积的科学数据表明，不确定性已经降低，临床均势已经被打破，DSMB 可以决定终止或建议终止试验。[133] 当初的 AZT 艾滋病试验就是如此。为了确保临床试验的完整性，DSMB 必须独立于研究者和赞助者，并能够做出客观、公正的分析、判断和建议。[134]

通过 DSMB 来实现角色的区分在程序上是合理的，但它重新定位而不是解决一些伦理问题。DSMB 必须确定对当前患者（受试者）施加或继续施加风险是否合法，以便确定一种疗法比另一种疗法更有可能取得优势。他们应从专家组的公正观察员的角度来确定临床均势是否受到干扰（即根除）。[135] 然而，个别医生及其患者则主要关注对他们的临床不确定性（和均势）是否已消除或实质性减少。

与患者（受试者）根据这些信息做出退出 RCT 的决定相关的有很多问题，包括与中期数据和早期趋势相关的问题。趋势往往具有误导性，有时被证明是暂时的偏差，但在某一特定时刻，它们可能与患者（受试者）决定是否继续参与有关，即使已有证据不能满足统计人员或专家组的要求。如果在完成或提前终止 RCT 之前不公布有关趋势的信息，那么潜在的受试者需要被告知这一规则，并在知情同意过程中接受它作为参与试验的条件。

随机临床试验的合理性条件

尽管我们已经明确了几个问题，但是只有满足以下七个实质性和程序性条件（除了先前确定的合理研究的一般条件），RCT 才是合理的——包括那些涉及安慰剂对照的试验 [136]：

（1）相关的公正的医学专家组中确实存在着临床均势。

（2）该试验被设计为一项重要的实验，以确定研究性治疗替代方案是否优于现有的治疗方案，并显示出实现这一结果的科学前景。

（3）一个机构伦理审查委员会或其功能对等机构已经批准该试验计划，并证明没有任何医生（研究者）有利益冲突或不存在会威胁医患关系或在进行研究时的公正性的诱因。

（4）患者（受试者）已经给予了真正的知情同意（正如我们在第四章中所分析的那样）。

（5）如果对正在研究的病情存在有效的治疗方案，并且这种病情在没有治疗的情况下危及生命、造成严重伤害或导致严重发作，则不能使用安慰剂和无治疗方案。

（6）如果足够多有统计意义的数据打破临床均势，DSMB 会可以结束试验，或者向医生和患者提供已出现的实质性的安全和治疗信息，这些信息被证明足以帮助一个理性的人做出继续或退出试验的决定。

（7）医师有权建议退出，患者有权随时退出。

结　　论

在本章中，我们解读并阐释了前四章所分析的尊重自主、不伤害、有利和正义等原则和美德。我们集中讨论了诚实、隐私、保密和忠诚等义务和美德，探索了规范医生-患者和医生-受试者之间的关系以及在某些情况下医务人员之间的关系，如医生与护士之间的关系的各种义务的基础、意义、限制和迫切性。同样，我们已经表明，道德美德往往与处理这些道德问题的医务人员的道德义务一样重要。这些美德包括关怀、同情和洞察力，以及本章讨论的一些具体美德，即诚实、隐私、保密和忠诚，我们将每一种美德与道德义务联系起来（第八章讨论的对应关系）。

我们现在已经完成了本书第二部分中关于生命医学伦理的四组原则、它们的相应美德、这些原则衍生的规则及其对职业道德的影响的讨论。在第三部分的最后两章中，我们将考察伦理理论和方法在生命医学伦理中的地位。

注　　释

1. 我们在本章标题中使用了"*患者*"一词，但是在我们讨论的许多关系中，患者并非最准确的术语。随着本章内容的展开，我们会进行明确与界定。对于在研究中接受研究的人，我们使用"人类受试者"的名称，符合传统和联邦法规。然而，在最近的生物伦理话语中，"参与者"一词已被广泛使用，以突出研究中的自愿伙伴关系和合作。没有术语是完美的。对许多人来说，"受试者"意味着受制于他人或被他人控制，而"参与者"忽视了许多人是因为其他人（如父母）而参与研究的，并非自愿参与。对这一问题的讨论，参见 National Bioethics Advisory Commission (NBAS), *Ethical and Policy Issues in Research Involving Human Participants*, vol. 1: *Report and Recommendations* (Bethesda, MD: NBAC, August, 2001), chap. 1, fn1.

371

2. *Code of Medical Ethics of the American Medical Association*, 2016-2017 Edition (Chicago: AMA, 2017), p. 1—the Principles of Medical Ethics being "the primary component of the Code"; and *Current Opinions of the Judicial Council of the American Medical Association* (Chicago: AMA, 1981), p. ix. 关于 1847 年的原始法典，请参阅 American Medical Association, *Code of Medical Ethics* (Chicago: AMA, 1847), p. 88, 可在 https://www.bioethicscourse.info/ code site/1847code.pdf 上找到（2018 年 8 月 4 日访问）。

3. Annette C. Baier, "Why Honesty Is a Hard Virtue," *Reflections on How We Live* (Oxford: Oxford University Press, 2000), p. 109.

4. Henry Sidgwick, *The Methods of Ethics*, 7th ed. (Indianapolis, IN: Hackett, 1907), pp. 315-316. Baier 从 Hume 思想的角度对诚实进行了有建设性的审视，Alasdair MacIntyre 针对康德和密尔的思想对撒谎行为进行了审视。参见 Baier, "Why Honesty Is a Hard Virtue"; MacIntyre, *Ethics and Politics*, *Selected Essays*, vol. 2 (Cambridge: Cambridge University Press, 2006), chap. 6 (on Mill) and chap. 7 (on Kant).

5. G. J. Warnock, *The Object of Morality* (London: Methuen, 1971), p. 85.

6. 例如，参见 W. D. Ross, *The Right and the Good* (Oxford: Clarendon, 1930), chap. 2。

7. 基于信任视角的医学和护理学，以及其他职业角色，参见 Terrence M. Kelly, *Professional Ethics: A Trust-based Approach* (Lanham, MD: Lexington Books, 2018)。关于"信任在有效的医患关系中的重要作用"的研究，尽管其经常被忽略，参见 Nicola Brennan, Rebecca Barnes, Mike Calnan, et al., "Trust in the Health-Care Provider-Patient Relationship: A Systematic Mapping Review of the The Evidence Base,"*International Journal for Quality in Health Care* 25 (2013): 682-688。

8. 参见 Raanan Gillon, "Is There an Important Moral Distinction for Medical Ethics Between Lying and Other Forms of Deception?" *Journal of Medical Ethics* 19 (1993): 131-132; and Jennifer Jackson, *Truth, Trust, and Medicine* (London: Routledge, 2001)。一项针对公众对医学欺骗态度的调查还发现，"虽然大多数受访者完全反对在医学环境中撒谎，但他们准备接受部分披露和使用安慰剂，只要这符合患者的利益或者是患者想要的"。

参见 Jonathan Pugh, Guy Kahane, Hannah Maslen, and Julian Savulescu, "Lay Attitudes toward Deception in Medicine: Theoretical Considerations and Empirical Evidence," *AJOB Empirical Bioethics* 7, no 1 (2016): 31-38。

9. 关于不予告知的不同社会文化背景以及医疗医生领域对通常所称的"文化能力"（cultural competence）的需求，参见 Antonella Surbone, "Telling the Truth to Patients with Cancer: What Is the Truth?" *Lancet Oncology* 7 (2006): 944-950。详见 Loretta M. Kopelman, "Multiculturalism and Truthfulness: Negotiating Difference by Finding Similarities," *South African Journal of Philosophy* 19 (2000): 51-55。

10. Bettina Schone-Serfert and James F. Childress, "How Much Should the Cancer Patient Know and Decide?" *CA—A Cancer Journal for Physicians* 36 (1986): 85-94.

11. 参见 Donald Oken, "What to Tell Cancer Patients: A Study of Medical Attitudes," *JAMA: Journal of the American Medical Association* 175 (1961): 1120-1128; Dennis H. Novack et al., "Changes in Physicians' Attitudes toward Telling the Cancer Patient," *JAMA: Journal of the American Medical Association* 241 (March 2, 1979): 897-900。

12. N. Horikawa, T. Yamazaki, M. Sagawa, and T. Nagata, "Changes in Disclosure of Information to Cancer Patients in a General Hospital in Japan," *General Hospital Psychiatry* 22 (2000): 37-42. T. S. Elwyn, M. D. Fetters, W. Gorenflo, T. Tsuda 等也有类似的结论，参见 "Cancer Disclosure in Japan: Historical Comparisons, Current Practices," *Social Science and Medicine* 46 (May 1998): 1151-1163; N. Horikawa, T. Yamazaki, M. Sagawa, T. Nagata 等的后续研究, "The Disclosure of Information to Cancer Patients and Its Relationship to Their Mental State in a Consultation-Liaison Psychiatry Setting in Japan," *General Hospital Psychiatry* 21 (September-October 1999): 368-373.

13. Elisa J. Gordon and Christopher K. Daugherty, "'Hitting You over the Head': Oncologists' Disclosure of Prognosis to Advanced Cancer Patients," *Bioethics* 17 (2003): 142-168; Andrea C. Enzinger, Baohui Zhang, Deborah Schrag, and Holly G. Prigerson, "Outcomes of Prognostic Disclosure: Association with Prognostic Understanding, Distress, and Relationship with Physician among Patients with Advanced Cancer," *Journal of Clinical Oncology* 33 (2015): 3809-3816; Rebecca G. Hagerty, Phyllis N. Butow, Peter M. Ellis, et al., "Communicating with Realism and Hope: Incurable Cancer Patients' Views on the Disclosure of Prognosis," *Journal of Clinical Oncology* 23 (2005): 1278-1288.

14. James Boswell, *Life of Johnson*, 转引自 Alan Donagan, *The Theory of Morality* (Chicago: University of Chicago Press, 1997), p. 89。

15. Nicholas A. Christakis, *Death Foretold: Prophecy and Prognosis in Medical Care* (Chicago: University of Chicago Press, 1999), esp. chap. 5. 也参见 G. G. Palmboom, D. L.

372

Willems, N. B. A. T. Janssen, and J. C. J. M. de Haes, "Doctor's Views on Disclosing or Withholding Information on Low Risks of Complication," *Journal of Medical Ethics* 33 (2007): 67-70.

16. Joel Stein, "A Fragile Commodity," *JAMA: Journal of the American Medical Association* 283 (January 19, 2000): 305-306.

17. Thurstan B. Brewin, "Telling the Truth" (Letter), *Lancet* 343 (June 11, 1994): 1512.

18. Antonella Surbone, "Truth Telling to the Patient," *JAMA: Journal of the American Medical Association* 268 (October 7, 1992): 1661-1662; Surbone, Claudia Ritossa, and Antonio G. Spagnolo, "Evolution of Truth-Telling Attitudes and Practices in Italy," *Critical Reviews in Oncology-Hematology* 52 (December 2004): 165-172. 也参见 Baback B. Gabbay et al., "Negotiating End-of-Life Decision Making: A Comparison of Japanese and U. S. Residents' Approaches," *Academic Medicine* 80 (2005): 617-621。

19. Daniel Rayson, "Lisa's Stories," *JAMA: Journal of the American Medical Association* 282 (November 3, 1999): 1605-1606.

20. Linda T. Kohn、Janet M. Corrigan、Molla S. Donaldson 就职于美国医疗卫生保健质量委员会，*To Err Is Human: Building a Safer Health System* (Washington, DC: National Academies Press, 2000). 这份颇具影响的报告将医疗差错定义为"未能按计划完成诊疗行动（即执行差错）或采取错误的行动以图达成目标（即计划差错）"，p. 45。

21. 对"医疗伤害"和"医源性疾病"（即由医生引发的疾病）的批判性分析，参见 Virginia A. Sharpe and Alan I. Faden, *Medical Harm: Historical, Conceptual, and Ethical Dimensions of Iatrogenic Illness* (Cambridge: Cambridge University Press, 1998)。

22. 参见 Robert D. Truog, David M. Browning, Judith A. Johnson, and Thomas, H. Gallagher, *Talking with Patients and Families about Medical Error* (Baltimore: Johns Hopkins University Press, 2011), p. vii. 引文出自 Lucian L. Leape 撰写的前言。

23. 参见 Rae M. Lamb et al., "Hospital Disclosure Practices: Results of a National Survey," *Health Affairs* 22 (2003): 73-83; Lamb, "Open Disclosure: The Only Approach to Medical Error," *Quality and Safety in Health Care* 13 (2004): 3-5; Lisa Lehmann et al., "Iatrogenic Events Resulting in Intensive Care Admission: Frequency, Cause, and Disclosure to Patients and Institutions," *American Journal of Medicine* 118 (2005): 409-413; Allen Kachalia, "Improving Patient Safety through Transparency," *New England Journal of Medicine* 369 (2013): 1677-1679。

24. 参见 Thomas H. Gallagher et al., "Patients' and Physicians' Attitudes Regarding the Disclosure of Medical Errors," *JAMA: Journal of the American Medical Association* 289, no. 8 (February 26, 2003): 1001-1007; Gallagher et al., "Choosing Your Words Carefully: How

Physicians Would Disclose Harmful Medical Errors to Patients," *Archives of Internal Medicine* 166 (2006): 1585-1593。也参见 David, K. Chan et al., "How Surgeons Disclose Medical Errors to Patients: A Study Using Standardized Patients," *Surgery* 138 (November 2005): 851-858。

25. Lisa Iezzoni et al., "Survey Shows That at Least Some Physicians Are Not Always Open or Honest with Patients," *Health Affairs* 31, no. 2 (2012): 383-391.

26. 参见 Steve S. Kraman and Ginny Hamm, "Risk Management: Extreme Honesty May Be the Best Policy," *Annals of Internal Medicine* 131 (December 21, 1999): 963-967; Allen Kachalia et al., "Liability and Costs before and after the Implementation of a Medical Error Disclosure Program," *Annals of Internal Medicine* 153 (2010): 213-221; Susan D. Moffatt-Bruce, Francis D. Ferdinand, and James I. Fann, "Patient Safety: Disclosure of Medical Errors and Risk Mitigation," *Annals of Thoracic Surgery* 102 (2016): 358-362。也参见 Nancy Berlinger, *After Harm: Medical Error and the Ethics of Forgiveness* (Baltimore, John Hopkins University Press, 2005)。

27. Joan Vogel and Richard Delgado, "To Tell the Truth: Physicians' Duty to Disclose Medical Mistakes," *UCLA Law Review* 28 (1980): 55.

28. Truog et al., *Talking with Patients and Families about Medical Error.*

29. 此话出自 Joel Feinberg。

30. Catherine J. Chamberlain et al., "Disclosure of 'Nonharmful' Medical Errors and Other Events: Duty to Disclose," *Archives of Surgery* 147, no. 3 (March 2012): 282-286. 大多数的讨论都聚焦于"有害医疗差错",尽管这些讨论针对的都是"医疗差错"。例如,参见 Thomas H. Gallagher 等的重要研究,"Patients' and Physicians' Attitudes Regarding the Disclosure of Medical Errors."。

31. 美国医师学会的伦理手册号召医生"如果一些在诊疗过程中关于程序性或判断性差错的信息对患者的健康福祉很重要,就应该将这些信息告知患者"。American College of Physicians, *American College of Physicians Ethics Manual*, 6th ed., published in the *Annals of Internal Medicine* 156 (2012): 73-104,可在 https://www.acponline.org/clinical-information/ethics-and-professionalism/acp-ethics-manual-sixth-edition/acp-ethics-manual-sixth-edition 上找到(2018 年 8 月 15 日访问)。

32. 在某些情况下,临床医生有道德义务不仅要通过正当的制度机制上报同事的医疗差错,还要将这些差错告知患者。参见 Thomas H. Gallagher, Michelle M. Mello, Wendy Levinson, et al., "Talking with Patients about Other Clinicians' Errors," Sounding Board, *New England Journal of Medicine* 369 (2013): 475-478。

33. Jonna M. Cain, "Is Deception for Reimbursement in Obstetrics and Gynecology Justified?" *Obstetrics & Gynecology* 82 (September 1993): 475-478.

34. Kaiser Family Foundation, "Survey of Physicians and Nurses," 可在 http://www. kff.org/1999/1503 上找到（2007 年 8 月 20 日访问）。

35. Matthew K. Wynia et al., "Physician Manipulation of Reimbursement Rules for Patients: Between a Rock and a Hard Place," *JAMA: Journal of the American Medical Association* 283 (April 12, 2000): 1858-1865, 以及 M. Gregg Bloche 的社论文章，"Fidelity and Deceit at the Bedside," 刊登于同一期, pp.1881-1884。

36. Bloche 在此书中对这一评估做了说明，"Fidelity and Deceit at the Bedside," p. 1883。

37. Victor G. Freeman et al., "Lying for Patients: Physician Deception of Third-Party Payers," *Archives of Internal Medicine* 159 (October 25, 1999): 2263-2270.

38. Rachel M. Werner et al., "Lying to Insurance Companies: The Desire to Deceive among Physicians and the Public," *American Journal of Bioethics* 4 (Fall 2004): 53-59, 对第 60～80 页有 11 条评论。也参见 Dennis H. Novack et al., "Physicians' Attitudes toward Using Deception to Resolve Difficult Ethical Problems," *JAMA: Journal of the American Medical Association* 261 (May 26, 1989): 2980-2985。我们在第一章中讨论过这项研究，我们探讨了欺骗和撒谎的含义与范畴。

39. 另一个例子来自家庭营养补助第三方报销的限制性标准。参见 Karen Martin and Carol McGinnis, "Home Nutrition Support: Ethics and Reimbursement," *Nutrition in Clinical Practice* 31, no 3 (June 2016): 325-333。除了第三方支付者可能的欺骗行为之外，在很多情况下，如为了请假不上课（班），患者会要求医生开具虚假的医学诊断或证明。一种伦理分析关注的是"虚假诊断"或"虚假证明"在瑞典医疗领域的四种情形下带来的挑战，这四种情形分别是绝育、避难、童贞（在某些社会文化中，女子在婚前必须保持童贞）和领养（领养他国儿童）。在采取了大量的前期措施的情况下，这些做法有时是正当合理的。参见 G. Helgesson and N. Lynoe, "Should Physicians Fake Diagnoses to Help Their Patients?" *Journal of Medical Ethics* 34 (2008）: 133-136。在美国，治疗小组经常给态度勉强的活体肾脏捐献者出具"医学解释"，有时是提供虚假的解释，有时是提供一份不适合成为活体捐献者的笼统说明。Lainie F. Ross 为后者进行了辩解，参见 "What the Medical Excuse Teaches Us about the Potential Living Donor as Patient," *American Journal of Transplantation* 10, no. 4 (2010): 731-736。在第九章中，我们将从不同的伦理理论角度讨论这一案例。

40. Thomas L. Carson, *Lying and Deception: Theory and Practice* (New York: Oxford University Press, 2010), p. 2.

41. *Griswold v. Connecticut*, 381 U.S. 479 (1965), at 486. 关于 *Griswold* 一案对隐私权的发展产生的深远影响，参见 Joanna L. Grossman, "*Griswold v. Connecticut*: The Start of the Revolution," *Verdict*, June 8, 2015，可在 https:// verdict.justia.com/2015/06/08/griswold-v-connecticut-the-start-of-the-revolution 上找到（2018 年 8 月 30 日访问）。

42. 例如，参见 Adam D. Moore, *Privacy Right: Moral and Legal Foundations* (University Park: Pennsylvania Sate University Press, 2010), p.5; Michael Katell and Adam D. Moore, "Introduction: The Value of Privacy, Security and Accountability," in *Privacy, Security, and Accountability: Ethics, Law and Policy*, ed. Adam D. Moore (London: Rowman & Littlefield International, 2016), p. 3。

43. 参见 Jeffery M. Skopek, "Reasonable Expectations of Anonymity," *Virginia Law Review* 101 (2015): 691-762。

44. Anita L. Allen, "Generic Privacy: Emerging Concepts and Values," in *Genetic Secrets: Protecting Privacy and Confidentiality in the Genetic Era*, ed. Mark A. Rothstein (New Haven, CT: Yale University Press, 1997), pp. 31-59. 关于各种"隐私"的含义及类别的广泛描述，参见 Allen, *Unpopular Privacy: What Must We Hide* (New York: Oxford University Press, 2011), 其中有对"家长式"隐私政策的辩护。其他关于隐私的讨论，参见 Daniel J. Solove, *Understanding Privacy* (Cambridge, MA: Harvard University Press, 2008), 作者认为多种形式的隐私与家长式隐私有相似之处; Helen Nissenbaum, *Privacy in Context: Technology, Policy, and the Integrity of Social Life* (Stanford, CA: Stanford University Press, 2010), 它发展了一个综合性的环境完整性原则，并在逐个部门的基础上衍生出与环境相关的权利（特别参见第 238 页）。

45. 在一项具有启蒙意义的历史研究中，Sarah E. Igo 讨论了"隐私作为文化情感和公告价值的意义"，认为其涵括了现代生活、社会组织和技术的各种关切。参见 Igo, *The Known Citizen: A History of Privacy in Modern America* (Cambridge, MA: Harvard University Press, 2018)。

46. Charles Fried, "Privacy: A Rational Context," *Yale Law Journal* 77 (1968): 475-493.

47. Warren and Brandeis, "The Right to Privacy," *Harvard Law Review* 4 (1890): 193-220.

48. Thomson, "The Right to Privacy," *Philosophy & Public Affairs* 4, no. 4 (Summer 1975): 295-314, 转载于 *Philosophical Dimensions of Privacy: An Anthology*, ed. Ferdinand David Schoeman (New York: Cambridge University Press, 1984), pp. 272-289, esp. 280-287。相比之下，Judith Wagner DeCew 认为隐私是"一个多方面的集群概念"，而不是完全从其他利益中派生出来的。参见 DeCew, *In Pursuit of Privacy: Law, Ethics, and the Rise of Technology* (Ithaca, NY: Cornell University Press, 1997). 对于 Thomson 的理论的批判，参

见 Thomas Scanlon, "Thomson on Privacy," *Philosophy & Public Affairs* 4, no. 4 (Summer 1975): 315-322。

49. James Rachels, "Why Privacy Is Important," p. 292; Edward Bloustein, "Privacy as an Aspect of Human Dignity," 均载于 *Philosophical Dimensions of Privacy*, ed. Schoeman.

50. 参见 Fried, "Privacy: A Rational Context."。

51. 尽管我们认为这种观点是主要的，但是结果主义的观点也有其值得考虑的优点。这两种观点并不互相排斥。

52. Joel Feinberg, *Harm to Self*, vol. 3 in *The Moral Limits of the Criminal Law* (New York: Oxford University Press, 1986), chap. 19.

53. 关于公告卫生伦理学领域的问题，参见 James F. Childress, Ruth R. Faden, Ruth D. Gaare, et al., "Public Health Ethics: Mapping the Terrain," *Journal of Law, Medicine & Ethics* 30 (2002): 170-178; Madison Powers and Ruth Faden, *Social Justice: The Moral Foundation of Public Health and Health Policy* (New York: Oxford University Press, 2006), esp. pp. 80-99; Ronald Bayer, Lawrence O. Gostin, Bruce Jennings, and Bonnie Steinbock, *Public Health Ethics: Theory, Policy, and Practice* (New York: Oxford University Press, 2006); Ruth Gaare Bernheim, James F. Childress, Richard J. Bonnie, and Alan L. Melnick, *Essentials of Public Health Ethics* (Burlington, MA: Jones and Bartlett Learning, 2015)。

54. 参见 James F. Childress, "Surveillance and Public Health Data: The Foundation and Eyes of Public Health," in Bernheim, Childress, Bonnie, and Melnick, *Essentials of Public Health Ethics*, chap. 5; Lisa, M. Lee, Charles M. Heilig, and Angela White, "Ethical Justification for Conducting Public Health Surveillance without Patient Consent," *American Journal of Public Health* 102 (January 2012): 38-44。深入的有历史依据的分析及对公共卫生监测的强力支持，参见 Amy L. Fairchild, Ronald Bayer, and James Colgrove, *Searching Eyes: Privacy, the State, and Disease Surveillance* (Berkeley: University of California Press, 2007); Fairchild, Bayer, and Colgrove, "Privacy, Democracy and the Politics of Disease Surveillance," *Public Health Ethics* 1, no. 1 (2008): 30-38。

55. 参见 Wendy K. Mariner, "Mission Creep: Public Health Surveillance and Medical Privacy," *Boston University Law Review* 87 (2007): 347-395。

56. 该糖尿病项目承认患者的自主权，除了登记参与之外，允许他们选择退出该项目的任何环节。参见 Shadi Chamany et al., "Tracking Diabetes: New York City's A1C Registry," *Milbank Quarterly* 87, no. 3 (2009): 547-570 的回复; Clarissa G. Barnes, Frederick L. Brancati, and Tiffany L. Gary, "Mandatory Reporting of Noncommunicable Diseases: The Example of the New York City A1C Registry (NYCAR)," *Virtual Mentor, American Medical*

Association Journal of Ethics 9 (December 2007): 827-831。有关分析和批评，参见 Janori Goldman et al., "New York City's Initiatives on Diabetes and HIV/ AIDS: Implications for Patient Care, Public Health, and Medical Professionalism," *American Journal of Public Health* 98 (May 2008): 16-22。

57. 参见 Lucian V. Torian et al., "Striving toward Comprehensive HIV/ AIDS Surveillance: The View from New York City,"*Public Health Reports* 122 (2007 Supplement 1): 4-6; Amy L. Fairchild and Ronald Bayer, "HIV Surveillance, Public Health, and Clinical Medicine: Will the Walls Come Tumbling Down?" *New England Journal of Medicine* 365 (August 25, 2011): 685-687。

58. 有关后一点，参见 Goldman et al., "New York City's Initiatives on Diabetes and HIV/AIDS," p.17。

59. 参见 Mark A. Rothstein, "Genetic Secrets: A Policy Framework," in *Genetic Secrets, ed. Rothstein*, chap. 23。

60. 参见 Andreas-Holger Maehle, *Contesting Medical Confidentiality: Origins of the Debate in the United States, Britain, and Germany* (Chicago: Chicago University Press, 2016)，该书审视了 19 世纪末和 20 世纪初医学保密在这三个国家的曲折发展过程。同时参见 Philip Rieder, Micihline Louise-Courvoisier, and Philippe Huber, "The End of Medical Confidentiality? Patients, Physicians and the State in History," *Medical Humanities* 42 (2016): 149-154, 该报告认为，"医疗保密的做法在过去经常受到攻击，医疗保密的本质随着时代的发展不断演变，这取决于医生的价值观和判断"以及社会压力。

61. Mark Siegler, "Confidentiality in Medicine—A Decrepit Concept," *New England Journal of Medicine* 307 (1982): 1518-1521. 也参见 Bernard Friedland, "Physician-Patient Confidentiality: Time to Re-examine a Venerable Concept in Light of Contemporary Society and Advances in Medicine," *Journal of Legal Medicine* 15 (1994): 249-277; 并且，随着这一概念的逐渐消失，Beverly Woodward, "Confidentiality, Consent and Autonomy in the Physician-Patient Relationship," *Health Care Analysis* 9 (2001): 337-351。

62. *Estate of William Behringer v. Medical Center at Princeton*, 249 N. J. Super. 597, 592 A. 2d 1251 (1991).

63. Barry D. Weiss, "Confidentiality Expectations of Patients, Physicians, and Medical Students," *JAMA: Journal of the American Medical Association* 247 (1982): 2695-2697. 根据英国后来的一项研究，受访者"认为很少有医护人员能查看他们的档案，但他们表示，如果需要，其他人也应该可以查看"。Bolton Research Group, "Patients' Knowledge and Expectations of Confidentiality in Primary Health Care: A Quantitative Study," *British Journal of General Practice* 50 (2000): 901-902.

376

64. George L. Anesi, "The 'Decrepit Concept' of Confidentiality, 30 Years Later," *Virtual Mentor* 14, no. 9 (2012): 708-711.

65. 参见 the UK General Medical Council, *Confidentiality: Good Practice in Handling Patient Information* (January 2017), 9a and 13-15, 可在 https:// www.gmc-uk.org/-/media/documents/confidentiality-good-practice-in-handling-patient-information---english-0417_pdf-70080105.pdf 上找到（2018 年 8 月 12 日访问）。在与公众和从业人员协商的基础上，制定该指南的过程为医疗公众参与保密标准提供了一个优秀的模式。该指南于 2017 年 4 月 25 日生效。参见 Ipsos MORI Social Research Institute, *Exploring Patient and Public Attitudes towards Medical Confidentiality: Findings from Discussion Groups and In-depth Interviews*, 于 2016 年 4 月为综合医学委员会（GMC）筹备，可在 https://www.gmc-uk.org/-/media/documents/Exploring_patient_and_public_attitudes_towards_medical_confidentiality_FINAL_270416.pdf_65939141.pdf 上找到（2018 年 8 月 12 日访问）。

66. *Bratt v. IBM*, 467 N.E. 2d 126 (1984); *Bratt, et al. V. IBM*, 785 F.2d 352 (1986).

67. American Psychiatric Association, *Psychiatric Services in Correctional Facilities*, 3rd ed. (Washington, DC: American Psychiatric Association, 2016); Emil R. Pinta, "Decisions to Breach Confidentiality When Prisoners Report Violations of Institutional Rules," *Journal of the American Academy of Psychiatry and the Law* 37 (2009): 150-154.

68. *Tarasoff v. Regents of the University of California*, 17 Cal. 3d 425 (1976); 131 California Reporter 14 (1976). 多数派观点由 Tobriner 法官撰写，异议意见由 Clark 法官撰写。

69. 参见 Kenneth Appelbaum and Paul S. Appelbaum, "The HIV Antibody- Positive Patient," in *Confidentiality versus the Duty to Protect: Foreseeable Harm in the Practice of Psychiatry*, ed. James C. Beck (Washington, DC: American Psychiatry Press, 1990), pp. 127-128。

70. Giffin Sims Edwards, "Doing Their Duty: An Empirical Analysis of the Unintended Effect of *Tarasoff v. Regents* on Homicidal Activity," *Journal of Law and Economics* 57, no. 2 (May 2014): 321-348. 他认为，关于[Tarasoff 式警告义务]的法律的初衷是阻止危险的患者犯下令人发指的罪行，但事实却可能是法律改变了患者和医生的动机，于是，患者有停止行凶倾向的动机，医生有不去探究杀人倾向的动机……其政策蕴意很简单，而且相当容易运用。将法律改为无义务或酌情义务应能减少杀人案（第 344 页）。爱德华兹还提供了美国不同州关于警告义务的法律规定的对照表（第 325 页）。

71. 对立的观点参见 Michael H. Kottow, "Medical Confidentiality: An Intransigent and Absolute Obligation," *Journal of Medical Ethics* 12 (1986): 117-122; Kenneth Kipnis, "A Defense of Unqualified Medical Confidentiality," *American Journal of Bioethics* 6 (2006):

377

7-18 (随后是批判性评论, pp. 19-41)。

72. Jean-Pierre Soubrier, "Self-Crash Murder-Suicide: Psychological Autopsy Essay and Questions about the Germanwings Crash," *Crisis: The Journal of Crisis Intervention and Suicide Prevention* 37, no. 6 (2016): 399-401; Romeo Vitelli, "After the Germanwings Crash: Why Did Andreas Lubitz Crash Flight 9525?" *Psychology Today*, February 16, 2017, 可在 https://www. psychologytoday.com/us/blog/media-spotlight/201702/after-the-germanwings-crash 上找到（2018 年 8 月 11 日访问）。

73. (*Model*) *Professional Code for Physicians in Germany*—ABO-Ä *1997*, article 9, as published in Resolutions of the 121st German Medical Assembly 2018 in Erfurt, 可在 https://www.bundesaerztekammer.de/fileadmin/user_upload/downloads/pdf-Ordner/MBO/MBO-AE_EN_2018.pdf 上找到（2018 年 8 月 12 日访问），本文件的官方授权版本为德国原件。

74. *Volk v. Demeerleer*, 386 P.3d 254 (Wa. 2016). 这个决定与 AMA 的医学伦理准则和美国精神病学会注释之间存在潜在冲突，参见 Jennifer L. Piel and Rejoice Opera, "Does *Volk v. Demeerleer* Conflict with the AMA Code of Medical Ethics on Breaching Patient Confidentiality to Protect Third Parties?" *AMA Journal of Ethics* 20, no. 1 (2018): 10-18, 可在 https://journalofethics. ama-assn.org/article/does-volk-v-demeerleer-conflict-ama-code-medical-ethics-breaching-patient-confidentiality 上找到（2018 年 8 月 13 日访问）。

75. Grant Gillett, "AIDS and Confidentiality," *Journal of Applied Philosophy* 4 (1987): 15-20, 本案例研究就是从这里改编的。

76. 参见 Suzanne E. Landis, Victor J. Schoenbach, David J. Weber, et al., "Results of a Randomized Trial of Partner Notification in Cases of HIV Infection in North Carolina," *New England Journal of Medicine* 326 (January 9, 1992): 101-106。也参见 Michael D. Stein et al., "Sexual Ethics: Disclosure of HIV- Positive Status to Partners," *Archives of Internal Medicine* 158 (February 1998): 253-257。

77. Shona Dalai, Cheryl Johnson, Virginia Fonner, et al., "Improving HIV Test Uptake and Case Finding with Assisted Partner Notification Services," AIDS 31, no.13 (August 24, 2017): 1867-1876.

78. 这些条文出自 World Health Organization, *Guidelines on HIV Self-Testing and Partner Notification: Supplement to Consolidated Guidelines on HIV Testing Services* (Geneva: WHO, December 2016), 本书中略有改动，可在 http://apps.who.int/iris/bitstream/handle/10665/251655/9789241549868-eng.pdf?sequence=1&TSPD_101_R0=5b1daef969957fc81e5694e365c2019bv630000000000000000026877ab49ffff00000000000000000000000000005b72ff58002d7d6933 上找到（2018 年 8 月 14 日访问）。

79. *AMA Code of Medical Ethics 2016-2017 Edition*, 8:1, p.125. 这些条款于 2008 年 6 月获得通过，2010 年和 2016 年先后两次修订（2018 年版）；其措辞略有修改，但内容基本不变。

80. World Health Organization，*Guidelines on HIV self-Testing and Partner Notification.*

81. Sarah Magaziner, Madeline C. Montgomery, Thomas Bertrand, et al., "Public Health Opportunities and Challenges in the Provision of Partner Notification Services: The New England Experience," *BMC Health Services Research* 18, no.1 (January 31, 2018): 75, 可在 https://bmchealthservres. biomedcentral.com/track/pdf/10.1186/s12913-018-2890-7 上找到（2018 年 8 月 14 日访问）。

82. 使用绝对的、以规则为导向的解决方案，这与我们的平衡策略明显不同。对这个问题的讨论，参见 Kipnis, "A Defense of Unqualified Medical Confidentiality" (并在同一期刊上回应了他的说法)。

83. Robert Baker, "Confidentiality in Professional Medical Ethics," *American Journal of Bioethics* 6 (2006): 39-41.

84. Loris B. Andrews et al. eds. (for the Committee on Assessing Generic Risks, Institute of Medicine), *Assessing Genetic Risks: Implications for Health and Social Policy* (Washington, DC: National Academies Press, 1994), p. 278, and see 264-273. 有一种观点认为，法医和法医病理学家有道德（而不是法律）义务警告死者的亲属与基因相关的风险，如心源性猝死，或暴露于环境中可能也会影响他们的风险，参见 Bernice Elger, Katarzyna Michaud, and Patrice Mangin, "When Information Can Save Lives: The Duty to Warn Relatives about Sudden Cardiac Death and Environmental Risks," *Hastings Center Report* 40 (May-June 2010): 39-45。

85. Michael Parker and Anneke Lucassen, "Genetic Information: A Joint Account?" *British Medical Journal* 329 (July 17, 2004): 165-167.

86. 这种个人账户模式是国际上的主要模式，参见 Sandi Dheensa et al., "Health-care Professionals' Responsibility to Patients' Relatives in Genetic Medicine: A Systematic Review and Synthesis of Empirical Research," *Genetics in Medicine* 18 (2016): 290-301。

87. Anneke Lucassen and Roy Gilbar, "Alerting Relatives about Heritable Risks: The Limits of Confidentiality," *BMJ* 361 (April 5, 2018). 可在 https:// www.bmj.com/content/ 361/bmj.k1409.full and also at https://www.ncbi.nlm.nih. gov/pmc/articles/PMC5885756/上找到（2018 年 8 月 12 日、31 日访问）。

88. Sandi Dheensa, Angela Fenwick, and Anneke Lucassen, "'Is This Knowledge Mine and Nobody Else's? I Don't Feel That.' Patient Views about Consent, Confidentiality and Information-Sharing in Genetic Medicine," *Journal of Medical Ethics* 42 (2016): 174-179. 支

持这一立场的关系或关联自我的哲学观点可以参考 Heather Widdows, *The Connected Self: The Ethics and Governance of the Genetic Individual*, Cambridge Bioethics and Law (Cambridge: Cambridge University Press, 2013), esp. pp.81-84。Madison K. Kilbride 没有强调遗传信息的家族性质或特殊的家庭义务，而是将与家庭成员分享潜在有用的遗传信息的责任建立在遗传拯救原则之上——即帮助有需要的人（正如我们在第六章中讨论的那样）；相比之下，S. Matthew Liao 和 Joran MacKenzie 强调家庭关系中的特殊义务。参见 Kilbride, "Genetic Privacy, Disease Prevention, and the Principle of Rescue"; and Liao and MacKenzie, "Genetics Information, the Principle of Rescue, and Special Obligations," 都发表在 the *Hastings Center Report* 48, no.3 (2018): 10-17, and 18-19, respectively。

89. Agatha M. Gallo, Denise B. Angst, and Kathleen A. Knafl, "Disclosure of Genetic Information within Families: How Nurses Can Facilitate Family Communication," *American Journal of Nursing* 109, no.4 (2009): 65-69.

90. 参见 Mary Alice Fisher, *The Ethics of Conditional Confidentiality: A Practice Model for Mental Health Professionals* (New York: Oxford University Press, 2013)。

91. Paul Ramsey, *The Patient as Person* (New Haven, CT: Yale University Press, 1970), p.xii.

92. 参见 M. Gregg Bloche, "Clinical Loyalties and the Social Purposes of Medicine," *JAMA: Journal of the American Medical Association* 281 (January 20, 1999): 268-274; Bloche, *The Hippocratic Myth: Why Doctors Are under Pressure to Ration Care, Practice Politics, and Compromise Their Promise to Heal* (New York: Palgrave Macmillan, 2011)。

93. 参见 Stephen Toulmin, "Divided Loyalties and Ambiguous Relationships," *Social Science and Medicine* 23 (1986): 784; Michael D. Robertson and Garry Walter, "Many Faces of the Dual-Role Dilemma in Psychiatric Ethics," *Australian and New Zealand Journal of Psychiatry* 42 (2008): 228-235。

94. 参见 *In re Sampson*, 317 N.Y.S.2d (1970); and *In re McCauley*, 409 Mass. 134, 565 N.E.2d 411 (1991)。

95. 与运动医学职业健康和监狱中的卫生保健相比，关于军队背景下的双重忠诚的更广泛问题，参见 Institute of Medicine (now National Academy of Medicine), *Military Medical Ethics: Issues Regarding Dual Loyalties: Workshop Summary* (Washington, DC: National Academies Press, 2009)。也参见 Solomon R. Benatar and Ross E. G. Upshur, "Dual Loyalty of Physicians in the Military and in Civilian Life," *American Journal of Public Health* 98 (December 2008): 2161-2167; Laura Sessums et al., "Ethical Practice under Fire: Deployed Physicians in the Global War on Terrorism," *Military Medicine* 174 (2009): 441-447。

379

96. 在 *Oath Betrayal: Torture, Medical Complicity, and the War on Terror* (New York: Random House, 2006) 一书中，Steven H. Miles 问道："阿布格莱布监狱的医生和护士都去哪了？"同时，他要求医生和护士要认识到接触俘虏和被羁押者武装的责任。也参见 M. Gregg Bloche and Jonathan H. Marks, "When Doctors Go to War," *New England Journal of Medicine* 352, no.1 (2005): 3-6; Bloche, The Hippocratic Myth, chaps. 7 and 8; Michael L. Gross, *Bioethics and Armed Conflict: Moral Dilemmas of Medicine and War* (Cambridge, MA: MIT Press, 2006); Chiara Lepora and Joseph Millum, "The Tortured Patient: A Medical Dilemma," *Hastings Center Report* 41 (May-June 2011): 38-47。

97. 参见 Curtis Prout and Robert N. Ross, *Care and Punishment: The Dilemmas of Prison Medicine* (Pittsburgh, PA: University of Pittsburgh Press, 1988); Michael Puisis, ed., *Clinical Practice in Correctional Health Medicine*, 2nd ed. (New York: Mosby, 2006); Kenneth Kipnis, "Ethical Conflict in Correctional Health Services," in *Conflict of Interest in the Professions*, ed. Michael Davis and Andrew Stark (Oxford: Oxford University Press, 2001），pp. 302-315。

98. 与几乎所有的发达国家不同，美国仍然保留死刑，并通过采用注射死刑越来越多地将其医学化。《美国医学会伦理准则》禁止医生参与行刑，但某些行为并不被认定为参与，包括提供囚犯是否能够接受刑罚的病史、诊断或精神状态证明，或提供囚犯受刑能力法律评估相关的医学诊断证明；减轻死刑犯等待处决时的剧痛；或者在他人宣布健康后再提供健康证明。参见 *Code of Medical Ethics of the American Medical Association*, 2016-2017 Edition, 9.7.3, pp.166-176. The Principles of Medical Ethics and the Opinions of the AMA Council on Ethical and Judicial Affairs make up the *AMA Code of Medical Ethics*。也参见 Lee Black and Robert M. Sade, "Lethal Injection and Physicians: State Law vs Medical Ethics," *JAMA: Journal of the American Medical Association* 298 (December 19, 2007）。挑战美国医学会的禁令，参见 Lawrence Nelson and Brandon Ashby, "Rethinking the Ethics of Physician Participation in Lethal Injection Execution," *Hastings Center Report* 41 (May-June 2011): 28-37。

99. *Code of Ethics for Nurses with Interpretive Statements* (Silver Spring, MD: American Nurses Association 2015), p.v.

100. Gregory F. Gramelspacher, Joel D. Howell, and Mark J. Young, "Perceptions of Ethical Problems by Nurses and Doctors," *Archives of Internal Medicine* 146 (March 1986): 577-578. 也参见 R. Walker, S. Miles, C. Stocking, and M. Siegler, "Physicians' and Nurses' Perceptions of Ethics Problems on General Medical Services," *Journal of General Internal Medicine* 6 (1991): 424-429。Alice Gaudine, Sandra M. LeFort, Marianne Lamb, Linda Thorne 在加拿大的一项研究中也出现了类似的主题，"Clinical Ethical Conflicts of Nurses and

Physicians," *Nursing Ethics* 18 (2011): 9-19。

101. Anne B. Hamric and Leslie J. Blackhall, "Nurse-Physician Perspectives on the Care of Dying Patients in Intensive Care Units: Collaboration, Moral Distress, and Ethical Climate," *Critical Care Medicine* 35 (2007): 422-429. 加拿大的一项研究强调了医生和护士在与临终关怀相关的道德承诺和论证方面的相似之处，并发现差异往往是等级结构和角色分配的功能造成的。其结论是，"通过跨学科的讨论和相互承认对方所承担的负担"，可以减少每个群体所经历的道德困境。参见 Kathleen Oberle and Dorothy Hughes, "Doctors' and Nurses' Perceptions of Ethical Problems in End-of-Life Decision," *Journal of Advanced Nursing* 33, no.6 (2001): 707-715。

380

102. 参见 Carol Pavlish, Katherine Brown-Saltzman, Patricia Jakel, and Alyssa Fine, "The Nature of Ethical Conflicts and the Meaning of Moral Community in Oncology Practice," *Oncology Nursing Forum* 41, no. 2 (March 2014): 130-140。

103. 将我们的定义与美国医学研究所最近一份报告中的定义进行比较：利益冲突是指"导致医护人员对主要利益的判断或行动（如患者的幸福或客观的研究成果）产生因为次要利益（如经济利益或人际关系）而受到不当影响的风险的各种情形"。Institute of Medicine (now National Academy of Medicine), *Conflict of Interest in Medical Research, Education and Practice*, ed. Bernard Lo and Marilyn J. Field (Washington, DC: National Academies Press, 2009), pp.45-46, passim. Marc A. Rodwin 认为，与传统的利益冲突法律概念相比，这些定义造成了概念上的混乱，并将导致政策无法有效实施；Rodwin, "Attempts to Redefine Conflicts of Interest," *Accountability in Research: Policies in Quality Assurance* (December 6, 2017), 可在 http://www.tandfonline.com/doi/full/10.1080/08989621.2017.1405728 上找到（2018 年 8 月 15 日访问）。

104. Jean M. Mitchell and T. R. Sass, "Physician Ownership of Ancillary Services: Indirect Demand Inducement or Quality Assurance?" *Journal of Health Economics* 14 (August 1995): 263-289; 还可以参见另一项研究，Jean M. Mitchell and Jonathan Sunshine, "Consequences of Physicians' Ownership of Health Care Facilities—Joint Ventures in Radiation Therapy," *New England Journal of Medicine* 327 (November 19, 1992): 1497-1501; AMA Council on Ethical and Judicial Affairs, "AMA Code of Medical Ethics' opinions on the Physician as Businessperson," 2013 version, 可在 https://journalofethics.ama-assn.org/article/ama-code-medical-ethics-opinions-physician-businessperson/2013-02 上找到（2018 年 8 月 31 日访问）。进一步了解可以参见 the Institute of Medicine, Committee on Conflict of Interest in Medical Research, Education, and Practice, *Conflict of Interest in Medical Research, Education, and Practice*. 第六章关注的是医生自我推荐和医疗公司的财务利益，这些公司的产品由医生开处方、使用或推荐。本报告涵盖了本节讨论的医疗实践、

研究和教育中的许多形式的利益冲突。

105. Iezzoni et al., "Survey shows That at least Some Physicians Are Not Always Open or Honest with Patients," p. 383.

106. 关于美国（以及日本和法国）处理自我推荐的努力的考察，参见 Marc A. Rodwin, *Conflicts of Interest and the Future of Medicine* (New York: Oxford University Press, 2011), esp. pp.117-121, 145-147。也参见 Bruce J. Hillman, "Trying to Regulate Imaging Self-Referral Is Like Playing Whack-A-Mole," *American Journal of Roentgenology* 189 (2007): 267-268。

107. 参见 E. Haavi Morreim, *Balancing Act: The New Medical Ethics of Medicine's New Economics* (Boston: Kluwer Academic, 1991)，影响了我们的讨论。

108. Adriane Fugh-Berman and Shahram Ahari, "Following the Script: How Drup Reps Make Friends and Influence Doctors," *PLOS Medicine* 4 (April 2007): 621-625; Jason Dana and George Loewenstein, "A Social Science Perspective on Gifts to Physicians from Industry," *JAMA: Journal of the American Medical Association* 290 (July 9, 2003): 252-255; Richard F. Adair and Leah R. Holmgren, "Do Drug Samples Influence Resident Prescribing Behavior? A Randomized Trial," *American Journal of Medicine* 118 (2005): 881-884.

109. Dana Katz et al., "All Gifts Large and Small: Toward an Understanding of the Ethics of Pharmaceutical Industry Gift-Giving," *American Journal of Bioethics* 3 (Summer 2003): 39-45, 并附有评论。对相关心理研究的综述和分析，参见 Jason Dana, "How Psychological Research Can Inform Policies for Dealing with Conflicts of Interest in Medicine," in Institute of Medicine, *Conflict of Interest in Medical Research, Education, and Practice*, Appendix D, pp. 358-374。一些行业成员投入这些促销手段的资金数额表明他们确信这种促销活动是有效的。

110. 有关几个建议，参见 Troyen A. Brennan et al., "Health Industry Practices That Create Conflicts of Interest: A Policy Proposal for Academic Medical Centers," *JAMA: Journal of the American Medical Association* 295 (January 25, 2006): 429-433。也参见 Institute of Medicine, *Conflict of Interest in Medical Research, Education, and Practice*, esp. Chap. 5 and 6。

111. 参见 AAMC Task Force on Financial Conflicts of Interest in Clinical Research, "Protecting Subjects, Preserving Trust, Promoting Progress: Principles and Recommendations for Oversight of an Institution's Financial Interest in Human Subjects Research (I-II)," *Academic Medicine* 78 (2003): 225-245; Teddy D. Warner and John P. Glunk, "What Do We Really Know about Conflicts of Interest in Biomedical Research?" *Psychopharmacology* 171 (2003): 36-46。

112. 参见第四部分的几个章节，"Clinical Research," in *Conflicts of Interest in Clinical Practice and Research*, ed. Roy G. Spece, Jr., David S. Shimm, and Allen E. Buchanan (New York: Oxford University Press, 1996)。

113. 详见 Institute of Medicine, *Conflict of Interest in Medical Research, Education, and Practice*, chap. 4。

114. National Commission for the Protection of Human Subjects of Biomedical and Behavioral Research , *The Belmont Report: Ethical Principles and Guidelines for the Protection of Human Subjects of Research* (Washington, DC: DHEW Publication OS 78-0012), pp. 2-3; Tom L. Beauchamp and Yashar Saghai, "The Historical Foundations of the Research-Practice Distinction in Bioethics," *Theoretical Medicine and Bioethics* 33 (2012): 45-56; Code of Federal Regulations, Title 45 (Public Welfare), Part 46 (Protection of Human Subjects), sec.102 (2005), http://www.hhs.gov/ohrp/humansubjects/guidance/45cfr46. html （2011 年 7 月 15 日访问）。

115. 参考 Franklin G. Miller, "Revisiting the *Belmont Report:* The Ethical Significance of the Distinction between Clinical Research and Medical Care," *APA Newsletter on Philosophy and Medicine* 5 (Spring 2006): 10-14; Miller and Howard Brody, "The Clinician-Investigator: Unavoidable but Manageable Tension," *Kennedy Institute of Ethics Journal* 13 (2003): 329-346。

116. Nancy E. Kass, Ruth R. Faden, Steven N. Goodman, Peter Pronovost, Sean Tunis, and Tom L. Beauchamp, "The Research Treatment Distinction: A Problematic Approach for Determining Which Activities Should Have Ethical Oversight," *Hastings Center Report* (Special Report) 43 (2013): S4-S15.

117. Ruth R. Faden, Nancy E. Kass, Steven N. Goodman, Peter Pronovost, Sean Tunis, and Tom L. Beauchamp, "An Ethics Framework for Learning Healthcare Systems: A Departure from Traditional Research Ethics and Clinical Ethics," *Hastings Center Report* (Special Report) 43 (2013): S16-S27.

118. 这一誓词以前被称为 "日内瓦宣言，医生誓言"（"Declaration of Geneva, Physician's Oath"），是 1948 年在瑞士日内瓦举行的世界医学协会大会（当时的措辞略有不同）通过的，最近的一次修订是 2017 年 10 月进行的，可在 https://www.wma.net/policies-post/wma- declaration-of-geneva/上找到（2018 年 8 月 14 日访问）。

119. 如第七章所述，该研究不得利用人类参与者。《纽伦堡法典》和美国卫生与公众服务部人类受试者保护法规（45 CFR 46, HHS 法规）中出现了这些情况的几个版本，其中包括四个子部分：子部分 A，也被称为联邦政策或普通规则；B 部分，对孕妇、人类胎儿和新生儿的额外保护；C 部分，对囚犯的额外保护，以及 2017 年修订并于 2019 年 1

月 21 日全面实施的 D 部分——对儿童的额外保护。也参见 Ezekiel J. Emanuel, David Wendler, and Christine Grady, "What Makes Clinical Research Ethical?" *JAMA: Journal of the American Medical Association* 283 (May 24/31, 2000): 2701-2711; James F. Childress, Priorities in Biomedical Ethics(Philadelphia: Westminster Press, 1981), chap. 3。

120. 由犹他大学的外科医生所披露，参见 Denise Grady, "Summary of Discussion on Ethical Perspectives," in *After Barney Clark: Reflections on the Utah Artificial Heart Program*, ed. Margery W. Shaw (Austin: University of Texas Press, 1984), p.49。

121. 关于比较效用研究的一些基本伦理问题，参见 Ruth R. Faden, Tom L. Beauchamp, and Nancy Kass, "Informed Consent, Comparative Effectiveness Research, and Learning Healthcare," *New England Journal of Medicine* 370 (February 20, 2014): 766-768。尽管我们主要使用"处置"和"治疗"两个术语，但本节的讨论同样也适用于诊断和预防程序等。

122. 参见 Gunnel Elander and Goran Hermeren, "Placebo Effect and Randomized Clinical Trials," *Theoretical Medicine* 16 (1995): 171-182; and Gerald Logue and Stephen Wear, "A Desperate Solution: Individual Autonomy and the Double-Blind Controlled Experiment," *Journal of Medicine and Philosophy* 20 (1995): 57-64。

123. 参见 Benjamin Freedman, "Equipoise and the Ethics of Clinical Research,"*New England Journal of Medicine* 317 (July 16, 1987): 141-145; Eugene Passamani, "Clinical Trials—Are They Ethical?" *New England Journal of Medicine* 324 (May 30, 1991): 1590-1591。Freedman 这篇颇具影响力的文章发表 30 年后，关于"临床均势"的辩论仍在继续。一个例子来自在标题下的对比论点："Head to Head: Is the Concept of Clinical Equipoise Still Relevant to Research?" in *BMJ* 359 (December 28, 2017)。Spencer Phillips Hey、Alex John London 和 Charles Weijer 认为，我们没有更好的框架来为涉及患者参与的研究辩护。Annette Rid 和 Franklin Miller 认为，试图将临床研究的伦理与临床实践的伦理统一起来的"临床均势"是错误的；相反，他们建议，临床研究方案应根据参与者面临的风险是否可接受，根据对他们和/或社会的预期利益进行评估。

124. Franklin G. Miller and Steven Joffe, "Equipoise and the Dilemma of Randomized Clinical Trials," *New England Journal of Medicine* 364 (February 3, 2011): 476-480. 两位作者认为，"作为判断随机临床试验是否合理的标准，均势从根本上是有缺陷的"，但他们的论点只支持均势是有缺陷的，如果解释为随机对照试验的充分条件；恰当的说法是，均势只是一个必要条件。后面的这一种说法是有根据的，而且没有根本上的缺陷。

125. Fred Gifford, "So-Called 'Clinical Equipoise' and the Argument from Design," *Journal of Medicine and Philosophy* 32 (2007): 135-150; Ezekiel Emanuel, W. Bradford Patterson, and Samuel Hellman, "Ethics of Randomized Clinical Trials," *Journal of Clinical*

382

Oncology 16 (1998): 365-371. 一些人认为，晚期癌症患者从毒性最小的新药物中获益的事实，对伦理随机临床试验提出了挑战。然而，与其放弃临床试验的临床均势标准，其他人认为"开发能迅速证明疗效的新研究设计和确定有益效果阈值的共识标准将是有用的，超过阈值就不需要随机试验了"。如 Razelle Kurzrock and David J. Stewart, "Equipoise Abandoned? Randomization and Clinical Trials," *Annals of Oncology* 24, no.10 (September 2013): 2471-2474。

126. Don Marquis, "How to Resolve an Ethical Dilemma Concerning Randomized Clinical Trials," *New England Journal of Medicine* 341 (August 26, 1999): 691-693.

127. Jeremy Howick, "Questioning the Methodologic Superiority of 'Placebo' over 'Active' Controlled Trials," *American Journal of Bioethics* 9 (2009): 34-48. 参见他的批评者的文章和他的回复 "Reviewing the Unsubstantiated Claims for the Methodological Superiority of 'Placebo' over 'Active' Controlled Trials: Reply to Open Peer Commentaries," *American Journal of Bioethics* 9 (2009): 5-7。也参见 Benjamin Freedman, Kathleen Glass, and Charles Weijer, "Placebo Orthodoxy in Clinical Research II: Ethical Legal, and Regulatory Myths," *Journal of Law, Medicine & Ethics* 24 (1996): 252-259。

128. Franklin G. Miller, "The Ethics of Placebo-Controlled Trials," in *The Oxford Textbook of Clinical Research Ethics*, ed. Ezekiel Emanuel et al. (New York: Oxford University Press, 2008), pp. 261-272. 也参见 Robert Temple and Susan S. Ellenberg, "Placebo-Controlled Trials and Active-Controlled Trials in the Evaluation of New Treatments. Part 1: Ethical and Scientific Issues," *Annals of Internal Medicine* 133 (2000): 455-463; Ellenberg and Temple, "Placebo-Controlled Trials and Active-Controlled Trials in the Evaluation of New Treatments. Part 2: Practical Issues and Specific Cases," *Annals of Internal Medicine* 133 (2000): 464-470。

129. 参见 M. A. Fischl et al., "The Efficacy of Azidothymidine (AZT) in the Treatment of Patients with AIDS-Related Complex: A Double-Blind, Placebo-Controlled Trial," *New England Journal of Medicine* 317 (1987): 185-191; and D. D. Richman et al., "The Toxicity of Azidothymidine (AZT) in the Treatment of Patients with AIDS and AIDS-Related Complex: A Double- Blind, Placebo-Controlled Trial," *New England Journal of Medicine* 317 (1987): 192-197。

130. 这篇摘要来自 Thomas B. Freeman et al., "Use of Placebo Surgery in Controlled Trials of a Cellular-Based Therapy for Parkinson's Disease," *New England Journal of Medicine* 341 (September 23, 1999): 988-992。

131. 几年后，Scott Y. H. Kim 和同事们对帕金森病的三个试验中的一些参与者进行了半结构化访谈，这些试验以假手术作为控制手段。他们发现，参与者在他们对试验特

383

性的理解、设计的基本原理、他们参与试验的决定等方面符合知情同意的标准。因此，他们得出结论，对知情同意的担忧不应被视为"此类研究的特殊伦理障碍"。参见 Kim et al., "Sham Surgery Controls in Parkinson Disease Clinical Trials: Views of Participants," *Movement Disorders* 27, no.11 (September 15, 2012): 1461-1465。

132. 各种不同伦理观点，参见 Freeman et al., "Use of Placebo Surgery in Controlled Trials of a Cellular-based Therapy for Parkinson's Disease"; Ruth Macklin, "The Ethical Problems with Sham Surgery in Clinical Research," *New England Journal of Medicine* 341 (September 23, 1999): 992-996; Franklin G. Miller, "Sham Surgery: An Ethical Analysis," *American Journal of Bioethics* 3 (2003): 41-48, with several commentaries (pp. 50-71)。20 年后，只要满足某些条件，类似的帕金森病临床试验仍在进行，而其他人则强调，"伦理复杂性"仍然存在。对于前者的观点，参见 Sophie L. Niemansburg et al., "Reconsidering the Ethics of Sham Interventions in an Era of Emerging Technologies," Surgery 157 (2015): 801-810; 对于后一种观点，参见 Teresa Swift and Richard Huxtable, "The Ethics of Sham Surgery in Parkinson's Disease: Back to the Future?" *Bioethics* 27 no.4 (2013): 175-185。一项调查表明，除非临床试验使用虚假对照，否则帕金森病临床研究界可能不会相信未来神经外科干预对这种疾病的疗效。参见 Scott Y. H. Kim et al., "Science and Ethics of Sham Surgery: A Survey of Parkinson Disease Clinical Researchers," *Archives of Neurology* 62 (September 2005): 1357-1360。

133. 参见 Greg Ball, Linda B. Piller, and Michael H. Silverman, "Continuous Safety Monitoring for Randomized Controlled Clinical Trials with Blinded Treatment Information: Part 1: Ethical Considerations," *Contemporary Clinical Trials* 32, Supplement 1 (September 2011): S2-S4。

134. 对于 DSMB 的独立性和完整性的强烈呼吁，鉴于 DSMB 和赞助商之间的"墙"被破坏的指控，参见 Jeffrey M. Drazen and Alastair J. J. Wood, "Don't Mess with the DSMB," *New England Journal of Medicine* 363 (July 29, 2010): 477-478; Catherine D. DeAngelis and Phil B. Fontanarosa, "Ensuring Integrity in Industry-Sponsored Research: Primum Non Nocere, Revisited," *JAMA: Journal of the American Medical Association* 303 (2010): 1196-1198。

135. 这是 Freedman 在"Equipoise and the Ethics of Clinical Research"一文中提出来的。

136. 贯穿本节内容的这些条件和我们的观点可以比照下面这些有影响力的文献：Council for International Organizations of Medical Science, *International Ethical Guidelines for Health-related Research Involving Humans* (Geneva: CIOMS, 2016), 可在 http://www.cioms.ch 上找到（2018 年 9 月 3 日访问）; National Bioethic Advisory Commission (NBAC),

Ethical and Policy Issues in International Research: Clinical Trials in Developing Countries, vol.1 (Bethesda MD: National Bioethics Advisory Commission, 2001), 可 在 https:// bioethicsarchive.georgetown.edu/nbac/clinical/Vol1.pdf 上找到（2018 年 9 月 3 日访问）; Nuffield Council on Bioethics, *The Ethics of Research Related to Healthcare in Developing Countries* (London: Nuffield Council, 2008), 可 在 http://nuffieldbioethics.org/wp-content/ uploads/2014/07/Ethics-of-research-related-to-healthcare-in-developing-countries-I.pdf 上 找 到（2018 年 9 月 2 日访问）; US Department of Health and Human Services, Food and Drug Administration, Title 21, Code of Federal Regulations Part 314 (current as of April 1, 2017), 可在 http://www.accessdata.fda.gov/scripts/cdrh/cfdocs/cfrsearch.cfm 上找到（2018 年 9 月 2 日 访问）; International Conference on Harmonisation, *Choice of Control Group and Related Issues in Clinical Trials, Federal Register* 66, no. 93, May 14, 2001, 24390-24391。

第三部分　理论和方法

第九章　道　德　理　论

我们在前面几章中提到了几种道德理论，但没有讨论它们的性质及其对生命医学伦理学的价值。本章我们将讨论四种有影响力的道德理论：效用主义、康德主义、权利论和美德伦理学。这些道德理论知识对生命医学伦理学的反思性研究是必不可少的，因为该领域的许多文献都采用了这些道德理论的方法和观点。

许多教科书通常先阐述几种相互冲突的理论，然后对它们逐一进行批判。批判往往非常尖锐，以至于每种理论似乎都被批得体无完肤。结果是，读者对伦理学理论的价值产生怀疑。所有一般道德理论都存在过犹不及之处，但本章所讨论的理论都包含值得认真研究的洞见和观点。我们的目的是批判每种理论中有问题的和局限的地方，并准备为实践伦理学做出贡献。尽管没有一种理论可以无可非议地声称是唯一可辩护的理论，但是这四种理论都体现了重要的观点，值得我们仔细研究。

我们常常把自己的伦理学观点称为一种理论，但是慎重使用"理论"这个词才是适当的做法。"伦理理论"和"道德理论"是指：（1）抽象的道德反思和论证，（2）伦理学基本内容的系统阐述，（3）道德规范的整合体，（4）道德规范的系统论证。在本书中，我们试图为生命医学伦理学建构一个由美德、权利、原则和规则组成的连贯体系。我们并不是说以（3）和（4）相结合的方式提出或预设了一种综合性的伦理学理论。我们也提出了一个有机的原则体系（3），并进行了系统的反思和论证（2）。但是，我们最多也只是提出了一个综合性的一般理论的几个方面。

本章除首尾两节之外，其余每节都分成几个小节，结构如下：①概述所讨论的理论的特征（从探讨如何运用该理论分析案例开始）；②更详细地阐述该理论的显著特征；③考察针对该理论的缺陷和问题的批判意见；④指出该理论的优点和潜在的或实际的贡献。我们认识到这一章所讨论的四个理论各个方面的价值，然而，我们并不认为哲学伦理学的目标是确定单一的最佳理论并将其置于道德优先地位。没有理由将这四种理论中的任何一种置于其他理论之上，因为我们可以从每种理论中学到很多东西。[1]

评价道德理论的标准

我们首先探讨伦理学理论的八个充分条件。这些理论建构的标准为理论提供了示范性的或理想性的条件，但是，这些条件并不太富有示范性或理想性，以至于没有一个理论能够满足这些条件。现有的所有道德理论中仅部分达到这些标准，这一事实并不是我们此处要关心的问题。我们的目的是为评价各种不同的理论提供一个依据。此外，有些理论可能并不适合道德生活的所有领域而只是某些领域。例如，效用主义往往是公共政策的一个优秀模式，权利理论往往是保护个人和群体的利益，反对那些主导共同体利益者的不公正要求的最佳模式。

下列八个条件或多或少地表达了对伦理学理论标准的传统理解[2]：

（1）*清晰性*。无论是作为一个整体还是作为其中一个部分，一个理论应尽可能地清晰。尽管就像亚里士多德所说的那样，我们只能期望语言尽可能地准确与适当，但是伦理学和生命医学伦理学文献中存在很多不必要的晦涩和含糊之处，也超出了研究主题所能论证的范围。

（2）*一致性*。伦理学理论应当具有内在一致性。理论中既不应当存在概念上的不一致（例如，"只要患者同意，强医学家长主义就是正当的"），也不应当存在明显矛盾的表述或观点（例如，"拥有美德是一种道德义务，但具有美德的行为不是义务性的"）。如果一个理论的某些部分与该理论的其他部分不一致，那么就有必要对该理论的某些方面进行修改，以免产生进一步的不一致。正如第十章所指出的，理论的一个主要目标是使理论的各种规范性要素（例如，各种原则、权利和审慎判断）保持一致。

（3）*全面性*。一个理论应当做到尽可能地全面。如果一个理论能够解释所有的道德价值和道德判断，那么该理论就是十分全面的。尽管本书所提出的尊重自主、不伤害、有利和公正等原则，远不能构成一般规范伦理学的完备体系，但是它们为生命医学伦理学提供了一个全面的总体理论框架。我们不需要额外的一般原则。相反，我们用我们所提出的基本原则来论证规则，如信守承诺、讲真话、保护隐私和保守秘密等规则（见第八章）。由于这些规则是基本原则细化的产物，因此它们增强了我们理论体系的综合性。

（4）*简单性*。如果一个包含较少基本原则的理论能够推导出足够多的道德内容，那么，这个理论比包含更多原则但没有提供更多道德内容的理论更可取。一个理论包含的道德规范不应多于必需的道德规范（理论的简单），也不应多于人们不会混淆就能使用的道德规范（现实的简单）。然而，道德是复杂的，任何全面的道德理论也是复杂的。

（5）*解释力*。如果一个理论能够提供足够多的观点帮助我们理解道德生活，如道德生活的目标、主体和客体的地位、权利与义务之间的关系等，那么，这个理论就具有解释力。为清晰起见，我们应该区分规范理论和元伦理理论。一般的规范理论不应该被用来阐明元伦理问题，但理想理论是无缝地构建一个规范系统，同时解决相关的元伦理问题。

（6）*论证力*。一个理论也应当为确证信念提供基础，而不只是对我们所拥有的信念进行重新构建。例如，作为和不作为之间的区分构成生命医学伦理学许多传统信念的基础，如杀人是不允许的、任其死亡是允许的。但是，如果一个道德理论只包含这种区分，而不能确定这种区分本身是否合理，那么，该理论是苍白无力的。一个好的道德理论应当批判有缺陷的信念的能力，无论这些信念是如何广泛地被接受。

（7）*推导力*。如果一个理论产生了不存在于原始道德判断数据库中的已经构建好的判断，那么这个理论是有推导力的。如果一个规范理论不过是重复罗列该理论建构之前公认的合理判断，那么，该理论空无一物。例如，如果一个关于有利义务的理论不能推导出超出该理论建构时已有的关于医疗照护角色义务的新判断，那么，该理论最多也只能算是一个分类体系。因此，一个理论必须能够推导出前理论的信念中没有的规范。

（8）*实用性*。如果一个拟建立的理论提出的要求过高，以至于不可能达到这些要求，或是只有少数超常的个人或群体能够达到，那么，该理论是不可接受的。一个阐述乌托邦理想或不切实际的要求的道德理论，不符合实用性标准。例如，如果一个理论对个人自主（见第四章）提出如此高的要求，或对社会公正提出如此崇高的标准（见第七章），以至于实际上没有一个人是自主的，没有一个社会是公正的，那么，该理论是彻底地有问题。

我们还可以提出其他一般标准，但是就本章的目的而言，上面简要概述的八个标准是最重要的。一个理论依据其中一个或多个标准可以获得高分，而依据其他标准也许只能获得低分。例如，在本章中，我们将把效用主义描

388

述成具有内在一致性、简单性和综合性的理论，且具有非凡的推导力，但是它与某些至关重要的审慎判断不一致，尤其与某些关于公正、人权和个人计划的意义等判断不一致。相反，康德主义与许多审慎判断是一致的，但它们的简单性和推导力有限。

效　用　论

*后果论*是一个贴在根据行为后果的好坏来判断行为正确与否的理论上的标签。这个理论指的是利用价值提升来确定行为的正确或错误。

作为最著名的后果论，效用主义接受一个且唯一一个基本伦理原则：效用原则。效用原则认为，我们应当总是谋求积极价值与消极价值之间的最大平衡，或者是最小可能的消极价值。效用主义这一理论的古典起源可以在杰里米·边沁和约翰·斯图尔特·密尔的著作中找到。

以密尔为代表的这些作者留给哲学的这种模式，使功利主义理论成为结果主义、福利主义、聚集主义、最大化主义和公正主义。它之所以是结果主义的，是因为行为的道德正当性和义务是由结果决定的；它之所以是福利主义的，是因为行为的正当性是由良好的福利结果决定的；它之所以是客观的和聚集的，是因为一个关于权利或义务行为的判断取决于一个公正的评估，该评估总结了不同可能的行为对所有受影响方的福利的影响。

389　效用概念

尽管效用主义者一致认为，我们应当根据人类行为结果的最大价值对人类行为进行道德评价，但是，他们对哪种价值应当最大化存在分歧。许多效用主义者认为，我们应当创造*与主体无涉的*或*内在的*东西，即快乐、自由和健康等每个理性人都珍视的东西。[3] 这些东西本身具有价值，无须诉诸其进一步的后果或者个人所持有的特殊价值。

边沁和密尔属于*快乐主义*效用主义者，因为他们完全根据幸福或快乐来理解效用，他们把"幸福"和"快乐"这两个广义的术语视为同义词。[4] 他们承认，许多人类行为并不是为了追求幸福才实施的。例如，当积极性极高的专业人员，如从事研究工作的科学家，竭尽全力探索新知识时，他们常常并不是在追求快乐或个人幸福。然而，密尔指出，这些人的最初动机是成功、赞誉或金钱，这些都预示着幸福。在这个过程中，要么是追求知识带来快乐，要么是这些人从没停止过把他们的辛勤工作与他们希望获得的成功、赞誉或金钱联系在一起。

与密尔不同的是，近代许多效用主义者认为，是价值而不是幸福具有内在价值，如美丽、知识、健康、成功、理解、享受和深厚的人际关系。[5] 尽管他们列举的清单不同，但这些效用主义者一致赞成我们应当根据行为所产生的内在价值的总和来评估最大利益。还有一些效用主义者认为，效用这一概念并不是指内在价值，而是指个人偏好——也就是说，我们要最大限度地全面满足最大多数人的个人偏好。

一个讲真话与风险的案例

为了区分本章所讨论的各种理论的主要观点，本章每节都讨论一种理论，详细阐述各种理论的支持者可能如何分析同一个案例，这个案例主要涉及一个患有进行性肾衰竭、不宜长期做肾透析的五岁小女孩。医务人员考虑实施肾移植，但对这个小女孩的病情来说，肾移植的效果值得怀疑。但是不管怎样，还是存在一种"明确的可能性"，即移植的肾不会受病变感染。她的双亲一致同意进行肾移植，但是另一个障碍出现了：组织配型显示很难为这个女孩找到相匹配的肾源。医务人员排除了她的两个妹妹，因为她们一个两岁、一个四岁，年龄太小，不能做捐献者。她的母亲组织配型不合，但她的父亲组织配型成功，并且有"解剖学意义上的利于移植的良性循环"。

肾病专家单独会见了这个女孩的父亲，告诉他配型结果，并指出他女儿的预后是"非常不确定的"。这位父亲反复考虑后决定不给女儿捐献一个肾脏。他的几个理由如下：他害怕手术；缺乏勇气；即使实施肾移植，他女儿的预后也不确定；尚有一丝希望获得尸体肾源；以及他女儿一直在遭受痛苦。然后，他要求医生"告诉家庭其他成员他组织配型不合"。他担心的是，如果家人知道真相，他们会指责他故意听任女儿死亡。他坚持认为，讲真话会造成"毁掉家庭"的后果。医生对他的请求感到不安，但经过进一步商讨后，医生同意告诉他的妻子"由于医学原因，父亲不能捐肾"。[6]

效用主义者将根据这位父亲和医生所选择的不同行为的后果来评价这个案例，通过权衡所有受影响的各方的利益来实现最大利益这一目标。这种

390

评价取决于对可能的后果所做的判断。这位父亲是否应当捐肾取决于肾移植成功的概率以及对他本人和间接给需要扶养的其他家庭成员带来的风险和其他损失。获得尸体肾源的可能性很小。

如果没有尸体或活体肾源供移植，女孩可能死亡，但是，肾移植也只能提供一线生机。这位父亲在摘取肾脏时，因麻醉死亡的风险是 1：10 000 至 1：15 000（在这个病例发表的时候）。肾移植成功的概率很可能大于父亲遭受伤害的概率。在这种情况下，效用主义者可能会认为，这位父亲或处于同样境遇的其他人有义务实施别人认为的超出义务的英雄主义行为。通过对可能的利益和风险进行某种权衡，坚定的效用主义者可能会建议对患者的两个妹妹进行组织配型，如果有一个匹配成功并得到她们父母的同意，就可以摘取其肾脏。然而，效用主义者内部对这几个判断存在不同意见，因为他们对价值持不同的观点，对可能的结果的预测和评估也不同。

概率判断同样也会在医生的效用主义计算中发挥作用，他会对这位父亲的要求做出正确的行动。医生会考虑多种因素，比如完全透露实情是否会毁掉家庭，对家人撒谎是否会产生严重的消极影响，以及这位父亲后来是否会因拒绝捐肾而产生严重的内疚感。效用主义者认为，医生有义务根据最有可能获得的关于结果的可能性和重要性的信息，来考虑整个事件和可能的结果。

391

行为效用主义与规则效用主义

效用原则是所有效用主义判断正确和错误的终极标准。这一原则对生命伦理学的影响是深刻而持久的。[7] 然而，他们的争论是：这一原则是为特定情境中的特定行为辩护，还是为判断行为正确与否的一般规则辩护。*规则效用主义者*认为，特定的行为和判断在道德上是正当的，考虑的是一种被公平制定出来的，能使价值最大化并且被认可的规则，而*行为效用主义者*则跳过规则这一层，直接利用效用原则对行为进行论证，如图 9-1 所示。

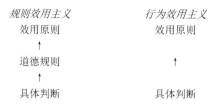

图 9-1 规则效用主义与行为效用主义

行为效用主义者问："这一情境中的这一行为将产生什么好的和坏的结果？"对行为效用主义者来说，道德规则在指导人的行为方面是有用的，但是，如果这些规则在某个具体情境中不能增加效用，那么它们也是可以被舍弃的。相反，规则效用主义者认为，行为必须符合某个正当规则（即已被效用原则证明合理的规则），才能使行为正当。即使在某个具体情境中遵守某个规则并不能最大化效用，这个规则在这个情境中也是不能被舍弃的。每一种规则效用主义理论不仅可以证明基本的道德规则，而且可以证明道德权利、职业义务等[8]。

19 世纪著名的理论医学家和医学伦理学家沃辛顿·胡克（Worthington Hooker）医生是一名规则效用主义者，他坚持在医学中讲真话的规则。他写道：

> 当欺骗产生善的希望仅仅体现在它曾经成功的事例中时，欺骗在少数情况下所产生的善与它在多数情况下产生的恶相比几乎为零。当我们把普遍采取欺骗做法所产生的恶果考虑进去时，我们在与患者交往时严格坚持讲真话的重要性——即使出于利己的理由——将变得不可估量的巨大。[9]

胡克承认医生通过欺骗有时可以最有效地促进患者的健康，但他认为，在医疗实践中普遍进行欺骗将产生越来越大的负面影响，最终将导致弊大于利。

相反，行为效用主义者认为，遵守诸如讲真话这样的规则并不总能最大化总体利益，最好还是把这些规则理解为粗略的行为指南。他们认为，规则效用主义者没有忠实地坚持效用原则的基本要求：最大化价值[10]。从这个角度来看，医生没有义务总是告诉他们的患者或患者的家属真相。有时医生甚至应当通过撒谎来给患者或患者家属以希望，并且应该理解选择性地遵守规则既不会削弱道德规则，也不会损害人们对道德的普遍尊重。

由于普遍遵守道德规则对社会有利，因此，即使在棘手的情况中，规则效用主义者也不会放弃规则（尽管规则效用主义者可能仅仅把规则作为初始义务的表达而接受之）。放弃规则会危及具体规则和整个规则系统的完整性和存在性。[11]行为效用主义者的回复是：尽管为了保持信任，应当总是遵守诺言，但如果违背诺言可以产生总体利益，那么就（应当把这种想法弃之一边）改为可以违背诺言。[12]

392

绝对原则和非绝对原则

按照效用主义者的观点，效用原则是唯一的绝对原则。任何衍生的规则都不是绝对的，任何规则都并非不能修改。甚至医学中反对杀死的规则也可以被推翻或进行实质性的修改。例如，我们在第五章探讨了当前生命医学伦理学中的一些争论——是否应当应极度痛苦的患者的请求杀死他而不是"任其死亡"，尽管这样的行为会改变医学中的传统观念。规则效用主义者认为，当且仅当允许杀死的规则能够产生最佳后果，我们才应当支持这些规则。同样，当且仅当反对杀死的规则能最大化好的后果，我们才应当坚持这些规则。效用主义者常常指出，我们目前不允许医生杀死患者，是因为我们认为这样会对那些受该行为直接影响和间接影响的人产生负面的社会后果。但是，如果在一种不同的社会状况下，仁慈杀死的合法化将最大化社会总体福利，那么，效用主义者则认为没有理由禁止仁慈杀死。因此，效用主义者把他们的理论看成是对不断改变的社会状况的建设性回应。

对效用主义的批判性评价

效用主义是一种对公共政策和制度政策形成具有吸引力的道德理论。然而，即使在这些领域，它也不是一个充分的道德理论，更不用说道德生活的所有领域了，原因将在本节中讨论。

393　　　**不道德的偏好和行为的问题。**当某些人拥有我们在道德上不可接受的个人偏好时，效用主义者重视个人偏好的最大化问题就出现了（见第十章）。例如，如果研究者通过给实验受试者或实验动物带来痛苦获得最大满足，我们就会谴责这种个人偏好，并设法阻止它成为现实。因此，仅当我们能够明确表达一系列道德*可以接受的*个人偏好，并确立了不受行为主体个人偏好影响的"可接受性"的标准时，那么，基于主观偏好的效用主义才是一种合理的道德理论。这一任务似乎与效用主义的纯粹个人偏好观不相符。[13]

还有一个关于不道德行为的问题。假设实现最大的效用主义结果的唯一途径是实施一种不道德的行为。例如杀死绝症患者并把他们的器官分配给其他没有这些器官就会死的人。行为功利主义理论认为，这种杀戮不仅是允许的，而且如果这种杀戮实际上能实现效用的整体最大化，那么它还具有道德义务。

过分要求: 效用主义要求太多吗? 因为效用原则要求价值最大化, 所以有些形式的效用主义在道德生活中要求似乎太多。效用主义者很难区分道德义务行为和超常义务行为 (见第二章)。艾伦·多纳根 (Alan Donagan) 接受这一反对意见, 并描述了如下情境: 在这种情境中, 效用主义理论认为某个行为是义务性的行为, 但我们固有的道德信念却认为该行为是理想性的、值得称赞的而非义务性的行为。[14] 多纳根以不再对社会有用的体弱老人和严重残疾者的自杀为例, 认为不管后果如何, 都不能把自杀行为视为义务行为。同样的道理也适用于为了挽救另一个人的生命而捐献身体器官, 如肾脏和心脏。如果效用主义把这种行为看作是义务性的, 那么它就是一种有缺陷的理论。

伯纳德·威廉姆斯和约翰·麦凯 (John Mackie) 对效用主义要求过多这一问题做了进一步的探讨。威廉姆斯认为, 效用主义要求人们对他们*没能阻止的*后果承担道德责任 (即使这些后果不是其行为所致), 就像他们要对他们*直接导致的*结果承担道德责任一样, 这就损害了个人诚信。麦凯同样认为, 效用主义的 "正确的行动的标准" 与我们的道德经验相差甚远, 以至于它成了 "空想伦理学", 因为效用主义要求人们舍弃自己所珍视的许多生活目标和人际关系以最大化他人利益。[15]

不公正分配问题。一些效用主义原则上允许社会中大多数人的利益压倒少数人的权利, 不能充分消除社会分配的不公正。这一批评是: 效用主义没有给公正设立一个独立的权重, 不关心分配的不公正, 因为它们根据总的净满意度来分配价值。[16] 如果给富裕人群的生活增加的价值大于给贫困人群的生活增加的价值, 那么, 效用主义必定会建议把增加的价值分配给富裕人群。

下面这个例子涉及有问题的 (尽管不一定是不公正的) 分配。两位研究人员想确定控制美国人高血压的最符合成本效益的途径。随着研究的深入, 他们发现: 把资源用于正在接受高血压治疗的患者比用于确定没有接受常规治疗的新高血压病例的成本效益要高, 后者主要包括青年男性和老年女性以及血压异常高的患者。他们的结论是: "资源有限的社群可能做得更好, 因为他们会把资源集中用于治疗已知的高血压患者 (即已被确诊为高血压的患者), 即使这会牺牲被筛选掉的人群。" 没有其他政策能像针对已知的高血压患者那样有效地实现社会效用最大化。如果政府采纳这一建议, 那么就会把那些最需要医疗照顾的最贫困的人群排除在高血压指导和控制的受益人群之外。[17] (参见第六章对成本效益分析的进一步讨论。)

394

对效用主义的建设性评价

尽管存在上述批判，但效用主义仍有许多优点，其中有两点我们在其他章节已经阐述过了。第一点是承认效用原则对制定公共政策具有重要作用。效用主义者要求对每个人的利益做出客观评估，要求做出使有关各方利益最大化的不偏不倚的选择，这些都是公共政策认可的规范。第二，我们在第六章阐述有利原则时，效用起着重要的作用。尽管我们认为效用主义基本上是一种基于结果的理论，但它也是一种基于有利原则的理论。也就是说，该理论主要是根据增进福利这一目标来理解道德的，并以适当的严肃态度来扮演这一角色。如前所述，不伤害和有利是生命医学伦理学中最基本的道德原则之一，而效用主义就是在这些原则的基础上建立起来的。[18]

康 德 理 论

第二种道德理论否定效用主义肯定的许多观点。这种理论通常被称为义务论[19]和非结果主义（nonconsequentialist）[20]（即一种根据行为本身的特征而非行为的后果或加上行为的后果来判断行为对与错的理论），这种理论类型现在越来越被称为康德主义，因为康德的伦理思想深刻地影响了这种理论的形成。

下面我们来看看康德主义者是怎样分析前面提到的需要换肾的五岁女孩的案例。康德主义者首先会坚持认为，我们应当根据同样适用于处于相同情境的其他人的理由做出道德判断。如果父亲对女儿没有普遍化的道德义务，那么对这位父亲进行道德批判是没有根据的。严格的康德主义认为，如果这位父亲出于对病危女儿的爱、同情或关心愿意捐肾，那么，他的行为实际上缺乏道德价值，因为这不是基于普遍义务的行为。但是，如果捐赠是出于行善的义务（duty 或 obligation），那么它将具有道德价值。将女孩的一个妹妹作为肾源也是不正当的，因为孩子太小不能做出捐肾的自主同意，把她们作为肾源就是把人仅仅作为实现其他人目的的手段。这一原则也排除了强迫这位父亲违背意志捐肾的可能性。

至于医生面对这位父亲提出欺瞒家人的要求而做出的选择，严格的康德主义认为撒谎是一种不能普遍化的行为规范，除非自相矛盾。医生不应当对这位父亲的妻子或这个家庭的其他成员撒谎，即使撒谎有助于家庭的完整（后果论者的诉求）。即使医生的话并不是严格意义上的谎言，但他故意以隐瞒相关事实的表述方式告知这位父亲的妻子，康德主义将其视为一种道德上不可接受的行为。

康德主义者还将考虑保密规则是否具有独立的道德价值；父亲进行检测是否为他和肾病专家建立了一种保密关系；保密规则是否要保护父亲组织配型成功和他拒绝捐献的理由等信息。如果保密规则禁止肾病专家让女孩家人知晓父亲组织配型成功，那么，即使不考虑女孩家庭可能遭到的影响，康德主义也必须面对一个显而易见的义务冲突：讲真话与保密的冲突。

但是，在我们探讨这种冲突之前，我们必须了解康德主义理论。

源自绝对规则的义务

在康德的理论中，道德的基础是理性，而不仅仅是传统、直觉或同情等态度。人类是一种具有理性力量的生物，这种力量激励他们道德地行动，帮助他们抵制诱惑的欲望，并允许他们在道德上为自己立法。康德声称，个人行为的道德价值完全取决于该行为所依据的"准则"（即行为的一般规则）在道德上的可接受性。真正的道德义务是以一个普遍有效的规则为基础的，该规则决定个人行为意志并证明该行为是正当的。[21]

396

对康德来说，一个人的行为不仅必须符合义务，而且必须是为了义务。也就是说，人的行为要具有道德价值，行为动机必须源于他或她有意识地认识到了道德的要求是什么。例如，如果雇主将健康风险告诉雇员，仅仅是因为雇主害怕吃官司，而不是因为讲真话很重要，那么，即使雇主实施了正确的行为，雇主也不会因该行为而获得道德荣誉。如果行为主体仅仅因为害怕，因为这么做可以获得快乐，或者因为自私而做道德上正确的事，那么，他们缺乏源于为义务而行动的善良意志。

为了弄清楚康德主义怎样判断一个行为的道德价值，想象一个急需钱的男人，他知道他不可能借到钱，除非他承诺在规定期限内还钱，但是，他也知道自己在规定期限内不可能还钱。他决定做出一个他知道自己将违反的承诺。康德要求我们考察这个人的理由，即他的行为准则："当我知道自己需要钱的时候，我将借钱并承诺还钱，尽管我知道我不可能还钱。"康德指出，这一行为准则不能通过*绝对命*令的检验。绝对命令告诉我们什么是必须做的事，不管我们的意愿如何。在其主要的表述中，康德把绝对命令表述如下："除非我也希望我的行为准则成为普遍法则，否则我永远也不应当做这样行为。"康德指出，这一原则可以论证所有特殊的义务命令的正当性（所有道德义务的"应当"之陈述）。[22]

绝对命令是道德规则可接受性的准绳，也就是说，是判断指导行为的准则之可接受性的标准。绝对命令没有给行为准则的内容增添任何东西，而是决定行为准则的客观性和有效性。绝对命令的作用是检验康德所说的"一致性原则"：行为准则必须能够毫无矛盾地得到理解和实现。当考察虚假承诺者的行为准则时，我们发现，根据康德的观点，这个行为准则不产生矛盾是不可能普遍得到理解和实现的。这与它的预想不一致。只有当谎言的对象期望或预想人都是诚实的时候，谎言才奏效，但是，在一个无人打算信守诺言的世界里，这一行为准则将使许诺的目标不可能实现，因为没有人相信这个许诺的人。[23]

康德的绝对命令似乎不止一个，因为他的几种表述的措辞大有不同。他的第二种表述至少与第一种表述具有同样的影响："我们必须把每个人作为目的而不仅仅作为手段来对待。"[24] 人们通常认为，这一原则绝对要求我们不应当把他人当作达到我们目的的手段，但是，这一解释误解了康德的观点。他只是主张，我们必须不把他人*仅仅*或*完全*当作实现我们目的的手段。当科学研究的受试者自愿试新药时，他们就是被当作达到他人目的的手段，但是，他们在这件事上有选择权，并拥有生命控制权。康德并不反对利用这些表示同意的人。他只是坚持认为，他们每一个人都应当受到应有的尊重和拥有应有的道德尊严。

自主和他律

我们在第四章已经明白*自主*这个词通常是指人们自主做出判断和行为。康德的自主理念有显著不同：当且仅当人们有意识地按照达到绝对命令之要求的普遍有效的道德原则来行动，他们才拥有"意志自主"。康德对道德自律和他律做了比较。他律是指对意志的任何控制影响，而不是指道德原则引起的动机。[25] 例如，如果人们出于激情、雄心或自利而行动，那么，他们的行动是他律的，而不是出于自主选择的理性意志。康德把出于欲望、恐惧、冲动、个人计划和习惯的行为看作是与受他人操纵或强迫的行为一样的他律行为。

说一个人必须*接受*一个道德原则才是自主的,并不意味着这个原则是主观性的或是每个人都必须创造他或她自己的道德原则。康德只是要求每个人用意志来决定道德原则的可接受性。如果一个人自由地接受客观的道德原则,那么这个人就成了给自己立法的人。对康德来说,这一观点的意义是将自主的本质扩展到了自主的价值。他认为,"自律原则是唯一的道德原则。"唯有自律赋予人们尊重、价值和正当动机。一个人的尊严,实际上是"崇高",源于道德自律。[26]

康德的自治理论并不是关于个人做出判断和设定个人目标的主体自决的尊重。它仅仅涉及*道德*自决。尽管如此,康德对绝对命令的第二种表述,与我们在第四章中提出的尊重自主原则中的关于规范认同的重要性方面非常接近。

当代康德主义伦理学

从广义上来理解,有几位当代伦理学学者接受并发展了康德主义观点。
一个突出的例子是艾伦·多纳根所著的《道德理论》。他试图探寻希伯 398
来–基督教传统(他用世俗的而非宗教的语言来解释)中表达的道德的"哲学核心"。多纳根关于这一观点的哲学阐述主要以康德把人作为目的本身的理论为基础,尤其是人必须把人类作为目的而绝不能把人仅仅作为手段的绝对命令。多纳根将希伯来–基督教传统的基本原则表达为基于理性的康德主义原则:"决不允许不把每一个人,自己或他人,当作理性动物来尊重。"[27]他认为,其他所有道德规则都是以这个基本原则为基础的。

第二种康德主义理论出自约翰·罗尔斯的著作。罗尔斯对效用主义理论提出挑战,试图建立关于理性、自主和平等的康德主义理论[28]。他的著作《正义论》使用康德的道德理论来构建正义理论的基础(我们在第七章讨论的)。对罗尔斯而言,个体自主权(如第四章所讨论的)并没有超过理性道德原则所要求的。除非它们符合道德原则,否则即使个人自主的有良心的行为也不值得尊重。[29]

包括伯纳德·威廉姆斯和托马斯·纳格尔(Thomas Nagel)在内的几位哲学家,根据康德的绝不把他人仅仅作为手段的绝对命令,提出了一种"义务论约束"理论。[30]这些哲学家认为康德的如下观点是正确的:某些不顾后果的行为是不被允许的。例如，在涉及人类受试者的研究中，即使将获得有利于数百万人的重大效果，他们对待受试者的行为也是不道德的，因为研究人员违反了基本的伦理约束，如未能获得受试者（或其代理决策者）意愿、知情同意。

另一位有影响力的康德主义者克里斯汀·科尔斯戈德警告说，如果我们从这些约束的角度来解读康德的道德理论，我们就会误解康德。她认为，当哲学家们对比功利主义理论和康德理论时，他们往往忽略了这样一个事实，即这两种道德理论对伦理学的主题有着截然不同的看法。功利主义者认为主题是行为的结果，而康德主义者认为主题是关系的质量，我们彼此欠什么，诸如此类。功利主义者认为一个人在与他人的关系中应该是公正的和有益的，因为它将善最大化，但在康德理论中，一个能产生好的结果的规范来自正确关系的规范。科尔斯戈德认为，将康德理论作为义务论约束的辩护，就像义务论约束是促进善的目标的约束，是错误的。在她的解释中，康德并不支持这一主张，即存在促进善的普遍责任，而善必须受到约束。[31]

另一位康德哲学家奥尼尔将康德思想扩展到生命医学伦理学、公共卫生和全球正义等多个领域。她的主题主要集中在"原则性自治"、公共理性、强有力的对普遍性的解释，以及创造信任条件的重要性。[32]第四章讨论了奥尼尔的康德观点。

399

对康德主义的批判性评价

像效用主义一样，康德主义也没有提出一个关于道德生活的完备理论。

义务冲突的问题。 康德主义存在一个严重的义务冲突问题。假设我们答应带孩子们进行一次期待已久的旅行，但现在我们发现如果这么做，就不能照顾生病住院的母亲。信守承诺的原则与帮助原则或关怀义务发生了冲突。冲突的产生也可以源于一个单一的道德原则，而不是源于两个不同的原则——例如，当两个承诺发生冲突时，而承诺者在许下这两个承诺时没有预计到会发生冲突。对康德而言，道德规则是*绝对的*，他似乎在说我们有义务做不可能之事，并同时实施两个行为。任何导出这种结论的伦理学理论都是不令人满意的。[33]

过分强调律令，不够强调关系。 康德的论点集中在源于道德律的义务上，近代康德主义理论的特点则是为义务提供契约性的基础。但是，契约、

道德律和康德主义的相关内容是否应该在一种道德理论中占据核心位置，这是值得商榷的。这些道德生活愿景未能捕捉到个人关系中道德上重要的东西。例如，在朋友和家人之间的关系中，我们很少按照法律、契约或绝对规则来思考或行动。[34]道德生活的这个特征表明，康德的理论（像效用主义一样）更适合于陌生人之间的关系，而不是朋友或其他亲密关系，包括患者和研究受试者之间的关系。

美德、情感和道德价值。 康德认为，出于同情、情感等的行为没有道德价值，只有出于责任（即义务）的行为（责任的动机）才具有道德价值。康德不反对甚至不鼓励同情和道德情感，但这些动机在道德上毫无价值。然而，正如我们在第二章中所讨论的，出于同情、情感或类似的行为通常具有道德价值，至少在某些情况下是这样的。例如，对朋友有适当感情和关心的人，在道德上比完全出于责任感而履行友谊义务的人更有价值。当然，我们希望人们注意并履行自己的义务，一种责任动机并没有错；但是来自深切关怀和关心的动力也是值得的。[35]

对康德主义的建设性评价

康德认为，当某些好的理由支持某个道德判断时，这些理由在所有相似的情况下都是好的。这个观点可能看起来简单，实际上意义深远。例如，如果要求我们获得所有生命医学研究受试者的有效同意，那么，我们就不能仅仅因为这样做能够促进科学发展而把某些人作为例外。例如，我们不能未经同意用收容机构的人员进行实验，就像我们不能未经同意就用非收容机构的人员进行实验那样。康德以及许多康德主义者使我们理解了如下观点：人不能不道德地行动，不能给自己或自己喜欢的人以特权，或者不能把自己或自己喜欢的人作为例外。

康德和同时代的康德主义者一直在努力研究近代道德哲学中一个或许是最重要的问题：某些行为的错误，不是因为它们的好或坏的结果，而是因为这些行为或行为所依据的规则的固有错误吗？此外，康德对绝对命令的第二种表述——人必须被视为目的，而不仅仅是手段——经常被解释为尊重自治原则的实质基础。他的哲学最值得辩护的含义之一是，我们有一个基本的、非实用主义的义务，即尊重他人理性的选择，以及他们内在的理性和选择能力。康德对这一主张的阐述深刻而合理地影响了当代生命医学伦理学。

权　利　论

功利主义和康德理论通常都致力于道德义务的语言，但道德权利的语言同样重要。至少从 17 世纪开始[36]，权利的陈述和理论就被认为是保护生命、自由、言论和财产的重要来源。它们保护人们不受压迫、不平等待遇、不宽容、不安全、侵犯隐私等。许多哲学家、政治活动家、律师和政治宣言的制定者现在都把权利理论视为最重要的道德理论类型。

用权利的观点对需要肾移植的五岁女孩这个案例进行伦理分析，将主要关注所有各方的权利，努力确定各方权利的意义和适用范围及其重要性和效力。权利论者认为这个女孩的父亲有保护其身体完整性和不受他人干扰进行决策的自主权、隐私权和保密权。另外，他也有知情权，即他有权明确知道关于活体肾捐献的风险、利益和备选方案的信息。只要不侵犯他人的权利，这位父亲决定不捐肾是在他的权利范围内的。没有显而易见的理由支持获得帮助的普遍权利，即允许任何人，包括他的女儿，有获得一个肾脏的权利。然而，存在一些要求获得帮助的特殊权利。有人可能认为，根据父母的义务或医疗的需要，女儿拥有从家人那里获得一个肾脏的权利。但是，即使存在这样的权利，这个权利也是令人怀疑的，它会受到严格的限制。例如，假设这个权利可以通过这个女孩的两个年幼的妹妹来实现是不合理的。如果手术不是为了他们的直接利益，且带有风险，那么，他们有不受干涉的权利，因此他们可以免于被征用肾脏。

401

这个女孩的父亲在允许医生进行一些检验时，就已经行使了他的自主权和隐私权。然后，他寻求保密权的保护，他相信这样能使他控制他人获得他和医生交流时所产生的任何信息。然而，这些所主张的权利的精确范围和限度以及与之抗衡的权利都需要认真分析。就像大多数抽象权利的表述，如联合国《世界人权宣言》[37]。例如，这个女孩的母亲是否有权获得这个女孩的父亲和肾病专家交流所产生的信息，特别是影响到她女儿命运的信息呢？根据权利论来分析这一案例还需考虑：医生是否有凭良心拒绝的权利。即使医生确实有保护自己诚实的权利，有权拒绝成为这位父亲不想让他人知悉他不捐肾之原因的工具，但这个权利能够胜过或压倒这位父亲的保密权利吗？

正当主张的权利

权利赋予其持有者对某物（一种权利）的正当要求和对另一方的正当要求。主张是一种诉诸道德规范的行为模式，允许人们要求、肯定或坚持属于他们的东西。因此，"权利"是指个人或团体可以合法地反对其他个人、团体或机构的正当主张。个人或群体适当的地位是通过自己的选择来决定他人在道德上必须做什么或不应该做什么。[38]

权利的语言曾在许多场合作为一种手段来反对现状，要求承认和尊重并促进旨在确定个人获得法律保护的社会改革。公民的合法角色，在保护个人免受社会侵扰方面的政治和法律权利是不可否认的，但是个人权利为道德和政治理论提供源泉的议题一直受到抵制——例如，许多功利主义者和社群主义者。他们坚持认为，被权利保护的个人利益往往与公共和机构利益不一致，还会产生两种或两种以上权利主张直接冲突的奇怪情况。例如，在卫生保健提供的讨论中，支持广泛提供和分配医疗服务的人经常呼吁"卫生保健的权利"，而反对者有时呼吁"医疗职业的权利"。

许多参与道德、政治和法律讨论的人都假定，除非以权利的语言加以陈述，否则论证不可能具有说服力，但我们发现这一立场是无法令人信服的。其他人则认为权利的语言过于对抗性，不适合解决需要注意的道德问题。虽然我们也反对这一立场，但我们承认，权利语言不适合处理所有冲突，并不是所有主张享有权利的人都有充分的哲学或法律基础。

是权利的胜利？绝对权利和初始权利

权利既不像许多批评者所声称的那样强大，也不具有对抗性。有些权利可能是绝对的或者接近于绝对[39]，例如同意外科手术或选择自己的宗教信仰或拒绝所有宗教的权利，但是一般而言，权利不是绝对的。像义务原则一样，权利论也肯定初始权利（与第一章介绍的"初始"[40]的意思一样）。

许多权利理论的作者似乎都在质疑这一主张。他们经常呼吁罗纳德·德沃金的观点，即个人的关键利益（主要是在与政治国家的利益发生冲突时）受到具有王牌力量权利的坚决保护。[41]这个王牌的比喻不适用于一种道德权利与另一种道德权利冲突的情况；当个人权利与公共利益发生冲突时，这些权利并不总是凌驾于国家之上。如果国家需要保护公民的权利——例如，国家需要防止灾难性疾病的传播——它可以合法地凌驾于某些个人权利之上，如拒绝接种疫苗或自由旅行的权利。

德沃金将权利比作王牌的观点非常狭隘："人们最好把权利理解为，王牌可以凌驾于某些声明为了整个社区目标的政治决策的背景理由之上。"[42] 在这种相对狭隘的背景下，一项权利是人们对某些政治作为或政治无为的一种主张。一个王牌权利的立场是，政府不能出于功利主义或社群主义的原因而凌驾于权利之上，即使这一行动将最大限度地促进公共利益。事实上，德沃金认为权利比威胁到这些权利的社区目标和偏好所产生的道德要求更强大，特别是当这些要求在功利主义理论中发展起来的时候。因此，我们可以理解，权利是一种工具，它的作用是保证个人不会因为政府利益或仅仅是多数人的利益而牺牲，但在任何更广泛的方面，它们都不是绝对的王牌。

在个人容易受到严重伤害、少数族裔可能受到多数人偏好压迫的情况下，把权利解释为王牌是有吸引力的。王牌这个比喻提醒我们，权利可以有力地保护个人的利益不受平衡或交易的影响，并且需要特别谨慎地检查和论证那些打着公共利益旗号而凌驾于权利之上的提议。然而，比起启发性来说，基于王牌、绝对的盾牌和不可侵犯的义务论式保护的权利模型可能更具有误导性，而且可能具有道德危险。

所有权利，如同所有原则和义务规则一样，都是表面的，也就是说，推定有效的要求有时必须屈服于其他要求。鉴于平衡权利要求的需要，我们应该区分违反权利与侵犯权利。[43] "违反"是指对受权利保护的利益的不正当和错误的行为，而"侵犯"是指可以或不能合法地凌驾权利的行为。

人群中无行为能力者、弱势者和身份不明者的权利

权利的拥有与是否主张或行使该权利无关。权利持有人并不需要是某一特定案件的索赔人才可以有正当的索赔要求。事实是，人们不知道他们拥有缺乏主张依据的权利。婴儿、严重智力障碍者和受压迫的少数民族、种族人口可能不知道，要去主张或可以要求行使他们的权利，不管有没有这样做，他们仍然拥有这些权利，合适的代理决策者可以代表他们提出要求。同样，许多依赖他人者和依赖人的实验动物也是拥有权利，无论他们是否有一个授权的代表，如可以行使权利的代理决策者。

当少数群体的权利问题出现时，有时很难分辨少数民族群体里的单个成

员的权利还是整个群体的权利，我们之前在哈瓦苏派印第安人的糖尿病研究案例里提到过一种群体权利和个人权利的区分（在第五章）。[44] 在某些情况下，即使没有办法识别出特定个人和特定群体的权利受到侵犯，我们也有保护权利的义务。例如，兽医公共卫生专业人员有义务保护动物和人不感染传染病，即使在许多情况下无法识别特定的动物或人。[45] 这些权利持有者是人群中身份不明的成员。

同样，有时也难以甚至不可能确定哪些人有义务去保护处于剥夺状态的人的福利权利（享有起码的合宜的福利的权利）；而且也很难确定哪些人有权从其被剥夺的情况中获得救济。在这里，人们缺乏可以产生任何实际效果的主张权。这些问题在范围上是广阔的和极度真实的，特别是在第七章所讨论的全球不公正的情况下。我们已经看到，当某一方拥有权利时，另一方就有相关义务。但是，如果不能根据合适的理论、法律或原则确定负有义务的人，那么根据该理论、法律或原则，某人真正享有权利就值得怀疑。

这些问题说明了权利规范的重要性，无论这种规范何时产生，通常是通过具有权力和资源的机构的办公室进行。

404

积极的权利和消极的权利

积极的权利和消极的权利之间的区别长期以来一直是权利理论的中心，但直到 20 世纪的最后 25 年，它才在道德哲学和许多民族国家中真正地突显出来。对哲学理论和政治都有重大影响的是亨利·舒（Henry Shue）1980 年的著作《基本权利：生存、富裕和美国外交政策》。舒区分了保护个人安全的权利和"生存权"，比如获得充足食物的权利和获得适当住所的权利。他认为生存权（积极的权利）和安全权（消极的权利）一样是基本权利。他还认为，两者在道德重要性上不存在显著差异，因为两者都是基本权利。[46]

舒的书不是生命医学伦理学的著作，但在实践伦理学的许多领域里有关积极的权利是否和消极的权利一样重要的讨论中，它很好地说明了其中所涉及的利害关系。它也为积极义务（提供商品或服务）和消极义务（避免伤害）之间的区别提供了丰富的思考来源。这些关于应用理论和公共政策的区别价值不能被夸大，而且可以说，舒的工作也对思考基本权利在任何充分的全球正义理论中的地位做出了重大贡献（见第七章）。

现在回到生命医学伦理，一个积极的权利是指一个接收别人的特定的商品或服务的权利，例如，对卫生保健和公共卫生保护服务，而消极的权利是一种从他人的干预中获得自由的权利，例如，隐私权利和不被迫接受精神治疗的权利。一个人的积极的权利意味着另一个人有义务为他做某事；消极的权利意味着他人有义务不做某事。[47]

一些消极的权利，如拒绝建议的医疗程序或参与研究的权利，可以说是基于尊重自主权的原则，而积极的权利，如保健权，可以说是基于慈善和正义的原则。虽然权利理论家在历史上发现为消极的权利辩护更容易，但福利或权利的现代认知扩大了许多民族国家关于积极的权利的范围，这些权利现在在生命医学伦理正义分析中得到广泛讨论。然而，关于积极的权利和消极的权利的哪一项要求在道德上是合理的，以及这两项权利是否属于基本人权的争论仍在继续。

权利和义务的相关性

405

在本章中，权利与义务是怎样关联的？

要回答这个问题，请考虑一下"X 有权做 Y 或拥有 Y"的意思。X 的权利使得某人有义务不干涉 X 做 Y，或者给 X 提供 Y。假设一名医生同意接收患者约翰·多伊（John Doe），并开始治疗。医生承担治疗约翰·多伊的义务，而约翰·多伊获得了相关的权利。如果国家有义务给贫困的市民提供物品，如食品或医疗服务，那么，任何符合有关贫困标准的市民都能要求获得食物或医疗服务的权利。这一分析表明，义务和权利之间存在密切而又不完全对称的相关性。正如舒所说，"权利为合理的需求提供了合理的基础"[48]。

义务与权利的相关性在哲学伦理学和法学理论中都被普遍接受，但其具体的权利与义务却难以确定。下面是一个简短的图示，用一些基本的权利和义务来说明相关性的本质：

义务	权利
（1）不杀人	（1）不被杀的权利
（2）不要给他人造成痛苦	（2）不受他人伤害的权利
（3）防止伤害发生	（3）防止伤害发生的权利
（4）营救遇险人员	（4）在危险中获得救援的权利
（5）讲真话	（5）被告知真相的权利
（6）养育孩子和有依赖性的人	（6）年幼和依赖性强的时候被抚
（7）保持你的承诺	养的权利

（8）不要偷窃　　　　　　　（7）遵守承诺的权利

（9）不可惩罚无辜的人　　　（8）个人财产不被窃取的权利

（10）遵守法律　　　　　　　（9）无罪不受惩罚的权利

　　　　　　　　　　　　　　（10）让别人遵守法律的权利

相关性理论有缺陷吗？相关性理论受到了质疑，理由是义务与权利之间 406
的相关性不明确[49]，即：①只有部分义务包含权利；②只有部分权利包含义
务。[50]我们发现这两个相关性的挑战不令人信服，但是我们将只讨论两个挑
战中的第一个，因为许多对相关性理论的批评者现在承认，所有真正的权利
（与仅仅宣布的权利和期望的权利相比）确实带有相关的义务。此外，第一
个挑战是权利与义务直接相关理论的唯一关键挑战。

　　反对的理由是，"义务"一词的适当使用，以及相关的条款要求和义务，
表明某些义务并不意味着相关的权利。所谓的例子来自这样一个事实，即我
们提到慈善的义务，但没有人可以要求另一个人的慈善作为一种权利。爱的
义务和良心的义务也作为没有相关权利的义务的例子。

　　这些反对意见和反例的问题在于，尽管假定的"义务"规范（比如慈善）
在某种意义上表达了我们"应该做"或"被要求做"的事情，但这些规范并
不构成真正的道德义务。相反，它们使那些致力于超越道德义务的令人钦佩
的道德理想的个人有义务。它们是自我强加的"义务"规则，本质上表达了
广受赞赏和认可的道德理想，而不是道德强加的义务。（见第二章关于道德
理想的讨论。）关键的一点是，所有真实的（与假定的相反）道德义务都有
相关的权利，所有真实的道德权利都有相关的义务。[51]

　　然而，一项行动是强制性而非理想性的界限并不总是明确的。请考虑一
所医院发生火灾的情况。一个孩子需要帮助才能逃离烟雾弥漫的房间。医生
看到了问题，把孩子从房间里带走。医生这样做没有危险，可以轻松地把孩
子带到安全的地方。显然，这位医生在道义上有责任去救这个孩子，就像走
廊里的任何一个路人一样。然而，如果我们改变这种情况的事实，这一道德
义务是否还存在就成了问题。假设医院房间里孩子周围的墙壁和地板都着火
了，房间几乎肯定会随时倒塌。最初的慈善义务只有在之前提到的那种误导
性的意义才会被描述为一种道德"要求"危险的救援任务。在这种情况下，
医生没有救援的义务，儿童也没有被抢救的权利。随着火灾、流行病、河流
肆虐和其他极端危险情况下的风险增加，真正的义务存在的可能性越来越

小，在风险的某个时间点里，救助者变成了英雄而不是义务的履行者。

407　　**权利的优先性。**相关性的观点不能决定权利和义务哪个是更为基本的或首要的范畴。有些哲学家提议，伦理学理论应当是"权利论"的[52]，这一权利论源自一种关于道德功能和道德论证的特殊概念。如果道德的功能是保护个人利益（而非公共利益），并且如果权利（而非义务）是达到这一目的的首要手段，那么，道德行为准则就是基于权利的。根据这一观点，权利优先于义务。

我们在第七章讨论的一个理论阐明了这一观点，即公正的自由主义理论。其代表人物，罗伯特·诺齐克主张，"个人拥有权利，有些事是他人或群体不能对他做的[如果不侵犯他的权利]"[53]。他把如下规则看作道德生活的基本规则：所有人都有权根据自己的选择自由行事。不得干预这一权利的义务源于这个权利本身。"源于"表明权利规则优先于义务规则。换言之，义务源于权利。

艾伦·格瓦兹（Alan Gewirth）提出了另一种认可*积极的*权利或*有利*权利的权利论观点。

> 权利之于义务如同利益之于负担。权利是对某些利益的合理要求，是对主体或权利拥有者某些利益的支持。另一方面，义务是受体或义务承担者的合理负担；义务通过要求义务承担者的行为不是直接有利于他本人，而是直接有利于权利拥有者，来限制他的自由。但是，负担是为了利益，反之不然。因此，义务，即负担，是为了权利，权利的客体是利益。因此，依照论证目的的顺序，权利先于义务……因为主体拥有某些权利，所以受体就有了相应的义务。[54]

这些权利论的观点并不是反对权利义务相关观点。相反，他们接受权利优先说：义务源于权利，而不是相反。他们认为，权利是义务的论证基础，因为权利最大限度地掌握了道德的目的，这就确保了权利拥有者的自由或其他利益。

虽然我们热情地接受相关性理论，但我们不接受优先命题，即赋予权利、义务或美德首要地位，因为我们看不到支撑这一哲学结论的基础。

权利的规范。詹姆斯·格里芬（James Griffin）正确地指出，我们有时对一项基本权利的存在和相关义务的存在感到满意，但我们不确定"人权"一词的确切含义以及一项基本权利赋予我们的权利是什么。[55]基本权利是抽象的道德概念，不确定如何制定具体政策或解决实际的道德问题。我们

也同意德沃金的评价:"抽象权利……为具体权利提供了论据,但是对具体 408
权利的主张(在政治语境中)比支持它的任何抽象权利的主张更明确。"[56]

这些问题应该通过我们在几章中描述的具体方法来解决:减少抽象规范
的不确定性,赋予其具体的行动指导内容。明确权利使之成为实用指南与明
确义务一样重要。

对权利论的批判性评价

现在将讨论各种权利理论中的问题。

道德范围的问题。纯粹以权利为基础的理论存在简化或弱化我们对道德
的理解的风险,因为权利不能说明动机、超义务行为、美德等的道德意义。
这样一种存在局限性的理论根本达不到综合性、解释力和论证力的标准。因
此,我们不应当把基于权利的理论理解为一种具有综合性或完备性的道德理
论,而应当把它理解为一个声明——社群和个人对待所有人时都必须遵守的
某些最低限度的、可实施的规则。

是否行使权利的问题。问题常常不是某个人是否拥有权利,而是权利所
有者应当还是不应当行使权利。如果有人说:"我知道你有做 X 的权利,但
是你不应当做它。"这个道德要求不再是一个权利要求。这里所说的是一个
人的义务或品格,而不是一个人的权利。即使我们有一个完全且完备的关于
权利的理论,我们仍然需要关于义务和品格的理论。仅仅关注权利及其范围,
想提出一个令人满意的道德理论似乎不可能。

忽视社会利益。有时,权利理论家认为,似乎社会道德主要关心的是保
护个人利益不受政府的侵犯。这一观点太狭隘,因为它不仅排除了真正的社
会需要和群体利益,还排除了公共利益和各种生命形式,如公共健康、生命
医学研究和动物保护。更好的观点是,社会理想、义务原则和公共利益,它
们与权利一样,都是道德的核心,没有一个是可有可无的。

对权利论的建设性评价

我们对使用权利语言来表达极其重要和普遍有效的道德规范提供了一
种同情的解释。我们还为权利和义务的相关性以及基本权利理论所服务的道
德和社会目的提供了辩护。没有哪个道德术语比"权利"这一术语更能保护
政治国家公民的合法利益。可以预言,在其政治言语和文件不认可个人权利

409 的国家中，将最为频繁地产生不公正和不人道的行为。与任何道德话语一样，权利跨越了国际边界，进入了国际组织和协会联盟制定的公约、国际法和声明中。因此，权利被公认为待人的国际标准。

在倡导权利的社会中成为一名权利拥有者，这既是保护自身的根源，也是维护尊严和自尊的根源。相反，主张某个人有义务保护另一个人的利益，这就使受者处于被动地位，使他履行这一义务时必须依赖另一个人的善良意志。当人们拥有与义务相关的、可以行使的权力时，他们就能成为实现计划和提出要求的自由主体。我们常常最为珍视的不是某人对我们有义务，而是我们拥有权利，这种权利可以保证我们有机会追求和要求我们所珍视的利益或自由。

我们重视权利，因为权利一旦得到实施，就能保护人们不受不道德行为的侵害，促进共同体的有序变革和凝聚力，并允许不同共同体在一个单一的政治国家中和平共处。[57] 在道德和政治理论中重视权利的一个重要原因是在道德实践的背景里，如卫生保健机构，拥有有关尊重和更好地保护个人免受不公正或毫无根据的公共入侵和控制的权利的强劲需求。

德 性 论

在第二章中，我们为一种以道德美德来描述的道德品质理论进行了辩护。现在我们回到这个领域来检验美德理论作为道德理论的主要类型。

美德理论独立于功利主义理论、康德理论和权利理论。无论功利主义者和义务论者有何不同，他们对道德哲学和道德要求的看法是相似的：伦理学始于这样一个问题："在道德上我们应该做什么？"然后提供一般义务规则作为行动指南。在以亚里士多德为代表的古典希腊美德哲学中，美德品质的培养被认为是道德的主要功能之一；在 18 世纪大卫·休谟的美德理论中，即使是对人类行为的道德判断，归根结底也是对某些动机和性格特征是善还是恶的判断。

一些美德理论的捍卫者否认它是一种理论，他们更喜欢使用描述或透视等术语来突出美德理论的广泛性和包罗万象的特征。其他人认为，将美德伦理学与本章迄今所考察的三种理论放在一起，忽略了它对其他三种方法（以及当代文化）的激进批判。[58] 然而，我们将美德伦理学视为一种替代类型的理论，即使它所涉及的问题与功利主义、康德主义或权利理论并不完全相同。[59]

我们首先考虑美德伦理学的支持者如何处理这样一个案例：一位父亲不愿将肾脏捐赠给他垂死的女儿，并要求医生向他的家人隐瞒他不愿捐赠的原因。这位父亲承认缺乏勇气捐出一个肾，他的评估和他拒绝捐赠是相关的，但他还有其他原因，一些可能涉及自我欺骗。他指出他女儿的"痛苦程度"，这表明他相信如果不进行移植，她可能会过得更好。因此，他的动机可能是部分以他人为导向的，而不是纯粹以自我为中心的，可能涉及对他生病女儿的同情。我们也可以调查父亲是否有同情心，关心她的幸福，他在勇气方面的明显失败是否会压倒他的同情心、忠诚和其他美德，如果他们存在的话。

在评估这个案件时，还有其他几项有关品性的判断。我们缺少对这位父亲的妻子的详细描述，但这位父亲显然是担心她会不原谅他，指责他"让自己的女儿死去"。正是基于这种信念，他才要求医生说谎。在回应这位父亲的请求时，这位医生关注的是欺骗行为可能会损害他的正直，他对这个请求"感到非常不舒服"。这种感觉暗示了一种持续的不要损害他的诚实和道德操守的担忧。这位医生大概认为，通过说"出于医学原因"，这位父亲不应该捐献肾脏，他就可以避免在真实性（即不直接撒谎）和完整性（即诚实）两方面的严重妥协。然而，问题在于，这位医生是否在直接说谎（例如，"他不能捐赠，因为他的组织相容性不相容"）和故意误导（例如，他"出于医疗原因"不应该捐赠）之间存在不稳定的区别。

在本节剩余的部分，我们将首先考虑正确的行动和道德行为之间的关键区别，然后转向美德的特殊地位。我们稍后将讨论道德美德如何与本章前三个理论中提出的行动指南相关。

正确的行动和正确的动机

亚里士多德在正确的行动和正确的动机之间做了重要的区分，他分析了外部表现和内部状态的区别。他坚持认为，没有德行的行为也可能是正确的，但只有在正确的心态下，行为才可能是道德的。正确的行动和正确的动机都存在于真正的道德行为中："行为人必须……当他做动作时，要保持正确的状态。第一，他必须知道[他正在行善]；第二，他必须决定它们，并且自己决定它们；第三，他也必须在坚定不变的状态下做这些事，包括正确的情感和欲望状态。正义和有节制的人不是仅仅做这些事的人，而是和正义或有节制的人一样做这些事的人。"[60]

亚里士多德说得对。一个有道德的人除了有适当的动机外，还会有适当的情感，比如同情和遗憾，即使这些情感不是动机，也不会产生任何行动。有德行的人也不会仅仅出于兴趣或个人利益而行动。

411　　他们在道德上正确和值得的概念下行动。然而，并不是所有的美德都与动机、感情或善和价值理由的概念有明显的联系。洞察力和诚实这两个美德在第二章中作为例子讨论了。在这两种美德中，情感以外的心理属性是最重要的，除了对什么是正确的和值得的有一个概念外，它们还包括道德上良好的精神状态。[61]

*美德*和*邪恶*这两个术语在今天我们的日常道德词汇中没有"义务""人权"等那么常见，但美德在伦理理论和医学伦理学的历史上都占有显著地位。对美德的诉求是直觉和理智的：我们赞扬并深深尊重诚实、公平、尊重、公正、关心他人或具有其他各种令人钦佩的品质的人。同样，我们谴责和不尊重那些不诚实、恶毒、冷漠、不公正、不光彩或有其他恶习的人。一本关于美德和恶习的综合目录，正如一些经典道德理论和宗教传统所提出的，是一个巨大工程，因为有几十种美德和恶习。[62]有些只是有争议的美德，但许多已经被普遍的道德所接受，他们已经对美德和邪恶进行了诠释。

"美德"的定义

"美德"的定义已经在第二章中进行了简要阐述，我们说"美德是一种性格特质，具有社会价值并可靠地呈现在一个人身上，而道德美德是一种性格特质，具有道德价值并可靠地呈现在一个人身上"。这一定义建立在休谟对美德的一个杰出定义之上，但又有所超越。休谟写道："它是一种自然的，真实属于美德的定义，它是一种思想的品质，被每一个思考或思考它的人所认同或认可。"[63]因此，美德是两个组成部分的融合：①一个人的客观精神品质（一种感情、动机或性格特征）；②所有公正的人对这种精神品质的普遍认可。这里的"普遍认同"是指社会对仁慈、友爱、感恩、诚实、同情、公共精神等一种心理特质的认同。在休谟的理论中，公正的道德法官（即他定义中的"每个人"）是认可的来源。一种心理特质之所以是一种道德美德，当且仅当它能唤起公正的人普遍的道德认同；一种心理特质之所以是一种恶习，当且仅当一种精神品质能引起公正的人的普遍谴责。用休谟的话来说，所有道德上正派的人都有能力把某些心理特征看作是值得尊敬的、和蔼可亲的。

休谟的定义为充分分析"美德"提供了一个大体的开端。概括起来休谟和亚里士多德影响深远的理论就是，美德是一种根深蒂固的、道德上好的、社会上称赞的性格特征，它使人在道德上可靠，而邪恶则是反过来的。我们并不总是从人格特质的角度来考虑美德理论，因为我们的部分词汇中包含了"德性行为"和"德性人"。尽管如此，道德美德本身也是一种性格特征。这些特质使人们倾向于做出正确的行动，但美德理论认为，我们不能从正确的行动开始，就好像美德是从行动判断中衍生出来的一样。这一思想就是从使一个人能够识别并采取正确的行动的性格特征出发构建一种道德理论。[64]

412

美德的特殊地位

一些探讨美德和性格的人发现义务的语言是从美德语言衍生出来的。他们把一个性格上具有良好动机和欲望的人视为道德上善良的人的典范。这个模式决定了我们对人的期望，然后以他们的义务来表达。[65]他们认为美德模式在道德上比出于义务而采取的行为模式更基本、更重要，因为正确的动机和性格比由义务驱使的正确的行动更能告诉我们一个人的道德价值。

我们常常更关心人的性格和动机，而不是他们的行为是否符合规则。当朋友做出"友谊的"行为时，我们希望这种行为的动机不是完全出于对我们的义务感，而是出于想要友好的愿望，并伴有珍视友谊的意识。仅仅出于义务而行动的朋友缺乏友谊的美德，而没有这种美德，这种关系就缺乏友谊的道德品质。[66]同样的道理也适用于那些仅仅因为觉得有义务而和孩子一起玩耍的父母。

美德理论家认为，以义务为导向的理论试图用规则、规范和程序取代卫生保健专业人员的美德判断——就像已经在最近的许多专业法则中发生的那样——不会产生更好的决策和行动。[67]例如，相比依靠制度法规和政府法规来保护人类研究对象，最可靠的保护是需要有一位"知情、尽责、富有同情心、负责任的研究人员"[68]。如果是这样的话，品格比循规蹈矩更重要，应该重视通过教育的互动和榜样的引导来反复灌输和培养这些美德。尊敬、仁慈和公正的人都是那些能可靠地采取正确的行动的人。

托马斯·肯尼利（Thomas Keneally）在他关于纳粹在波兰的回忆录里描述医生面临道德的两难境地：要么将氰化物注入 4 个动弹不得的患者，要么把他们抛弃给纳粹的党卫队（SS），这些纳粹部队会清空贫民窟并且已经证明他们会折磨并杀死俘虏和患者。肯尼利观察到，这位医生"痛苦地忍受着一套与他的身体器官一样亲密的伦理体系"[69]。这是一个具有最高道德品质和美德的人，他积极地采取正确的行动，甚至是英勇的行动，尽管在这种进退两难的情况下不知道道德上正确的行动（因为传统的医学伦理规则中缺乏指导）。最后，在不确定和不情愿的情况下，医生选择了安乐死，在没有得到 4 个患者的同意或知情下使用了 40 滴氢氰酸——一种几乎会受到职业医学道德准则普遍谴责的行为。即使有人认为医生的杀人行为是错误的和应受谴责的——这是我们不会为之辩护的——没有一个通情达理的人会对医生的动机或性格做出谴责或过失的判断。这位医生冒着生命危险留在医院的病床上而不是选择一条可行的逃跑路线，他是一位表现出非凡道德品质的道德英雄。

基于道德美德的行动指导

有美德的道德主体会做什么？ 一些美德理论家认为，德性使人们能够辨别他们应该做什么，并在特定的环境下不需要存在的规则前提下被激励去做。罗莎琳德·赫斯特豪斯（Rosalind Hursthouse）说：

> 美德伦理学提供了一个"正确的行动"的规范——"一个有德性的道德主体会在这种情况下怎么做"——这样的规范可以被视为产生一系列道德规则或原则（与通常声称美德伦理不提出规则或原则）。每一种美德都产生一个指令——"做诚实的事""做慈善的事"，而每一种恶习都产生一个禁令——"不做不诚实、无情的事。"[70]

在这一理论中，正确的行动是一个有美德的行为人会做的事，而有美德的行为人会可靠地做符合"美德规则"的事。当第一章中所探讨的道德冲突和道德困境出现时，我们可以通过额外的规范来处理它们。因此，美德伦理学类似于其他规范性伦理理论，在寻找与道德相关的情况特征时，可以证明采取行动 X 而不是行动 Y 是正确的。

许多道德伦理的支持者并没有哀叹他们的方法缺乏针对冲突和困境的

明确和精确的决策程序。他们认为，在解决道德困境时，以原则、规则和权利为基础的理论并不优于美德理论；他们认为，在无法解决的和悲剧性的困境中，美德有助于引导行为人做出适当的反应，包括适当的态度和情绪，如道德悲痛。[71]

"指令"或"美德-规则"的规范往往不像赫斯特豪斯的例子所表明的那样简单（例如，考虑道德完整性的美德），也没有理由认为所有的规范都完全依赖于潜在的美德概念。例如，知情同意规则可能更依赖于自治的价值，而不是尊重自治的美德。德性伦理中的规范可能与我们在第一章中提出的道德规范和规范理论相似。从这个角度来看，美德理论并不能证明美德优于作为行动指导的义务原则和规则。

道德生活是一个不断获得技能和做出判断的过程。随着时间的推移，一个人获得了更多的理解并变得更有能力去详述一般的指导方针，变得道德高尚，并坚持自己的道德理想。在美德和道德理想的情况下，一个人可以通过将这些美德施加于各种情况下，来更好地学习如何做到真实、诚实、谨慎、友好、慈善和礼貌。[72]这种学习方法所涉及的技能大致类似于学习使用一门语言的过程。

道德美德与道德义务的对应。在一些美德、道德原则、规则和理想之间有一种粗略的、尽管不完美的对应关系。与本章前一节讨论的权利和义务的相关性相比，这种关系不那么统一，也更加复杂。以下（不全面）的列表说明了在我们的共同道德里，一些选择美德和规范之间的对应关系是很明显的。

原则	美德
自主尊重	尊重自治
不伤害	不伤害
有利	有利
正义	正义

规则	美德
真实性	真实性
保密	尊重保密
隐私	尊重隐私
忠诚	忠诚

行动的典范	美德的典范
非凡的宽恕	非凡的宽恕
非凡的慷慨	非凡的慷慨
非凡的同情	非凡的同情
非凡的仁慈	非凡的仁慈

415　　　这个列表可以扩展到包括大量的其他规范和美德，但是不能构建一个完美的、对应和非对应的全面模式。此外，许多美德与原则并没有直接的、一对一的对应关系。例如，体贴、关心、怜悯、同情、勇气、谦虚和耐心是与义务的原则和规则不相符的美德。其他的例子是谨慎、正直、愉快、朴实、真诚、欣赏、合作和承诺。[73] 一些缺乏相应义务规范的美德却有相应的道德典范，如上所示。所有这些对整体道德都很重要。

美德理论的批判性评价

评价美德理论有几个问题值得考虑。

美德理论有多独立和全面？ 各种美德似乎都有与道德错误行为的表现相一致的性格特征。例如，勇气、智慧和忠诚可以使不道德的活动成为可能。正如在第八章中所讨论的，忠诚、友谊和团结的美德可以促进医生对其他不道德或不称职行为的反向了解。在谈到普遍令人钦佩的性格特征就像道德美德时，美德理论不能仅仅列出好的、值得称赞的、有用的精神品质。

在亚里士多德传下来的传统中，道德美德只是一个人的道德卓越，但道德卓越或道德价值是否完全由美德标准决定呢？道德价值追求的概念不是完全可分析的美德理论，因为它往往会依靠关于什么构成道德善的生活和善的行为的非美德前提，进而可能需要参考行动指南和道德的基本目标。

当陌生人相遇。 在许多信任气氛盛行的人际关系中，美德和品格很可能受到重视和强调。在这些亲密的背景下，表现卫生专业人员在行为法典中的义务和患者权利声明的原则或规则可能是扰乱，而不是基本要素。然而，美德理论对某些形式的道德相遇就不那么有效了，特别是在信任、亲密、熟悉等尚未建立的情况下。当陌生人相遇时，性格所起的作用往往不如原则、规则和制度政策那么重要。例如，当患者第一次与医生见面时，在取得同意、披露利益冲突、为无能力的患者提出"不要复苏"的命令、解释代孕母亲的安排等情况下，医生遵守规则可能是至关重要的。同样，医生可能会欢迎明

确和相互同意的知情同意规则、预先指示、道德规范，以及类似的结构和安　416
排。在这里，权利、规则和指导方针是受欢迎的并且是道德环境中完全可以
接受的一部分。

美德理论的建设性评价

美德出现在信任、亲密和依赖的环境中。美德理论特别适合帮助我们处
理照料和医疗信息传递的境况。例如，"使患者同意"（一个常见但有问题的
表达）[74]在获得知情同意的过程中，仅仅通过遵守知情同意制度规则通常远
不如有一个关心和眼光敏锐的医生、护士或其他健康专业人士赞赏、肯定和
诚实的对话来得重要。

美德理论是道德理论中最受尊敬的一种，有着从古代到现代的伟大传
统。纵观道德理论的历史，美德的主要作者对大多数美德和美德理论的重要
性达成了一致。亚里士多德对品格的强调和休谟对美德的强调是美德理论和
道德哲学史上的瑰宝。虽然他们相隔 2000 多年，但他们的哲学思想在核心
美德以及道德哲学中美德理论的中心地位方面表现出相当大的一致性。这些
理论理应得到应有的地位和认可，其重要性丝毫不逊于密尔关于社会福利的
功利主义观点、康德关于尊重所有人绝对要求的义务论观点以及权利理论史
上著名作家的观点。

理论和原则的趋同

只要存在对抗性的理论、体系或关于某些现象的一般阐述，我们就趋于
选择最好的理论，并确证它。然而，在一般伦理学和生命医学伦理学中，仅
接受一种理论是靠不住的。如果一定要本书的两位作者对本章考察过的各种
理论划分等级，那么，我们两人的观点会有所不同。在对这些理论做出评价
之后，我们得出了不同的评价意见，但是，对我们两人而言，最令人满意的
理论——如果我们真的发现只有一*种*理论是最令人满意的——只是比较可
取的理论而已，没有任何一种理论能够完全达到所有的相关标准。

如果我们把各种不同的理论比作卷入战争的敌对军队，那么，我们就夸
大了理论之间的差别。许多不同的理论可以推导出相同的行为指南和相同的

417 美德。这些观点基本上可以论证一些相同的原则、义务、权利、责任和美德。例如，尽管效用主义似乎与其他理论完全不同和对立，但在原则和义务的层面上，效用主义者理查德·勃兰特（Richard Brandt）的观点，与尖锐批判效用主义的罗斯的义务论观点惊人地相似：

> [最好的规范]应当包含为循环往复地涉及人类利益冲突的境况提供指导的规则。因此，可以推断，它包含与罗斯所列举的初始义务相当相似的规则：信守承诺和契约的规则；感恩的规则，如我们对父母的感恩；当然还有不伤害他人的规则和不对自身产生相对困难而又增进他人福利的规则。[75]

在论证一套相似的规则时，勃兰特诉诸效用，罗斯诉诸直觉归纳，二者在道德论证层面上存在显著的差别，并且两位学者可能对他们的原则进行不同的解释、细化和权衡。然而，他们所列举的初始义务只存在细微的差别。这种趋同并不只限于勃兰特和罗斯。这种一致性来源于初始共享数据资源，即公共道德规范。本章中所考察的不同类型理论的支持者在设计他们的理论之前都接受了共同道德的原则——正如我们所相信的那样，亚里士多德、洛克、休谟、康德、密尔以及我们提到过的道德哲学史上的其他巨人也是如此。这一主张并没有忽视它们在解释和权衡这些原则时可能出现的重要差异。

在评估案例和制定政策时，即使深刻的理论差别把人们分成不同的派别，人们却常常能够就一些原则达成一致和达成共识。正如生命医学伦理委员会长期以来所认识到的那样，在做出实际的判断和制定公共政策时，我们只需要就一套基本的行动指南达成一致——而不是就其理论基础或应该和不应该应用于何处达成一致。然而，就一般规范达成一致意见不应与一种理论是否充分证明其原则的问题相混淆。即使在没有解决深刻的理论分歧的情况下，生命医学伦理学的实践共识和重大的道德进步常常可以实现，理论探索也是值得的。

结　　论

本章所探讨的四种规范理论之间存在着竞争，在关于这些理论对生命医学实践意味着什么方面更存在着相互冲突的概念问题。然而，这些理论对我

们关于道德生活的思考都是有指导意义的。我们坚持认为，没有理由存在考　　418
虑一种理论次品或衍生品，有理由相信，这些类型的理论都显示出对我们共
同的道德遗产相当深刻理解，以及它如何帮助我们发展当代生命医学伦理。

　　每一种一般理论都有与道德信念发生冲突的风险，但本章研究的四种理
论中的每一种都阐明了一种我们不愿放弃的观点。这种研究理论的方法使我
们能够专注于他们非凡的见解，而不必被迫选择一种理论而排斥其他理论，
或将一种理论作为伦理学的首要基础。

注　　释

　　1. 我们关于多元论的观点受到了 Thomas Nagel 的影响，"The Fragmentation of Value,"
in *Mortal Questions* (Cambridge: Cambridge University Press, 1979), pp. 128-137; 也受到了
Baruch Brody 在 *Life and Death Decision Making* (New York: Oxford University Press, 1988)
一书中对策的影响，特别是第 9 页。

　　2. 我们的讨论得益于 Shelly Kagan, *The Limits of Morality* (Oxford: Clarendon Press,
1989), esp. pp. 11-15, 也得益于 David DeGrazia 和 Avi Craimer 对我们观点私下提出的批评。

　　3. 有关效用主义这一论题的分析，参见 Samuel Scheffler, *Consequentialism and Its Critics*
(Oxford: Clarendon Press, 1988)。

　　4. Jeremy Bentham, *An Introduction to the Principles of Morals and Legislation*, ed. J. H.
Burns and H. L. A. Hart (Oxford: Clarendon Press, 1970), pp. 11-14, 31, 34; John Stuart Mill,
Utilitarianism, in vol. 10 of the *Collected Works of John Stuart Mill* (Toronto: University of
Toronto Press, 1969), chap. 1, p. 207; chap. 2, pp. 210, 214; chap. 4, pp. 234-235.

　　5. 参考 James Griffin 的一种代表性理论，*Well-Being: Its Meaning, Measurement and
Moral Importance* (Oxford: Clarendon, 1986), esp. p. 67。20 世纪早期这类理论中最有影响
力的是 G. E. Moore, *Principia Ethica*, 参见 the revised edition，ed. Thomas Baldwin
(Cambridge: Cambridge University Press, 1993)。

　　6. 本案例基于 Melvin D. Levine, Lee Scott, and William J. Curran, "Ethics Rounds in a
Children's Medical Center: Evaluation of a Hospital-Based Program for Continuing Education
in Medical Ethics," *Pediatrics* 60 (August 1977): 205。

　　7. 在生命伦理学方面有影响的实用主义著作包括: Peter Singer, *Practical Ethics*, 2nd ed.
(Cambridge: Cambridge University Press, 1993); R. M. Hare, *Moral Thinking: Its Levels,
Method, and Point* (Oxford: Oxford University Press, 1981); Hare, *Essays on Bioethics*
(Oxford: Oxford University Press, 1993); Hare, "A Utilitarian Approach to Ethics," in *A

Companion to Bioethics, ed. Helga Kuhse and Peter Singer, 2nd ed. (Oxford: Wiley-Blackwell, 2009), pp. 85-90; Brad Hooker, *Ideal Code, Real World: A Rule- Consequentialist Theory of Morality* (Oxford: Oxford University Press, 2002)。John Harris 有影响力的作品倾向于结果主义和功利主义的方向；参见 Harris, *The Value of Life: An Introduction to Medical Ethics* (New York: Routledge, 1985) 等出版物。Jonathan Baron 在 Hare（等）和决策理论的影响之下，主张对生命伦理学采取功利主义的方法，反对原则主义. 参见 Baron, *Against Bioethics* (Cambridge, MA: MIT Press, 2006)。

8. 参考 L. W. Sumner, *The Moral Foundation of Rights* (Oxford: Clarendon Press, 1987); Hooker, *Ideal Code, Real World*。

9. Worthington Hooker, *Physician and Patient* (New York: Baker & Scribner, 1849), pp. 357ff, 375-381.

10. J. J. C. Smart, *An Outline of a System of Utilitarian Ethics* (Melbourne: Melbourne University Press, 1961); Smart, "Extreme and Restricted Utilitarianism," in *Contemporary Utilitarianism*, ed. Michael D. Bayles (Garden City, NY: Doubleday, 1968), esp. pp. 104-107, 113-115.

11. Richard B. Brandt, "Toward a Credible Form of Utilitarianism," in *Contemporary Utilitarianism*, ed. Bayles, pp. 143-186; Brandt's *Morality, Utilitarianism, and Rights* (Cambridge: Cambridge University Press, 1992). 作为 Brandt 规则功利主义的替代品，参见 Hooker, *Ideal World, Real World*。

12. 对于功利主义的广泛分析，包括批判性的评估，参见 Tim Mulgan, *Understanding Utilitarianism* (Abingdon, UK: Routledge, 2014); Walter Sinnott-Armstrong, "Consequentialism," *The Stanford Encyclopedia of Philosophy* (Winter 2015 Edition), ed. Edward N. Zalta, 可在 https://plato. stanford.edu/ archives/win2015/entries/consequentialism/上找到（2018 年 4 月 8 日访问）。

13. 这个问题 Madison Powers 讨论过，"Repugnant Desires and the Two- Tier Conception of Utility," *Utilitas* 6 (1994): 171-176。

14. Alan Donagan, "Is There a Credible Form of Utilitarianism?" in *Contemporary Utilitarianism*, ed. Bayles, pp. 187-202. 另见 Tim Mulgan 在 *The Demands of Consequentialism* (Oxford: Clarendon Press, 2005)中试图发展一种减少或消除"要求性"问题的结果主义理论，该理论提出了一种混合结果主义的"适度要求性"理论。

15. Williams, "A Critique of Utilitarianism," in *Utilitarianism: For and Against*, ed. J. J. C. Smart and Bernard Williams (Cambridge: Cambridge University Press, 1973), pp. 116-117; J. L. Mackie, *Ethics: Inventing Right and Wrong* (New York: Penguin, 1977), pp. 129, 133. 有关扩展内容，参见 Edward Harcourt, "Integrity, Practical Deliberation and Utilitarianism,"

Philosophical Quarterly 48 (1998): 189-198。

16. 为了在制定针对残疾人的公正政策时捍卫功利主义（反对平均主义），参见 Mark S. Stein, *Distributive Justice and Disability: Utilitarianism against Egalitarianism* (New Haven, CT: Yale University Press, 2006)。

17. Milton C. Weinstein and William B. Stason, *Hypertension* (Cambridge, MA: Harvard University Press, 1977); "Public Health Rounds at the Harvard School of Public Health: Allocation of Resources to Manage Hypertension, " *New England Journal of Medicine* 296 (1977): 732-739; "Allocating Resources: The Case of Hypertension," *Hastings Center Report* 7 (October 1977): 24-29.

18. 我们同意 Amartya Sen 的观点，"即使不接受结果主义，结果主义推理也可以有效地应用。忽视结果就是只讲了一半的道德故事"。*On Ethics and Economics* (Oxford: Basil Blackwell, 1987), p. 75.

19. 参见 Stephen Darwall, ed., *Deontology* (Oxford: Blackwell, 2003)这一具有代表性的作品集; Larry Alexander and Michael Moore, "Deontological Ethics," *The Stanford Encyclopedia of Philosophy* (Winter 2016 Edition), ed. Edward N. Zalta, 可在 https://plato.stanford.edu/archives/win2016/entries/ethics- deontological/上找到（2018 年 4 月 8 日访问）。

20. 例如，看看 F. M. Kamm 的作品，尤其是 *Intricate Ethics: Rights, Responsibilities, and Permissible Harm* (New York: Oxford University Press, 2007). 她没有采取具体的康德主义方法，而是指出当代非结果主义 "其精神根源在于 Immanuel Kant 和 W. D. Ross 的作品"（p. 10）。她严谨的著作经常关注或者说重点关注生命伦理学问题，如她的书 *Bioethical Prescriptions: To Create, End, Choose, and Improve Lives* (New York: Oxford University Press, 2013)。有些非后果论者或道义论者是从犹太教、基督教、伊斯兰教或其他宗教的角度出发的，我们在本书中不加以探讨。

21. Kant 试图证明我们在道德上应该做什么取决于我们将做什么 "如果理性完全决定意志"，*The Critique of Practical Reason*, trans. Lewis White Beck (New York: Macmillan, 1985), pp. 18-19; Ak. 20. "Ak."指定了康德学术中惯常引用的 22 卷 Preussische Akademie 版本的页面参考系统。

22. Kant, *Foundations of the Metaphysics of Morals*, trans. Lewis White Beck (Indianapolis, IN: Bobbs-Merrill, 1959), pp. 37-42; Ak. 421-424.

23. 为了解释康德在准则中的矛盾观点，参见 Christine Korsgaard, "Kant's Formula of Universal Law," *Pacific Philosophical Quarterly* 66 (1985): 24-47 和 "Kant's Formula of Humanity," *Kant-Studien* 77 (1986): 183-202, 这两篇文章在她的书中与其他文章一起被转载 *Creating the Kingdom of Ends* (Cambridge: Cambridge University Press, 1996); Barbara

420

Herman, *The Practice of Moral Judgment* (Cambridge, MA: Harvard University Press, 1993), pp. 132-158。

24. Kant, *Foundations*, p. 47; Ak. 429.

25. Kant, *Foundations*, pp. 51, 58-63; Ak. 432, 439-444.

26. Kant, *Foundations*, p. 58; Ak. 439-440.

27. Alan Donagan, *The Theory of Morality* (Chicago: University of Chicago Press, 1977), pp. 63-66.

28. 参见 *A Theory of Justice* (Cambridge, MA: Harvard University Press, 1971; rev. ed., 1999), pp. 3-4, 27-31 (1999: pp. 3-4, 24-28)。对于受 Rawls 影响的一种 Kant 研究方法，参见 Thomas Hill, Jr., *Human Welfare and Moral Worth: Kantian Perspectives* (Oxford: Clarendon, 2002)。

29. Rawls, *A Theory of Justice*, pp. 252, 256, 515-520 (1999 ed.: pp. 221-222, 226-227, 452-456). 也见他的 "A Kantian Conception of Equality," *Cambridge Review* (February 1975): 97ff.

30. 参见，例如, Thomas Nagel, "Personal Rights and Public Space," *Philosophy & Public Affairs* 24 (1995): 83-107, 以及他的 *The View from Nowhere* (New York: Oxford University Press, 1986); Bernard Williams, *Ethics and the Limits of Philosophy* (Cambridge, MA: Harvard University Press, 1985), 以及他的 *Moral Luck: Philosophical Papers*, 1973-1980 (Cambridge: Cambridge University Press, 1981)。

31. Christine M. Korsgaard, "Interacting with Animals: A Kantian Account," in *Oxford Handbook of Animal Ethics*, ed. Tom L. Beauchamp and R. G. Frey (New York: Oxford University Press, 2011), p. 97.

32. Onora O'Neill, *Towards Justice and Virtue: A Constructive Account of Practical Reasoning* (Cambridge: Cambridge University Press, 1996), pp. 5-6; *Constructions of Reason: Explorations of Kant's Practical Philosophy* (Cambridge: Cambridge University Press, 1989). 她在生命伦理学方面的康德著作包括 *Autonomy and Trust in Bioethics* (Cambridge: Cambridge University Press, 2002); Neil C. *Manson, Rethinking Informed Consent in Bioethics* (Cambridge: Cambridge University Press, 2007)。

33. 为了回应这一反对意见而给予康德更多灵活性的创新解释，参见 Herman, *The Practice of Moral Judgment*, pp. 132-158; Nancy Sherman, *Making a Necessity of Virtue* (Cambridge: Cambridge University Press, 1997); Tamar Schapiro, "Kantian Rigorism and Mitigating Circumstances," *Ethics* 117 (2006): 32-57。这些文章回应了我们在本节中提到的第三个反对意见的形式，特别是关于美德在康德理论中的地位。

34. 参考 Annette Baier, "The Need for More than Justice," in her *Moral Prejudices*

(Cambridge, MA: Harvard University Press, 1994)。

35. 我们要感谢 Karen Stohr 的分析，"Virtue Ethics and Kant's Cold- Hearted Benefactor," *Journal of Value Inquiry* 36 (2002): 187-204。

36. 国际权利和自然权利的先驱理论——现在经常被重新定义为人权——首先在哲学中通过 Hugo Grotius 和 Thomas 的社会和政治理论而繁荣起来。Hobbes、John Locke 和他们的后继者通常都是契约论者。关于人权的历史，参见 Anthony Pagden, "Human Rights, Natural Rights, and Europe's Imperial Legacy," *Political Theory* 31 (2003): 171-199; Ian Shapiro 广泛的历史、人类学和哲学理论, *The Evolution of Rights in Liberal Theory* (Cambridge: Cambridge University Press, as reissued in 2008); James Nickel, "Human Rights," *The Stanford Encyclopedia of Philosophy* (Spring 2017 Edition), ed. Edward N. Zalta, 可在 https://plato.stanford.edu/archives/spr2017/ entries/rights-human 上找到（2018 年 4 月 10 日访问）。欲了解人权与全球生命伦理问题的关系，参见 Wanda Teays, John-Stewart Gordon, and Alison Dundes Renteln, eds., *Global Bioethics and Human Rights: Contemporary Issues* (Lanham, MD: Rowman & Littlefield, 2014)。有关人权与正义理论密切相关，有时也与生命伦理学密切相关的说明，参见 Madison Powers and Ruth R. Faden, *Structural Injustice: Power, Advantage, and Human Rights* (New York: Oxford University Press, 2019)。关于生命伦理学中对人权的呼吁的批评，参见 John D. Arras and Elizabeth M. Fenton: "Bioethics and Human Rights: Access to Health-Related Goods," *Hastings Center Report* 39 (2009): 27-38; "Bioethics and Human Rights: Curb Your Enthusiasm," *Cambridge Quarterly of Healthcare Ethics* 19 (2010): 127-133。

421

37. United Nations, *Universal Declaration of Human Rights*, 2015 online edition, 可在 http://www.un.org/en/udhrbook/pdf/udhr_booklet_en_web.pd 上找到（2018 年 7 月 29 日访问）。

38. 我们在这一点上的陈述得益于 Joel Feinberg 的权利理论 *Rights, Justice, and the Bounds of Liberty* (Princeton, NJ: Princeton University Press, 1980), esp. pp. 139-141, 143-155, 159-160, 187; Feinberg, *Social Philosophy* (Englewood Cliffs, NJ: Prentice-Hall, 1973), chaps. 4-6。也参见 Alan Gewirth, *The Community of Rights* (Chicago: University of Chicago Press, 1996), pp. 8-9; H. L. A. Hart, "Bentham on Legal Rights," in *Oxford Essays in Jurisprudence*, 2nd series, ed. A. W. B. Simpson (Oxford: Oxford University Press, 1973), pp. 171-198; Christian Reus-Smit, "On Rights and Institutions," in *Global Basic Rights*, ed. Charles Beitz and Robert E. Goodin (New York: Oxford University Press, 2009), esp. pp. 27-29.

39. 一个聪明而非典型的尝试去辩护绝对权利参考 Alan Gewirth, "Are There Any Absolute Rights?" *Philosophical Quarterly* 31 (1981): 1-16; reprinted in Gewirth's *Human Rights* (Chicago: University of Chicago Press, 1982), chapter 9。

40. 关于绝对权利与表面权利的区别，参见 Danny Frederick, "Pro-Tanto versus Absolute Rights," *Philosophical Forum* 45 (2014): 375-394。

41. Ronald Dworkin, *Taking Rights Seriously* (Cambridge, MA: Harvard University Press, 1977), pp. xi, xv, 92 (and, as reissued with an "Appendix: A Reply to Critics," in 2002, pp. 364-366); *Law's Empire* (Cambridge, MA: Harvard University Press, 1986), p. 160.

42. Ronald Dworkin, "Rights as Trumps," in *Theories of Rights*, ed. Jeremy Waldron (Oxford: Oxford University Press, 1984), pp. 153-167; 引用在 p. 153。

43. 参见 Judith Jarvis Thomson, *The Realm of Rights* (Cambridge, MA: Harvard University Press, 1990), pp. 122-124, 106-117, 149-153, 164-175; Feinberg, *Rights, Justice, and the Bounds of Liberty*, pp. 229-232。

44. 关于少数人权利的问题，参见 James Nickel, *Making Sense of Human Rights*, 2nd ed. (Malden, MA: Blackwell, 2007), chap. 10。有关团体权利的情况，参见 James Griffin, *On Human Rights* (Oxford: Oxford University Press, 2008), chap. 15。

45. World Health Organization, "Zoonoses: Managing Public Health Risks at the Human-Animal-Environment Interface," 可以在 http://www.who.int/ zoonoses/en/ 上找到（2018 年 4 月 10 日访问）。

46. Shue 的第一版于 1980 年出版，第二版于 1996 年出版（Princeton, NJ: Princeton University Press). 这里使用的是第二版。第一版在几个学科中都有很大的影响。Shue 的著作性质和重要性已经被 *Global Basic Rights*, ed. Beitz and Goodin 中的几位作者仔细讨论过了。

422

47. 参见 Feinberg, *Social Philosophy*, p. 59; Eric Mack, ed., *Positive and Negative Duties* (New Orleans, LA: Tulane University Press, 1985); Judith Lichtenberg, "Are There Any Basic Rights," in *Global Basic Rights*, ed. Beitz and Goodin, esp. pp. 81-91。

48. Shue, *Basic Rights*, p. 13.

49. 参见 David Braybrooke, "The Firm but Untidy Correlativity of Rights and Obligations," *Canadian Journal of Philosophy* 1 (1972): 351-363; Feinberg, *Rights, Justice, and the Bounds of Liberty*, pp. 135-139, 143-144; Feinberg, *Harm to Others*, vol. 1 of *The Moral Limits of the Criminal Law* (New York: Oxford University Press, 1984), pp. 148-149; Griffin, *On Human Rights*, pp. 51, 96, 107-109; Joseph Raz, *The Morality of Freedom* (New York: Oxford University Press, 1986), pp. 170-172。关于相关性的探讨可以在 Gewirth 的 *The Community of Rights* 中找到。也参见 Feinberg 在他的书 *Doing and Deserving: Essays in the Theory of Responsibility* (Princeton, NJ: Princeton University Press, 1970), pp. 3-8 中对"责任"、"义务"和"要求"这三个词因模糊性而走入道德话语困境所做的深刻解释。

50. 参见 David Lyons 提出的一些反对意见，"The Correlativity of Rights and Duties," *Nous* 4 (1970): 45-55; Theodore M. Benditt, *Rights* (Totowa, NJ: Rowman & Littlefield, 1982), pp. 6-7, 23-25, 77; Alan R. White, *Rights* (Oxford: Clarendon Press, 1984), pp. 60-66; Richard Brandt, *Ethical Theory* (Englewood Cliffs, NJ: Prentice Hall, 1959), pp. 439-440。

51. 这种区别有时表现为完全义务具有相关权利，而不完全义务则不具有相关权利。我们更喜欢更简洁的方法，即只有完美的义务才是真正的道德义务。所谓的不完全义务是允许自由裁量权的道德理想。参考 Feinberg, *Rights, Justice, and the Bounds of Liberty*, pp. 138-139, 143-144, 148-149。关于被爱的权利的有趣论点，见 S. Matthew Liao, *The Right to Be Loved* (New York: Oxford University Press, 2015)。

52. Ronald Dworkin 在 *Taking Rights Seriously* (pp. 169-177, esp. p. 171) 一书中指出，政治道德是以权利为基础的。J. L. Mackie 的理论发展了一个适用于一般道德的类似命题，参见"Can There Be a Right-Based Moral Theory?", *Midwest Studies in Philosophy* 3 (1978), esp. p. 350。

53. Robert Nozick, *Anarchy, State, and Utopia* (New York: Basic Books, 1974), pp. ix, 149-182.

54. Alan Gewirth, "Why Rights Are Indispensable," *Mind* 95 (1986): 329-344, 引文在 p. 333. 参见 Gewirth 后来的著作，*The Community of Rights* (Chicago: University of Chicago Press, 1996)。

55. James Griffin, *On Human Rights* (Oxford: Oxford University Press, 2008), pp. 14-19, 97, 110. Griffin 认为"'人权'术语几乎'没有标准'" (p. 14). 参见不同的观点，Joseph Raz, *The Morality of Freedom* (Oxford: Clarendon Press, 1986), chap. 7.1。

56. Ronald Dworkin, *Taking Rights Seriously*, pp. 93-94.

57. 参见 William R. Lund, "Politics, Virtue, and the Right to Do Wrong: Assessing the Communitarian Critique of Rights," *Journal of Social Philosophy* 28 (1997): 101-122; Allen Buchanan, "Assessing the Communitarian Critique of Liberalism," *Ethics* 99 (July 1989): 852-882, esp. 862-865; William A. Galston, *Liberal Purposes* (Cambridge: Cambridge University Press, 1991)。

58. 参见 Talbot Brewer, *The Retrieval of Ethics* (Oxford: Oxford University Press, 2009), pp. 1-11, passim。

59. 有关介绍参见 Heather Battaly, *Virtue* (Cambridge: Polity Press, 2015)。几卷书提供了一系列启发性的观点，参见 Lorraine Besser-Jones and Michael Slote, eds., *The Routledge Companion to Virtue Ethics* (London: Routledge, 2015); Daniel C. Russell, ed., *The Cambridge Companion to Virtue Ethics* (Cambridge: Cambridge University Press, 2013)。

60. Aristotle, *Nicomachean Ethics*, trans. Terence Irwin (Indianapolis, IN: Hackett,

1985), 1105ᵃ17-1105ᵃ33, 1106ᵇ21-1106ᵇ23; 也参见 1144ᵃ14-1144ᵃ20。

423　　61. Robert Adams 将"动机性美德"（如善心）与"结构性美德"（如勇气和自我控制）区分开来。后者是代理决策者组织和管理其动机的结构性特征。*A Theory of Virtue: Excellence in Being for the Good* (Oxford: Clarendon Press, 2006), pp. 33-34, passim.

62. 分类在伦理理论中有着几百年的传统。尽管在提议的美德（和恶习）列表中有各种各样的变化，但这些传统中也有许多共同之处——足以谈到美德的共同道德。参见 David Hume 对他的美德目录所做的评论，*An Enquiry Concerning the Principles of Morals*, ed. Tom L. Beauchamp (Oxford: Clarendon Press, 1998), 开始于 1.10 (sect. 1, par. 10); 也参见 6.21, 9.3, 9.12。虽然 Hume 受到 Aristotle 的影响，但他说他受到 Cicero 的 *De officiis* 中美德目录的影响最深。关于积极的性格特征被解释为美德的描述，参见 Christopher Peterson and Martin E. P. Seligman, eds., *Character Strengths and Virtues: A Handbook and Classification* (Washington, DC: American Psychological Association; and New York: Oxford University Press, 2004)。他们的章节在 6 种广泛的美德下确定了 24 种特定的性格优势。

63. Hume, *An Enquiry concerning the Principles of Morals*, sect. 8, footnote to the section title; and appendix 1, par. 10.

64. 关于美德的本质和定义的进一步分析，见 Julia Annas, *Intelligent Virtue* (New York: Oxford University Press, 2011), esp. chaps. 2-5。

65. 参见 Philippa Foot, *Virtues and Vices* (Oxford: Basil Blackwell, 1978); Gregory Trianosky, "Supererogation, Wrongdoing, and Vice," *Journal of Philosophy* 83 (1986): 26-40; Jorge L. Garcia, "The Primacy of the Virtuous," *Philosophia* 20 (1990): 69-91; 对这一观点的批评参见 Lynn A. Jansen, "The Virtues in Their Place: Virtue Ethics in Medicine," *Theoretical Medicine* 21 (2000): 261-276。

66. 参见 Diane Jeske, "Friendship, Virtue, and Impartiality," *Philosophy and Phenomenological Research* 57 (1997): 51-72; and Michael Stocker, "The Schizophrenia of Modern Ethical Theories," *Journal of Philosophy* 73 (1976): 453-466。关于亚里士多德的美德理论中友谊的历史和核心作用，请参阅 *The Stanford Encyclopedia of Philosophy* (Fall 2017 Edition), ed. Edward N. Zalta, 可在 https://plato.stanford.edu/archives/fall2017/entries/friendship/上找到（2018 年 4 月 4 日访问）; Sandra Lynch, *Philosophy and Friendship* (Edinburgh: Edinburgh University Press, 2005)。

67. 参见 Gregory Pence, *Ethical Options in Medicine* (Oradell, NJ: Medical Economics, 1980), p. 177。

68. 引自 Henry K. Beecher, "Ethics and Clinical Research, " *New England Journal of Medicine* 274 (1966): 1354-1360。关于 Beecher 作为医学伦理学文献中美德解释的支持者的解释，参见 Mark Israel 的简短声明，*Research Ethics and Integrity for Social Scientists:*

Beyond Regulatory Compliance, 2nd ed. (Los Angeles: Sage, 2015), p. 15。

69. Thomas Keneally, *Schindler's List* (New York: Penguin Books, 1983), pp. 176-180.

70. Rosalind Hursthouse, *On Virtue Ethics* (Oxford: Oxford University Press, 2001), p. 17. 其他美德伦理学的支持者也强调这一点以及美德如何指导行为。例如，Julia Annas, "Why Virtue Ethics Does Not Have a Problem with Right Action," *Oxford Studies in Normative Ethics* 4 (2014): 13-33, Annas, "Learning Virtue Rules: The Issue of Thick Concepts," in *Developing the Virtues: Integrating Perspectives*, ed. Annas, Darcia Narvaez, and Nancy E. Snow (New York: Oxford University Press, 2016), pp. 224-234。关于德性伦理学在这个问题上的主要立场的分析，请参阅 Liezl van Zyl, "Virtue Ethics and Right Action," in *The Cambridge Companion to Virtue Ethics*, ed. Russell, pp. 171-196。

71. 参见 Rosalind Hursthouse, "Virtue Ethics and the Treatment of Animals," in *Oxford Handbook of Animal Ethics,* ed. Beauchamp and Frey (2011), pp. 126-127; Hursthouse, "Virtue Ethics," in *The Stanford Encyclopedia of Philosophy* (Winter 2016 Edition), ed. Edward N. Zalta, 可以在 https:// plato.stanford.edu/entries/ethics-virtue/上找到（2018 年 4 月 11 日访问）。也见 Christine Swanton, *Virtue Ethics: A Pluralistic View* (New York: Oxford University Press, 2003), part 4; Rebecca L. Walker and Philip J. Ivanhoe, eds., *Working Virtue: Virtue Ethics and Contemporary Moral Problems* (New York: Oxford University Press, 2009).

72. 关于美德的相关思考，请参见 Annas, *Intelligent Virtue*, chap. 3, esp. pp. 32-40。

73. 关于生命医学伦理中"美德、原则和责任之间的联系"的显著不同的分析，参见 Edmund Pellegrino and David Thomasma, *The Virtues in Medical Practice* (New York: Oxford University Press, 1993), chap. 2. 也可参见 Pellegrino, "Professing Medicine, Virtue Based Ethics, and the Retrieval of Professionalism," in *Working Virtue*, ed. Walker and Ivanhoe, pp. 61-85。其他专门在卫生保健背景下对美德伦理的研究包括 Rebecca L. Walker, "Virtue Ethics and Medicine," in *The Routledge Companion to Virtue Ethics*, ed. Besser-Jones and Slote, pp. 515-528; Justin Oakley, "Virtue Ethics and Bioethics," in *The Cambridge Companion to Virtue Ethics*, ed. Russell, pp. 197-220; Alan E. Armstrong, *Nursing Ethics: A Virtue-based Approach* (Houndmills, UK: Palgrave Macmillan, 2007), 以及本卷第二章讨论和引用的文献。

74. 虽然"同意患者"或"同意研究对象"的用语很普遍，但令人反感，因为只有患者或研究对象可以同意——卫生专业人员和调查人员不能"同意"患者或研究对象；例如，通过提供相关信息，他们提供了获得患者和受试者同意的机会并使之成为可能。见第四章关于知情同意的讨论。

75. Brandt, "Toward a Credible Form of Utilitarianism," p. 166.

424

第十章 方法和道德论证

　　我们能证明生命医学伦理学中的道德结论是合理的吗？如果可以，我们可以合理有效地使用哪些方法？这一专业领域的文献为这些问题提供了大量答案。在本章中，我们不再讨论之前主要探讨的规范伦理学和生命医学伦理学的一阶问题，而是反思方法和论证的二阶问题，我们将评估论证的主要方法和形式，并为源自约翰·罗尔斯著名的反思均衡理论的解释进行论证。

　　本章前三节阐述评价方法与论证的三种模式，然后对我们的方法与原则框架的批评意见进行评估。最后，我们把我们关于方法和论证的观点与第一章提出的公共道德理论、第二章提出的道德品格理论和第三章对道德地位的分析联系起来。

伦理学中的论证

　　英语中的 justification 一词有多种含义，并且依学科的不同而不同。在法律中，它是指在法庭上证明某人有法律上的充分理由和证据来支持自己的主张或为自己辩护。在伦理学话语中，其目的是通过提出充足的道德理由来建立自己的观点。仅仅罗列一些理由是不够的，因为这些理由可能不足以支持需要论证的结论。不是所有理由都是好理由，不是所有好理由对论证来说都是充分的。因此，我们必须把理由之于道德判断的*相关性*与理由之于道德判断的*充分性*区分开来，我们也必须把*尝试性的*论证与*成功的*论证区分开来。例如，美国的化工企业曾一度把工作环境中存在有毒化学物质作为将育龄妇女排除在危险工作场所之外的合理的法律理由和道德理由，但是，美国最高法院推翻了这些政策，理由是这些政策歧视女性。[1] 危险化学品对健康和生命造成的危险是保护员工不受工作场所伤害的好理由，但对一项仅针对女性的禁令而言，这个理由不是一个充分的理由。

规范性的伦理学理论和当代生命医学伦理学都运用了若干种方法和论证模式。我们将分析其中的三种模式。第一种模式是以自上而下的视角来研究论证和方法，强调道德规范和伦理学理论，分别如我们在第一章和第九章中所述。第二种模式是以自下而上的视角来研究论证和方法，强调先例、道德传统、经验和具体情况。第三种模式则不强调自上而下策略，也不强调自下而上策略，它强调在一般道德框架中经过深思熟虑的道德判断以及事实、道德规范和道德信念的整体一致性，我们支持第三种模式。

自上而下模式：理论与应用

自上而下模式认为，通过涵盖判断的一般规范性规则的结构体系，我们可以推导出合理的道德判断。这种模式受到诸如数学等学科的启发，即一个命题可以从一套可靠的前提逻辑地（演绎地）推导而来。当且仅当普遍的原则和规则，加上相关情况的事实，能够支持正确或合理的判断的推论，论证才能进行。这种模式与许多人所学到的道德思维的方式相一致。它涉及把普遍的规则（原则、规则、理想、权利等）应用于符合规范的具体案例中。因此，这种演绎模式有时被认为是一般规则的应用——这一概念促进了*应用伦理学*这一术语的使用，我们对这一术语提出了质疑，但仍在第一章中使用了它。

下面是涉及"应用"规范的演绎模式的例子（此处"规范"这一用语是"什么是义务性的"，而不是"什么是允许的"，或"什么是禁止的"，尽管演绎模式对所有这三种情况而言是一样的）：

（1）陈述 A 的每个行为都是义务性的。

（2）行为 b 属于陈述 A。

因此，

（3）行为 b 是义务性的。

一个简单的例子是：

（1x）符合患者总体最佳利益的每种行为对该患者的医生而言都是义务性的。

（2x）抢救行为 b 符合患者的总体最佳利益。

因此，

（3x）抢救行为 *b* 对患者的医生而言是义务性的。

涵盖性原则，如（1）和（1x），处于普遍性的不同层次上，但它们在逻辑形式上始终具有普遍性。普遍性的层次根据陈述 A 的具体性而变化，而陈述的普遍形式是由这种描述的每一个行为都是强制性的这一主张所保证的。通过把特定的判断或信念置于一个或多个道德规则范畴之下，我们可以证明这些判断或信念的合理性；而这些规则，我们可以诉诸规范伦理理论来论证其合理性。假设有这样一名护士，她拒绝协助堕胎手术。她也许试图引用蓄意谋杀生命是错误的这一规则来证明她的拒绝行为是正当的。如果受到逼迫，这名护士也许会援引人类生命神圣原则来论证这一道德规则。最后，所有特定的判断、规则和原则都可能在第九章讨论的伦理理论和第三章讨论的道德地位理论之类中找到支撑。

在这种可以直接、明确地把这一判断置于另一个规则或原则之下的简单案例中，演绎模式的运用简单易行。让我们看看下面这个论证："你必须告诉桑福德先生他患有癌症并且可能不久于人世，因为医生为了切实尊重患者的自主，必须遵守讲真话的规则。"自上而下模式认为，"你不应该对桑福德先生撒谎"这一判断的道德内容直接来源于涵盖性原则——"你应该尊重患者的自主"，根据这个原则我们可以推出涵盖性规则——"你不应当对患者撒谎"。

演绎模式存在的问题

这个模式表明存在一种排序，即在伦理学中，一般理论、原则、规则和权利比传统实践、机构规则和案例判断享有更高的道德优先地位。虽然在道德生活中有很多大致符合这种涵盖性规范的概念，但也有很多并非如此。在一些棘手的案例中，具体的道德判断往往要求我们细化和权衡道德规范（如第一章所述），而不只是要求我们把一个具体案例置于某个预设的涵盖性规则或原则之下。在道德理论中，抽象的规则和原则是极其不确定的，也就是说，这些规则和原则的内容过于抽象，难以用来决定我们应该和不应该实施的行为。在细化和权衡道德规范以及做出具体判断的过程中，我们常常必须考虑事实、文化期望、预期后果，以及前人的先例，以帮助我们区分道德规则、原则和理论的相对权重。

道德生活要求的往往不只是普遍的和具体的规范。普遍的或具体的规范（原则或规则）可以都不能明确地适用于某种情形。各个案例的实际情况经常是很复杂的，适用于这些情况的各种不同的道德规范可能衍生不确定的，甚至相互矛盾的结论。例如，出于科学研究的目的，毁掉一个培育在培养皿中的人类胚胎是否允许？在这个颇具争议的案例中，毁掉胚胎的行为并未明确违反不得杀害或谋杀的规则，人们有保护财产和身体完整性的权利这一规则也明显不适用于毁掉体外人类胚胎的行为。即使是有关事实全部明确的情况下，我们选择的相关事实与相关规则也可能推出一个与他人所选择事实及规则的选择不相容的判断。选择一组恰当的事实并采用一套正确的规则来处理这些事实并不能简化为简单的演绎过程。

自上而下模式也可能导致无穷回归的论证，即无穷无尽地寻求最终论证，因为每个层次所诉求的涵盖性规则都会要求更高层次的规则来论证。从理论上讲，我们只有提出一个自我证成的原则或不坚持之就是非理性的原则，才能解决这个问题，但是，要证明某些原则符合这一要求，并且这些原则能够论证所有其他原则和规则，是目前伦理学理论无法达到的一项艰巨任务。然而，如果所有的标准只有置于一个正当的涵盖性原则之下才合理的话，似乎就不存在正当的原则或判断了。

"道德作为公共体系" 的理论

自上而下理论的一个重要版本，也是生命医学伦理学中检查最彻底的一个版本（尽管它不是纯粹的演绎主义），是伯纳德·格特（Bernard Gert）与合作者丹纳·克劳泽（Danner Clouser）和查尔斯·卡尔弗（Charles Culver）在生命伦理学中发展起来的理论。格特将他的基本伦理理论称为"道德作为公共体系"的理论。公共道德体系是在我们日常生活中起作用的道德制度——即有生命的、前理论的道德——而描述和捍卫道德规范的道德理论是一种哲学解释。这个理论可以被认为是自上而下的，因为该理论的主要元素是一般性道德规则、道德理想、情境的道德相关特征、处理冲突和评估某些违反道德的行为是否合理的程序。该理论将道德设想为适用于所有地点和时间的所有人的公共规范体系。[2]

当 20 世纪 80 年代我们的原则框架遭到质疑时，以格特的理论为依据的质疑者们成了我们最不遗余力的批评者，他们在论文和著作中对我们的初始原则表达了严重关切。他们杜撰了"原则主义"的标签，来指称所有由可能相互冲突的多元初始原则构成的伦理学观点。在我们看来，格特及其同事的观点与我们在本书中捍卫的观点并没有像他们认为的那么相距甚远。与我们一样，他们将公共道德理解为与文化、个人、宗教或专业协会无关的普遍道德。然而，格特和他的同事不接受我们对原则的解释之语言和实质，同时将他们对公正规则、道德理想的解释以及对道德的定义视为生命医学伦理学中的一种高级替代框架。在本节中，我们更多地关注他们对我们的原则和方法的批评，而不是关注一般自上而下理论的性质和局限性。[3]

429

　　首先，格特及其同事指控我们的道德原则之功能如同一些在道德层面值得牢记的价值观念的名称、清单或标题，缺乏深刻的道德实质，没有指导行为的能力。也就是说，我们的原则指向的是一些可以归到一些重要的道德理念大标题之下的值得考虑的道德主题，除此之外，别无他用。第二种批评意见是：由于面临生命伦理学问题的道德主体从这些抽象原则那里得不到任何具体的指令性的指导，他们只能自由地按照自己的方式，甚至随心所欲地处理这些问题。他们还可能随心所欲地解读和权衡某个原则，或根本无视该原则。从这个角度来看，我们的解释缺乏实质内容，是放任的，这在一定程度上是因为我们的观点缺乏统摄性的、全面的、缜密的理论。第三种批评意见是初始原则与我们框架内的一些行为指南常常相互冲突，并且我们的观点太不具确定性，无法为解决冲突提供一个决策程序。

　　克劳泽和格特发现这些不足在本书第七章讨论公正原则时表达的观点中尤为明显。他们认为，这些原则不能为行为提供任何具体指导，我们所提到的所有公正原则只能引导人们去关注公正问题和对公正做出思考，而对如何满足公正的要求不能给出任何具体的规范性的指导。由于这种模糊性和笼统性不足以决定公正问题的解决方案，道德行为主体可以随意地确定什么是公正的，什么是不公正的，只要他们认为合适就行。

　　格特与克劳泽还批评我们的理论把有利（beneficence）作为一种义务原则。在他们的理论中，他们坚持认为，不存在行善这一道德*义务*，尽管他们认为行善的道德*理想*是道德的重要组成部分，应该予以鼓励。在他们的体系中，除由职业角色以及其他特殊职位所确立的义务之外，道德生活中只存在由杜绝造成伤害或禁止恶行（evil）的道德规则，即不伤害原则（rules of nonmaleficence）引发的义务。对格特及其同事来说，道德的总体目的是使恶行和伤害最小化，而非促进善行（good）。为了不导致恶行，在任何时候牵涉到任何人时，理性人都能够不偏不倚地行动，但是理性人不可能在任何时候不偏不倚地为了所有人促进善行。[4]这种论述认为在道德的核心维度中，不伤害比有利更重要——我们在前几章中已经驳斥了这一论点，理由是公共道德将二者均视为义务原则，且不厚此薄彼。

"道德作为公共体系"的局限性

　　我们同意格特、克劳泽和卡尔弗提出的问题确实值得不断地反思，但是我们拒绝接受他们对我们的论述提出的主要批评意见，他们所提出的这些批评同样适用于他们自己的理论。尤其是他们批评我们的原则缺乏具有指导性的道德实质（作为尚未细化的原则），这一批评也几乎同样适用于他们自己的规则，因为他们的规则比我们的原则在抽象程度上也仅仅低一个层次而已。任何规范、原则或规则如果未经具体细化都会存在这个问题。所有的普遍规范，包括格特的道德规则，都旨在涵盖范围广泛的各种情况。如果普遍规则在生命医学伦理学中未经具体细化，那么它们几乎总是因为太笼统而无法提供充分的规范性指导。与我们的原则一样，克劳泽和格特的规则（如"不许作弊""不许欺骗""尽职尽责"）在其最初的普遍的形式上也缺乏具体性。他们的规则比我们的原则在抽象程度上低一个层次，实际上处于*部分细化*原则的层次上，这就解释了为什么他们的规则比我们更为抽象的原则确实有更具指导性、更具体的内容，我们也承认这一点。然而，我们对原则和规则的论述已经包含了一套与格特及其同事主张的规则相似的规则。[5]如下所述，他们的一些规则预设或遵循我们主张的尊重自主和行善的原则，而他们却拒绝将其作为义务的基本道德规范。

　　至于他们批评我们的原则不过是没有深刻道德实质的清单或标题，我们赞成原则应当对需要细化和增加内容的道德规范进行排序、分类和分组。除非我们分析和解读了这些原则（如我们在第四章至第七章每章第一节所做的那样），然后将这些原则细化，并与其他规范联系起来（如我们在第四章至第七章每章后面几节中所为），否则指望更多的组织规范性的内容、提出非常普遍的道德指引的分类方案，是不切实际的。[6]此外，经常需要的平衡只能在具体情况下才会发生。

　　至于格特和克劳泽批评我们主张的原则以我们无法解决的方式彼此冲突，我们承认道德原则框架本身无法解决各原则之间及其衍生规则之间的冲突。任何普遍指导框架都不可能预料到所有的冲突，但是格特和克劳泽的体系与我们的框架在解决这个问题的能力上旗鼓相当。在第一章中，我们认为我们的理论通过平衡和细化的方式来解决这个问题，他们的论述认定他们"更具体的"规则没有细化的必要。只有能够给其规范加入足够的内容、能够避免所有情况下的冲突和困境的理论才能够真正达到克劳泽和格特的要求。在我们看来，没有哪一种普遍道德理论能够达到为医疗伦理构建完整的具体细化规范体系这一目标。[7]

经验和合理的判断是解决这些问题不可或缺的盟友。托马斯·纳格尔强烈主张，大量互不相干的义务和价值观是道德固有的特征。罗斯指出，许多哲学家给伦理学强加了一种毫无根据的简单化架构[8]，这种说法是颇有道理的。一些针对罗斯和我们观点的批评者指责我们未能在道德理论中实现系统性的统一，但我们认为一定程度的不统一、冲突和模棱两可是道德生活的普遍特征，而这些特征不太可能被道德理论完全消除。道德理论提供了适当和有效的方法，例如具体细化、平衡和规范调整方式以实现一致性，但我们不应期望理论能消除所有的混乱、复杂性和冲突。

至于对我们基于原则的分析未能提供普遍的伦理学理论的批评，我们予以接受，但是我们认为这不是什么强有力的反对。我们并未声称构建了一个普遍的伦理学理论或全面的公共道德理论，也没声称我们的原则和方法可以比肩或取代主流经典理论的原则和论证方法，如功利主义及其效用原则、康德主义及其绝对命令原则。我们在第九章表达了对这些一般理论的某种怀疑，理由是，统一基础的伦理学目标可能会歪曲道德生活的某些重要方面。[9]

对格特和克劳泽所批评的行善原则表达的是一种道德理想而非道德义务，我们认为他们的观点扭曲了公共道德。他们的理论认为在道德上，我们从未要求某人阻止或消除伤害或恶行（除了身份、职业或社会义务有具体要求之外），而只要求避免导致伤害或恶行。他们没有要求人们*施行*有益的或阻止伤害的行为，只是要求*避免*伤害或有害的事件和情况。[10] 他们的论点把行善仅仅当作一种道德理想，因而误读了公共道德的承诺，这种承诺在提倡行善的道德理想的同时也要求采取有利的行动。

认为行善从来都不是道德所要求的这一主张，即使在格特自己关于道德义务的核心论述中也没有得到支持，虽然他自己的说法并不承认这一点。在《道德：其本质和正当性》一书中，格特多次倚仗的是如下前提：人有行善的道德义务。例如，他在解释他的十条基本道德规则之一——"尽职

431

尽责"——时，将其解读为包含了行善的义务。格特对他的理论体系及其责任解释如下：

> 尽管一般而言，责任与职位、工作与身份等相伴而存，但也有一些责任似乎更普遍……一个人有责任……在任何一个文明社会中，如果一个小孩病倒在你的怀中，你有义务为他寻求帮助。你不能只是把他放在地上，然后走开。在大多数文明社会中，在下列情况下人们有义务提供帮助：①当身边的人需要帮助以避免严重不幸，通常是死亡或严重受伤时；②当你是唯一的或几乎是唯一的能提供帮助的人时；③当提供这种帮助可能相对无须成本时。[11]

　　格特认为所有这些要求"在任何一个文明社会中"的依据是"尽职尽责"这一根本道德规则。这些要求显然与源于行善原则的义务是完全相同的，这一原则至少从 18 世纪开始就在伦理学理论中广泛使用。格特所说的帮助义务可以恰当地理解为对行善的一般原则的具体化。在他的道德理论和我们的道德理论中，这种责任不仅仅与"文明社会"的条件有关。因此，格特的体系并不缺乏我们所理解的行善的义务。[12] 概而言之，似乎克劳泽与格特所排斥原则主义的很多内容被纳入或预设在他们最后那条未经细化的规则——"尽职尽责"之中。因此，他们的道德体系理论并没有为我们关于义务的性质和范围的实质性主张提供替代方案。

　　公共道德的很多实质性要求用原则的语言比用规则的语言能够更好地表达出来。看一看尊重自主原则，格特及其同事认为它和公正原则、行善原则一样存在问题。他们无视尊重自主原则，使他们对一些案例的评判令人费解和困惑。如下面这个案例：一次严重的事故后，尚有知觉的伤者以宗教信仰为由拒绝输血，后来他失去了知觉。医生认为，如果不输血，他就会死亡。格特与卡尔弗认为，在这种情况下提供输血是家长主义的行为，是错误的，因为伤者经过输血恢复意识后，医生将既违反不欺骗的道德规则，也违反不造成痛苦的道德规则。如果医生不与伤者谈及输血，他们就会违反不欺骗规则；如果医生做了，就会给患者造成痛苦。[13]

　　格特与卡尔弗对尊重自主原则的排斥使他们通过这个令人费解的推理过程得出这个荒唐的结论。一开始，他们的理论就缺乏足够的规范资源认为本案例中的输血是家长主义行为，是初始错误，因为这违背了有行为能力患者表达的意愿和选择。[14] 最初，格特的道德准则"不许剥夺自由"被狭义地

432

解读为禁止妨碍一个人采取行动的机会。后来，为了解决这个输血案例以及其他类似案例所引发的问题，格特及其同事对这一道德规则做了更宽泛的解读，把"免受他人行动的影响"也包括了进去。[15] 这个扩展后的解释是合理的，但是，经如此解读之后，他们的这一规则与我们所理解的尊重自主原则相差无几了——而后者是他们所排斥的一条原则。

我们认为，格特及其同事提出的道德规则之自上而下理论存在一些问题，缺乏足够的理由来表明它比我们的原则主义解释更可取。尽管如此，它提供了对道德生活的重要见解，我们将在本章稍后部分再进行讨论。

自下而上模式：案例与类比推理

一些生命医学伦理家无视普遍原则和理论，关注的是实际的决策过程。他们认为，道德论证是通过归纳（自下而上）而不是通过演绎（自上而下）进行的。归纳主义者——我们姑且这样称呼——认为是从特殊情况概括推理出一般结论或观点。例如，我们以现有的社会实践、引人反思的新奇案例和案例对比分析为逻辑起点，从而进行特定情况下的决策，并归纳概括出重要的道德规范。归纳主义者强调不断演化的道德生活，这种生活反映了棘手案例的经验、与前人实践的类比，以及与我们在第二章中所讨论的相似的示范性生活与叙述。"归纳主义"和"自下而上模式"属于广义的范畴，包括一些与自上而下理论针锋相对的方法论。实用主义 [16]、特殊主义 [17]、叙事方法 [18]，以及某些形式的女性主义和美德理论（如第二章所讨论），都完全可以纳入这一范畴。

归纳主义者认为，一些具体案例中的特定判断为我们接受独立于普遍规范的道德结论提供了正当理由。他们把规则和原则看作知识序列和论证顺序中衍生性的，而非初始性的东西。因此，原则的意义、功能和权重源于以往的道德争论与反思。例如，医生曾经将撤除各种能够拯救患者生命的医疗技术视为不被允许的谋杀行为。但是，在处置了众多令人痛苦的案例之后，医生以及社会逐渐将许多这样的行为看作是可以允许的任其死亡的案例，有时甚至将认可患者拒绝接受治疗的行为视为道德的要求。这种转变源于对各种放弃治疗和拒绝放弃治疗案例的丰富经验。从这个角度看，所有具体的道德规范都是随着时间的推移而产生和完善的；在一种文化的指引矩阵中，它们永远不会仅仅停泊在临时的安全点。

我们来看一个例子，在 20 世纪的后 25 年里，人们对代理决策问题的兴趣激增。以颇具影响的凯伦·安·昆兰一案（1976 年）[19] 为始的一系列案例给医学伦理学和法院带来了挑战，要求建立一个全新的实质规则框架，确保关于维持生命治疗的代理决策是负责任的，以及制定关于该由谁来做出这些决定的权威规则。这就牵涉到要对类似案例进行详尽费力的审查，并根据现有的规范测试新假说。*昆兰案例*之后的案例的处理都是诉诸*昆兰一案*及相关案件的相似之处和不同之处。多年以来，一系列具有类似特征的案例帮助我们确定了代理决策的伦理条件。

决疑论：基于案例的推理

决疑论是生命医学伦理学中一种颇具影响的自下而上的思维模式，其支持者复活了一种在中世纪和近代哲学中颇具影响的模式，并且为现代生命医学伦理学改造了这一模式。[20] *决疑论*（casuistry，该词源于拉丁文 casus，意为"案件"）指的是运用案例的比较和类比得出道德结论。[21]

艾伯特·琼森（Albert Jonsen）和斯蒂芬·图尔敏（Stephen Toulmin）是决疑论最著名的两位支持者，他们对我们的原则框架持保留意见。[22] 总的来说，决疑论者对脱离于案例、历史、先例和情境的规则、权利和一般理论持怀疑态度。他们认为，要做出合理的道德判断，必须非常熟悉具体情况和类似案例的历史记录。决疑论者反对包含*缺乏弹性*的普适原则的整齐划一的理论这一目标。[23]

434

然而，决疑论者并不完全把规则和原则排除在道德思维之外，当这些规则和原则与他们的案例分析形式一致时，他们也欣然接受。因为我们在本书中不接受缺乏弹性、刻板僵化的原则，琼森和图尔敏对我们关于原则的解释和运用持开放态度，即使他们认为这没有渗透到道德思维的核心领域。作为决疑论者，他们坚持认为道德判断通常是在无法诉诸原则的情况下做出的。例如，当原则、规则或权利发生冲突，并且无法求助于更高的原则、规则或权利时，我们也可以做出道德判断。当有人不顾案例的细微差别，生硬地解释原则时，有些决疑论者就看到了"原则暴政"（tyranny of principles）。[24] 结果，解决道德问题的尝试遭到了相互冲突的原则的阻碍，道德争论变得异常激烈和无休无止。

琼森和图尔敏认为，通过关注关于案例的共识而非共享原则，可以避免这种僵局。下面是他们碰到的一个典型案例，来自他们同在国家生物医学和行为研究人体受试者保护委员会工作四年的经历：

> [委员们]不能达成一致的事情是他们*为什么*达成了一致……不是绝对可靠的普适原则……为他们就某类特定的案例做出判断提供知识基础，情况常常是相反的。
>
> 委员们讨论的**确定性的中心点**……在于对在特定情况下什么才是利害攸关的所达成的共识……它永远也不可能来自原则的假定的理论确定性，这些原则是委员们提出个人观点时所诉求的。[25]

在此，人们通过决疑论推理而不是普适原则或规则达成了共识，尽管委员们接受并公然声明他们是从既定的普适原则进行推理的。据琼森和图尔敏所说，委员们通过参考范例和案例集往往能成功履职。尽管委员们在论证他们的集体结论时确实常常援引道德原则，并且在他们的《贝尔蒙特报告》[26]中一致认可了几项普遍原则，但琼森和图尔敏认为，在委员们的道德考量中，这些原则不如对案例的判断重要。[27] 他们特别指出，《贝尔蒙特报告》中认可的原则主义方法在委员会审议了各种类型的案件，例如涉及囚犯的研究和对儿童的研究之后，才纳入委员会的工作中。

琼森和图尔敏宣称，存在于案例判断中的是道德确定性而非原则或理论，有一个简单的例子可以证明他们的观点：我们都知道让参加无法给他们直接医学利益预期的生命医学实验的儿童承担巨大风险在道德上是错误的。我们确信这句话："我们不应为了试验一种新型解充血药而让健康的孩子染上流感。"但是，我们可能不确定哪条原则支配这个判断，或者哪个是否有某种切实可行的理论支持这个判断。决疑论者认为，我们几乎总是更安心于这种具体的道德结论，而不是声称能证明这些结论*为什么*正确的原则或理论。关于案例的实践知识总是优先于理论知识。例如，某个原则或理论指导我们为了试验药品而让儿童染上流感，某些功利主义观点似乎会这么主张，其结果是为我们摈弃这一原则或理论提供了一个好的理由。因此，道德确定性就存在于底层，即对于特定案例、先例和实践推理的判断中，而不是存在于顶层，即理论、原则或理论推理中。

在遇到新的案例时，决疑论者会将它们与典型的正确和错误的行动进行比对，也会与一些类似的且可以接受案例以及一些类似但不可接受的案例进行比较。参考先例和类比推理在这种道德思维方法中极其重要。如果新的案例涉及医疗保密的问题，决疑论者就会考察类似的案例，看这些案例中的泄密是正当的还是不正当的，以确定这个新案例中的泄密是否正当。这些作为范例的案例就成为持久、权威的参考源。例如，生命医学伦理学文献持续不断地援引凯伦·安·昆兰案、塔斯基吉梅毒实验等案例，将它们视为做出新判断的权威性参考源。在关键案件中，对做出的对与错的道德判断成为新案例的权威，深刻地影响关于公平、疏忽、家长式干预等的主导标准。[28]

类似的方法通过判例原则出现在判例法中。当一家法院对某个案件做出裁决时，其判决就会成为其他法院审理相似案件时的权威参考。决疑论者认为，当围绕某些案例中的正确行为达成社会共识时，道德权威就同样树立起来了。这种共识通过将新案例与达成共识的旧案例进行类比延伸至新案例。随着类似案例和类似结论的逐渐发展，社会在做出道德结论时越来越有信心，并在其不断发展的伦理反思传统中概括成原则、规则和权利的形式。这种概括被解释为社会之前所形成的关于案件的道德见解的总结陈述。

436

决疑论的局限性

决疑论者有时夸大了他们关于道德判断与道德论证的描述的分量，而贬低了与之抗衡的观点的价值，但是，对案例在道德推理中的作用进行均衡的评价可以解决这些问题。一些主要的决疑论者已经以某些方式确定了他们的地位，这些方式使他们成为以普遍原则为主要特征的方法论的盟友，而非竞争对手。[29]

决疑论者有时似乎认为，范式案例是不言而喻的，或者它们凭借其本来事实就能影响道德判断，这本身就是有悖于情理的。决疑论者要从一个案例迁移至另一个案例，就必须用有道德关联的公认规范将这些案例串联起来。这种规范并不是案例事实的一部分，也非对所涉案例的描述，而是一种对案例的解读、评估和连接方式。决疑论的所有类比推理都需要一种衔接规范，来表明一系列情况在有关方面与另一系列情况在道德上相类似或不同。这些规范的创建与发现不是仅通过类比来实现的。除了证明一个案例与另一个案例的相似之外，决疑论者还必须证明：①两个案例在道德相关方面相似；②推定的范式案例，无论是肯定的还是否定的，都具有道德权威。

琼森似乎是通过区分案例中的描述性元素与案例所蕴含的道德准则来应对这个问题的。"这些准则蕴含着事件的'道德寓意'。对大多数人们所关注的案例来说，都有若干道德寓意，它们似乎相互冲突。决疑论的工作是确定*哪个准则*应当在何种程度上*支配该案例*。"[30] 这一论题与我们关于初始原则与规则的观点是一致的。决疑论者把原则、规则或准则作为范式案例和评估新案例的基本道德要素。正如琼森简明扼要地指出的那样，"在决疑论者的观点中，这些原则是*内嵌*在［范式］案例中的"[31]，即便这些原则不能还原为案例的事实。因此，*范式案例*与该案例中的*事实*不能混为一谈。它是事实和道德相关规范的综合体。

总的来说，决疑论者所说的范式案例把可以推广到其他案例（例如，患者拒绝接受推荐的治疗）的*事实*与*确立的价值观*（例如，有行为能力的患者有权拒绝治疗）结合起来了。从分析的角度来看，这些确立的价值观念与具体案例的事实是不同的。在决疑论的诉求中，价值观和事实是捆绑在一起的，并且核心价值观在一个又一个案例中留存。作为连接性规范的核心价值观越具普遍性，它们的地位就越接近初始原则。

决疑论者认为，案例的指向超出了其本身，案例演变成了普遍判断，但是，对决疑论者来说，关键问题是如果从一开始这些案例没有得到正确的解决，它们可能会向错误的方向演变。这种论证存在的问题是令人担忧的，因为决疑论者没有明确的方法论对策来防止基于案例的判断跑偏，或防止忽视案例的相关道德特征。这样就可能导致范式案例被粗暴引用，就像原则或教条也可能会被盲目刻板地引用一样。

决疑论者鉴定和标记案例的手段往往看起来更像是直觉而非理性，他们对叙述案例的过程没有足够的关注。文学评论强调的一个明显但根本的观点是，一个案例本身就是一个微型叙事。呈现案例就是讲述一个故事，包括背景、情境、人物、冲突、行为、后果等。叙述不可避免地涉及故事的架构、细节的选择和叙述的建构。因此，对评估性假设和其他假设进行批判性调研就显得很重要，这些假设通常可能在不知不觉中以特定方式构建案例，并可能导致未经充分审查或最终证明合理的两种分类及结论。[32]

我们来看看两个不同案例的评价性描述。在《美国医学会杂志》以"结束了，黛比"[33] 为题的案例中，一名住院医师应患者本人的要求给这名身患绝症的妇女注射了剂量足以结束她生命的吗啡，他们初次见面时该患者就说："让我们结束这一切吧。"琼森将这种案例归为谋杀案例——将其归入受各种准则支配的谋杀案例之类——然后他参照该类案例的范式案例进行类比推理。[34]

虽然琼森对案例的描述、分类和分析在这个案例中是直截了当的，但由于选择的类型和分类，对案例的评价性判断经常出现冲突。这个问题在第五章中介绍的另一个案例中很明显：一个断开维持肌萎缩侧索硬化患者生命的呼吸机的案例。在一次会议上，医生们在陈述该案例时将其描述为一起终止生命的案例，是"患者"决定停止使用呼吸机。[35] 然而，下面的听众——其中许多人有长期使用呼吸机的经验——对这种描述和分类提出了挑战。他们认为，这是一个"致人失能"的案例，在这个案例中，患者需要更好的护理、更完整的信息和更多的选择，特别是要帮助他应对不久前丧偶带来的孤独感。

这些关于叙述和分类的争论表明了审视案例描述中的假设、观点和评估的重要性。介绍这个案例的临床医生认为这是临终决策的"教科书式案例"，但听众认为这是"一个由于主讲人自身在提供信息和帮助方面失败而导致生命终止的故事"[36]。

这个案例强调了关注约翰·阿拉斯（John Arras）所界定的"道德诊断"，即确定案例核心问题何在的过程之重要性。这种分析是必需的，因为"现实生活不会提前告知问题的性质"[37]。在缺乏可靠的预定类别和标签的情况下，医学伦理学领域中对案例的判断过程中必须运用想象力和洞察力，就像医疗领域对病例的诊断过程一样。这个过程需要在"案例的描述、架构和选择并与范式案例的比较"中承认并减少偏见。[38] 减少偏见的策略应该包括更详细的描述案例，从不同的角度进行叙述，然后进行细致的分析。

因为决疑论是自下而上的推理，它可能未能与文化愚昧、草率类比和强势的大众舆论保持必要的临界距离。[39] 决疑论者该如何鉴别不义的作为、先入为主的偏见、偏颇的类比以避免片面的判断呢？识别一个案例与道德相关的特征取决于对这些案例做出判断的人，而这些人可能会从不该有的偏颇的视角做出判断。在这一方面，决疑论伦理学与原则、人类权利和道德主体稳定的理论体系相差甚远。即使我们相信道德成熟的文化有保持临界距离和自我评价的内在资源，这些资源显然也不是从决疑论的方法中产生出来的。

问题的根源在于决疑论是一种缺乏内容也未能提供内容的方法。作为一种重要的思维工具，它展现了案例的对比和类比在道德思维中的根本重要性，但是，它缺乏初始的道德前提、批评工具和充足的论证形式。它也缺乏琼森和图尔敏所说的"确定性"的实质根据。[40]

438

在证明我们通过类比进行恰当的推理以及我们常常对我们的结论坚信不疑方面，决疑论是很奏效的。例如，如果我们在服用某种药物后感觉很好，那么我们就会很乐意向其他人推荐该药，希望他们也会感到更舒服。所有的类比都有这样一种逻辑模式：如果一个人或一件事具有某种属性且与另一种属性相关联，而另一个人或另一件事也具有这种属性，那么，我们就有理由推断第二个人或第二件事也具有第二种属性。然而，这种类比常常不能奏效：我们的朋友在服用我们偏爱的药物后可能感觉不好。类比从来都不能证明真理，并且我们常常不能通过类比去了解我们以为自己了解的东西。决疑论的方法给我们带来这样的问题：无论一个案例与另一个类似案例有多少共同属性，由此对第二个案例的另一种属性的推断可能会使人误入歧途或得出错误的结论。

这些考量并不足以构成排斥决疑论的方法或在道德推理中拒绝使用类比法的充足理由。只要我们有允许我们使用它们的坚实的知识基础，它们就是有用的。然而，要获得这样一个知识基础，我们必须就要用内含关于行为对错先验判断的道德关联规范来作为决疑论方法的补充。[41] 在本章的稍后部分讨论"审慎判断"时，我们再回来探讨适当的知识基础这一问题。

439

决疑论者有时把在实践伦理中我们不需要一般*伦理理论*与不需要*实践原则*及其细则混为一谈。有时他们也混淆了原则的确定性和理论的确定性。我们其后在本章中最重要的主张之一是社会大众和主流的道德哲学在关于普适道德规范的审慎判断中找到了"核心确定性"（locus of certitude），而不是在关于这些原则的基础的特定道德理论中寻找确定性。我们赞同决疑论者的观点：在实践思考中，对我们关于特定案例的判断比诉诸道德理论我们更具自信，但是，作为公共道德核心的原则与规则更具确定性。

在一段关于方法论的重要论述中，琼森描述了原则和决疑论之间的联系：

> 原则，如尊重自主原则、行善原则、诚实原则等，在任何严肃的道德讨论中都必然、本能地被援引……道德术语和道德观点通常以箴言或三段论省略式的形式蕴含于每一个案例中。更普遍性的原则与这些箴言和三段论省略式相距并不遥远，并且经常被明确地援引。因此，决疑论不是原则的替代品，因为人们不需要原则也能够很好地运用决疑论做出判断。在另一种意义上，决疑论又是原则的替代品：它们是替代性的学术活动。[42]

尽管这种*替代性的*学术活动是否可行尚且存疑，但是这两种方法确实是不同的，而且互为补充。我们提出的初始原则不惧决疑论者所谓刻板原则的批评，也没有被他们的方法论所排除。而且，从原则到具体规则的转化，与琼森对决疑论方法的解释是相似的，他的方法是即通过一个案例与受某些准则支配的其他相关案例的渐进式交互作用，使这些准则适用于这一案例。决疑论者和原则主义者应该能够达成一致：在对案例和政策进行反思时，他们几乎没有不参考案例的经验就能制定出来的现成原则或缺乏内嵌一般原则的范式案例。

整合模式：反思平衡

对生命医学伦理学而言，以"上"（理论、原则、规则）和"下"（案例、类比、特定判断）为起点的解释在实践中都是不够的，必须得到补充或替换。无论一般原则还是范式案例都不足以指导合理的道德判断。在这些模式之外，我们支持第三种方法、论证和理论构建模式的版本，该模式有时被称为一致性理论或一致主义。然而，严格的一致主义者认为，不存在一组可识别的初始规范可作为确定的信念，这一论点我们是不接受的。我们认为，基本原则的框架、它们的具体细则以及平衡判断在纯粹的一致性之外提供了至关重要的支持。

我们的叙述在很大程度上要归功于约翰·罗尔斯的*反思平衡理论*，他创造了这一术语来描述一种使审慎判断（considered judgments）、原则和背景理论达至平衡或和谐状态的方法。[43]所谓审慎判断是那些最不可能受到利益冲突和其他扭曲影响的判断，在没有论证支持的情况下，其本身至少暂时可以接受。我们顺应罗尔斯的引导，把原则作为主要的审慎判断，作为医学道德的根源。

从这种意义上来说，伦理学方法始于我们最坚信不疑的、最不具偏见的"审慎判断"。它们是"最有可能不失真（without distortion）体现我们的道德能力的判断"。我们关于种族歧视、宗教偏执和政治压迫都是错误的判断就是明例。[44]"不失真"并不是指直观上明确的判断。那么，我们基于什么可以确信我们的审慎判断完全没有偏见并构成了可接受的起点呢？

这个问题通过描述参与选择审慎判断的个人或机构的认知与道德品质可以得到最好的解答。只有当判断是从一个能控制利益冲突和其他自身利益

440

诱惑的角度做出的，道德评判者才有权声称已经达成审慎判断。评估人必须展现自己没有偏见、具备相关知识和诚实的品质，以及对他人福祉抱有同情和怜悯的态度。评估人还必须以一致和持续的方式展现这些态度。诉诸这些认识论与道德美德的意义是要明确在何种条件下有正当理由宣称我们的判断能被称为"审慎的"。仅仅普及某些道德信念是不够的。*有资格达成审慎判断的个人所达成的趋同性是一个必不可少的条件。*

只要一个人或一个团体的主导道德观架构的某种规范性特征与他们的一个或多个审慎判断发生冲突（这种冲突是有可能发生的），他们就必须修正自己的观点，并力求达到平衡和整体一致。即便是我们认为是道德信念架构之核心的审慎判断在一旦发生冲突时也是必须予以修正的。反思平衡的目标是匹配、修改和调整审慎判断及其细则以及其他相关信念以达至它们之间的一致。然后，我们必须检验由此产生的指导方针，看它们是否会产生不一致的结果。如果证明不可能达成一致，我们就必须再次调整信念体系的某些方面去重新寻求一致。

441

医疗机构所遵循的许多特定伦理守则是一以贯之的，但随着守则的具体化或修正，它们也可能会导致不一致或不完整的问题。我们的理论只要求主体忠实地细化和权衡各项原则，然后跟踪监测规范体系的结构以保证其整体一致性。负责使规范保持一致的人员不应指望这一提供完整规范说明的修订过程是有终点的。使用反思平衡在新的方向上制定政策和规范是一项持续不断的工作——一个不断改进道德规范和加强一致性的过程。

我们来看看"患者利益至上"这条传统医疗守则的重要性问题，这是医疗道德中的一个实例。在信念体系中，这条规则至关重要，为了保证这个体系的完整一致，我们想方设法使这一规则尽可能地与其他关于如下方面的审慎判断保持一致：对临床教学、医学研究受试者、患者家属、临床试验申办者、医疗保险公司、医院等医疗保健机构、公共卫生的责任等。要使这些各不相同的道德责任保持一致，然后将其结果与其他道德义务进行验证有时是一项复杂的、艰巨的工作。将"患者利益至上"这条规则视为绝对规则即使并非不可能，却也是很困难的，因为它可能会与其他道德义务，包括公共政策和机构政策产生诸多冲突。这条规则是一个可以接受的前提出发点——审慎判断——但不是绝对原则。因此，我们有一定的选择空间来细化这条规则，并将之与其他规范进行权衡以创建整体一致的规范体系。45

还有一个相对简单的案例也可以解释这个道德问题，即器官移植中的器官分配伦理。政策制定者都面临两种选择：①根据移植候选受体预期的存活时间来分配器官，以保证器官移植益处的最大化；②按照等候名单的先后次序来分配器官，给每个候选受体平等的机会。就其本身而言，这两条分配规则是相悖的。然而，在制定一致连贯的政策时，通过给二者设置一些限制并使其相容，二者的一些要素都可以保留。这一过程的结果必须与其他一些相关原则和规则保持一致，如非歧视规范，我们在调配昂贵的医疗资源时不能因患者的年龄和支付能力而区别对待。

将一整套审慎判断以及相关的道德和事实信念统一起来的目标完全可以理解为"广义反思平衡"[46]的一个版本。在我们的解释中，广义反思平衡的目标是确定相关的特定判断、规则、概念、数据和理论作为道德反思的资源，并使它们达到平衡，或者修正或摈弃其中一些与信仰体系不一致的内容。其中包括的道德观念是指关于具体案例、规则和原则、美德和品格、后果主义和非后果主义论证方式以及道德情感作用等的观点信念。

实现一种所有信念都互相耦合、没有残留的冲突或不一致的反思平衡状态，是一个只能部分实现的理想。面对规范相互冲突的新情况，这些信念需要反复地进行整理、修改和重塑。然而，这一理想并非无法企及的乌托邦式幻想。特定的道德体系是不断发展的工程，而非最终成品。[47]

我们来看一个寻求反思平衡过程中的不一致问题导致威胁的例子，即我们在第五章中讨论过的对患者要求的医生协助死亡的有限支持。当时，我们严肃对待反对医生协助死亡的滑坡式论点，但我们支持各种形式的医生协助。大卫·德格拉齐亚（David DeGrazia）质疑我们关于这两个主张可以相容的断言。他认为我们的立场是一种"明显会导致矛盾产生的妥协"，从而导致不一致。[48]为了说明这两种观点是相容的而不是相互矛盾的，我们回到在第一章中所介绍的政策正当性与行为正当性之间的区别。公共法律有时完全有理由禁止在个别情况下可能具有道德正当性的行为。在本案中，需要区分医生协助加速死亡中的两个道德问题：①医生是否在道德上有理由遵从患者在加速死亡*行为*中提供帮助的请求？②是否有足够的道德基础来证明医生协助加速死亡的*合法化*？在第五章中，我们认为，存在协助患者加速死亡的道德正当性行为，但是一旦医患私人关系之外的公众考量和后果成为我们要考虑的问题——包括医院和疗养院内为了医疗教学和医疗练习而合法化的医生协助加速死亡行为的影响——这些外部考量可能会（但也可能不会）在公共法律中为禁止医生从事此类行为提供足够的道德理由。因此，使医生

442

协助行为合法化的政策在某些情况下在道德上是不可接受的，但在其他情况下是可以接受的。在医生协助加速死亡行为上的这一立场不存在不相容或不一致的地方。

443 　　论证是我们的模式中一个关于反思平衡的问题，它从来不是一个纯粹的一致性问题，因为内部一致的实质性判断与原则体系本身在道德上是不尽如人意的。纯粹的一致性只不过是一种偏见体系，必须受到实质性规范的约束。我们来看一个例子，即"海盗的伦理信条或海岸兄弟的习惯"[49]。这个海盗信条是大约在 1640 年缔结的海盗之间的一个契约，它是一组具有一致性的规则，内容涉及紧急状态下的相互援助、对违禁行为的处罚、赃物的分配、通信联系方式、受伤补偿以及解决争端的"荣誉法庭"等。所有成员都必须宣誓效忠，通常是手按《圣经》发誓。这一系列实质性规则和原则尽管具有一致性，却是违背道德的。它规定的为了偷窃须携带武器、分赃方案和提供奴隶作为对受伤的补偿等都是不道德的行为。但是，我们说这个具有一致性的准则并不是一个可以接受的伦理准则的理由是什么呢？

　　这个问题指出了把审慎判断作为起点的重要性，审慎判断是经过全面审查的道德信念。一旦形成了规范集合体，我们要广泛地解析、细化和推广这些信念。某些规范性观点不可接受不仅仅是因为其不一致性。它们是错误的，因为从审慎道德判断开始，通过反思平衡，我们无法得出任何接近海盗信条规定的东西。

　　在这本书中，我们从一组审慎判断开始反思平衡的过程，这些判断都无须论证支持，一开始就是能接受的——特别是将四项原则作为生命医学伦理学的框架。这种方法通常与基础主义道德理论相关联，而我们赋予通过反思平衡过程实现的一致性以核心地位。一致性理论被广泛地认为是反基础主义的，而我们的公共道德理论可能看起来本质上是基础主义的。这就是我们不将我们的理论归为纯粹的一致性理论的原因之一，而是始于以审慎判断作为基本构件（basic building block）后，将其表述为追求一致性。一些哲学家坚持认为"基本构件"需要基础主义的解释，但我们的理论试图保留基础主义理论和一致性理论的精华。

　　我们在这里不能纠结于诸多关于一致主义在哲学上是否比基础主义更可取的问题。我们绕过这些问题的路径是提出一个经过适当调整的反思平衡版本，并将其与我们达至审慎判断的公共道德方法结合起来。这样，一致性就成为对作为行动指南的规范之制定、细化和平衡的关键约束。在进行细化和平衡时，为了获得正当性，这种约束是不能妥协或避免的。

为了避免信念体系变得过度保守或狭隘，必须考察大量的道德经验以发 444
现其交汇点。我们以法庭上出席的目击证人来做类比。如果数量足够多的独
立目击证人对案情事实的描述汇聚成一致意见，案情的可信度就比单个证人
的陈述的可信度更高。这个过程可以帮助我们排除某些陈述中的偏差或错
觉，同时帮助我们剔除与证词主线不趋同的、不一致的证人证言。源于初始
可信前提和趋同性证言的案情经过一致性越高，我们越可能相信它并视之为
案件真相。在道德理论中，随着观点数量的增加、趋同的建立、偏见的消除
和一致性的增加，我们越来越相信这些信念是正当的，是应该被接受的。当
发现我们关于在道德上应该信奉什么的假设得到越来越广泛的确认，最好的
解释就是这些假设都是正确的，尽管在确定各方持有的道德信仰是否真正具
有认知合法性时，其他方面的一些考量往往也会发挥作用。

最后，我们指出一些我们在此无力解决的关于一致性方法的问题。[50] 第
一，这些方法的确切目标尚不明朗。它也许被用来反思公共政策、建构道德
哲学或是加强个体的道德信念。关注的焦点或许是判断，或许是政策，或许
是案例，或许是发现道德真理。第二，很难确定实现反思平衡的努力何时进
展顺利，以及何时才算成功实现。在生命医学伦理学文献中很难发现这种方
法得到明确运用（而不是声称使用了这种方法）。[51] 大多数讨论都是理论性
的，远离实践背景。我们仍在了解这种方法是否很好地或不足以服务于实践
伦理，或是否经过改进后可以服务于实践伦理。第三，真正广泛的反思平
衡的远程目标是令人望而生畏的，有可能是无法实现的兼具全面性和一致
性的理想。使广泛反思平衡的各式各样的信念体系达成一致的目标尚未
实现。

公共道德理论

在第一章中，我们首先概述了公共道德作为审慎判断参考源的观点 [52]，
我们现在再回到这一问题上来。我们的假设之一是，作为生命医学伦理学起
点的核心，我们制定四原则所依据的规范是最核心的道德内容。所谓"最核
心"不应被理解为我们断定这些原则提供了仅有的道德内容。我们并不认为
我们制定的原则及其衍生规则确立了公共道德的基本内容。我们不会将这些 445

原则——或将这些原则与我们讨论的核心美德与人权一起——作为单独构成公共道德的内容。第四章到第七章主要探讨的一系列原则及我们对道德美德的讨论，都*提取自*公共道德的领域，无论这个领域是大是小。我们的论点仅仅是这些原则是公共道德的一些重要规范的合理表述，并且这些原则非常适合作为生命医学伦理学的框架。我们同意一些评论家的看法，即公共道德内涵比我们在本书中探讨的要丰富得多。[53]

所有道德理论都有如下几个共同特征：其一，所有的公共道德理论都以普通的、共同拥有的道德信仰作为初始内容。其二，所有的公共道德理论都认为，任何与这些先于理论的道德观念不一致的伦理学理论都值得怀疑。其三，所有的公共道德理论都是多元的，即包含两个或多个非绝对（初始）规范。

我们的公共道德理论并未将*习惯*道德视为公共道德的一部分，尽管它们可能蕴含公共道德的要素。我们的理论致力于创建一种全球生命伦理学，因为这些原则是普遍适用的，而不仅仅是地方性规则、习惯性规则或文化规则。公共道德中的一般规范为对有缺陷的习惯道德观点进行评价和批判提供了依据。我们对公共道德的独特描述也将它与前面描述的反思平衡方法统一起来。

一些伦理学理论与应用伦理学学者似乎认为，如果我们能在一个综合性的伦理学理论的基础上论证我们的原则和审慎判断，我们就会对这些原则和判断更加充满信心。这一看法本末倒置，因为如果一种伦理学理论被证明与包括构成公共道德的各种规范的审慎判断完全一致的话，我们就会对其更加充满信心。如果某个伦理学理论排斥我们讨论过的各种核心原则、权利和美德，我们就有充分的理由怀疑这个理论，但不是怀疑这些原则、权利和美德。我们关于原则、美德和权利的表述，以及我们证明它们与道德生活的其他方面是一致的尝试，构成了本书所说的*规范性理论*，但我们不会妄言别的公共道德理论不可能优于我们的理论。[54]

道德改变

特定的道德、习惯做法和所谓的共识道德可以且确实会改变，这是一个事实。他们甚至完全转变在某些问题上的立场。例如，研究伦理行为守则可能在某个时候赞同安慰剂对照试验，但后来却谴责此类试验。我们对反思平衡方法的辩护引发了有关道德改变的相关问题。审慎判断占据中心位置，并且是许多推断信念的根源，但即便是审慎判断，原则上也是可以修改的。因此，即使审慎判断是中心出发点，但是在我们所捍卫的方法中，没有任何规范可以声称具有免于修正的特权地位。

然而，无论是反思平衡的方法还是特定规范和特定道德发生改变的事实，都未能解决作为普遍道德的*公共道德*本身是否可以通过删减、增订或实质性修正的过程发生变化这一问题。道德改变意味着以前在道德上没有要求（或禁止）的东西后来在道德上要求（或禁止）了。从道德上讲，这是否意味着我们可以不再信守诺言，我们可以撒谎和欺骗，或者恶行也可以成为美德？如果这些规范不加以固化，它们就有可能演变成不同的规范，并改变道德领域的规范内容。

相比之下，在格特的理论中，改变不可能发生在公共道德规范中，因为基本道德规则是根本性的、不受时间影响的："*普遍的*道德规则涉及任何时候对所有社会中所有理性人开放的行为……普遍的道德规则是不变的，也是不可改变的；是被发现的而不是被发明的……既然普遍的道德规则在任何时候都适用于所有理性的人，显然它们不能被发明或改变，也不会屈从于任何人的意志。"[55] 格特的立场是明确的，但被夸大了。在我们可以设想通过实质性改变或放弃某条公共道德规范来更好地服务于人类社会的情况下，改变可能会发生并且可以想象是合理的。例如，可以想象，无论多么不可能，我们必须说实话的规则会变得非常危险，以至于我们可能因此完全放弃该规则。这种变化的可能性，无论多么不可能，都削弱了这样一种说法，即存在一种共同的道德，具有适用于所有时间和地点的所有道德主体的基本条件和规范权威。

不加论证即断言公共道德的基本规范无法改变是武断的，但也很难在历史上找到一个例子来证明某个核心道德规范曾经或可能只在有限期限内有效，之后便被摒弃，因为有好的道德理由支持其替代规范。我们找不到证据来表明，人类社会曾以摒弃或改变公共道德中的基本规范的方式来处理道德问题。随着情况的变化，我们有道德上的理由来说某个规范有新的规定，或者有合理的例外情况，或者可以被其他规范所取代。但是这些调整不是摒弃这个规范的理由。相反，它们反映了我们为了保留基本规范而经常付出的努力。

即便是最不可或缺的规则也存在明显的例外，如禁止杀戮的规则。特定道德允许一些例外的情况，如战争、自卫、刑事处罚、殉道、意外致死等情况。没有理由认为我们不能通过允许道德中一个或多个稳定规范的存在例外情况来继续应对社会变化。这些例外可以通过这些原则或规则的新的细则来 447

明确说明。

至少在一个显见的方面，公共道德规范应用中的道德变化已经发生并将继续发生。即使抽象的规范不会改变，它们的*应用范围*确实也会发生变化。也就是说，被视为适用许多或所有这些原则和规则的人类个体发生了变化，此种变化还有望一直继续下去。我们在第三章关于道德地位的讨论中预见到了这个问题："什么人有资格属于道德共同体？"也可以是等同的问题"什么人有资格获得道德地位？"我们可能会从根本上改变我们下面这些问题的理解：什么人有资格获得道德地位或者获得道德地位需要何种资格？谁应该受到道德尊重？以及谁有资格获得全面基本权利的保护？在许多社会中，规范的适用范围已经发生了正确的改变，对于奴隶制实践和剥夺妇女权利而言，这是一个历史事实。

我们还可以预想到这样的情况，相应的规则将被*添加*到公共道德中，而有的规则却被抛弃或被替换出去。例如，公共道德可能扩展到包括一个人的平等道德考虑的规则，从而形成一个严格的非歧视规则。有赖于这一规则的制定，各种形式的歧视可以得到禁止，而这些歧视在当前许多习惯道德中被广泛认为是可以容忍的，甚至可能是完全合理的。例如：不允许妇女担任宗教领袖；允许歧视男同性恋、女同性恋和跨性别者；允许小企业在员工招聘中有歧视性地选择特定性别的人（例如，民族餐厅只雇用男性服务员）；等等。将挑战这些做法的基本道德规则——平等待人——纳入进去将构成公共道德的重大变化，因为那些宽容或允许歧视的规则如今已不再普遍。

这种变化目前看起来不太可能发生，但我们可以想象这种变化会发生的条件。有些人可能会争辩说，由于被奴役的人、妇女、不同种族的人、残疾人以及曾经被剥夺基本人权的许多群体都已经被认为应得到同等的道德关怀，公共道德已经以这种方式得到了明显的善。这些规范适用范围的变化构成了道德信仰和实践的重大和实际变化，而不是假设或仅仅是想象中的变化。

但是，此种提升了各阶层人的道德地位的历史性改变，真的就是公共道德的改变吗？从道德层面来看，发生在各种族、民族和妇女等不同社会阶层的人的改变道德上被看待的方式发生的变化似乎是对其道德地位的认识的变化，是具体道德观念的变化，或者是伦理和政治理论的变化，而不是公共道德的变化。有理由认为，公共道德现在没有，也从来没有，包括对所有人平等的道德关怀的具体原则或规定，无论这种规定可能涉及什么。我们相信，针对决定什么人应该得到平等考虑的规则进行实证调查将揭示那些坚定致力于正确的道德行为的个人和社会之间的普遍差异。因此，公共道德的理论应该保持一种开放性，即公共道德可以并且应该包括对现在被排除在外的诸如妇女、各个种族和民族的人、残疾人、类人猿和其他各种群体实施平等道德关怀的规则。在平等道德关怀这个问题上，出于我们在下一节将讨论的各种理由，公共道德不仅存在于它应该存在的领域。[56]

最后，我们是否可以自信地断言，禁止蓄奴等行为的规范是由公共道德证明的，即使这些规范本身不能说是包含在公共道德中？人们可能会争辩说，公共道德没有明确的禁止奴隶制的标准，尽管这种禁令作为公共道德规范的一条规定在许多社会中普遍存在。从这个角度来看，具体道德可以从公共道德中去发掘，以证明关于禁止奴隶制的规则是正当合理的。公共道德对尊重自主、不伤害等的明确承诺包含对某些规范的隐含承诺，当这些规范结合在一起时，就将禁止诸如拥有奴隶之类的行为。

然而，这一立场作为对公共道德的解释在概念上并不令人满意，因为它为具体道德留下了不做出此种规定的空间，这些具体道德可能会允许奴隶制等做法的存在。这样来理解的话，这一立场认为公共道德并不禁止奴隶制。这种对公共道德原则的解读未能领悟其概念和道德深度。蓄奴行为显然违反了尊重自主和不伤害，引入允许这种做法的规则将使公共道德处于道德不一致的状态，无论蓄奴社会是否承认这一事实。我们的理论认为审慎判断是公共道德解释的出发点，因此，接受尊重自主作为基本原则就意味着反对拥有他人、彻底控制该人行为等做法。否则就是未能理解尊重自主权的概念和原则。反奴隶制条款不仅仅是对这一原则的具体说明。确切地说，禁止奴隶制是尊重自主的一部分——也可以说是接受不伤害原则。奴隶制与这些原则是相违背的，也不可能规定为与这些原则一致。如果允许奴隶制，那么公共道德的原则就会始终存在内在的不一致。简而言之，奴役人类从根源上就是被普遍道德的基本承诺所禁止的。

我们不会进一步探讨公共道德的规范性概念内容，但我们强调其重要性。受公共道德规范保护的个人或群体范围的变化是道德实践史上发生的最重大的变化之一。一种否认我们有能力批评甚至谴责那些在道德上其观点不可接受的传统、社区、群体或个人的公共道德*理论*将是一种无效且站不住脚的理论，它误解了公共道德的道德深度。在下一节讨论道德论证三种类型中的第二种时，我们将讨论这一主张的哲学基础。

449

关于公共道德主张的三种论证类型

有三种论证方法可以用来证明公共道德的主张：经验论证、规范性理论论证、概念论证。[57] 这三种方法及其目标经常被混淆。每一种类型都能用来论证公共道德中不同的某个结论或某组结论。我们没有提出一种实际使用这三种方法中的一种或多种的论证模式——这对任何一种方法来说都是一个巨大的工程。我们在本节的唯一目的是用详尽的解释确定三种可用的*论证类型*，以及它们能用来论证什么。

经验论证。 在第一章中，我们指出公共道德的存在可以从经验的角度证明，尽管对实现这一目标的前景存在一些怀疑。一些评论家认为我们（在之前的版本中）主张公共道德理论在本质上是经验性的，需要经验上的证明。[58] 这种解读忽略了我们推荐的用于论证关于公共道德的主张一系列不同的方法；这些方法有些是经验性的，有些是规范性的。我们首先来看看在对公共道德是否存在的实证调查中能得出些什么。

如果一项实证调查表明，普遍接受的规范*实际上*能够在个人、机构、实践和文化的道德信仰中被发现，那么这种发现将从经验上证明公共道德是存在的这一主张。然而，我们之前已经注意到多种具体道德的存在，它们之间的异同是可以通过经验证实的。这种关于具体道德差异的主张是没有争议的。但我们假设了道德的一些核心规范是信守道德承诺的人普遍认同的。目前，没有实证研究提出以下问题，是否某些具体道德接受公共道德的规范，而其他具体道德却拒绝接受。现有的关于道德信念的实证数据通常来自对具体道德的研究，这些研究从未旨在确定普遍接受的道德是否存在。这些实证调查通常研究道德规则在各种文化和组织中嵌入和应用方式上的文化差异，但它们从未研究过公共道德是否存在。这些研究成功地揭示了在道德规范的*解读*、*细化*和*权衡*等方面的文化差异，但它们并未研究或揭示不同文化接受、忽视、放弃或拒绝公共道德的标准。例如，实证研究并没有检验文化道德是否拒绝禁止盗窃、违背诺言或杀戮的规则。相反，调查人员研究特定社会认为是盗窃、违背诺言和杀人的行为，他们如何处理例外情况，诸如此种。

一些批判我们的公共道德观点的人声称，人类学与历史的证据已经否定了普遍道德是存在的这一主张中所提出的经验假设。[59] 然而，这些批评者似乎没有意识到围绕着实证研究设计的细微差别，而这种实证研究将检验关于公共道德的那些假设。原则上，科学研究可以证实或证伪这条假设：公共道德的一些普遍原则和规则是存在的。此类研究将说明哪些假设是需要测试的、如何为研究对象制定纳入/排除标准，以及为什么要选择这些假设和标准。迄今，那些认为现有的实证研究伪造了公共道德主张的批评者并没有注意到可以对公共道德进行科学调查的可能性，包括用假设来进行检验。

我们为实证检验提出的主要假设是：所有在道德评估中信奉道德的人至少都接受那些我们认为在公共道德中至关重要的规范。被挑选来参与这一假设的研究的人选包括：①通过严格测试的人，测试他们的信念是否包括一个确定的审慎道德判断（将在研究协议中注明）；②决心接受这种道德立场的人。[60]

我们承认，设计这种实证研究是困难的，尽管存在错过目标（即所有人的一般道德信念，而不是只有那些坚定信奉道德的人）或只研究那些被确知接受我们关于公共道德的观点的人这些问题，但是研究的目标还是可以实现的。这个问题可以通过以下两种方式提出：①设计一项研究，让接受测试的人都是那些已经拥有研究者正在测试的承诺和信念的人（例如，通过预设我们的四组原则）的人；②设计一项研究，来测试所有人是否都坚决信奉这些道德规范。第一种设计的风险是有可能使研究偏向于存在公共道德的假设，而第二种设计的风险是可能会使研究得出与这一假设相反的结论。

研究设计中存在的这些问题是巨大的，但并非不可克服。我们将*公共道德*定义为"所有信奉道德的人共享的一套规范"。有些人信奉道德，但并不总是按照他们的承诺行事；有些人则完全不信奉道德。[61]那些不信奉道德的人不属于我们的主张范围，因而不适合作为实证研究的对象。有人可能会得出结论说我们构建了一个循环论证的和自我证成的立场。他们可能会说，我们在以某种道德承诺来定义公共道德，然后认定只有那些接受我们所确定的规范的人才有资格成为信奉道德的人。我们意识到我们的立场存在规定"道德"内容的风险，但这种风险通过细致的研究设计应该是可控的。这里我们仅提供一种设计的基本轮廓，该设计可以管理这种风险，并允许研究支持或证伪我们的假设。

在正确的方法论中，一项调查将只针对那些已经经过筛选的人，以确保他们坚定信奉*某项*道德规范，我们可以合理地期望所有信奉道德的人都接受该规范。我们建议使用的此类合理原则是*不伤害原则*，因为难以想象任何信奉道德的人会拒绝这条普遍原则。接受该原则可作为纳入的标准，不接受该

451

原则即为排除的标准。选择单一的普遍规范不会使研究产生偏见，因为它不会预先选择研究对象，不会根据他们信奉我们假设对公共道德至关重要的其他几个规范中的任何一个来进行挑选。测试人群不会通过预设除不伤害以外的任何规范来进行筛选。而那些不信奉不伤害原则的人将被排除在研究对象组之外。

本研究的目的是确定研究对象组是否在接受与尊重自主、行善、正义和其他假定规范有关的道德规范方面表现出文化或个体差异，包括遵守诺言、讲真话、帮助没有能力的人、尊重机密、保护极度脆弱的人等。研究设计还可以测试一些没有被我们认为普遍性的规范是否为人们普遍认可。

如结果证明研究对象人群不共享我们所假定的公共道德规范，该研究就将表明不存在我们所设想的那种公共道德，我们的假设将被证伪，或至少需要进行重大修订。[62] 如果研究证明我们所提到的规范之外的规范在测试对象之间是共享的，那么这一发现表明我们制定的公共道德在广度上有欠缺。

452 关于我们本研究结构中可能存在的循环论证问题，我们提出以下方法来避免。如果我们将研究的参与者限制为那些道德上信奉不伤害原则的人，那么我们就不能断言这项实证研究可以有效地得出不存在跨文化的公共道德规范这一结论；预设的对不伤害原则的信奉确保了这一规范在研究参与者之间是共同的。然而，这种方法不会因这一发现而存在致命的缺陷。如果这项研究发现，除了我们在选择受试者时预设的不伤害原则之外，不同文化间不存在其他的公共道德规范，那么我们提出的那种公共道德的一般假设将面临严重怀疑。大胆地概括，这项研究可能有效地证明，要么不存在我们所设想的那种公共道德，要么除了假定的不伤害原则之外，还存在其他一些可确定的公共道德规范。如果得到证明的是后者，所确定的那一组规范至少可能构成公共道德的一部分（尽管可能还不是完整的整套规范）。

我们并不声称对存在这样一组公共道德规范的假设的经验确认构成了对这些公共道德规范的*规范性*论证。仅凭经验的发现不是规范性论证。然而，实证研究的结果可以帮助我们使用之前本章所支持的反思平衡方法——特别是"广义反思平衡"。当时，我们关心如何控制选择审慎判断时的偏见和客观性的缺乏。控制偏见的一种方法是收集广泛认为（最好是普遍认为）正确的东西的相关信息。然后可以适当地使用该信息来尝试达到反思平衡。有争议的或独有的判断不适合作为审慎判断，而广泛共享的一致意见才是相关考虑因素。共享意见有助于维持关于什么是审慎判断的主张。就此而言，普遍共享的一致意见之发现可以成为论证过程中必要的一环，即便收集的信息是经验性的而非规范性的。

关于普遍持有的规范的经验信息以这种方式有助于规范论证的过程。带着这个警告，我们来讨论规范性理论论证的非实证方法。

规范性理论论证。无论是历史事实，例如有关医学伦理学的历史和传统的事实，还是前一节所设想的那种社会科学事实，都不能直接用来为道德规范辩护。在第九章中，我们讨论了规范理论的标准和四种不同类型的理论所采取的论证方法。功利主义理论、康德理论、权利理论和美德理论等都可以用来为公共道德规范提供理论依据。我们认为，这些理论所支持的规范往往趋同于对公共道德规范的接受，但同时，建立这种趋同并不等于道德论证。建立哲学理论类型的趋同是一种经验论证，而不是规范论证。

那么，要说些什么来支持公共道德理论的规范性论证呢？在本章前面的内容里，我们讨论了伯纳德·格特在他的著作《道德：其本质和正当性》和《公共道德：决定做什么》中为公共道德辩护的尝试。格特已经表明，没有理由不能通过一般伦理理论来证明公共道德规范的合理性。我们并不是认为他最终证明了他的伦理理论是正确的；我们只是说他已经证明了可以将规范伦理理论用于为公共道德规范辩护的工作。格特说得对，他对伦理学的解释并没有提出"关于道德的*经验主张*"，而是为构成公共道德的实质性规范提供了合理性解释。[63]

在格特的理论中，公共道德是建立在理性的基础上的。他认为所有理性的人都清楚，我们不应该非理性地行动，因为非理性的行为是不应该做的：

> 理性的人想要避免死亡、痛苦、残疾、失去自由和失去快乐，他们不仅知道自己容易犯错和脆弱，也知道会被其他人欺骗和伤害。他们知道，如果人们不道德地对待他们，他们遭受某种伤害的风险就会显著增加。如果他们只运用合乎理性要求的信念，那么不认可公共道德作为用于管理所有道德主体行为的系统是不合理的。[64]

非理性行为与会增加某些基本伤害可能性的行为方式密切相关，格特认为道德规则的目标是去阻止造成这些伤害或阻止促成导致这些伤害的条件。[65]

除了格特的理论和第九章中讨论的四种类型之外的伦理理论也可能被用来证明公共道德的正当性。例如，实用主义就是一种适用于这一目的的理论。[66]实用主义的论证认为道德规范是通过其实现道德目标的有效性来证明

453

的。一旦我们确定了制度或思想体系（在此，即道德制度）的操作目的或目标，如果一套标准比其他任何标准更有利于达到既定目标，我们就可以证明这套标准是正确的。例如，实用主义者可能认为道德的目标或目的是通过消解降低人们生活质量的条件来促进人类繁荣的，他们也许还会主张，公共道德规范是对抗这些条件的最佳工具。在所有因素——包括人的局限性、缺点和脆弱性——都被考虑了进来之后，当且仅当一套规范是促进人类繁荣的最佳方式时，这套规范才能从实用主义的角度证明是合理的。[67]

454　　在此，我们不会试图通过诉诸特定类型的一般伦理理论，例如格特的理论或实用主义来对公共道德的相关道德规范进行论证，但我们鼓励这种理论尝试。我们在篇幅简短的这一小节里的目标没那么伟大。我们只是表明，这样的理论已经被构建，并且可以被构建，如果成功的话，它们将在规范上证明公共道德规范是合理的。

　　概念论证。[68]在第一章中，我们讨论了规范性概念，如*权利、义务、美德、正当性*和*责任*等概念分析在元伦理学中的重要性。*道德*这一概念显然与规范性概念有关。我们将在这里捍卫这样一种观点，即道德概念包含规范性，这不仅是因为这个概念需要一些行动指导规范，而且还因为它包含*某些特定的*道德规范，即在规范意义上的道德中的一个规范体系。任何缺乏这些特定规范的信仰体系都不能算作道德，如果有人声称没有这些公共道德规范的体系可以算作道德，这种主张应被认定为在概念上是错误的。

　　菲利帕·福特（Philippa Foot）在一篇著名的文章中为这样的主张辩护：

> 　　道德体系似乎必然是旨在消除特定危险和确保某些利益的体系，由此可以断定从道德的角度来看，有些事情可以，有些则不可以被视为对某种行为的反对……这里有一些起点……被道德观念固定的。我们可以称它们为道德善恶的"定义标准"，只要它们明显属于道德概念——其准确的定义而不是某个人可能为自己选择的某个定义。我们关于这种定义标准的观点在客观上是对的或是错的……
>
> 　　这并不意味着我们可以用这种[定义]方式解决所有道德问题……这种道德概念虽然解决了很多问题，但也有很多问题未能解决。[69]

　　我们同意福特的立场，即某些规范对于道德概念是必不可少的，是由概念确定的出发点，说明了什么东西是客观正确的。一些关键的原则、规则、权利和美德因为"解决很多问题"应该被包括在内。这些规范对任何*道德规*

范体系都是必不可少的。相比之下，一些被称为"道德的"规范，例如排斥人权的规范，则在道德的规范性概念之外，其内容也被道德的规范性概念排除在外，尽管"道德"在元伦理学以及社会科学和行为科学中都经常以这种方式使用。在纯粹的描述意义上，"道德"是指一个群体的行为准则或个人对其行为的重要信念和态度。描述性的"道德"有多种，它们的内容和标准可能都相差甚远。然而，描述意义上的道德的准确解释对所有人的行为方式并没有影响，而在"道德"的规范意义上，有些行为一致被认为是不道德的，而另一些行为是道德上必需的。[70]

　　规范意义上的道德内在规范是不可或缺的参考点，没有它们，我们就无法明确我们的道德定位。我们在本书中时不时谈到提供规范框架的四组原则，它们在公共道德中占据着牢固的出发点位置。理解这一主张的一种方式（也是理解我们与福特和格特的一致意见的一种方式）是，这些锚定规范是道德概念的关键要素，而特定道德中的独特规范即使完全符合公共道德，它们也并非必不可少。相比之下，历史和社会科学文献中描述的一些"道德"可能包含与规范意义上的道德规范相矛盾的实践——例如，所谓的不向医院管理人员或患者报告造成有害后果的医疗错误的医学道德。这样的"道德"只不过是一套站不住脚的习惯做法。

　　我们并不声称我们的四组原则构成了公共道德的概念核心，而其他原则、规则、权利和美德却并非如此。我们的主张仅仅是我们*借鉴*公共道德，在本书中构建*生命医学伦理学的*原则。这句话中的斜体字部分很关键：与格特不同，我们并没有声称已经揭开了构成公共道德的全套规范的面纱。公共道德中的规范无疑超越了我们所关注的原则和规则的范围。换句话说，我们并不声称我们的原则和规则穷尽了公共道德中的规范。例如，我们在第一章和第二章中所说的关于美德的内容承认它们在公共道德中的固有地位。[71]其次，对我们构建的四组原则的框架，我们只是声称其非常适合作为生命医学伦理学的起点，仅此而已。

　　如果这种论证路径是清晰的，那么在使用规范意义上的"道德"一词时，断言道德允许人们交易奴隶、强迫人们成为高风险生命医学实验的对象，或隐瞒有害的医疗错误就犯了概念性的错误。当在描述性意义上使用"道德"一词时，上述做法是被允许的观点可能正确地描述了某些群体的信仰的特征，但从规范意义来看，这种观点在概念上是不正确的。同样，"说谎在道德上总是允许的"这一命题是不可接受的一般规范，尽管"说谎是不允许的"只是一条初始规则，有时可以被合理地推翻。说谎有时是正当的，这一事实并不意味着"说谎是不允许的"规则在规范意义上不是一个概念上的核心道德规范。

关于这些问题还有一个例子，是在第一、第二和第九章中简要提到的道德恶行，如恶意、不诚实、缺乏正直和残忍。在规范意义上的道德中，这些品格特征被排除在道德可接受的领域之外，即使它们也不是绝对的恶行。在极为罕见的情况下，不诚实可能是适当的，说谎也是如此。同样，不允许给他人造成痛苦的规则也被排除在外。这些规范中的每一条都是初始规则，而不是无条件错误的。

对这些主张的充分辩护需要对道德概念进行比我们在这里所能进行的更广泛的分析。仅仅认为道德是一种社会制度，其功能是改善或抵制人际关系中出现情况变糟的趋势是不够的。道德还必须被证明不仅仅是采取一些哲学家所说的"道德观点"，即以某种道德态度（如同情心）来看待问题。在规范意义上的道德概念中，这些方法往往没有得到充分的理解。[72]

道德多元论者可能会声称，在规范意义上存在多个道德概念，但道德多元主义是一个群体相对概念，充其量就是将其理解为描述意义上的"道德"。将*道德*一词的规范性意义解释为由多种道德的规范组成是不连贯的，因为人们会提出一些对立的意见。人们可以否认"道德"一词是单义的，然后制定两种或更多的道德规范意义，每一种都有一组不同的实质性规范，就像我们可以区分描述性意义和规范性意义一样。然而，这种策略在功能上相当于描述性地而不是规范性地分析"道德"。

与我们在第九章关于道德理论趋同的论点一致，我们认为不应将道德理论的差异视为理论多元化。这些理论上的分歧通常是关于道德的基础。理论家倾向于假设核心道德规范是可接受的，而不是不同意这些规范，例如不违背承诺、不伤害他人和尊重自主选择。[73] 换句话说，对普遍道德的理论论证持不同概念的哲学家尽管在理论基础上存在分歧，但他们对构成规范意义上的道德的实质性规范往往不会存在重大分歧。

公共道德理论存在的问题

我们对公共道德的探讨留下了一些尚未解决的问题，要想对其进行更完整的探讨，就得解决这些问题。其中的三个值得我们更深入地去讨论。

细化和判断。 具体细化后的原则能够使我们做出实际的判断吗？或者，

它们是否太过于模糊而无法导致此种判断？我们的理论要求我们进行细化，以避免抽象的不确定性，减少冲突，从而提供更精准的行动指导内容。但这样也存在风险，即原则或规则的过于细化或具体化，从而在某些情况下，斟酌、判断和权衡各种规范的空间不足。在特定情况下，判断的权衡与细化在道德思维中同等重要。

然而，不对允许的权衡与细化过程加以更严格的控制，批评人士就会说给做出道德判断留出的空间太大，这些判断未经充分论证就被某种理论所禁止或允许。与此有关的需要解决的问题包括："我们在第一章中提出的用来构建和限制平衡的条件能否将原始的直觉降至可接受的水平？"以及"我们关于论证的一些限制条件能否更严格一些以回应这些关切？"

公共道德中的一致性？ 我们已经将反思平衡与公共道德理论联系在一起，并将它们整合起来作为伦理学的研究与论证方法。但是，期望公共道德本身是一致的是否合理？如果有人像我们一样认为一大堆未经首位原则（first principle）联系起来的义务和价值就构成公共道德，如果没有彻底重构这些规范，以至于这些规范只是与我们在本书中所说的从公共道德中提取出来的那些规范勉强相似，那么还有可能证明道德是一致的吗（或者还有办法重塑其一致性吗）？

理论建构。"公共道德理论"的措辞表明，一种伦理*理论*可以仅仅在从公共道德中提取出一些规范的基础上进行构建。我们是否有充足的理由相信一种理论——不仅仅是一些原则和规则松散的集合体——就可能构建？也许，普遍原则和规则、道德美德标准，以及人权声明就是我们所希望得到的，而不是一种符合我们在第九章开篇就描述的理论标准的*理论*。也许，在"公共道德理论"这个范畴中，"伦理理论"一词的意义被过于稀释了，以至于我们应当放弃建构理论的目标。

在某种程度上，这些问题引发了人们对"理论"的不同的期望。格特和克劳泽期望规则与道德理想之间有一种强有力的统一手段与系统性的联系，期望有清晰的论证模式和源于理论的实践决策程序，而其他哲学家则不相信存在一个或多个这样的条件，甚至怀疑"理论"这一措辞。[74]我们在本章中鼓励构建道德理论，就像在第一、第二和第九章中一样，但我们认为不要在系统的条理性和行动指导方面对伦理理论有过高的期望。没有任何伦理理论可以消弭细化、权衡和实现反思平衡作为实践伦理辅助手段的重要性。

457

结　　论

　　将理论或原则应用到案例的"自上而下"推理模式吸引了许多从事生命医学伦理学研究的学者，但是我们认为这个模式需要被反思平衡的方法所取代，或者至少需要反思平衡方法的支撑。我们还认为，我们有理由相信公共道德中的规范，而不是一般理论中常见的抽象规范。我们不应期望伦理理论产生能够解决所有偶发性道德冲突的特定规则或判断。没有任何理论有这种能力。尽管如此，我们并没有为所谓的反理论立场辩护。我们鼓励多种类型的道德反思，包括发展道德理论，作为发现和分析公共道德以及确定原则、规则、权利和美德在生命医学伦理学中的地位的方法。

458

　　我们的原则框架理论通过提出具有普遍约束力的规范来致力于构建全球生命医学伦理学，这些规范作为必要的出发点，以确定在所有社会里什么是在伦理上可接受的。该理论否定了道德最终可以还原为地方性、习惯性或因文化而异的规则这样一个假设。尽管如此，对于有正当理由在医学、卫生保健和公共卫生领域的研究和实践中拥有自己的特定规则的群体来说，他们需要塑造特定的道德规范，我们的理论仍然关注到这种需求。

注　　释

1. U.S. Supreme Court, *United Automobile Workers v. Johnson Controls, Inc.*, 499 U.S. 187 (1991); 1990 年 10 月 10 日进行法庭辩论；1991 年 3 月 20 日做出裁决。

2. K. Danner Clouser and Bernard Gert, "A Critique of Principlism," *Journal of Medicine and Philosophy* 15 (April 1990): 219-236. 此文及后续的一些论文都支持 Gert 在 *Morality: Its Nature and Justification*, 2nd rev. ed. (New York: Oxford University Press, 2005) 一书中提出的观点。同见 Gert, *Common Morality: Deciding What to Do* (New York: Oxford University Press, 2004); and Gert, Charles M. Culver, and Clouser, *Bioethics: A Return to Fundamentals* (New York: Oxford University Press, 1997) 及其第二版，更名为 *Bioethics: A Systematic Approach* (New York: Oxford University Press, 2006)。两版都维持对我们观点的批评。然而，Gert、Culver 和 Clouser 在我们的判断中，接受了公共道德的语言和它的一个概念，它与我们的并不像第一眼看上去那么不同，尽管其余的差别是实质性的。他们

专门提到"公共道德"这一课题的首部著作是 Clouser, "Common Morality as an Alternative to Principlism," *Kennedy Institute of Ethics Journal* 5 (1995): 219-236。更多内容请参见 Tom L. Beauchamp, "Principlism and Its Alleged Competitors," *Kennedy Institute of Ethics Journal* 5 (1995): 181-198; Gert, Culver, and Clouser, "Common Morality versus Specified Principlism: Reply to Richardson," *Journal of Medicine and Philosophy* 25 (2000): 308-322。对 Gert 道德理论的重要评论，参见 Robert Audi and Walter Sinnott-Armstrong, eds., *Rationality, Rules, and Ideals: Critical Essays on Bernard Gert's Moral Theory* (Lanham, MD: Rowman & Littlefield, 2002); and Carson Strong, "Gert's Theory of Common Morality," *Metaphilosophy* 38 (2007): 535-545。

3. 通过限制我们的评估，我们无法呈现由 Gert 发展的自上而下的伦理理论的全部维度，他和他的同事将其称为"作为公共体系的道德"。Gert 的著作清楚地阐述了这一理论。Gert 在私底下的谈话中告诉我们，他把"整个公共体系"作为道德的构成，因此在他的道德理论的范围之内。他强调，他不希望他的理论被解释为可以简化为义务的规范性陈述（道德规则）或自上而下的规则。

关于 Gert 及其同事对于原则主义的多番谈论，参见 Clouser and Gert, "A Critique of Principlism"; Gert and Clouser, "Morality vs. Principlism," in *Principles of Health Care Ethics*, ed. Raanan Gillon and Ann Lloyd (Chichester, England: Wiley, 1994), pp. 251-266; Gert, Culver, and Clouser, *Bioethics: A Systematic Approach*, chap. 5; Clouser and Gert, "Concerning Principlism and Its Defenders: Reply to Beauchamp and Veatch," in *Building Bioethics: Conversations with Clouser and Friends on Medical Ethics*, ed. Loretta M. Kopelman (Boston: Kluwer, 2002), pp. 183-199。

关于我们对理解"原则主义"一词的最佳方式的观点，参见 Tom L. Beauchamp and Oliver Rauprich, "Principlism," in *Encyclopedia of Global Bioethics*, ed. Henk ten Have (Switzerland: Springer Reference Series, 2016)。 459

4. Gert, Culver, and Clouser, *Bioethics: A Systematic Approach*, pp. 11-14, 32ff, passim.

5. Gert 和他的伙伴们，像我们一样，只诉诸从公共道德中提取的相对较少的规范。参见 Gert, Culver, and Clouser, *Bioethics: A Systematic Approach*, pp. 22-23, 34-36。我们发现他们的第 9 条和第 10 条规则太模糊、太笼统，而且很难具体说明——基本上与他们所说的在我们的理论的原则中发现的问题差不多。

6. Gert 在与我们的私下谈话中坚持说，一旦我们的原则被解释为规则所归属的规范标题，它们就变得无可争议，但它们也成为纯粹的分类系统。他发表的观点是："如果具体原则主义发展得当，它将成为我们的论述。"参见 Gert, Culver, and Clouser, *Bioethics: A Return to Fundamentals*, p. 90。关于他们早期对我们的立场的批评的澄清及部分撤销，参见 Clouser and Gert, "Concerning Principlism and Its Defenders: Reply to Beauchamp and

Veatch," pp. 190-191。

7. 对于应对此问题所提出的方法，参见 Gert, Culver, and Clouser, *Bioethics: A Systematic Approach*, pp. 27-32, 38-42, 83-87; "Morality vs. Principlism," pp. 261-263。对他们的主张的相关批评意见，参见 Henry Richardson, "Specifying, Balancing, and Interpreting Bioethical Principles," *Journal of Medicine and Philosophy* 25 (2000): 285-307, esp. 293-297, 此文经修改后又被收入 *Belmont Revisited: Ethical Principles for Research with Human Subjects*, ed. James F. Childress, Eric M. Meslin, and Harold T. Shapiro (Washington, DC: Georgetown University Press, 2005), pp. 205-227。

8. Thomas Nagel, *Mortal Questions* (Cambridge: Cambridge University Press, 1979), pp. 128-137; W. D. Ross, *The Right and the Good* (Oxford: Clarendon, 1930; reprinted Indianapolis, IN: Hackett, 1988)。对罗斯的立场的讨论，参见 David McNaughton, "An Unconnected Heap of Duties?" *The Philosophical Quarterly* 46, no. 185 (October 1996): 434-447。

9. 更多信息，参见 Michael Quante and Andreas Vieth, "Defending Principlism Well Understood," *Journal of Medicine and Philosophy* 27 (2002): 621-649。

10. Gert, Culver, and Clouser, *Bioethics: A Systematic Approach*, pp. 11-13.

11. Gert, *Morality: A New Justification of the Moral Rules* (New York: Oxford University Press, 1988), pp. 154-155.

12. 参考 Gert, Culver, and Clouser, *Bioethics: A Systematic Approach*, pp. 89-93, 以及 Clouser 和 Gert 的构想, "Concerning Principlism and Its Defenders: Reply to Beauchamp and Veatch," pp. 190-191。

13. 参见 Gert and Culver, "The Justification of Paternalism," *Ethics* 89 (1979): 199-210; 额外的评论，参见 James F. Childress, *Who Should Decide? Paternalism in Health Care* (New York: Oxford University Press, 1982), pp. 237-241。参见 Gert、Culver 和 Clouser 后来在 *Bioethics: A Return to Fundamentals*, chap. 10, "Paternalism," and *Bioethics, A Systematic Approach*, chap. 10, "Paternalism and its Justification" 中对家长主义立场的表述，这几章在若干方面都有不同。

14. 我们有充分的理由相信，这种违背患者口头指令的输血的家长式规定是错误的，这种指令是在患者有能力（如果他确实有能力的话）的情况下做出的，但我们在这里把这个复杂的问题放在一边。（参见我们在第六章中关于家长主义的讨论。）

15. 参见 Gert, Culver, and Clouser, *Bioethics: A Systematic Approach*, p. 36。他们对不得剥夺他人自由这一规则的解释的此种转变，部分是针对耶和华见证会一案和其他案件，对此问题的讨论，参见他们的著作 *Bioethics: A Return to Fundamentals*, p. 210, 他们写道："在我们之前讨论输血的案例中，我们没有意识到医生侵犯了患者的自由，因为我们把剥夺自由限制在试图控制行为上。我们现在认识到，一个人可以通过剥夺接触或进入他身体的东西的控制权来剥夺另一个人的自由。"

16. 评论、规划和框架参见 John D. Arras, "Pragmatism in Bioethics: Been There, Done That," *Social Philosophy and Policy* 19 (2002): 29-58; Arras, "Freestanding Pragmatism in Law and Bioethics," *Theoretical Medicine* 22 (2001): 69-85; 这两篇 Arras 的论文经修改后收入 Arras, *Methods in Bioethics: The Way We Reason Now*, edited by James Childress and Matthew Adams (New York: Oxford University Press, 2017), chaps. 5 and 6; Henry Richardson, "Beyond Good and Right: Toward a Constructive Ethical Pragmatism," *Philosophy & Public Affairs* 24 (1995): 108-141; Joseph J. Fins, Franklin G. Miller, and Matthew D. Bacchetta, "Clinical Pragmatism: A Method of Moral Problem Solving," *Kennedy Institute of Ethics Journal* 7 (1997): 129-145; Heike Schmidt-Felzmann, "Pragmatic Principles —Methodological Pragmatism in the Principle-Based Approach to Bioethics," *Journal of Medicine and Philosophy* 28 (2003): 581-596。

17. Alisa L. Carse, "Impartial Principle and Moral Context: Securing a Place for the Particular in Ethical Theory," *Journal of Medicine and Philosophy* 23 (1998): 153-169; Daniel Callahan, "Universalism & Particularism: Fighting to a Draw," *Hastings Center Report* 30 (2000): 37-44; Earl Winkler, "Moral Philosophy and Bioethics: Contextualism vs. the Paradigm Theory," in *Philosophical Perspectives on Bioethics*, ed. L. W. Sumner and Joseph Boyle (Toronto: University of Toronto Press, 1996), pp. 50-78.

18. 对生命伦理学所使用的叙事手法的解读、辩解和评论，参见 Rita Charon, "Narrative Medicine: A Model for Empathy, Reflection, Profession, and Trust," *JAMA: Journal of the American Medical Association* 286 (2001): 1897- 1902; Charon, *Narrative Medicine: Honoring the Stories of Illness* (New York: Oxford University Press, 2006); Charon et al., *The Principles and Practice of Narrative Medicine* (New York: Oxford University Press, 2017), esp. chap. 5, "Deliver Us from Certainty: Training for Narrative Ethics" by Craig Irving and Rita Charon; Charon and Martha Montello, *Stories Matter: The Role of Narrative in Medical Ethics* (New York: Routledge, 2002); Hilde Lindemann Nelson, ed., *Stories and Their Limits: Narrative Approaches to Bioethics* (New York: Routledge, 1997), 其中包括 Howard Brody, "Who Gets to Tell the Story? Narrative in Postmodern Bioethics," chap. 2, John Arras, "Nice Story, but So What? Narrative and Justification in Ethics," chap. 5, 后者经修改后收入 Arras, *Methods in Bioethics*, ed. Childress and Adams, chap. 4; Joan McCarthy, "Principlism or Narrative Ethics: Must We Choose between Them?" *Medical Humanities* 29 (2004): 65-71; Anne Hudson Jones, "Narrative in Medical Ethics," *British Medical Journal* 318 (January 23, 1999): 253-256.

19. 在昆兰案中, 70 N.J. 10, 355 A.2d 647, cert. denied, 429 U.S. 922 (1976)。

20. 参见 Albert R. Jonsen and Stephen Toulmin, *The Abuse of Casuistry: A History of Moral Reasoning* (Berkeley: University of California Press, 1988); Baruch A. Brody, "A Historical Introduction to Jewish Casuistry on Suicide and Euthanasia," in Brody, ed., *Suicide and Euthanasia: Historical and Contemporary Themes* (Netherlands: Spring, 1989); John D. Arras, "Getting Down to Cases: The Revival of Casuistry in Bioethics," *Journal of Medicine and Philosophy* 16 (1991): 29-51, 修订重印版参见 Arras, *Methods in Bioethics,* ed. Childress and Adams, chap. 3; Carson Strong, "Specified Principlism: What Is It, and Does It Really Resolve Cases Better than Casuistry?" *Journal of Medicine and Philosophy* 25 (2000): 323-341; Strong, "Critiques of Casuistry and Why They Are Mistaken," *Theoretical Medicine and Bioethics* 20 (1999): 395-411。

21. 对于"案例"的性质或定义，以及*决疑论*一词的确切含义，决疑论者几乎没有什么可说的，但可以参见 Albert R. Jonsen, "Casuistry and Clinical Ethics," in *Methods in Medical Ethics*, 2nd ed., ed. Jeremy Sugarman and Daniel P. Sulmasy (Washington, DC: Georgetown University Press, 2010), pp. 110-111, 119; Albert R. Jonsen, Mark Siegler, and William J. Winslade, *Clinical Ethics*, 8th ed. (New York: McGraw-Hill, 2015)。后者并未声称是关于决疑论的著作，但其在临床伦理学中对案例的使用是有启发作用的。

22. 例如其重要声明，参见 Jonsen, "Casuistry: An Alternative or Complement to Principles?" *Journal of the Kennedy Institute of Ethics* 5 (1995), esp. 246-247; 更多内容请参见 Jonsen, "Strong on Specification," *Journal of Medicine and Philosophy* 25 (2000): 348-360; Jonsen, "Morally Appreciated Circumstances: A Theoretical Problem for Casuistry," in *Philosophical Perspectives on Bioethics*, ed. Sumner and Boyle, pp. 37-49。关于决疑论的分析与评价，参见 James F. Childress, *Practical Reasoning in Bioethics* (Bloomington: Indiana University Press, 1997), chap. 2, "Ethical Theories, Principles, and Casuistry in Bioethics: An Interpretation and Defense of Principlism."。

23. 以下是道德理论中两个主要的主张来源，它们提出了一种统一的理论，这种统一的理论可能会遭到决疑论者的诋毁（这些例子是我们的，不是决疑论者选择的）：①Jeremy Bentham："从效用出发，我们可以命名一个原则，它可以用于管理和统辖若干体系或体系的组合，这些体系构成了这门科学。"*A Fragment on Government*, ed. J. H. Burns and H. L. A. Hart (London: Athlone Press, 1977), p. 416。②Henry Sidgwick："功利主义可以表述为一种科学的、完整的、系统的行为规范的反思形式。"*Methods of Ethics* (Indianapolis, IN: Hackett, 1981), bk. 4, chap. 3, § 1, p. 425。

24. Stephen Toulmin, "The Tyranny of Principles," *Hastings Center Report* 11 (December 1981): 31-39. 详见 Toulmin 更多的文章 "How Medicine Saved the Life of Ethics," *Perspectives in Biology and Medicine* 25 (1982): 736-750; "The Recovery of Practical

Philosophy," *American Scholar* 57 (1988): 337-352。另外，理论的高层级参见 F. M. (Frances Myrna) Kamm, *Bioethical Prescriptions: To Create, End, Choose, and Improve Lives* (Oxford: Oxford University Press, 2013)。

25. Jonsen and Toulmin, *Abuse of Casuistry*, pp. 16-19.

26. National Commission for the Protection of Human Subjects of Biomedical and Behavioral Research, *The Belmont Report: Ethical Principles and Guidelines for the Protection of Human Subjects of Research* (Washington, DC: DHEW Publication OS 78-0012, 1978); Childress, Meslin, and Shapiro, eds., *Belmont Revisited: Ethical Principles for Research with Human Subjects*; and Tom L. Beauchamp, *Standing on Principles: Collected Essays* (New York: Oxford University Press, 2010), chaps. 1-2.

27. 除了决疑论的滥用，参见 Jonsen 在 "Casuistry and Clinical Ethics," pp. 112-118 中关于原则的观点；Toulmin, "The National Commission on Human Experimentation: Procedures and Outcomes," in *Scientific Controversies: Case Studies in the Resolution and Closure of Disputes in Science and Technology*, ed. H. Tristram Engelhardt, Jr., and Arthur Caplan (New York: Cambridge University Press, 1987), pp. 599-613。

28. 参见 Arras, "Getting Down to Cases: The Revival of Casuistry in Bioethics," pp. 31-33, 修订重印版，参见 Arras, *Methods in Bioethics*, ed. Childress and Adams, pp. 45-51; Jonsen and Toulmin, *Abuse of Casuistry*, pp. 16-19, 66-67.

29. Carson Strong 就是一个显著的例子，始于他的 "Specified Principlism" in 2000, esp. p. 337。他的观点包含了原则与公共道德，特别是他的 "Theoretical and Practical Problems with Wide Reflective Equilibrium in Bioethics," *Theoretical Medicine and Bioethics* 31 (2010): 123-140. 同样明显顺应原则的是 Jonsen 的 "Casuistry and Clinical Ethics," esp. p. 120，他说，决疑论 "并不否认道德理论中的某些方法论行动可能与诡辩思维相当相关，比如反思性均衡和规范方法"。这种包容的，有时是综合的，对决疑论和原则的方法可以说始于 Arras 1991 年的论文 "Getting Down to Cases: The Revival of Casuistry in Bioethics,"并确定于 Jonsen 1995 年的论文，"Casuistry: An Alternative or Complement to Principles?" esp. pp. 248-249。

30. Jonsen, "Casuistry as Methodology in Clinical Ethics," p. 298.

31. Jonsen, "Casuistry and Clinical Ethics," p. 119.

32. 尤见 Tod Chambers, *The Fiction of Bioethics: Cases as Literary Texts* (New York: Routledge, 1999); and Chambers, "The Fiction of Bioethics: A Precis," *American Journal of Bioethics* 1, no. 1 (2001): 40-43, 此文关注并批评很多案例在生命伦理学中的使用方式。对其的回应，参见 James F. Childress, "Case Narratives and Moral Perspectives: An Appreciative Response to Chambers," *American Journal of Bioethics* 1, no. 1 (2001): 57-59,

以及其他一些学者对此问题的回应。也见 Childress, "Narratives versus Norms: A Misplaced Debate in Bioethics?" in *Stories and Their Limits: Narrative Approaches to Bioethics*, ed. Nelson, chap. 17. 范式案例相关问题及实践中使决疑论起作用的方法，参见 Annette Braunack-Meyer, "Casuistry as Bioethical Method: An Alternative Perspective," *Social Science and Medicine* 53 (2001): 71-81。

33. Anonymous, "It's Over, Debbie," *Joural of the American Medical Association* 259, no. 2 (1988): 272.

34. Jonsen, "Casuistry as Methodology in Clinical Ethics."

35. J. K. Kaufert and T. Koch, "Disability or End-of-Life: Competing Narratives in Bioethics," *Theoretical Medicine and Bioethics* 24 (2003): 459- 469.

36. Kaufert and Koch, "Disability or End-of-Life," p. 462.

37. Arras, "Getting Down to Cases."

38. Loretta Kopelman, "Case Method and Casuistry: The Problem of Bias," *Theoretical Medicine* 15 (1994): 21-37, at 21.

39. 参见 Cass Sunstein, "On Analogical Reasoning," *Harvard Law Review* 106 (1993): 741-791, esp. 767-778; Kopelman, "Case Method and Casuistry"; Arras, "Getting Down to Cases"; Kevin Wildes, *Moral Acquaintances: Methodology in Bioethics* (Notre Dame, IN: University of Notre Dame, 2000), chaps. 3-4; Mark G. Kuczewski, *Fragmentation and Consensus: Communitarian and Casuistic Bioethics* (Washington, DC: Georgetown University Press, 1997).

40. 对决疑论的其他批评，参见 Tom Tomlinson, *Methods in Medical Ethics: Critical Perspectives* (New York, Oxford University Press, 2012), chap. 4 ("Casuistry: Ruled by Cases"); John Arras, "Theory and Bioethics," *Stanford Encyclopedia of Philosophy* (Winter 2016 Edition; first published 2010), ed. Edward N. Zalta, 可在 https://plato.stanford.edu/archives/win2016/entries/theory- bioethics/上找到（2018 年 4 月 27 日再次访问）。

41. 参见 John Arras, "A Case Approach," in *A Companion to Bioethics*, ed. Helga Kuhse and Peter Singer (Oxford: Blackwell, 1998), pp. 106-113, esp. 112- 113。

42. Jonsen, "Casuistry: An Alternative or Complement to Principles?" pp. 246-247.

43. John Rawls, *A Theory of Justice* (Cambridge, MA: Harvard University Press, 1971; rev. ed., 1999), esp. pp. 20ff, 46-50, 579-580 (1999: 17ff, 40-45, 508- 509). 也参见罗尔斯关于反思平衡的评论在 *Political Liberalism* (New York: Columbia University Press, 1996), esp. pp. 8, 381, 384, and 399。

44. Rawls, "The Independence of Moral Theory," *Proceedings and Addresses of the*

American Philosophical Association 48 (1974-1975): 8; 以及更为一般的 Rawls, "Outline of a Decision Procedure for Ethics," *Philosophical Review* 60 (1951): 177-197。

45. 比较 Richardson 的结论, "Specifying, Balancing, and Interpreting Bioethical Principles," p. 302。

46. Norman Daniels, "Wide Reflective Equilibrium in Practice," in *Philosophical Perspectives on Bioethics*, ed. Sumner and Boyle, pp. 96-114; Daniels, *Justice and Justification: Reflective Equilibrium in Theory and Practice* (New York: Cambridge University Press, 1996); Daniels, "Reflective Equilibrium," *Stanford Encyclopedia of Philosophy*, section 3, revision of October 2016 (first published April 28, 2003), 可在 https://plato.stanford.edu/ entries/reflective-equilibrium/上找到（2018 年 3 月 21 日访问）; Jeffrey Brand-Ballard, "Consistency, Common Morality, and Reflective Equilibrium," *Kennedy Institute of Ethics Journal* 13 (2003): 231-258; Owen J. Flanagan, *The Geography of Morals: Varieties of Moral Possibility* (New York: Oxford University Press, 2017), pp. 123-127 (on "superwide reflective equilibrium")。

47. Rawls, *A Theory of Justice*, pp. 195-201 (rev. ed., 1999: 171-176)。

48. DeGrazia, "Common Morality, Coherence, and the Principles of Biomedical Ethics," *Kennedy Institute of Ethics Journal* 13 (2003): 219-230, esp. 226。

49. Circa 1640. Published 1974 by Historical Documents Co., 可在 http://www. jollyrogercayman.com/web%20pages/pirates_creed.htm 上找到（2007 年 8 月 17 日访问）。

50. 这些问题及相关问题，参见 John D. Arras, "The Way We Reason Now: Reflective Equilibrium in Bioethics," in *The Oxford Handbook of Bioethics*, ed. Bonnie Steinbock (Oxford: Oxford University Press, 2007), pp. 46-71, 修改重印时更名为 "One Method to Rule Them All? Reflective Equilibrium in Bioethics," in Arras, *Methods in Bioethics*, ed. Childress and Adams, chap. 8; Daniels, "Reflective Equilibrium" (2016 revision), section 4; Strong, "Theoretical and Practical Problems with Wide Reflective Equilibrium in Bioethics"; Michael R. DePaul, *Balance and Refinement: Beyond Coherence Models of Moral Inquiry* (London: Routledge, 1993); Kai Nielsen, "Relativism and Wide Reflective Equilibrium," *Monist* 76 (1993): 316-332; David DeGrazia and Tom L. Beauchamp, "Philosophical Methods," in *Methods of Bioethics*, 2nd ed., ed. Sugarman and Sulmasy, pp. 37-53。

51. 合理声称通篇使用反思平衡方法的生命医学伦理学著作，参见 Allen Buchanan, Dan W. Brock, Norman Daniels, and Daniel Wikler, *From Chance to Choice: Genetics and Justice* (Cambridge: Cambridge University Press, 2000)。

52. 本书的八个版本中，我们的理论修正一直受益于下列学者和专家的批评和建设性意见，他们是 Ruth Faden、Oliver Rauprich、John Arras、Allen Buchanan、Norman Daniels、

463

Bernard Gert、Dan Clouser、Rebecca Kukla、Carson Strong、Albert Jonsen、Earl Winkler、Frank Chessa、Robert Veatch、David DeGrazia、Ronald Lindsay、Avi Craimer、Henry Richardson、Marta Dias Marcelos、Bettina Schöne-Seifert、Michael Quante。

53. 尤其参见 Rebecca Kukla, "Living with Pirates: Common Morality and Embodied Practice," *Cambridge Quarterly of Healthcare Ethics* 23 (2014): 75-85; Oliver Rauprich, "Common Morality: Comment on Beauchamp and Childress," *Theoretical Medicine and Bioethics* 29 (2008): 43-71。

54. Jan Reinert Karlsen 和 Jan Helge Solbakk 在 "A Waste of Time: The Problem of Common Morality in Principles of Biomedical Ethics," *Journal of Medical Ethics* 37 (2011): 588-591 中批评了我们对这一观点的草率表述。

55. Gert, *Morality: Its Nature and Justification*, pp. 114-115; Gert, Culver, and Clouser, *Bioethics: A Systematic Approach*, p. 104. 也参见 Gert. Culver 和 Clouser 所作注释, "Common Morality versus Specified Principlism: Reply to Richardson," pp. 310, 316.

56. 这一构想，我们要感谢 Ronald A. Lindsay, "Slaves, Embryos, and Nonhuman Animals: Moral Status and the Limitations of Common Morality Theory," *Kennedy Institute of Ethics Journal* 15 (December 2005): 323-346。

57. 本节中的想法借鉴了 Beauchamp, *Standing on Principles: Collected Essays*, chapter 11。

58. 对于做出此类声明的来源以及声明的不太可能的特征，参见 Peter Herissone-Kelly, "The Principlist Approach to Bioethics, and Its Stormy Journey Overseas," in *Scratching the Surface of Bioethics*, ed. Matti Häyry and Tuija Takala (Amsterdam: Rodopi, 2003), pp. 65-77, esp. 66; Herissone-Kelly, "Determining the Common Morality's Norms in the sixth edition of Principles of Biomedical Ethics," *Journal of Medical Ethics* 37 (2011): 584-587; Ronald A. Lindsay, "Bioethics Policies and the Compass of Common Morality," *Theoretical Medicine and Bioethics* 30 (2009): 31-43, first section; Rebecca Kukla, "Living with Pirates"; William T. Branch, "Is Rorty's Neopragmatism the 'Real' Foundation of Medical Ethics: A Search for Foundational Principles," *Transactions of the American Clinical and Climatological Association* 117 (2006): 257-271. 我们受益于这些批评，删除了之前版本中一些不明朗的内容。

59. 参见 Leigh Turner, "Zones of Consensus and Zones of Conflict: Questioning the 'Common Morality' Presumption in Bioethics," *Kennedy Institute of Ethics Journal* 13 (2003), 193-218; Donald C. Ainslie, "Bioethics and the Problem of Pluralism," *Social Philosophy and Policy* 19 (2002): 1-28; Carson Strong, "Exploring Questions about Common Morality," *Theoretical Medicine and Bioethics* 30 (2009): 1-9; DeGrazia, "Common Morality,

Coherence, and the Principles of Biomedical Ethics."。

60. "道德观点"这一用语是从 20 世纪 50 年代发展起来的一系列道德理论衍生而来的。该理论提出了道德判断的理想；其核心是，道德观点是公正、冷静、无私的法官所持的观点。关于此话题论述最详尽的作品是 Kurt Baier, *The Moral Point of View* (Ithaca, NY: Cornell University Press, 1958)。关于此理论的历史、范围及影响，参见 Kai Nielsen, "Moral Point of View Theories," *Crítica: Revista Hispanoamericana de Filosofía* 31 (1999): 105-116。

61. 我们说一些人不遵守道德，并不是说他们不致力于一种他们认为道德的生活方式，或者人类学家会说他们不遵守道德。极端的宗教狂热者和政治狂热者有这种自我概念，即使他们反对或忽视了公共道德的要求。

62. 如果被选择的群体具有相同的规范，这个事实支持了公共道德的观点，但它不是结论性的。为了得到结论性的确认，我们需要调查所有致力于道德生活方式的人，这是不可行的。因此，什么构成充分证据仍然是一个未解决的问题。

63. Bernard Gert (and subsequently revised by Joshua Gert), "The Definition of Morality," *The Stanford Encyclopedia of Philosophy* (Fall 2017 Edition), ed. Edward N. Zalta, 可在 https://plato.stanford.edu/archives/fall2017/ entries/morality-definition/上找到（2018 年 4 月 20 日访问）。

64. Gert, *Common Morality: Deciding What to Do*, p. 84.

65. Gert, *Morality: Its Nature and Justification*, pp. 29-33, 39-41, 181.

66. 与生命医学伦理学和我们关于实用主义论证的主张直接相关的实用主义论述，参见 Henry S. Richardson, *Articulating the Moral Community: Toward a Constructive Ethical Pragmatism* (New York: Oxford University Press, 2018)。

67. 详见 Tom L. Beauchamp, "A Defense of the Common Morality," *Kennedy Institute of Ethics Journal* 13 (2003): 259-274; Oliver Rauprich, "Common Morality: Comment on Beauchamp and Childress," pp. 43-71, at 68; Rauprich, "Specification and Other Methods for Determining Morally Relevant Facts," *Journal of Medical Ethics* 37 (2011): 592-596; K. A. Wallace, "Common Morality and Moral Reform," *Theoretical Medicine and Bioethics* 30 (2009): 55-68。

68. 本节内容的修改受益于 Peter Herissone-Kelly, Bernard Gert, Oliver Rauprich, and Rebecca Kukla 公开发表的批评意见及与他们的私下交谈。Herissone-Kelly 在 "The Principlist Approach to Bioethics" 一文中对我们提出恰如其分的、积极有益的批评。

69. Foot, *Moral Dilemmas* (Oxford: Oxford University Press, 2002), pp. 6-7. Peter Herissone-Kelly 向我们推荐了这部著作；参见他的使用，在文章 "Determining the Common Morality's Norms in the Sixth Edition of Principles of Biomedical Ethics," *Journal*

of Medical Ethics 37 (2011): 584-587, at 584。

70. 关于描述性与规范性之间区别的精彩阐述与辩解，参见 Gert 的"The Definition of Morality"一文。

71. 见第一章关于核心美德（公共道德认可的"道德品质特征或美德的十个例子"）的论述。

72. 那些试图从描述性条件的角度全面分析道德概念的哲学家忽略了这个概念中道德上最重要的东西。这些理论通常将道德描述为包含：①被视为至高无上的权威和压倒一切的社会重要性的规范，或②形式上具有规定性的规范（即不描述事态的行动指导命令），或③可普遍化的规范，或④协调正反两方面利益的规范，或⑤要求其他行为的规范，或⑥上述五种的某些组合。按照设计，这些叙述没有提到是否有一个特定的规范内容是享有特权的和道德的组成部分。这种理论经常关注于区分道德判断和规范与非道德判断和规范，其支持者包括 John Hartland-Swann, *An Analysis of Morals* (London: George Allen & Unwin, 1960); William K. Frankena, "What Is Morality?" in his *Thinking about Morality* (Ann Arbor: University of Michigan Press, 1980), chap. 1; Gerald Wallace and A. D. M. Walker, *The Definition of Morality* (London: Methuen, 1970)。同见 James F. Childress, "The Identification of Ethical Principles," *Journal of Religious Ethics* 5, no. 1 (1977): 39-68; 该论文的最初版本出现在 *Belmont Report: Ethical Principles and Guidelines for the Protection of Human Subjects of Research*, by the National Commission for the Protection of Human Subjects of Biomedical and Behavioral Research, DHEW Publication No. (OS) 78-0013, 1977, Appendix, vol. I.

73. Gert 在"The Definition of Morality"一文中对大概相似观点进行了辩护。

74. 相关怀疑论的例子参见 Annette Baier, *Postures of the Mind* (Minneapolis: University of Minnesota Press, 1985), pp. 139-141, 206-217, 223-226, 232-237。

译 后 记

    汤姆·比彻姆教授和詹姆士·邱卓思教授合著的《生命医学伦理原则》是生命伦理学领域的经典著作，是当今世界读者最多、引用最多并最受关注的生命伦理学著作。作者以团队的形式开始该领域的写作，在向健康专业人士讲授道德理论和原则时，"生命伦理学"一词被创造了出来。本书基于公共道德的自治理论框架，通过深思熟虑的判断和道德信仰自治的方式提出和论证了原则主义理论，它致力于以最开放的姿态去接近、探讨并解决和拓展该领域的前沿问题，这些源源不断的新信息、洞察力批判和灵感来源，对生命伦理学乃至其他应用伦理学都产生了广泛而深刻的影响，直接推动了生命伦理学学科的发展和进步。

    正如作者本人所说，即使现有的文献已经足够广泛并迅速拓展，也很难跟上正在讨论的新话题，况且对于原则主义的误解和误用、批判性的和建设性的建议一直都在，所以从第1版之后，后来所有版本都出现了实质性的变化，包括可能是最后版本的本书第8版。本书与该著作首部中译本《生命医学伦理原则（第5版）》相比，发生了很大改变，主要内容包括：细化了有关公共道德、普遍道德的解释，以及它们与特定道德的区别；阐明并适度拓展了道德美德、道德理想和道德卓越的本质和重要性的讨论，修改了关于义务、超常义务和美德之间的界限；对尊重自主原则、不伤害原则、有利原则、公正原则、医患关系、道德理论、方法和道德论证等各章节中的部分内容和相关理论都进行了拓展性陈述和必要的重要澄清；特别是增加了第三章道德地位的内容，结合人类胚胎、胎儿、新生儿、严重痴呆患者、实验动物和人-兽嵌合体等实体，探讨了关于道德地位、道德等级和道德考量等重要问题。

    作者强调，对原则主义理论的误解长期存在，40多年来本书各个版本一直在尝试纠正，作者对这些误解均作了相关回应。作者认为，那种坚持认为本书致力于美国的个人主义，并由此将尊重自主原则凌驾于所有其他道德原则和考虑之上的观点和理解，是非常错误的。在生命医学伦理学中，尊重自主并没有突出美国背景，也不是过分的个人主义或凌驾一切，不强调个人权利而忽视或排斥社会责任和公共目标。同时，即使理论把人们分成不同派别，但是在评价具体案例时，人们通常能够就一些原则达成一致和共识，这是行动的一致性并非理论基础或主张的一致性。即使承认深刻的理论分歧，生命医学伦理学的实践共识常常可以实现，我们不应把一种理论设想为次品或衍生品，我们应当开放性地接受每种理论对我们的公共道德产生的非凡的见解和重要的价值，不必选择一种理论而排斥其他理论。

2003 年伊始，在李伦教授的带领下，经过 10 年的不懈努力和反复修改，本书第一部中译本《生命医学伦理原则（第 5 版）》于 2014 年由北京大学出版社出版。此后 8 年，本书一直作为生命医学伦理学及相关专业研究人员和社会人士的重要阅读书籍，对人们的生命医学伦理认知和道德观念产生了重要影响。作为生命伦理学专业的研究人员，2007 年以来我一直致力于相关理论的研究学习，而在 2010 年有幸接触到该译本初稿后，它刷新了我的学科认知并使我产生了非常深刻的感触，本书不同于其他医学伦理学著作的显著之处在于：各个原则的呈现并非断章取义式的武断或个人主张，而是基于相关理论基础以道德自洽的方式进行严密推理和逻辑演绎，各个原则之间相互融通又可自成体系。在解决生命医学实践问题方面，不同原则相互平行，原则的主秩序永远依赖于风险与受益权衡的毫厘差异，在分寸之间获得排序的最大依仗，以从容优雅之态圆满解决每个伦理难题。本书既诚实谨慎又真确专邃，通篇满溢着理性与逻辑的光辉，俨然它并非论著而是一部诗歌。在随后的几年，我陆续阅读了本书第 6 版和第 7 版，这种印象愈加鲜明深刻。作为本书的忠实追随者，当本书第 8 版出版后，得知这可能是最后一版时，我怅然若失：如若这种持续性的修正、巧妙的编排、逻辑分析及推理的深邃洞见不复重现，来源于此的灵感如何获得连续洗礼？

中南大学生命伦理学学科至今已走过 19 个春秋，在此期间本书是重要的教学和研究资料，对学科发展和学生培养都发挥了巨大的作用。为保存并纪念本书价值，2021 年伊始我们启动了本书第八版的翻译工作。本书能够在国内得以再次翻译出版，必须感谢田勇泉教授、张欣教授和李伦教授的大力支持、信任和关心。感谢科学出版社编辑邹聪、刘巧巧，没有她们的敦促和耐心帮助，本书的出版也是不可想象的。

根据英文原著（第 8 版）内容，在第一部中译本《生命医学伦理原则（第

5 版)》的基础上，我们进行翻译和相应修订，尽量保持关键词语和表述的一致性。本书的翻译分工如下：刘星翻译前言、第一章、第二章、第三章部分内容；张宇杰翻译第三章部分内容；朱伟翻译第四章；曾丽达翻译第五章；马永慧翻译第六章；孙保学翻译第七章；陈学谦翻译第八章；叶岸滔翻译第九章；王晓敏翻译第十章；刘星负责全书的校译、统稿和定稿。另外，我的学生钟瑜琼、卢晓然、于海涛、常骁棋、王贤雄、谭心、王许希和吴影等，在书稿校对等方面做了大量工作，在此表示感谢。

由于译者水平有限，可能存在理解和翻译上的错误，敬请批评指正，并在此向未来的批评者致谢。

刘　星

2022 年 5 月 6 日于长沙